全国医学院校高职高专规划教材

供临床医学类及相关专业用

人体解剖学

（第2版）

主　审　曹述铁

主　编　饶利兵　马尚林　肖楚丽

副主编　胡祥上　潘永天　景玉萍

编　者（按姓氏汉语拼音排序）

陈　峡（湖南医药学院）
陈佑泉（甘肃平凉医学高等专科学校）
甘功友（湖南环境生物职业技术学院）
胡祥上（湖南医药学院）
化　冰（河西学院）
景玉萍（湖北职业技术学院）
鞠晓军（湖南医药学院）
李　莉（湖南医药学院）
李建银（河西学院）
李金钟（天津医学高等专科学校）
李玉芳（黑龙江护理高等专科学校）
廖建军（新疆医科大学高等职业技术学院）
刘伏祥（益阳医学高等专科学校）
刘求梅（湖南中医药高等专科学校）
潘永天（黔东南民族职业技术学院）
彭　湃（常德职业技术学院）
马尚林（河西学院）
蒙艳斌（湘南学院）
饶利兵（湖南医药学院）
沙地克·沙吾提（新疆医科大学高等职业技术学院）
滕树成（铜仁职业技术学院）
王焕文（铜仁职业技术学院）
向长和（湖南医药学院）
肖楚丽（邵阳学院）
谢正兰（湖南医药学院）
杨懿农（湖南医药学院）

制　图　湖南医药学院

饶利兵　杨懿农　向长和　谢正兰

秘　书　陈　峡　鞠晓军

北京大学医学出版社

RENTI JIEPOUXUE

图书在版编目（CIP）数据

人体解剖学 / 饶利兵，马尚林，肖楚丽主编．— 2 版
—北京：北京大学医学出版社，2016.8（2021.8 重印）
全国医学院校高职高专规划教材
ISBN 978-7-5659-1391-4

Ⅰ．①人… Ⅱ．①饶… ②马… ③肖… Ⅲ．①人体解剖
学—高等职业教育—教材Ⅳ．① R322

中国版本图书馆 CIP 数据核字 (2016) 第 100254 号

人体解剖学（第2版）

主　　编：饶利兵　马尚林　肖楚丽
出版发行：北京大学医学出版社
地　　址：（100191）北京市海淀区学院路 38 号　北京大学医学部院内
电　　话：发行部 010-82802230；图书邮购 010-82802495
网　　址：http：//www.pumpress.com.cn
E — mail：booksale@bjmu.edu.cn
印　　刷：北京强华印刷厂
经　　销：新华书店
责任编辑：靳新强　　**责任校对**：金彤文　　**责任印制**：李　啸
开　　本：850 mm × 1168 mm　1/16　　**印张**：22.5　**字数**：649 千字
版　　次：2011 年 8 月第 1 版　2016 年 8 月第 2 版　2021 年 8 月第 6 次印刷
书　　号：ISBN 978-7-5659-1391-4
定　　价：75.00 元

全国医学院校高职高专规划教材编审委员会

序

医药卫生类高职高专教育是我国医学教育体系的重要组成部分，随着国家对医药卫生体制改革的逐步推进，社会对基层卫生服务人才的需求与日俱增，对新时期高职高专医学人才培养及教材建设提出了更高要求。北京大学医学出版社于 2011 年组织全国高职高专院校教师编写出版了本套高职高专教材，由于教材的内容精炼、案例经典、符合临床、实用性强，受到众多高职高专院校师生的好评。

高职高专医学教材应服务于人才培养目标，基于高职高专学生的认知特点，以学生为中心、以就业为导向、以职业技能和岗位胜任力培养为根本，与课程、临床岗位和行业需求对接，促进产教融合。为推进教材建设、更好地服务于人才培养目标、将本套教材锤炼为精品之作，北京大学医学出版社对参与这套教材编写与使用的院校进行了深入调研，于 2014 年下半年正式启动了本套教材的修订再版工作，首先召开了教材编审委员会议，统一了教材修订再版的总体精神，重新审定再版教材目录、对个别主编进行了调整，然后召开了全体主编人会议。本轮教材修订加大了“双师型”和临床实践一线作者的比例，更加紧密地结合国家临床执业助理医师、全国护士执业资格考试大纲，理论、知识强调“必需、够用”；精选案例以促进案例教学；专业课教材的学习目标按布卢姆教育目标分类编写，突出了职业技能和岗位胜任力培养。力求以学生为中心，引导自主学习，渗透职业教育理念。总之，本轮教材在延续上版优点的基础上，体例更加规范，版式更加精美，质量明显提升，适用性更强。

在本次修订再版工作中，各参编院校给予了高度重视和大力支持，众多参编教师投入了极大的热情和精力，在主编带领下克服困难，以严肃、认真、负责的态度出色地完成了编写任务，在此一并致以衷心的感谢！“知行合一、行胜于言”一定程度上体现了职业教育理念，相信在北京大学医学出版社精心组织、编审委员会顶层设计和全体作者对教材的精雕细琢下，这套教材一定能与时俱进、日臻完善，满足新时期高职高专医学人才培养的需求，在教学实践中经受住检验，在教材建设“百花齐放、百家争鸣”的局面中脱颖而出，成为好学、好教、好用的精品教材。

王德炳

前　言

人体解剖学是医学生必修的重要基础课之一。随着近年来科学技术的进步，人体解剖学也得到了很大的发展。编写一本既能体现学科发展，又能具有很强科学性、系统性和可读性的教科书一直是我们的愿望。基于此，我们在再版时，为了与教学体系改革相适应，注重对人才素质培养，把培养实用型人才作为教材编写的主要目标，在编写过程，本着“必须、够用”和“三贴近”（贴近岗位需要、贴近临床需要、贴近学生实际）的原则，重点是与国家助理执业医师资格考试大纲接轨，顺应国际行业发展趋势，力求推陈出新。

本书的特点之一是强化可读性。为了使教材更简洁，编者在编写过程中注重将复杂的人体结构用简单明了的语言表达出来，全书力图做到文笔流畅、内容精练、层次分明、详略适度、重点突出、逻辑性强。本书将系统解剖学和局部解剖学内容进行了有机的结合，减少了两部分内容之间不必要的重复，还适度增加了与后续课程及临床相关学科相联系的内容，加强了教材的适用性、可读性和启发性。本书的特点之二是彩色印刷，作为国内少有的全彩色人体解剖学教材，书中应用了500余幅全彩色人体实物标本和线条图，犹如将教材和解剖图谱合二为一，对学生使用教材有很大的帮助。本书的特点之三是既体现了编者精益求精的治学精神，又符合医学教材所要遵循的“三基、五性”的基本原则。相信本教材一定能对医学教育起到较好的推动作用。全书分2篇，共26章，第一篇为系统解剖学，第二篇为局部解剖学，约65万字，插图500余幅。本书适用于临床医学、中医、中西医结合、口腔、护理、检验、药学及医学技术类高等职业教育教学，也可供医务工作者参考。

本书的编写参考了国内多种教材和专著（见参考书目录），并采用了其中的一些插图，在此对各位作者对本书的贡献表示衷心的感谢！书中的插图由湖南医药学院解剖教师负责组图、制图与审校，在此对他们的辛勤工作深表谢意。更要感谢湖南医药学院曹述铁教授对全书的认真审阅和提出的合理建议。同时要感谢参加本书编写的14所医学院校同仁们的齐心合作及艰辛劳动。

由于编者水平所限，书中遗漏、不当及缺点错误之处在所难免，敬请同仁和读者给予批评指正。

饶利兵　马尚林　肖楚丽

2016年5月

目　录

第一篇　系统解剖学

第二篇 局部解剖学

绪　论

一、人体解剖学的定义和任务

人体解剖学（human anatomy） 是研究正常人体形态结构的科学，其目的在于阐明正常人体各器官的形态、结构及其相互位置关系，属于生命科学中形态学的范畴。人体解剖学与医学各科有着密不可分的联系。该学科是医学生的必修课，也是医学各学科的先修课，是医学中重要的一门基础医学课程。人体解剖学是学好基础医学和临床医学不可动摇的基石。医学生肩负着防病治病和为人类的健康服务的重任，只有在充分把握了正常人体形态结构的基础上，才能理解正常的生理功能和病理现象。

二、人体解剖学的分科

广义的解剖学包括解剖学、组织学和胚胎学。人体解剖学又可分为系统解剖学、局部解剖学、断面解剖学等。按人体各功能系统描述人体各系统器官形态结构的科学，称系统解剖学（systematic anatomy）。为临床应用之需要，在系统解剖学的基础上，按照人体的某一局部（如头部、颈部、胸部、腹部等）或某一器官，着重描述人体器官、结构的配布位置关系和结构层次等，称局部解剖学（topographic anatomy）。局部解剖学与外科手术联系紧密，是基础医学与临床医学之间的桥梁课程。研究人体各局部或器官断面形态结构的解剖学，称断面解剖学（sectional anatomy）。其他还有 X 线解剖学（X-ray anatomy）、临床解剖学（clinical anatomy）、外科解剖学（surgical anatomy）、运动解剖学（locomotive anatomy）、表面解剖学（surface anatomy）等。借助显微镜观察研究人体器官和组织微细结构的科学，称组织学（histology）。研究人体胚胎发生、发展规律的科学，称胚胎学（embryology）。系统解剖学与局部解剖学主要用肉眼观察，描述人体的形态结构，又称之为巨视解剖学。借助显微镜观察的组织学、细胞学和胚胎学，称之为微细解剖学。

三、人体的组成和系统的划分

构成人体最基本的形态结构和功能单位是细胞（cell）。由形态和功能相同或相似的细胞及细胞间质构成组织（tissue）。人体内有 4 种基本组织，即上皮组织、结缔组织、肌肉组织和神经组织。由几种不同的组织有机地构成具有一定形态并执行特定生理功能的结构，称器官（organ），如肝、肾、心、肺等。多个器官为完成同一生理功能过程而联结成为系统（system）。人体有运动、消化、呼吸、泌尿、生殖、脉管、内分泌、感觉器和神经等系统。在神经和体液的调节下，各系统彼此联络，相互协调，共同构成一个完整统一的有机体。

四、人体解剖学的发展简史

解剖学是一门古老的自然科学的分科，解剖学的发展与人类的医疗实践密切相关，并随着社会的进步和新技术、新方法的呈现及采用不断地得以发展和提高。

在春秋战国时期（公元前 770—前 221 年）《黄帝内经》中记载“若夫八尺之士，皮肉在此，外可度量切循而得之，其尸可解剖而视之……”。宋慈著《洗冤集录》（1247 年），对人体全身骨骼和胚胎的记录更为详细，并附有检骨图。清代王清任著《医林改错》中，对脑的描述：“灵机记性不在心在脑”“所听之声归于脑”“两目即脑汁所生，两目系如线，长于脑，所见之物归于脑”。

在西方医学中，古希腊名医希波克拉底（Hippocrates，公元前460—前370年），在他的著作中对头骨做了正确的描述，并认为心脏有两个心房和两个心室。另一位古希腊学者亚里士多德（Aristotle，公元前384—前322年）曾做过动物解剖，把神经与肌腱区分开来，并提出心脏是血液循环的中枢。公元15—16世纪欧洲文艺复兴时期，比利时名医维萨里（Vesalius，1514—1564年）通过尸体解剖，仔细观察，在1543年著成了《人体构造》一书，系统地记载了人体器官和系统的形态与结构，他是创立现代解剖学的奠基人。

新中国的成立为科学技术带来了发展的春天。随着医学教育事业蒸蒸日上，从事解剖学工作的队伍日益壮大，现已发展成为一支集学科建设、教学和科研为一体，人才众多、水平较高的学术团队。

我国的解剖工作者先后编著了众多不同层次、水平较高的解剖学教材和学术专著。由中国解剖学会编辑出版，国内外公开发行的学术期刊有《解剖学报》《解剖学杂志》《中国临床解剖学杂志》《神经解剖学杂志》《解剖学研究》……。广大解剖学工作者把先进的技术和方法如电子显微镜技术、免疫组织化学技术、分子生物学技术等应用于研究之中，开展了多领域的研究工作，并取得了令世人注目的成绩。21世纪随着电子计算机技术的发展，诞生了虚拟人（virtual human）又称可视人（visible human）的概念。该项研究首先用高档精密铣床将冷冻的人体铣削成厚0.02mm的标本断面，同时定焦距扫描每个断面，将采集的信息存贮于计算机中，最后按断面顺序图像进行了三维重构而整合成虚拟人。虚拟人的出现，应用前景甚为广泛，如教学、模拟疾病的诊断、模拟手术等等。“虚拟中国人（virtual Chinese human）”的研究，处于世界领先地位。

五、学习人体解剖学的方法

人体解剖学的内容多，专业名词量大，要学好解剖学，牢固地掌握有关知识，必须运用辩证唯物主义的观点和方法，去观察和研究人体。在学习解剖学过程中，必须遵循理论联系实际、局部与整体相互统一、形态与功能相互统一以及进化发展的观点，全面正确地认识人体结构，把“死”的东西学活，在理解的基础上记忆。

（一）理论联系实际的观点

学习的目的在于应用。人体解剖学是一门形态学科，具有形态描述多，名词概念多，实践性极强的特点。要学习好解剖学，必须坚持理论联系实际，做到三个结合：①理论学习与观察实物（标本、模型）相结合，通过对实物的观察、活体的触摸，建立形体概念，形成形象记忆，这是学好解剖学最基本、最重要的方法之一。②图文结合，图、表将名词概念和冗长的文字叙述简单化和形象化。学习时必须做到图形与文字并重，二者结合，以建立初步的立体概念，帮助理解和记忆。③基础知识与临床应用相结合，基础服务于临床。在教与学的过程中，适度地联系临床相关知识，激发学习兴趣，增强对理论知识的理解和记忆。

（二）形态与功能相统一的观点

人体的每一个器官都各自具有一定的形态，并执行某一特定的功能。因此，器官的形态结构是功能的物质基础，反过来，功能也会影响器官的形态。例如人的上、下肢与四足动物的前、后肢为同源器官，形态结构相似，功能相仿。人类因为劳动，使得前、后肢在功能上和形态结构上，逐渐演变和分化，人的上肢特别是手，已成为持握工具从事技巧性劳动的器官，在形态结构上，上肢较下肢细小，但其肌肉的数量（特别是前臂和手）远比下肢多，故上肢特别是手的运动灵活、精巧。下肢粗壮，则成为支持体重和维持直立行走的器官。坚持劳动和体育锻炼，可使骨骼粗壮、肌肉发达。长期卧床，则使骨质疏松和肌肉萎缩。

（三）局部与整体相统一的观点

人体是由众多的器官系统或局部有机地组合而成的一个统一体。任何一个局部或器官，是这个统一体中不可分割的一部分。它们在结构和功能上既相互联系又相互影响。如某一器官或系统出现疾病时，相应地可引起其他器官或系统在功能上或形态上的改变。因此，在学习人体解剖学过程中，既要注意从整体观察认识各系统、器官的形态结构，又要从单一的器官或系统来综合把握整体，防止认识上的片面性。

（四）进化和发展的观点

人类是由灵长类的古猿经过进化发展而来的，是种系发生的结果。作为现代的社会人，与动物有着本质的区别，如思维、语言、文字和制造工具等；作为自然界的人，从器官形态结构到分子水平，仍保留着灵长类的基本特征，特别是与脊椎动物有许多相似之处。即使是现代人，由于受到体内、外诸多因素的影响，也在不断地演化发展，如人出生后的不断变化，个体之间的差异，甚至个体发育的异常或畸形等。因此，只有用进化发展的观点来指导学习，才能正确、全面地认识人体，对可能出现的异常或畸形予以正确的解释。

六、人体解剖学常用术语

为了正确地描述人体各部、各器官的位置和形态结构，国际上统一了的人体标准姿势和描述术语，确定一些轴、面和方位名词。

（一）解剖学姿势

解剖学姿势是指身体直立，两眼平视前方，上肢下垂于躯干两侧，下肢并拢，掌心和足尖向前（绪图 -1）。

（二）方位术语

以解剖学姿势为标准，规定了相对的方位名词，依照方位名词，可以正确地描述器官或结构的相互位置关系。

上（superior）和下（inferior）：近头者为上；近足者为下。其对应的比较解剖学方位为颅侧（cranial）和尾侧（caudal）。

前（anterior）和后（posterior）：近腹侧面者为前，又称腹侧（ventral）；近背侧面者为后，又称背侧（dorsal）。

内（internal）和外（external）：是对空腔器官而言，近腔者为内，离腔者为外。

内侧（medial）和外侧（lateral）：是以躯干正中矢状面为准，即近正中矢状面者为内侧，远正中矢状面者为外侧。在四肢、前臂的内侧也称尺侧（ulnar），外侧也称桡侧（radial）；小腿的内侧也称胫侧（tibial），外侧也称腓侧（fibular）。

近侧（proximal）和远侧（distal）：在四肢，距肢体根部近者为近侧，距肢体根部远者为远侧。

浅（superficial）和深（deep）：以体表为准，近体表者为浅，远体表者为深。

（三）轴与面

轴是在分析关节运动时常用的术语。按解剖学姿势设置了相互垂直的 3 个轴，即垂直轴、矢状轴和冠状轴。根据上述的 3 个轴，设置了相互垂直的 3 个面，即冠状面、矢状面和水平面（绪图 -2）。

1. 轴

（1）垂直轴（vertical axis）：为上下方向垂直于地面的轴。

（2）矢状轴（sagittal axis）：呈前后方向与垂直轴成直角相交。

（3）冠状轴（frontal axis）或称额状轴（frontal axis）：为左右方向，并与上述两轴垂直相交。

2. 面

（1）矢状面（sagittal plane）：是从前后方向将人体分为左、右两部分的纵切面。若将人体分为左、右两半相等的矢状面，即正中矢状面。

（2）冠状面（frontal plane）：是从左右方向将人体分为前、后两部分的切面。

(3) 水平面 (horizontal plane) 又称横切面，是指与地面平行，并与上述两面垂直将人体分为上、下两部分的切面。

在描述器官的切面时，则以器官自身的长轴为准，与其长轴平行的切面称纵切面，与其长轴垂直的切面称横切面。

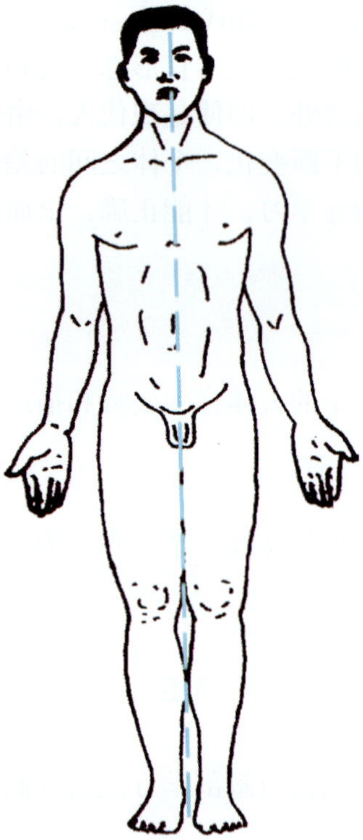

绪图 -1 解剖学姿势

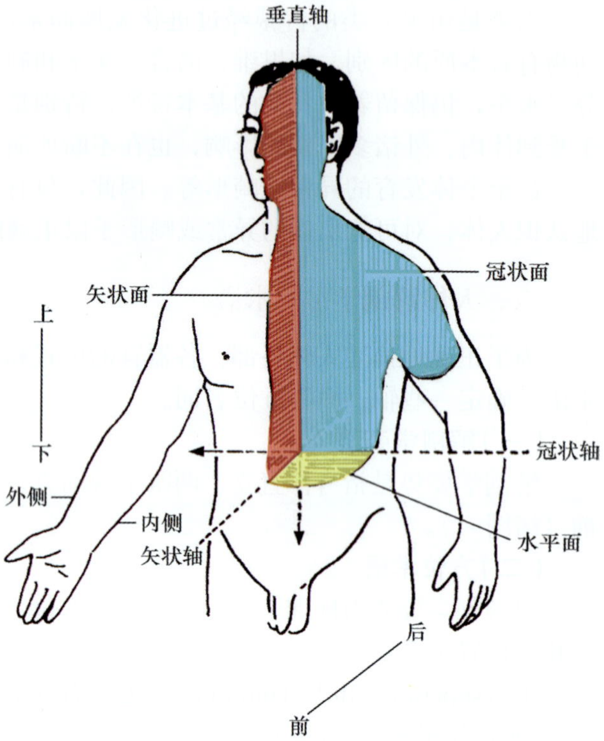

绪图 -2 人体的轴和面

(饶利兵 肖丽楚 胡祥上)

第一篇

系统解剖学

系统解剖学是按人体功能系统来研究各器官的形态、结构和位置。人体分为运动系统、消化系统、呼吸系统、泌尿系统、生殖系统、脉管系统、感觉器、神经系统和内分泌系统等九大系统；其中消化、呼吸、泌尿和生殖四个系统的大部分器官都位于胸、腹、盆腔内，故又将它们统称为内脏系统。

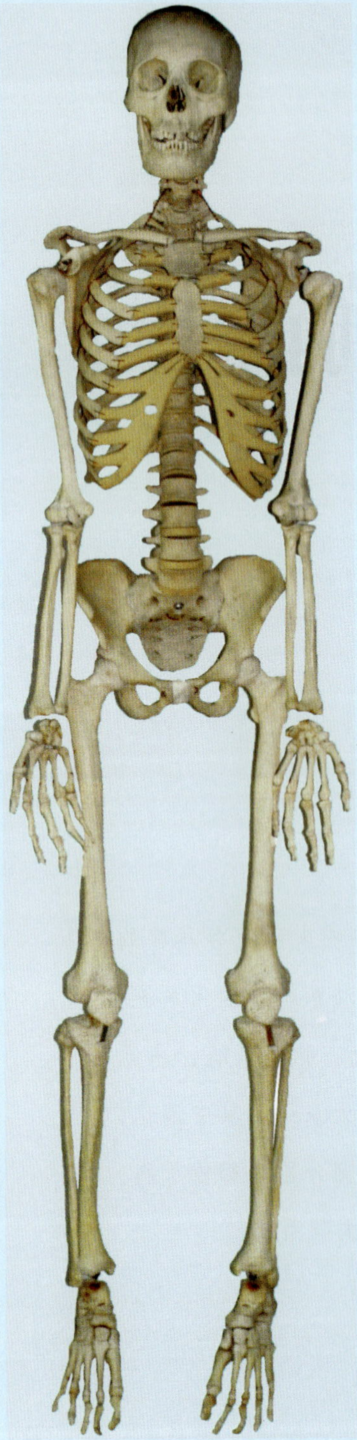

全身骨骼

运动系统

运动系统（locomotion system）由骨、骨连结和骨骼肌三部分组成，约占成人体重的60%。全身各骨借骨连结构成骨骼。人体骨骼除椎骨、胸骨外，两侧是对称的。椎骨、肋骨有明显的节段性，四肢骨由肢带骨和自由肢骨构成。由于人体直立，上肢成为灵活的劳动器官，下肢起着支持和移位作用。椎骨是中轴骨，颅骨是位于脊柱上方的膨大部分。此外，还有某些肌腱和韧带内发育的骨、软骨性籽骨，所有这些同属“骨骼”。

骨骼肌附于骨表面，并跨过关节，与骨和骨连结共同构成人体的基本轮廓，起着支持、保护和运动等作用。如：颅保护脑，胸廓保护心肺等。在神经系统的支配和其他系统的配合下，骨骼肌收缩与舒张，牵引骨改变位置，产生运动。在运动中，骨起着杠杆作用，关节是运动的枢纽，骨骼肌是动力器官，骨和关节是运动系统的被动部分，骨骼肌是运动系统的主动部分。三者中任何一部分缺陷、畸形、损伤或疾患，都将影响人体的运动功能。

第一章 骨 学

学习目标

1. 掌握：骨的形态、构造和功能，椎骨的一般形态和各部椎骨的特征，胸骨角的概念和意义，躯干骨的骨性标志，脑颅和面颅诸骨的名称和位置，颞骨的分部和下颌骨的形态结构特点，颅骨的骨性标志，肩胛骨、肱骨、前臂骨的一般形态、结构特点，手骨的分部和各骨的形态，髋骨、股骨、小腿骨的形态和结构特点，髌骨的位置，足骨的名称和位置关系，上、下肢骨的骨性标志。

2. 熟悉：骨的化学成分和物理特性，肋的一般形态和结构特点，鼻旁窦的位置和形态，腕骨的排列顺序和名称。

第一节 概 述

骨（bone）是一种器官，主要由骨组织构成，具有一定的形态和结构，外被有骨膜，内有骨髓，坚韧而有弹性，有丰富的血管、神经及淋巴管分布，能不断进行新陈代谢和生长发育，并有修复、再生和改造能力。因此体育锻炼可促进骨的良好发育，缺少运动或长期卧床则出现骨质疏松。骨基质中有大量钙盐和磷酸盐沉积，是人体钙、磷的贮存库，参与人体的钙磷代谢。骨髓能造血，若骨髓造血功能低下可导致再生障碍性贫血。

一、骨的分类

成人共有206块骨。按其所在的部位可分为颅骨、躯干骨和四肢骨三部分。前二者又称为中轴骨，后者可分为上肢骨和下肢骨。根据骨的外形又可分为长骨、短骨、扁骨和不规则骨4种（图1-1）。

（一）长骨

长骨（long bone）呈长管状，分一体两端。长骨中部细长称为体或骨干，其内有骨髓腔，容纳骨髓。骨体表面常有1～2个血管出入的滋养孔。骨的两端膨大称为骺，骺表面有光滑的关节面，附有一层关节软骨。骨干与骺邻接的部分称干骺端。幼年时保留一片软骨称骺软骨，骺软骨细胞不断分裂增殖和骨化，使骨不断加长，成年后骺软骨骨化，骨干与骺融为一体，其间遗留一骺线。长骨主要分布于四肢，如股骨和肱骨等。

（二）短骨

短骨（short bone）呈立方形，多位于连接牢固并有一定灵活性的部位，如手的腕骨和足的跗骨。

（三）扁骨

扁骨（flat bone）呈宽扁的板状，主要构成颅腔、胸腔的壁，起保护作用，如颅盖骨、胸骨、肋骨等。

（四）不规则骨

不规则骨（irregular bone）形状不规则，功能各异，如椎骨和某些颅骨。有些不规则骨内具有含气的腔，因而称含气骨，如上颌骨和额骨等。

根据骨的发生，骨又可以分为膜化骨和软骨化骨。有的骨由膜化骨和软骨化骨组成，则称复合骨，如枕骨。还有一类发生在肌腱内的扁圆形小骨称籽骨，如髌骨。

二、骨的表面形态

骨的表面因受肌肉牵拉、血管神经的经过和贯通及与脏器邻接等产生特定的形态而予以一定的名称。

（一）骨面突起

突然高起的称为突（process），较尖锐的小突起称为棘（spine）；基底较广的突起称隆起（eminence），粗糙的隆起称粗隆（tuberosity）；圆形的隆起称结节（tuber）和小结节（tubercle），细长的锐缘称嵴（crest），低而粗涩的嵴称线（line）。

（二）骨面凹陷

大的凹陷称窝（fossa），小的凹陷称凹（fovea）或小凹（foveola）；长形的凹陷称沟（sulcus），浅的凹陷称压迹（impression）。

（三）骨的空腔

骨内的腔洞称腔（cavity）、窦（sinus）或房（antrum），小的称小房（cellules），长形的称管（canal）或道（meatus）。腔或管的开口，称口（aperture）或孔（foramen），不整齐的口称裂孔（hiatus）。

（四）骨端的膨大

较圆者称头（head）或小头（capitulum），头下略细的部分称颈（neck）。椭圆的膨大称髁（condyle），髁上的突起部分称上髁（epicondyle）。

（五）平滑的骨面

平滑的骨面称面（surface）。骨的边缘称缘（border），边缘的缺口称切迹（notch）。

三、骨的构造

骨由骨质、骨膜和骨髓构成，并有血管、淋巴管和神经分布（图 1-2）。

（一）骨质

骨质（bone substance）是构成骨的主要成分。骨质又分为两种，即骨密质和骨松质。骨密质致密坚硬，耐压性较大，由紧密排列成层的骨板构成，分布于骨的表面。骨松质呈海绵状，由片状的骨小梁交织排列而成，位于骨的内部，骨小梁的排列与骨所承受压力和张力的方向一致。

（二）骨膜

骨膜（periosteum）为一层纤维结缔组织膜，被覆于除关节面以外骨的内、外表面。其中覆盖在骨外表面的称骨外膜，分内、外两层，外层较厚，由致密结缔组织构成，内层疏松，富含血管、神经、成骨细胞和破骨细胞。血管进入骨质，对骨起营养作用。衬于骨髓腔内面和骨松质腔隙内的骨膜称骨内膜，为菲薄的结缔组织，含有成骨细胞和破骨细胞，有造骨和破骨的功能。成骨细胞和破骨细胞在幼年时功能非常活跃，直接参与骨的生长，使骨不断加粗，到成年时转为静止状态。当骨折时，成骨细胞又可重新恢复其功能，参与骨的修复。故骨折时骨膜剥离太多或损伤过大，则会影响其愈合。

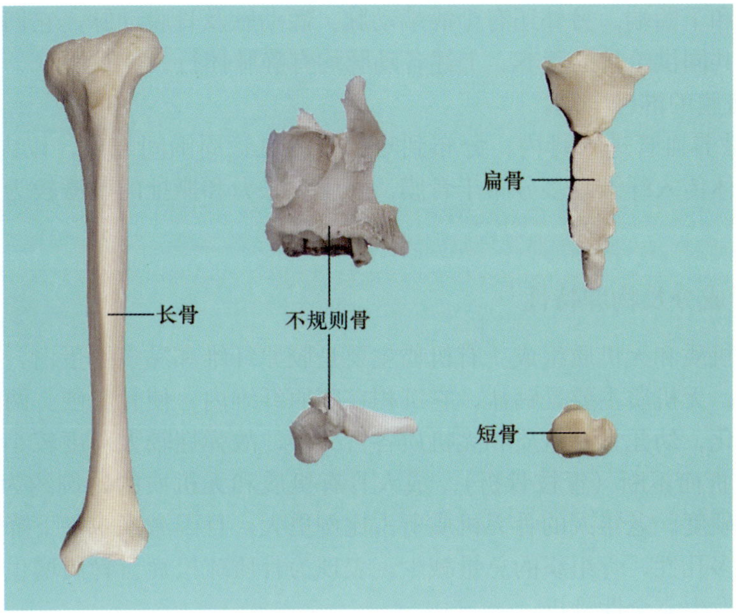

图 1-1 骨的基本形态

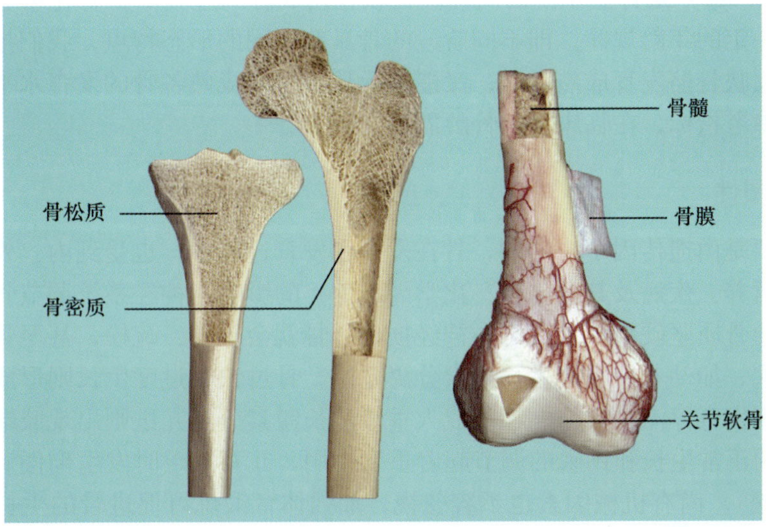

图 1-2 骨的构造

（三）骨髓

骨髓（bone marrow）充满于长骨的髓腔和骨松质的间隙内，是人体最重要的造血器官。可分红骨髓和黄骨髓两种。胎儿和婴幼儿时期的骨髓都是红骨髓，有造血功能，呈红色。黄骨髓见于5岁以后的长骨骨干中，并随年龄增长而增多，黄骨髓含大量的脂肪组织，失去造血活力。但黄骨髓内尚存有少量幼稚血细胞，仍保持着造血潜能，当机体需要时黄骨髓又可转化为红骨髓，恢复造血功能。成人红骨髓主要分布于长骨的两端、短骨、扁骨和不规则骨的骨松质内，如髂骨、胸骨和椎骨等处，且终生保持造血功能。因此，临床上常在髂结节、髂后上棘和胸骨等处穿刺取样检查骨髓象，协助诊断疾病。

（四）骨的血管、淋巴管和神经

1．血管 长骨主要有滋养动脉，常为1～2支，经骨干的滋养孔进入骨髓腔，分支布于骨干密质的内层、骨髓和干骺端。另外还有干骺端动脉、骺动脉及骨膜动脉，它们的分支与滋养动脉的分支相互吻合，共同供给骨的营养。上述各动脉均有静脉伴行。

2．淋巴管　骨膜的淋巴丰富。

3．神经　伴滋养血管进入骨内，分布到哈佛管的血管周围间隙内，以内脏传出纤维为多，分布到血管壁；躯体传入纤维则多分布于骨膜。骨膜对张力和撕扯的刺激较为敏感，故骨脓肿和骨折时疼痛剧烈。

四、骨的化学成分及物理特性

骨质主要由有机质和无机质组成。有机质主要是胶原纤维和黏多糖蛋白，构成骨的支架，赋予骨以韧性和弹性；无机质主要是钙盐，它沉积在胶原纤维内，使骨坚硬。两种成分的比例随年龄的增长而发生变化，幼儿骨有机质和无机质各占一半，故弹性较大硬度较小，在外力作用下易变形，不易骨折或折而不断（青枝骨折）。成人骨有机质和无机质的比例约为 3 ∶ 7，既有一定的弹性又有较大的硬度。老年人的骨无机质所占比例更大，且因激素水平下降，影响钙磷的吸收和沉积，骨质形成多孔性，骨组织的总量减少，表现为骨质疏松症、骨质增生、骨刺形成，此时骨的脆性较大，易发生完全性骨折。

五、骨的年龄变化

骨龄（skeletal age）是骨骼年龄的简称。在软骨内成骨的过程中，骨化中心的出现和骺软骨的完全骨化具有一定的年龄规律。即不同阶段的骨具有不同的形态特点，我们把这种年龄规律称为骨龄。它既能反映骨骼发育成熟水平，又能展示从出生到成熟各骨的发育水平，可作为判定青少年实际年龄的参考指标。在临床测定骨龄需拍 X 线片。

六、骨的可塑性

骨的形态主要是由遗传因子决定的，骨在发生和发育过程中，也受到内、外环境因素（包括神经、内分泌、营养、疾病及其他物理、化学因素等）的影响。神经系统调节骨的营养过程，神经功能加强可促使骨质坚硬粗壮；反之，神经损伤后骨就会脱钙、疏松，甚至骨折。内分泌对骨的发育影响也很大，如幼儿期垂体生长激素分泌亢进，骨过快、过度生长则形成巨人症；若生长激素分泌不足，则发育停滞成为侏儒症。成人垂体生长激素分泌亢进则出现肢端肥大症。另外维生素 A、D 对骨的正常生长和钙磷的调节起着重要作用，儿童缺乏时发生佝偻病，成人缺乏可出现骨质软化（疏松）。尚有机械因素也不容忽视，加强体育锻炼可促进骨的生长发育，过度的负重压迫可使骨变形。

骨折后可通过形成骨痂来促进其愈合。人体由于疾病、外伤或肿瘤切除等造成的骨缺损可通过骨移植加以修复。同时，骨质增生形成的骨刺也可通过手术切除得以恢复。

知识链接

骨组织工程

人体由于疾病（中毒、感染及先天畸形）和外伤、肿瘤等原因所造成的组织、器官的缺损及功能的丧失，可通过移植各种与人体相容性很强的替代物加以修复。替代物包括自体组织、同种异体组织、异种组织和人工合成物质。虽然这些替代物均已应用于临床治疗，但不可避免地存在着种种问题及局限性，这就迫使整形外科及相关学科的工作者寻求更为合适、有效的替代物。近二十余年来，由于组织类型培养技术的普及，细胞生物学、分子生物学、生物化学等学科的发展和生物医学材料的开发和利用，产生了一门新兴学科——组织工程学（tissue enigineering）。骨组织工程是其中研究项目之一，将扩增的组织细胞种植在生物相容性良好的可降解的组织支架上，然后将这种复合体移植到所需要修补的部位，在体内进行细胞的继续增殖，通过组织支架逐渐被机体降解、吸收，最后形成新的有功能的组织、器官，而达到修复结构、恢复功能的目的。近期骨组织工程的研究方向包括：①种子细胞，主要来自骨外膜的骨原细胞、骨髓基质细胞、胚胎骨的成纤维细胞及胚胎间充质的骨祖细胞。种子细胞经体外定向分化和增殖为成骨细胞。②人工合成与天然的支架结构，应具有良好的生物相容性、生物可降解性、骨诱导性和骨传导性和具有负荷最大量细胞的高渗透性、易消毒性等。③骨生长有关的细胞因子，如转移生长因子等多种生长因子参与骨的形成过程，通过调节促进骨细胞快速增殖和分化过程、改变细胞产物的合成，进而影响骨的形成。目前利用组织工程技术制造的人工骨已应用于临床修复骨缺损，效果良好。

第二节　中轴骨骼

一、躯干骨

躯干骨（bones of trunk） 包括椎骨、肋和胸骨。24 块椎骨、1 块骶骨和 1 块尾骨相互连结构成脊柱。12 对肋后端与胸椎相连接，肋前端借肋软骨直接或间接连于胸骨，形成骨性胸廓。骶骨、尾骨和两侧髋骨及其连结构成骨盆。

（一）椎骨

椎骨（vertebrae）在幼年时为 32 或 33 块，分为颈椎 7 块，胸椎 12 块，腰椎 5 块，骶椎 5 块，尾椎 3 ~ 4 块。成年后 5 块骶椎融合成一块骶骨，3 ~ 4 块尾椎融合成一块尾骨。

1．椎骨的一般形态　椎骨为不规则骨，一般由前方的椎体和后方板状的椎弓组成。椎体和椎弓之间为椎孔，各部椎孔连成椎管，椎管内容纳脊髓和其被膜等。椎体呈短圆柱形，表层为骨密质，内部为骨松质。椎弓左右对称，前部缩窄的部分为椎弓根，其上、下缘为椎骨上、下切迹。后部较宽的部分为椎弓板。上、下两个相邻椎弓根的椎上、下切迹围成椎间孔，内有脊神经和血管通过。与椎弓板相连的有 7 个突起，即椎弓正中向后伸出的一个棘突，向两侧突出的一对

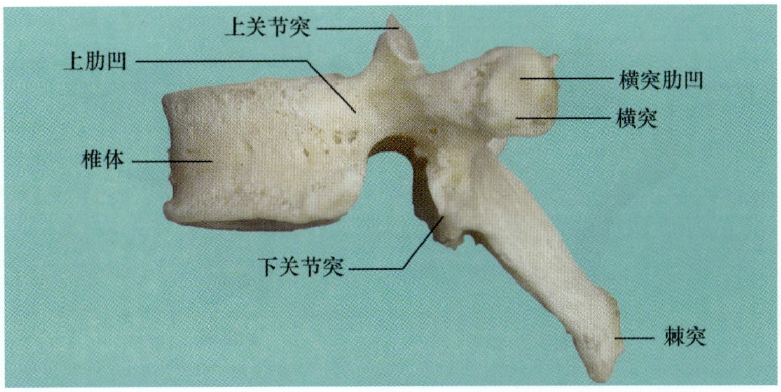

图 1-3　椎骨的一般形态（胸椎侧面观）

横突，向上的一对上关节突和向下的一对下关节突（图 1-3）。

2．各部椎骨的主要特征

（1）颈椎（cervical vertebrae） 椎体小、椎孔大，横突根部有横突孔，横突的末端前后各有一结节。第 2 ~ 6 颈椎棘突较短，末端分叉。第 6 颈椎前结节较大，颈总动脉经前方通过，当头部受伤出血时，在此压迫颈总动脉止血（图 1-4）。

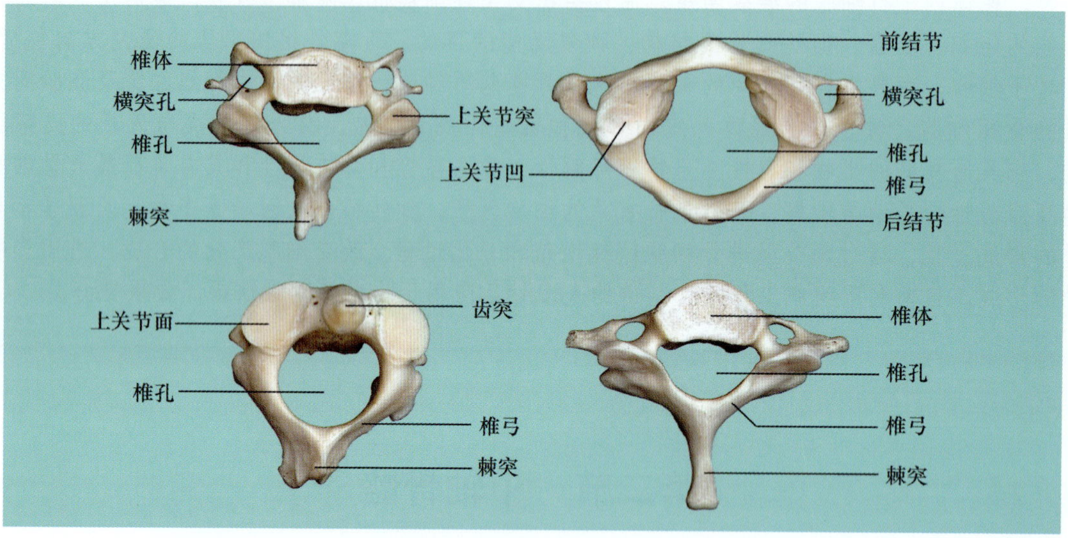

图 1-4 颈椎（上面观）

①第 1 颈椎又名寰椎，呈环形，无椎体和棘突和关节突，由前弓、后弓和两个侧块构成。前弓后面正中有齿突凹，侧块有上、下关节面（图 1-5）。

②第 2 颈椎又名枢椎，由椎体向上伸出一齿突，与寰椎的齿突凹构成寰枢关节（图 1-6）。

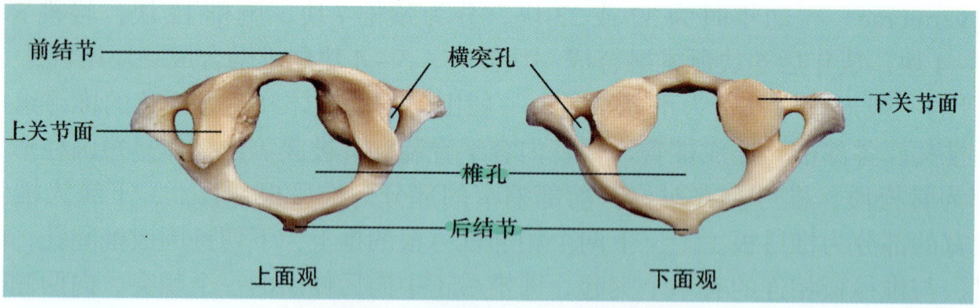

图 1-5 寰椎（上、下面观）

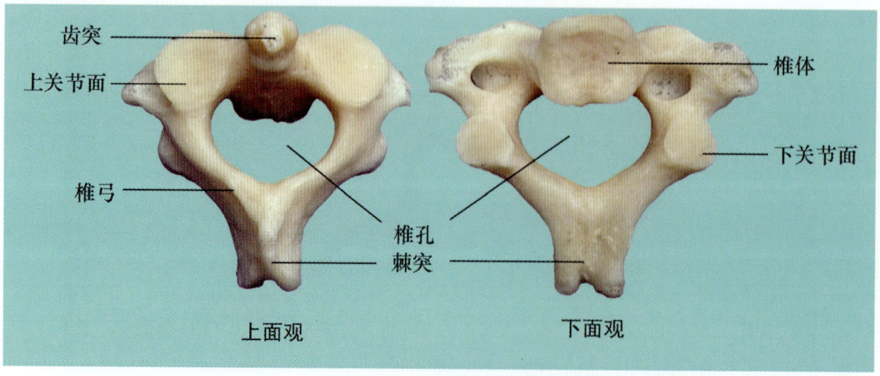

图 1-6 枢椎（上、下面观）

③第7颈椎又名隆椎，棘突长，末端不分叉（在体表可以摸到）是计数椎骨序数的重要标志（图1-7）。

（2）胸椎（thoracic vertebrae）　椎体呈心形，在椎体的后外侧上、下缘各有一半圆形的椎体肋凹（关节面），横突末端前面有横突肋凹。棘突细长向后下方倾斜，彼此掩盖成叠瓦状（图1-3）。

（3）腰椎（lumbar vertebrae）　椎体大，椎弓发达，棘突呈板状，水平伸向后方（图1-8）。

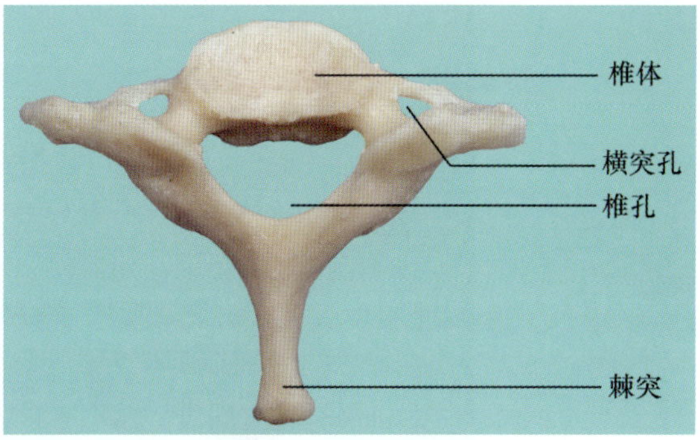

图1-7　隆椎（下面观）

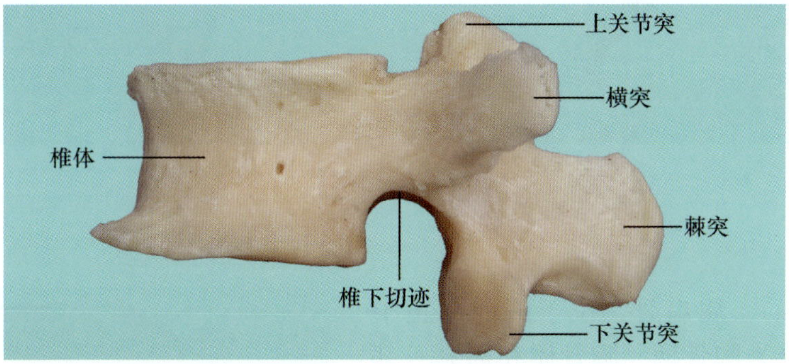

图1-8　腰椎（侧面观）

（4）骶骨（sacral bone）　由5个骶椎（sacral vertebrae）融合而成，呈倒置的三角形。底向上，底的前缘中份向前突起，称岬。骶骨前面光滑微凹，中部有4条横线，是骶椎椎体融合的痕迹，横线两侧有4对骶前孔。背面隆凸粗糙，正中线上有骶正中嵴，嵴外侧有4对骶后孔。骶椎椎孔连接成骶管，骶前、后孔均与骶管相通，有骶神经的前后支通过。骶管下端裂开成骶管裂孔，裂孔两侧向下的突起称骶角，骶管麻醉常以骶角作为标志。骶骨两侧有耳状面与髂骨耳状面相关节，耳状面后方骨面凹凸不平，称骶粗隆（图1-9）。

（5）尾骨（coccyx）　由3～4块退化的尾椎融合而成。上接骶骨，下端游离为尾骨尖（图1-10）。

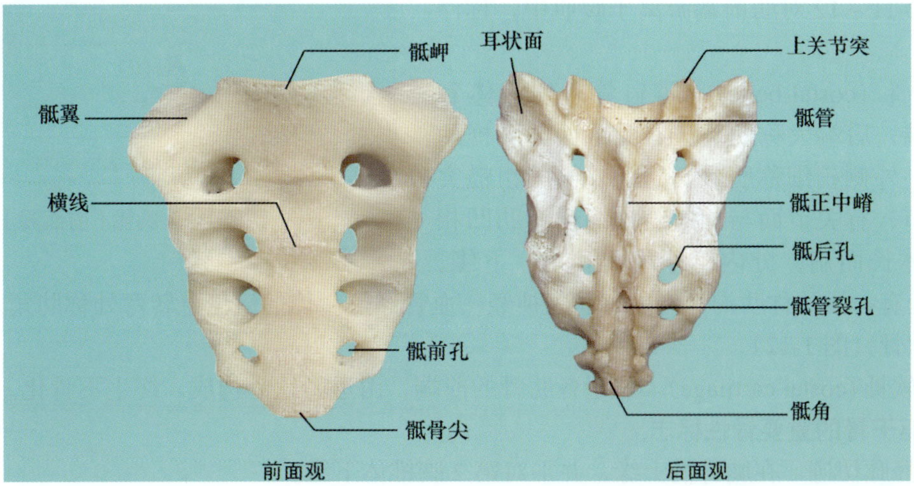

图1-9　骶骨

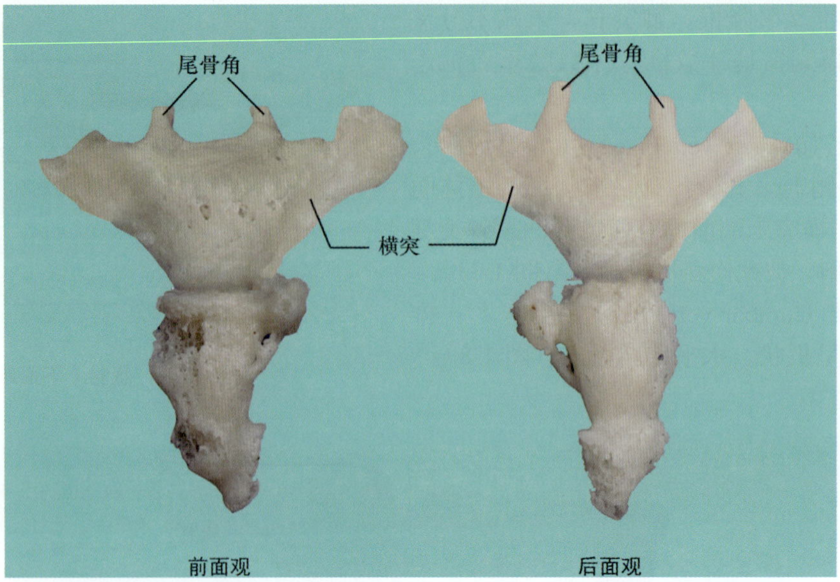

图 1-10 尾骨

（二）胸骨

胸骨（sternum） 属扁骨，位于胸前壁正中央，自上而下可分为胸骨柄、胸骨体和剑突三部分。胸骨柄上宽下窄，上缘中份为颈静脉切迹，两侧有锁切迹与锁骨相连结，柄外侧缘上份接第1肋。柄与体连接处稍向前突称胸骨角，可在体表扪及，两侧平对第2肋，是计数肋的重要标志。胸骨角向后平对第4胸椎体下缘。胸骨体呈长方形，外侧缘接第2～7肋软骨。剑突扁而薄，形状变化大，下端游离（图 1-11）。

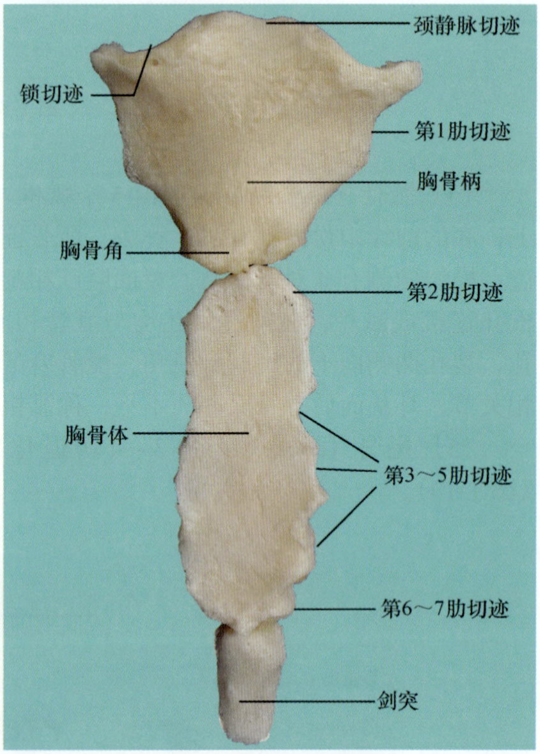

图 1-11 胸骨（前面观）

（三）肋

肋（ribs） 由肋骨和肋软骨组成，共12对。第1～7对肋前端与胸骨相连，称真肋，第8～10对肋前端借肋软骨与上位肋软骨连接，形成肋弓，称假肋。第11～12对肋前端游离于腹肌中，称浮肋。

1．肋骨（costal bone） 属扁骨，分为体和前、后两端，后端大称肋头，有关节面与胸椎肋凹相关节；外侧稍细称肋颈，肋颈外侧的粗糙突起称肋结节，有关节面与相应胸椎的横突肋凹相关节；肋体长而扁，分内、外两面和上、下缘。内面下缘处有一浅沟称肋沟，沟内有肋间神经、血管经过。体的后份急转弯处称肋角。肋骨前端稍宽接肋软骨（图 1-12）。

2．肋软骨（costal cartilage） 位于各肋骨的前端，由透明软骨构成，终生不骨化。

（四）躯干骨的重要骨性标志

1．颈静脉切迹 在胸骨柄上缘，并平对第2胸椎体下缘。

2．胸骨角 是胸骨柄与胸骨体相连结处微向前凸的角，两侧接第2肋软骨，是计数肋骨的

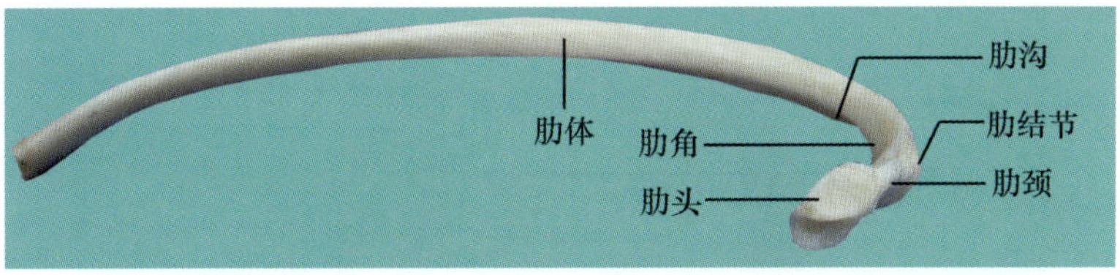

图 1-12　肋

重要标志。可与第 4 胸椎体下缘平齐。

3．肋弓　由第 8～10 肋软骨依次连于上位肋软骨，形成左右肋弓。是临床上触诊肝、脾的重要标志。

4．骶管裂孔 在骶骨背面正中的下端，左右两骶角之间，为骶管向下的开口，齐脊髓硬膜外腔的终点，是骶管麻醉的进针部位。

5．第 7 颈椎棘突 头向前俯屈时，在项下部正中最突出处，可作为确定椎骨棘突序数的标志。

知识链接

常见的脊柱变异与畸形

1．脊柱裂 是一种先天性的椎管闭合不全的畸形。脊柱裂大多由胚胎时期两侧椎弓骨化中心融合不全所致，常在脊柱腰骶部的后正中线有裂隙即脊柱裂，椎管中的脊髓和脊膜可由此膨出。

2．腰椎骶化和骶椎腰化 前者为第 5 腰椎与骶骨相融合，后者为第 1 骶椎与第 2 骶椎不相融合，类似腰椎。

3．椎骨数目变异 如胸椎可增至 13 个或减为 11 个，腰椎可增至 6 个或减为 4 个，骶椎可出现 4～11 个，尾椎可减至 3 个或完全缺乏。

二、颅

颅（skull） 位于脊柱的上方，由 23 块扁骨和不规则骨组成（不包括听小骨）。颅可分为脑颅和面颅两部分。脑颅骨共 8 块，包括成对的顶骨（parietal bone）、颞骨（temporal bone）和不成对的额骨（frontal bone）、蝶骨（sphenoid bone）、枕骨（occipital bone）和筛骨（ethmoid bone），围成颅腔，容纳脑。面颅骨共 15 块，包括成对的上颌骨（maa）、颧骨（zygomatic bone）、鼻骨（nasal bone）、泪骨（lacrimal bone）、腭骨（palatine bone）及下鼻甲（inferior nasal concha），不成对的犁骨（vomer）、下颌骨（ mandible）及舌骨（hyoid bone），构成骨性眼眶、鼻腔、口腔和面部的骨性支架（图 1-13，14）。

（一）部分颅骨的形态

1. 额骨（frontal bone） 位于颅的前上份，形似贝壳，可分为 3 部分，即额鳞（由内、外两面及后缘组成），眶部（参与构成眶上壁）和鼻部（位于两眼眶之间）（图 1-15）。

2．筛骨（ethmoid bone） 是最脆弱的含气骨，位于两眶之间，构成鼻腔上部和外侧壁。其额状切面呈“巾”字形，分为筛板、垂直板和筛骨迷路三部分。筛板是多孔的水平骨板，构成鼻腔的顶及颅前窝的底，板中间有纵行向上的骨嵴称鸡冠；垂直板自筛板中线下垂，居正中矢状位，构成骨性鼻中隔上部；筛骨迷路位于垂直板两侧，内含许多小腔称筛窦。迷路内侧壁有两个卷曲的小骨片，即上鼻甲和中鼻甲。迷路外侧壁骨质极薄，构成眶板（图 1-16）。

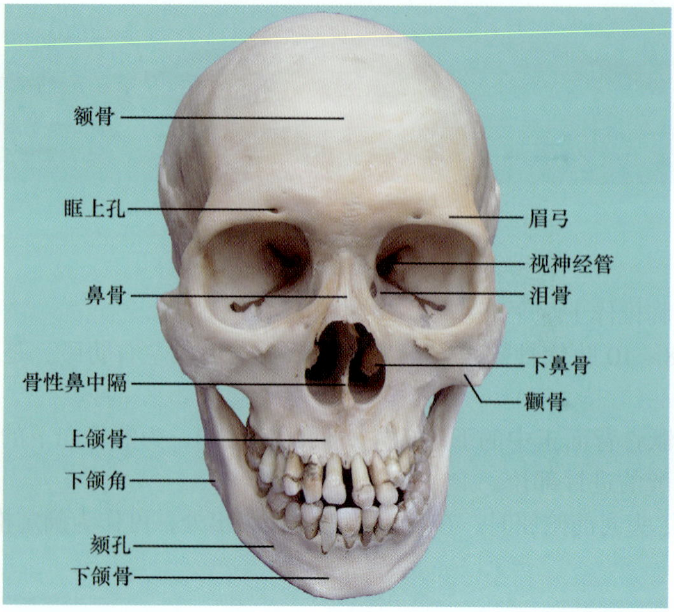

图 1-13　颅的前面观

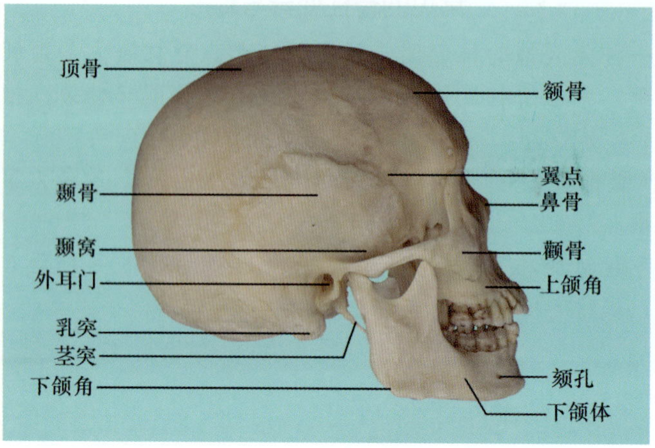

图 1-14　颅的侧面观

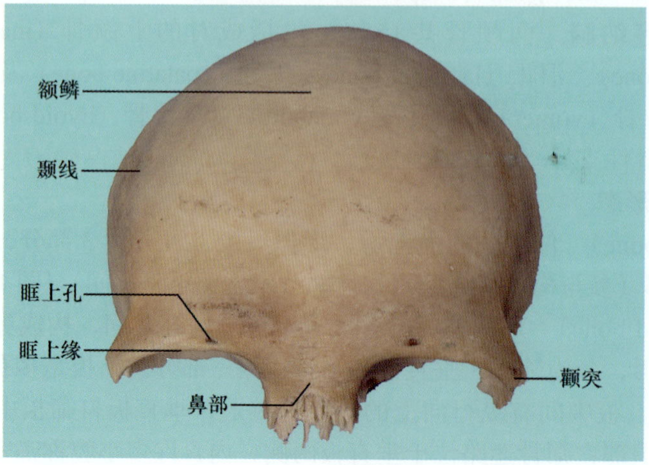

图 1-15　额骨的形态

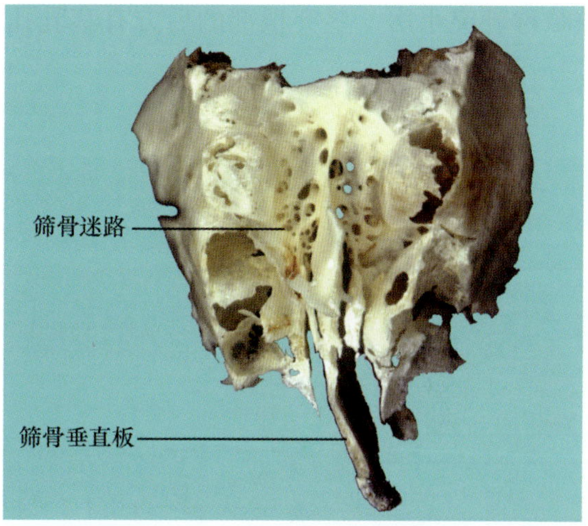

图 1-16 筛骨的形态（前面）

3．蝶骨（sphenoid bone） 形似展翅的蝴蝶，位于颅底中央，分体、大翼、小翼和翼突4部。体居中央，内含蝶窦，向前借蝶筛隐窝通鼻腔，体上面有垂体窝和蝶鞍；大翼由体向两侧发出，分为大脑面、眶面和颞面，参与构成颅中窝、颞窝和颞下窝。大翼根部由前向后外依次有圆孔、卵圆孔和棘孔，分别有神经和血管通过；小翼从体的前上份发出，构成颅前窝的后部和眶上壁的后部。小翼与体之间有视神经管，小翼与大翼之间为眶上裂（图 1-17，18）。

4．颞骨（temporal bone） 形态不规则，以外耳门为中心可分为鳞、鼓和岩三部分，参与构成颅腔的底和侧壁。鳞部在外耳门前上方，鳞片状，内面有脑回压迹和脑膜中动脉沟，外面光滑，有颧突、下颌窝和关节结节；鼓部位于下颌窝后方，为弯曲的骨片，从前、下、后围绕外耳道；岩部呈三棱锥形，尖指向前内对着蝶骨体，上面为鼓室盖，近尖端处有三叉神经压迹，后面中央部有内耳门，通内耳道。后外侧的细

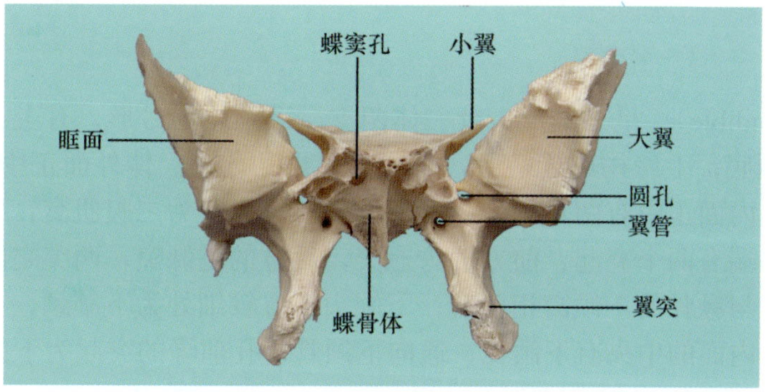

图 1-17 蝶骨的形态（前面）

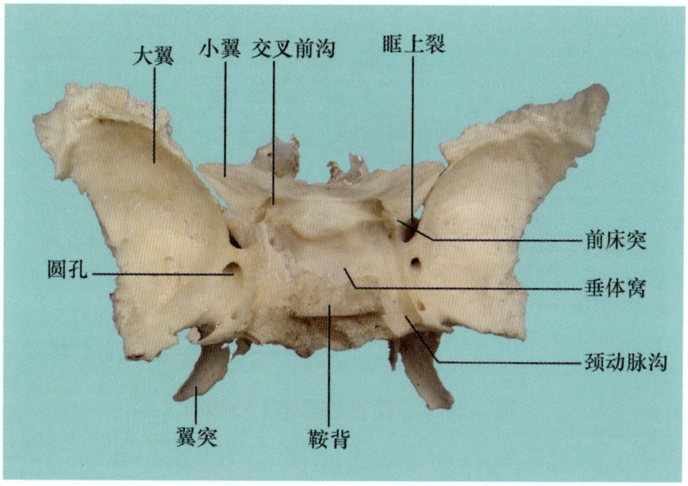

图 1-18 蝶骨的形态（上面）

长突起为茎突，后份肥厚的突起为乳突，内有许多腔隙称乳突小房，茎突根部的后方有茎乳孔（图 1-19，20）。

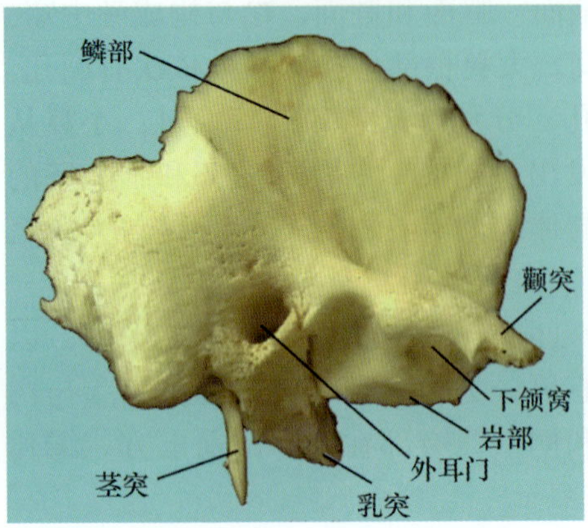

图 1-19　颞骨的形态（外面观）

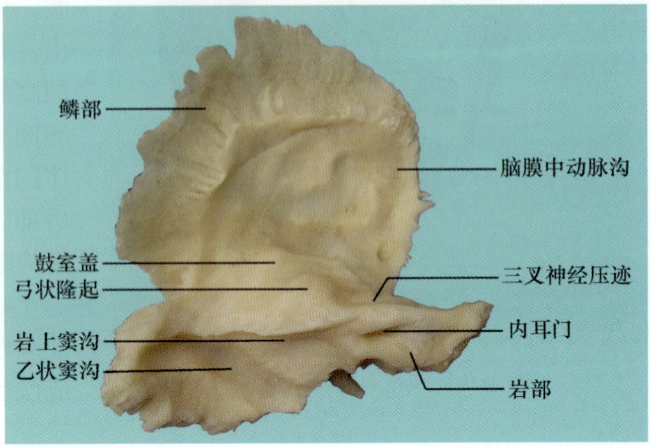

图 1-20　颞骨的形态（内面观）

5. 下颌骨（mandible）　呈马蹄形，分一体两支。下颌体为弓形，有上、下两缘及内、外两面，下缘圆钝为下颌底，上缘构成牙槽弓，有容纳牙根的牙槽。体外面正中有凸向前的颏隆凸，其两侧各有一颏孔，内面正中有两对颏棘，外下方各有一浅窝为二腹肌窝；下颌支为体后端向上耸起的方形骨板，末端有两个突起，前方的为冠突，后方的是髁突，两突之间为下颌切迹，髁突上端膨大为下颌头，与颞骨的下颌窝相关节，下颌头下方较细处为下颌颈，下颌体与下颌支交界处为下颌角，下颌支内面的中央有下颌孔，通向下颌管，孔前缘的突起为下颌小舌（图 1-21）。

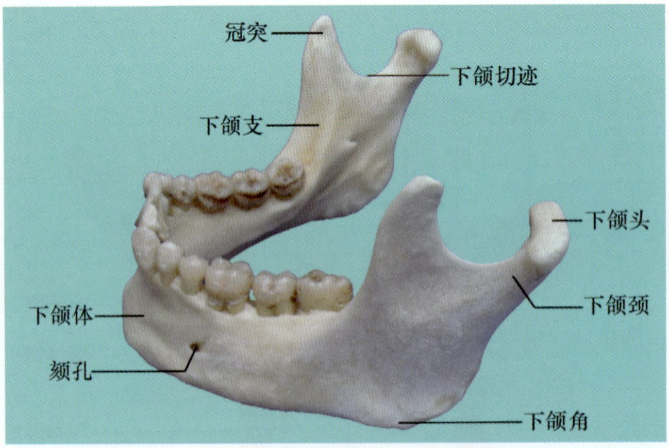

图 1-21　下颌骨的形态（外侧面）

6. 上颌骨（maxilla）　成对，位于颜面中央，几乎与所有面颅骨相接。上颌骨可分为一体四突，上颌体内含上颌窦，主要构成眶下壁、鼻腔外侧壁。4 个突起分别是额突、颧突、牙槽突和腭突（图 1-22）。

7. 舌骨（hyoid bone）　位于下颌骨的后下方，呈马蹄形，中间较宽为体，向后外伸出大、小角各一对。舌骨大角和体均可在体表摸到（图 1-23）。

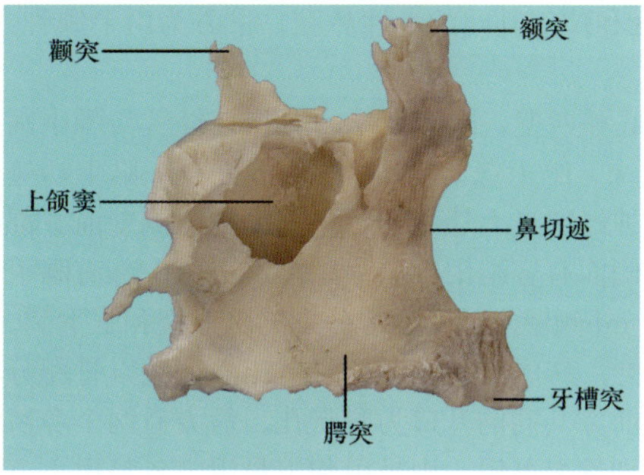

图 1-22 上颌骨的形态（外面，内面）

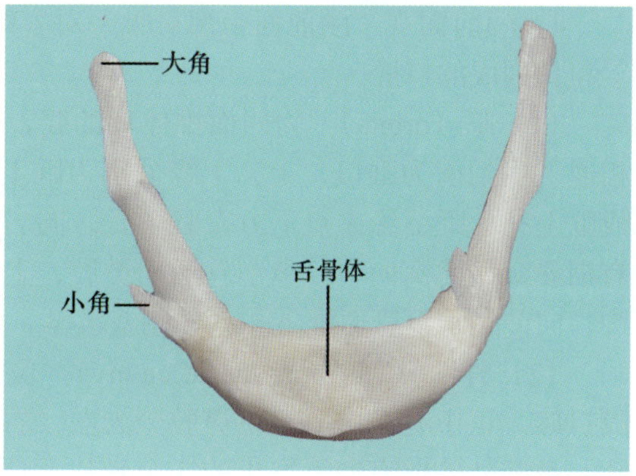

图 1-23 舌骨的形态

（二）颅的整体观

除下颌骨和舌骨外，颅骨借膜和软骨牢固结合成一整体。

1．颅顶面观 呈卵圆形，前窄后宽，光滑隆凸。颅的上面有 3 条缝，即位于额骨与两侧顶骨间的冠状缝（coronal suture），两顶骨之间的矢状缝（sagittal suture）及两侧顶骨与枕骨之间的人字缝（lambdoid suture）。两侧顶骨中央的最凸处为顶结节。

2．颅后面观 可见人字缝和枕鳞。枕鳞中央最突处是枕外隆凸（external occipital protuberance），其两侧有呈弓形的骨嵴称上项线。

3．颅侧面观 由额骨、蝶骨、顶骨、颞骨及枕骨构成。颅侧面中部有外耳门，向内通外耳道，自外耳门向前的骨梁为颧弓，外耳门后下方的突起即乳突。二者是重要的骨性标志，均可在体表摸到。颧弓上方有大而浅的颞窝，窝上缘可见上颞线和下颞线，窝内有额骨、顶骨、颞骨和蝶骨大翼 4 骨相交的翼点（pterion）（即针灸的“太阳穴”）。此点骨质薄弱，内面有脑膜中动脉前支沟。颞窝下方的窝称颞下窝（infratemporal fossa），窝内有三角形裂隙，其深部为翼腭窝（pterygopalatine fossa）。翼腭窝向外经翼上颌裂通颞下窝，向前经眶下裂通眶，向内侧经蝶腭孔通鼻腔，向后借圆孔通颅中窝，借翼管通颅底外面，向下移行为腭大管，并经腭大孔通口腔（图 1-24）。

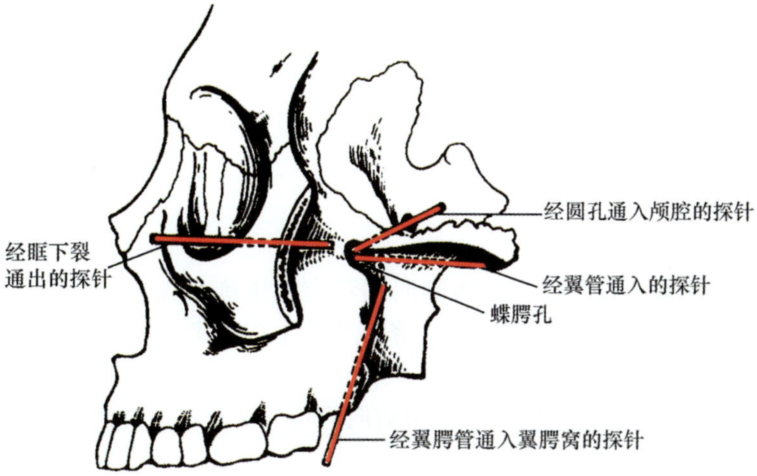

图 1-24 翼腭窝

4．颅前面观　颅前面中部可见一对容纳眼球的眶和位于其间的骨性鼻腔，下方为由上颌骨、下颌骨围成的口腔。

（1）眶（orbita）　为四面锥体形的腔，分为尖、底和四壁，眶尖向后内有视神经管与颅中窝相通，底朝前为眶口，上、下缘分别为眶上缘和眶下缘，眶上缘的内中 1/3 交界处有一眶上切迹或眶上孔，眶下缘中点下方有眶下孔。同名的血管、神经通过上述孔或切迹。眶的内侧壁前下部有泪囊窝，此窝向下经鼻泪管通向鼻腔；上壁前部外侧面有容纳泪腺的泪腺窝；下壁中部有眶下沟，向前经眶下管通眶下孔；外侧壁最厚。上、下壁与外侧壁之间的后方分别为眶上裂和眶下裂。

（2）骨性鼻腔（bony nasal cavity）　位于面颅中央，其顶借筛板与颅前窝相隔，底以骨腭分隔口腔，正中有鼻中隔，将鼻腔分为左、右两部分，前方共同的开口为梨状孔，后方有两个鼻后孔。鼻腔外侧壁有向下突出的 3 个骨片，自上而下分别称上鼻甲、中鼻甲和下鼻甲。各鼻甲下方的间隙，分别称为上鼻道、中鼻道和下鼻道，有鼻旁窦和鼻泪管在鼻腔的开口。上鼻甲后上方与蝶骨体之间有一浅的蝶筛隐窝（图 1-25）。

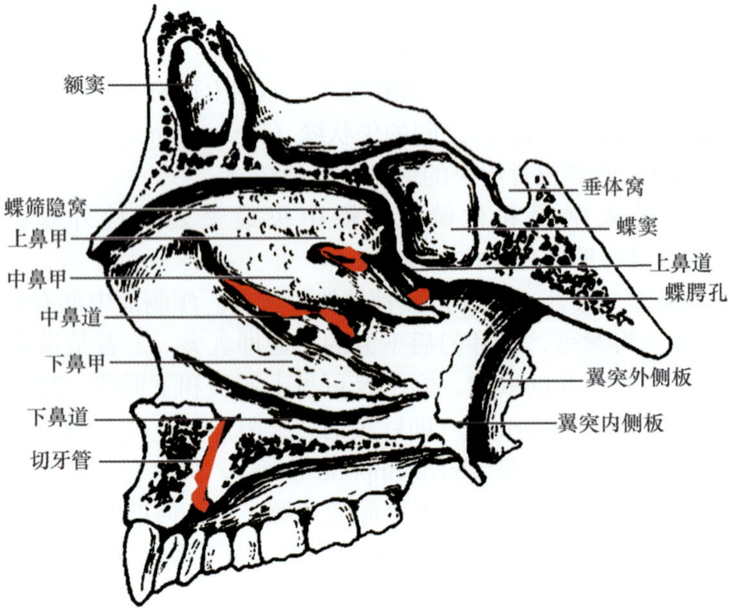

图 1-25　鼻腔外侧壁

鼻腔周围有 4 对鼻旁窦（paranasal sinuses）（又称副鼻窦），包括上颌窦（maxillary sinus）、额窦（frontal sinus）、筛窦（ethmoidal sinuses）和蝶窦（sphenoidal sinuses），分别位于同名颅骨内的含气空腔，并借鼻道通鼻腔。各鼻旁窦对减轻颅骨重量和发音共鸣起重要作用（图 1-26，27）。

5．颅内面观

（1）颅盖内面　凹陷，有许多与脑沟脑回相对应的压迹和骨嵴。两侧有树枝状的动脉沟，是脑膜中动脉及其分支的压迹。正中线上有一条浅沟为上矢状窦沟，沟两侧有许多颗粒小凹，为蛛网膜颗粒的压迹。

（2）颅底内面　高低不平，呈阶梯状，由前向后可分 3 个窝。窝内有许多沟、管、孔、裂，大都与颅底外面相通。

1）颅前窝（anterior cranial fossa）　由额骨眶部、筛板和蝶骨小翼构成，主要容纳大脑前叶。正中线上由前向后有额嵴、盲孔、鸡冠等结构。筛板上有筛孔通鼻腔。

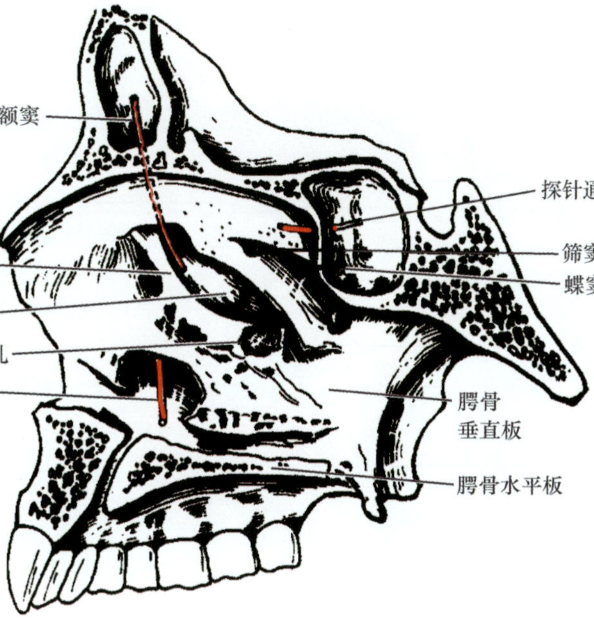

图 1-26 鼻旁窦及其开口

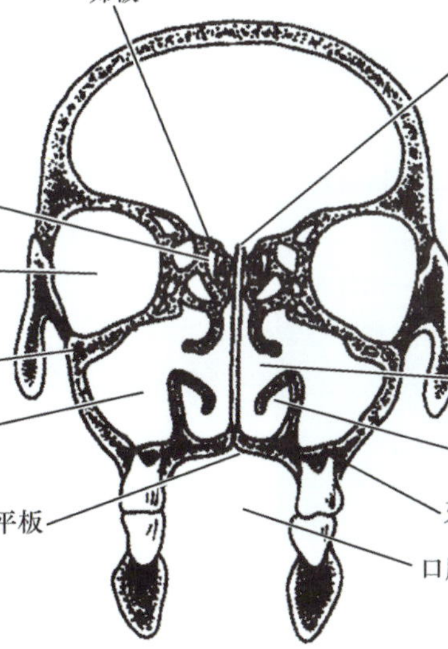

图 1-27 颅的冠状切面（通过第三磨牙）

2）颅中窝（middle cranial fossa） 由蝶骨体和大翼、颞骨岩部等构成，主要容纳大脑颞叶。中央是蝶骨体，上面有垂体窝，窝前外侧有视神经管，窝后端的隆起为鞍背。垂体窝和鞍背统称蝶鞍。蝶鞍两侧，由前向后，依次有眶上裂、圆孔、卵圆孔和棘孔等。在蝶骨体后外颞骨岩部尖端处有一破裂孔，在颅中窝外侧的鼓室上方有一薄层骨片称鼓室盖。

3）颅后窝（posterior cranial fossa） 主要由枕骨和颞骨岩部后面等构成，位置最低，容纳小脑和脑干。窝中央有枕骨大孔，孔前方的斜面称斜坡，窝后方及两侧有枕内隆凸、横窦沟、乙状窦沟、颈静脉孔（foramen jugulare）和舌下神经管等结构。颅后窝的前外侧与外耳道方向一致处有内耳门及内耳道（图 1-28）。

6．颅底外面观 颅底外面高低不平，神经血管通过的孔裂较多。前部由上颌骨和腭骨水平板围成的部分称骨腭，骨腭前端有切牙孔，与切牙管相通；中线为腭中缝，后部两侧有一对腭大孔，向上通翼腭窝；牙槽突后方的突起称翼突，由翼内侧板和翼外侧板组成。内侧板内侧为一对大的鼻后孔，两鼻后孔之间为犁骨；外侧板根部后外方可见较大的卵圆孔和较小的棘孔，鼻后孔后方中央可见枕骨大孔，孔两侧有椭圆形关节面称枕髁，在枕髁前外侧稍上有舌下神经管外口，枕髁外侧有一不规则的颈静脉孔，其前方为圆形的颈动脉管外口。颈静脉孔的后外侧有细长的茎突，在茎突根部后方有茎乳孔，颧弓根部后方有下颌窝，与下颌头相关节。窝前缘的隆起称关节结节。蝶骨、枕骨基底部和颞骨岩部会合处，围成不规则的破裂孔，活体为软骨所封闭a（图 1-29）。

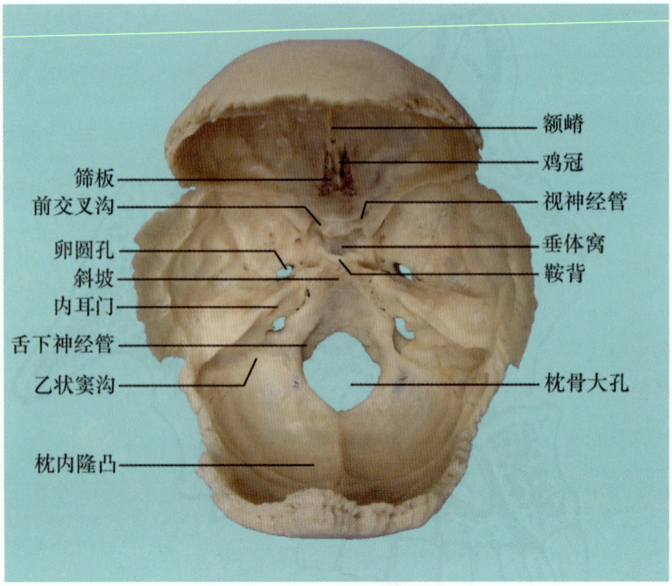

图 1-28 颅底的内面观

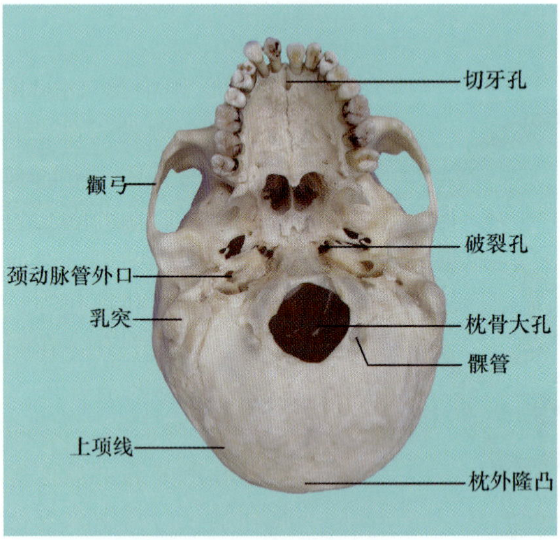

图 1-29 颅底的外面观

(三)新生儿颅的特征及出生后的变化

胎儿时期由于脑和感觉器官发育早，上、下颌骨发育迟，眉弓、乳突不明显，咀嚼和呼吸器官尤其是鼻旁窦不发达，故新生儿面颅短，口鼻较小，脑颅远大于面颅。新生儿脑颅与面颅的比为 8∶1，而成人为 4∶1。新生儿颅顶各骨尚未完全发育，骨与骨之间的间隙充满纤维组织膜，在多骨交接处间隙较大，称为颅囟（fonticuli culus），主要有前囟（fonticulus anterior）和后囟（fonticulus posterior）。前囟最大，呈菱形，位于矢状缝与冠状缝相交处。后囟位于矢状缝和人字缝的会合处，呈三角形。在颞骨的前、后还有蝶囟和乳突囟。前囟在生后 1～2 岁闭合，其余各囟都于生后不久闭合。

前囟闭合的早晚可作为婴儿发育的标志和观察颅内压力变化的窗口（图 1-30）。

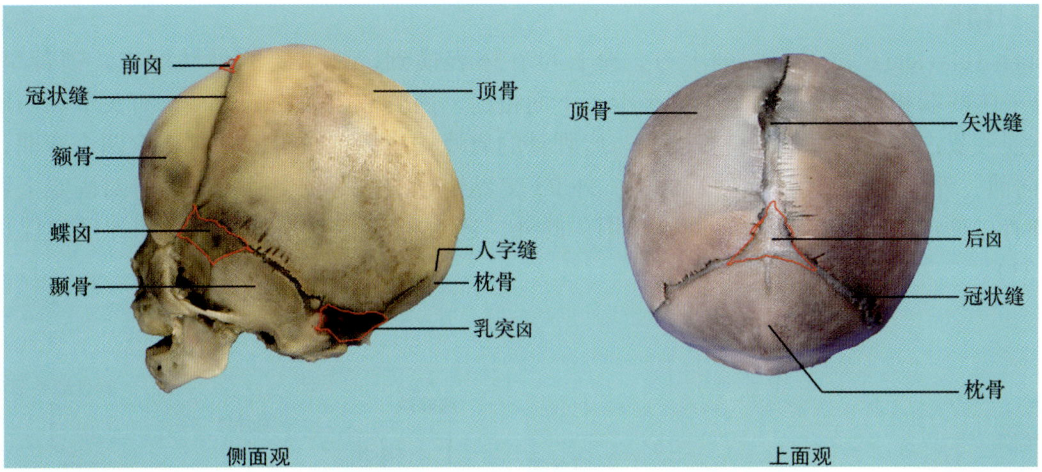

图 1-30 新生儿颅（侧面，上面）

（四）颅骨的重要骨性标志

1．乳突 在耳郭后方，内有乳突小房。

2．颧弓 由颧骨颞突与颞骨颧突结合而成。颧弓中点上方约 4cm 处为翼点，相当于脑膜中动脉前支经过之处。

3．眉弓、眶上缘 为眼眶的上缘，由额骨构成。

4．下颌支、下颌角和下颌底。

5．枕外隆凸、上项线。

第三节 四 肢 骨

四肢骨可分为上肢骨和下肢骨。上、下肢骨分别由肢带骨和自由肢骨组成。上、下肢骨的数目和排列方式基本相同。人类由于身体直立，前肢从支撑体重中解脱出来，成为灵活的劳动器官，下肢起着支持和移位的作用。随着上、下肢的分工逐渐出现了形态差异：上肢骨纤细轻巧，下肢骨粗壮坚固。

表 1-1 上、下肢骨的配布

		上肢骨	下肢骨
肢带骨		肩胛骨、锁骨	髋骨
	近	肱骨	股骨
自由肢骨	中	桡骨、尺骨	胫骨、腓骨、髌骨
	远	腕骨（8）、掌骨（5）、指骨（14）	跗骨（7）、跖骨（5）、趾骨（14）

一、上肢骨

上肢骨由上肢带骨和自由上肢骨组成。前者包括锁骨和肩胛骨，后者包括肱骨、尺骨、桡骨、腕骨、掌骨和指骨。

（一）锁骨

锁骨（clavicle）位于胸廓前上方，全长可在体表摸到，是重要的骨性标志。锁骨呈“∽”形，分一体两端和上、下两面，上面平滑、下面粗糙，内侧端粗大为胸骨端，有关节面与胸骨柄构成胸锁关节；外侧端扁平为肩峰端，与肩胛骨的肩峰构成肩锁关节。锁骨体有两个弯曲，内侧2/3凸向前、外侧1/3凸向后。锁骨的中、外1/3交界处较细，易发生骨折。锁骨对固定上肢、支持肩胛骨，便于上肢灵活运动起重要作用。此外，还对行经其下方的大血管和神经起保护作用（图1-31）。

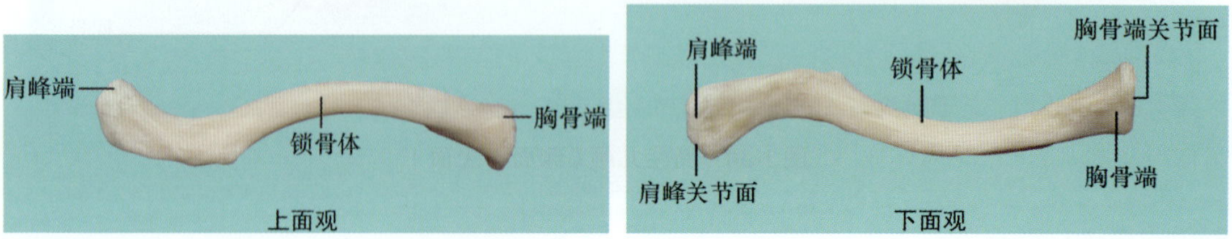

图 1-31　锁骨的形态（上面、下面）

（二）肩胛骨

肩胛骨（scapula）位于胸廓后外侧的上份，介于第2～7肋之间，为三角形的扁骨。可分为3条缘、3个角和前、后两面。上缘短而薄，外侧有肩胛切迹和喙突；外侧缘肥厚又称腋缘，内侧缘薄而锐长又称脊柱缘。外侧角肥厚有关节盂，与肱骨头相关节，在关节盂的上、下方各有一粗糙的隆起，分别称盂上结节和盂下结节；肩胛上角平对第2肋，下角对第7肋或第7肋间隙，是计数肋的标志。肩胛骨前面有一大而浅的窝，称肩胛下窝，后面有一自内下向外上的骨嵴，称肩胛冈（spine of scapula），冈上、下方的浅窝分别称冈上窝和冈下窝。肩胛冈向外上延伸的扁平突起称肩峰（acromion）（图1-32，33）。

（三）肱骨

肱骨（humerus）为典型的长骨，分一体两端。上端膨大，有朝向内后上方呈半球形的肱骨头（head of humerus），与肩胛骨的关节盂相关节。头周围稍细的部分称解剖颈，肱骨头外侧和

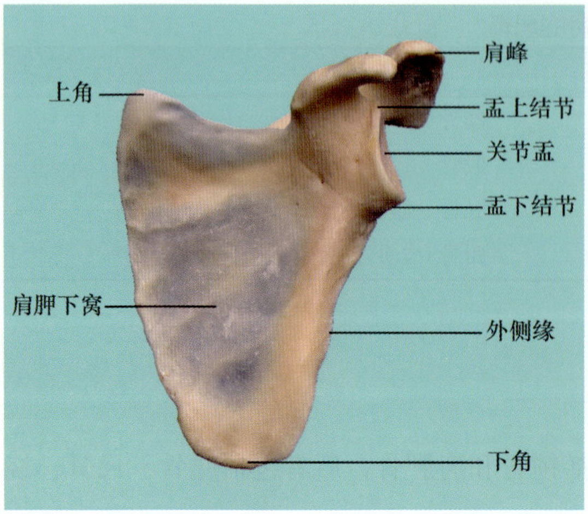

图 1-32　肩胛骨的形态（前面）

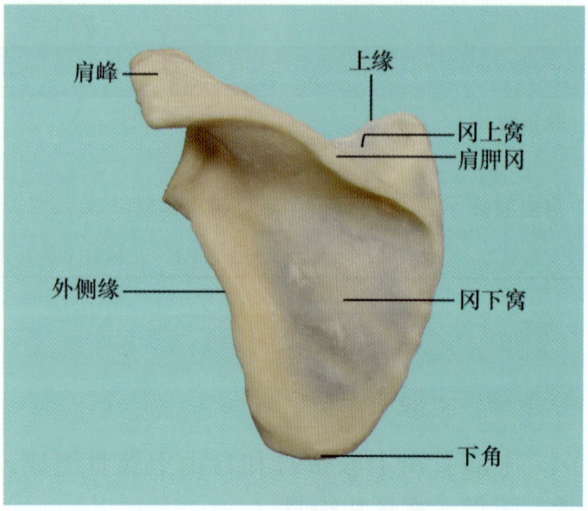

图 1-33　肩胛骨的形态（后面）

前方有隆起的大结节和小结节，向下各延伸为骨嵴，分别称大结节嵴和小结节嵴，两结节嵴之间为结节间沟。其下方稍细的部分，称外科颈（surgical neck），较易发生骨折。肱骨体上半部呈圆柱形，下半部呈三棱柱形，中部外侧面有粗糙的三角肌粗隆，体后面中份有自内上斜向外下的桡神经沟（suleucus for radial nerve）。桡神经沿此沟经过，肱骨中段骨折可能伤及桡神经。肱骨下端较扁，内侧部有滑车状的肱骨滑车，与尺骨相关节；在滑车前面上方有冠突窝和桡窝。外侧部有半球形的肱骨小头，与桡骨相关节。滑车后面上方有鹰嘴窝，伸肘时容纳尺骨鹰嘴。肱骨下端的两侧各有一突起，分别称外上髁（lateral epicondyle）和内上髁（medial epicondyle）。内上髁后方有一浅沟称尺神经沟，有尺神经经过。肱骨大结节和内、外上髁都可在体表摸到（图 1-34）。

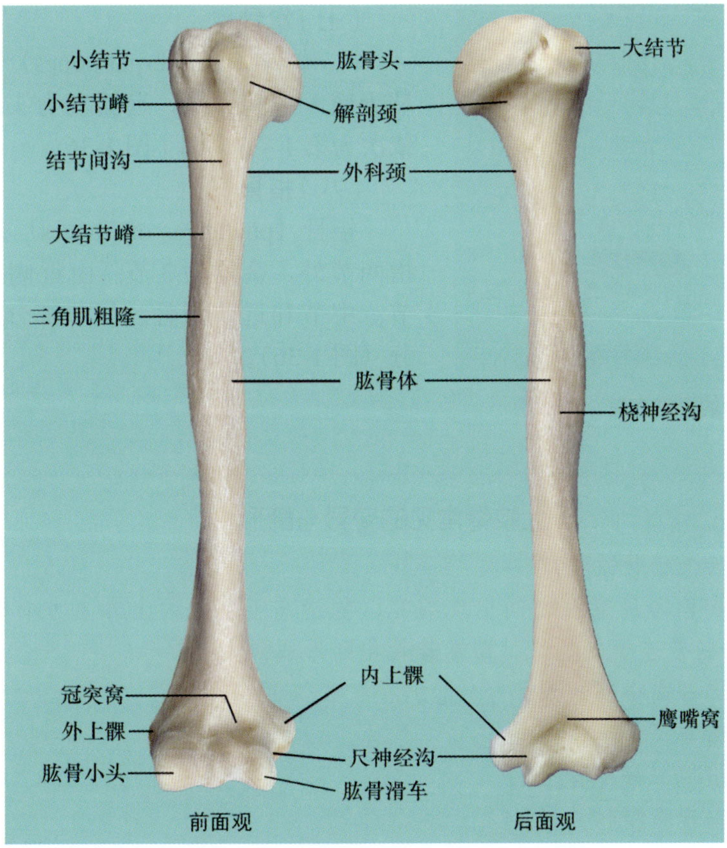

图 1-34　肱骨的形态（前、后面）

（四）尺骨

尺骨（ulna）位于前臂内侧，分一体两端。上端粗大，前面有一半月形深凹称滑车切迹，与肱骨滑车相关节。在滑车切迹的前下方和后上方各有一突起，分别称冠突和鹰嘴，在冠突的外侧有桡切迹，与桡骨头相关节。冠突下方的粗糙隆起称尺骨粗隆。尺骨体上粗下细，外侧缘锐利为骨间缘，与桡骨相对。尺骨下端称尺骨头（head of ulna），其前、外、后有环状关节面与桡骨的尺切迹相关节。头后内侧向下的突起，称尺骨茎突。尺骨的鹰嘴、尺骨头及茎突均可在体表摸到（图 1-35）。

（五）桡骨

桡骨（radius）上端小，称桡骨头（head of radius），其上面有关节凹，头周围有环状关节面，与尺骨桡切迹相关节。桡骨头下方缩细的部分称桡骨颈（neck of radius）。桡骨颈的下方有向前

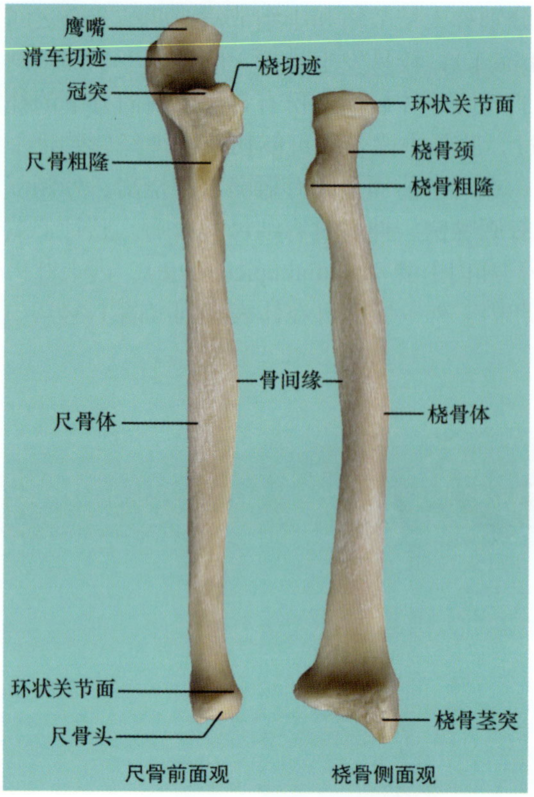

图 1-35 尺、桡骨的形态（前、侧面）

内侧突出的桡骨粗隆。桡骨下端内侧有尺切迹，与尺骨头相关节；下面有桡腕关节面，下端外侧部向下突出称桡骨茎突。桡骨体呈三棱柱形。

（六）腕骨（carpal bones）

腕骨有 8 块，近侧列由桡侧向尺侧依次为手舟骨（scaphoid bone）、月骨（lunate bone）、三角骨（triquetral bone）和豌豆骨（pisiform）。远侧列为大多角骨（trapezium bone）、小多角骨（trapezoid bone）、头状骨（capitate bone）和钩骨（hamate bone）（图 1-36）。

（七）掌骨

掌骨（metacarpal bones）有 5 块，其近侧端为底，中间为体，远侧端为头。由外侧向内侧依次为第 1 ~ 5 掌骨 (图 1-36)。

（八）指骨

指骨（phalanges of fingers）共有 14 块，除拇指两节外，余均为 3 节。由近侧至远侧依次为近节、中节和远节指骨。每节都分底、体和头 3 部分（图 1-36）。

上肢骨常见的变异与畸形

1. 锁骨　先天性锁骨缺如。

2. 肱骨　冠突窝与鹰嘴窝之间出现裂孔，称滑车上孔。内上髁上方有时出现向下突起，称髁上突，借韧带连于内上髁，韧带若骨化则形成髁上孔。

3. 桡骨　可部分或全部缺如。

4. 尺骨　鹰嘴与尺骨干不融合。

5. 腕骨　可出现二分舟骨。

6. 指骨　可出现多指和并指。

二、下肢骨

包括下肢带骨和自由下肢骨。前者即髋骨，后者包括股骨、髌骨、胫骨、腓骨、跗骨、跖骨和趾骨。跗骨、跖骨和趾骨合称足骨。

（一）髋骨

髋骨（hip bone）是不规则骨，上部扁阔，中部窄厚，有朝向下的深窝，称髋臼（acetabulum）；下部有一大孔，称闭孔（obturaor foramen）。左、右髋骨与骶、尾骨组成骨盆。髋骨由髂骨、坐骨和耻骨三者构成。三骨交汇于髋臼，16 岁左右完全融合（图 1-37，38，39）。

1. 髂骨（ilium）　位于髋骨的后上部，分为体和翼两部分。髂骨翼内侧面称髂窝（fossa iliaca），窝的后下方有一斜行隆起的线，称弓状线（arcuate line）；窝的后方有耳状面，与骶骨的耳状面相关节。髂骨翼上缘称髂嵴（crista iliaca），其前端为髂前上棘（spina iliaca anterior superior），后端为髂后上棘（spina iliaca posterior superior），髂前上棘向后约 5 ~ 7cm 处向后外突

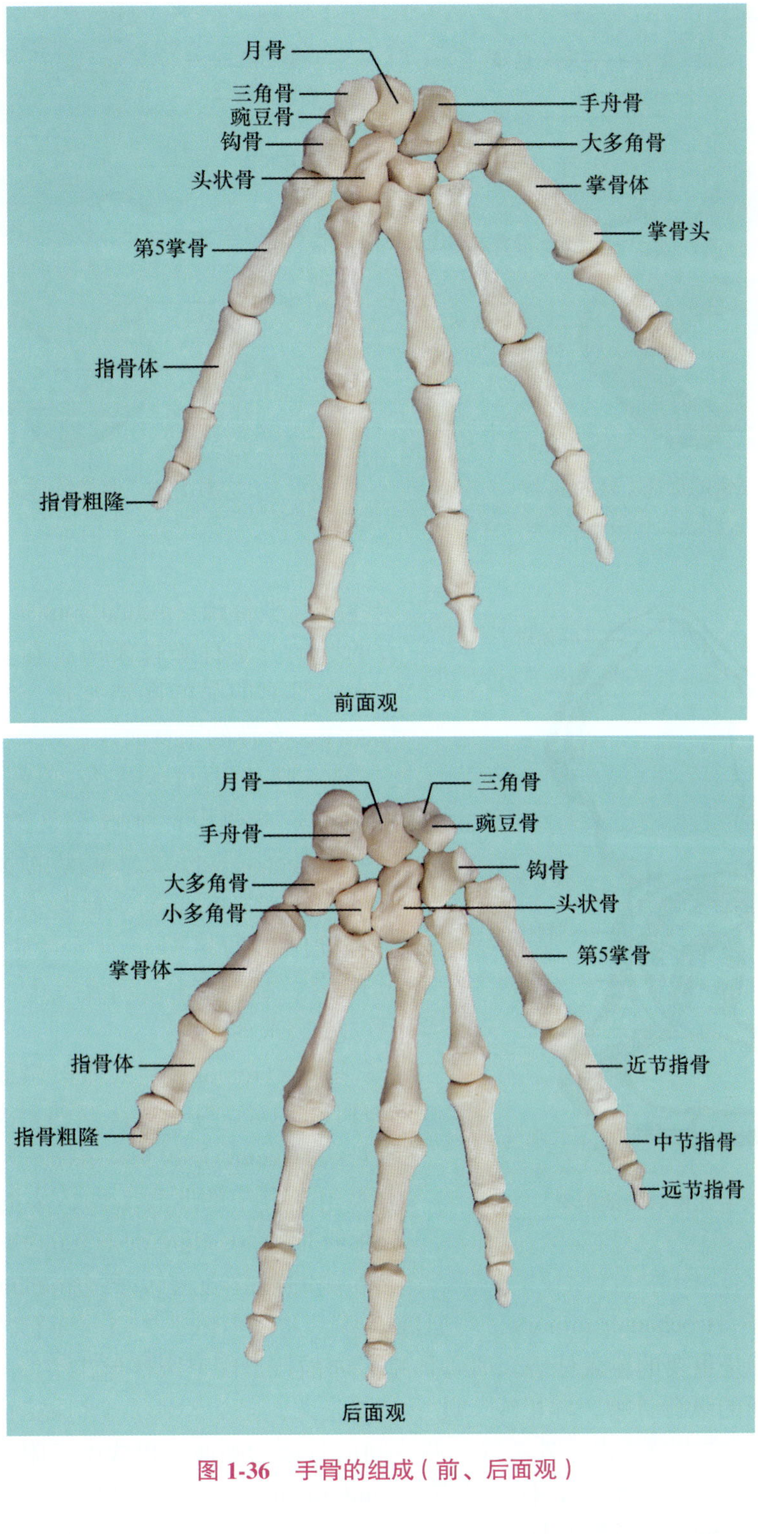

图 1-36 手骨的组成（前、后面观）

起，称髂结节（tubercle of iliac crest），它们都是骨性标志。临床上常在髂结节处进行骨髓穿刺；两侧髂嵴最高点的连线平对第 4 腰椎棘突，可作为腰椎穿刺的定位标志。在髂前上棘和髂后上棘的下方各有一薄锐突起，分别称髂前下棘和髂后下棘。

2．坐骨（ischium） 位于髋骨的后下部，分体和支两部。坐骨体构成髋臼的后下部，肥厚粗壮，体向后下延续为坐骨支，其后下为粗大的坐骨结节（ischial tuberosity）。坐骨体后缘的尖

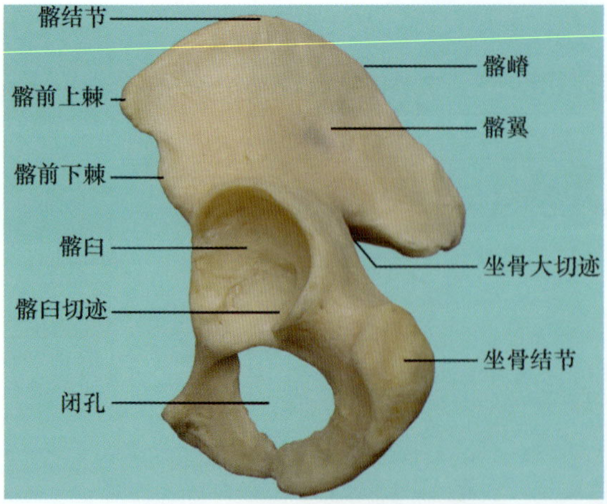

图 1-37 髋骨的形态（外面观）

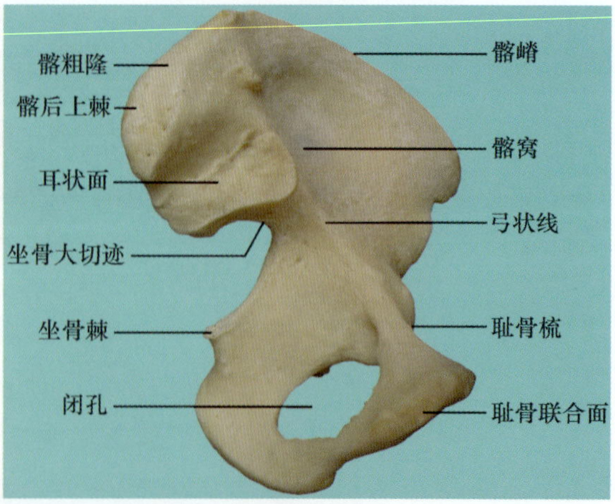

图 1-38 髋骨的形态（内面观）

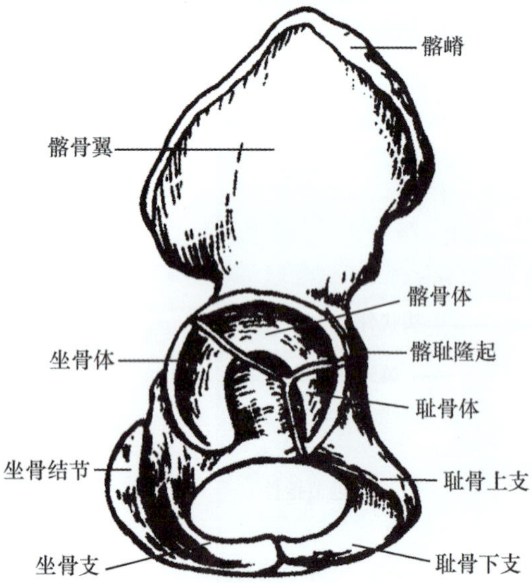

图 1-39 六岁儿童髋骨的形态

锐隆起称坐骨棘（ischial spine），在坐骨棘上、下方的凹陷分别称坐骨大切迹和坐骨小切迹。坐骨大切迹具有明显的性别差异，男性的坐骨大切迹窄而深，女性的则宽而浅。

3．耻骨（pubis） 位于髋骨的前下部，分体和上、下两支。耻骨上支的上缘锐薄，称耻骨梳（pecten pubis），向前的突起称耻骨结节（tuberculum pubicum）。耻骨上、下支移行部的内侧有椭圆形的粗糙面为耻骨联合面（symphysial surface）。耻骨与坐骨围成闭孔。

（二）股骨

股骨（femur）是人体最粗最长的长骨，约占人身长的 1/4，分为一体两端。上端球形的膨大为股骨头（caput ossis femoris），与髋臼相关节。头中央稍下有小的股骨头凹，头的外下侧较细的部分称股骨颈（collum ossis femoris）。颈、体交界处上外侧的隆起为大转子（trochanter major），下内侧的隆起为小转子（trochanter minor），有肌肉附着。大、小转子之间前面有转子间线，后面有转子间嵴。大转子是重要的体表标志。股骨体略弓向前，上段呈圆柱形，中段呈三棱柱形，下段前后略扁。体后面的纵行骨嵴，称粗线。此线上端分叉，向上外延续于粗糙的臀肌粗隆（gluteal tuberosity）。粗线下端也分为内、外两线，两线间的骨面为腘面。粗线中点附近有开口向下的滋养孔。下端形成两个向后的膨大，称内侧髁（condylus medialis）和外侧髁（condylus lateralis），两髁间有髁间窝，两髁侧面的突起称内上髁和外上髁。它们都是重要的骨性标志（图 1-40）。

（三）髌骨

髌骨（patella）是人体最大的籽骨，位于膝关节前方，包被于股四头肌腱内，略呈三角形，上宽为髌底，下窄为髌尖，前面粗糙，后面光滑为关节面，与股骨的髌面相关节，参与构成膝关节。髌骨在体表可清晰摸到。外伤可导致骨折，如粉碎性骨折，可经手术取出，并不太影响膝关节的功能（图 1-41）。

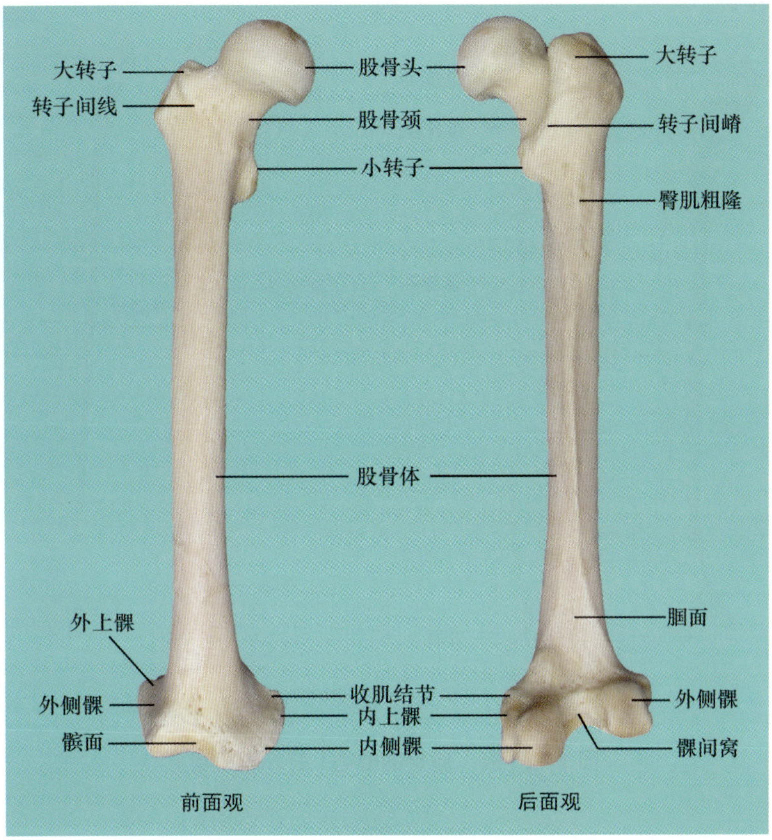

图 1-40 股骨的形态（前、后面观）

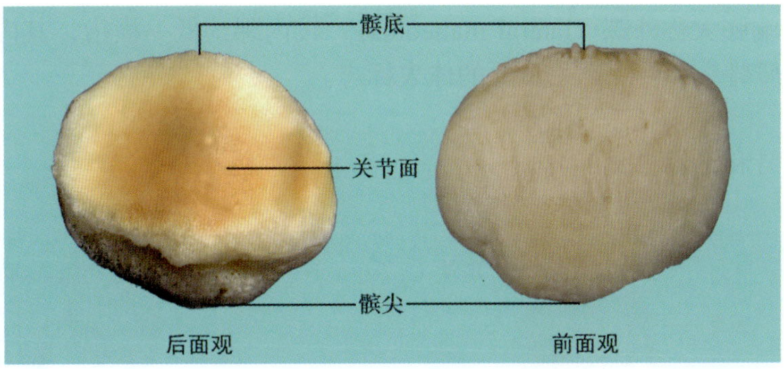

图 1-41 髌骨的形态（前、后面观）

（四）胫骨

胫骨（tibia）位于小腿内侧，对支持体重起重要作用。胫骨是典型的长骨，分一体两端。上端膨大向两侧突出，形成内侧髁和外侧髁，两髁上面各有关节面，与股骨下端的内、外侧髁相关节。两髁关节面之间的骨性隆起称髁间隆起。外侧髁后下方有腓关节面与腓骨头相关节。上端与体移行处前面的隆起为胫骨粗隆（tibial tuberosity）。内、外侧髁和胫骨粗隆在体表易摸到。胫骨体呈三棱柱形，较锐的前缘和内侧面直接位于皮下，外侧缘有小腿骨间膜附着，称骨间缘。体上、中 1/3 交界处附近有向上开口的滋养孔。下端向内下方的膨大称内踝（medial malleolus），是重要的骨性标志。下端的外侧面有腓切迹，与腓骨下端相关节。胫骨下端下面和内踝外面的关节面与距骨滑车相关节（图 1-42）。

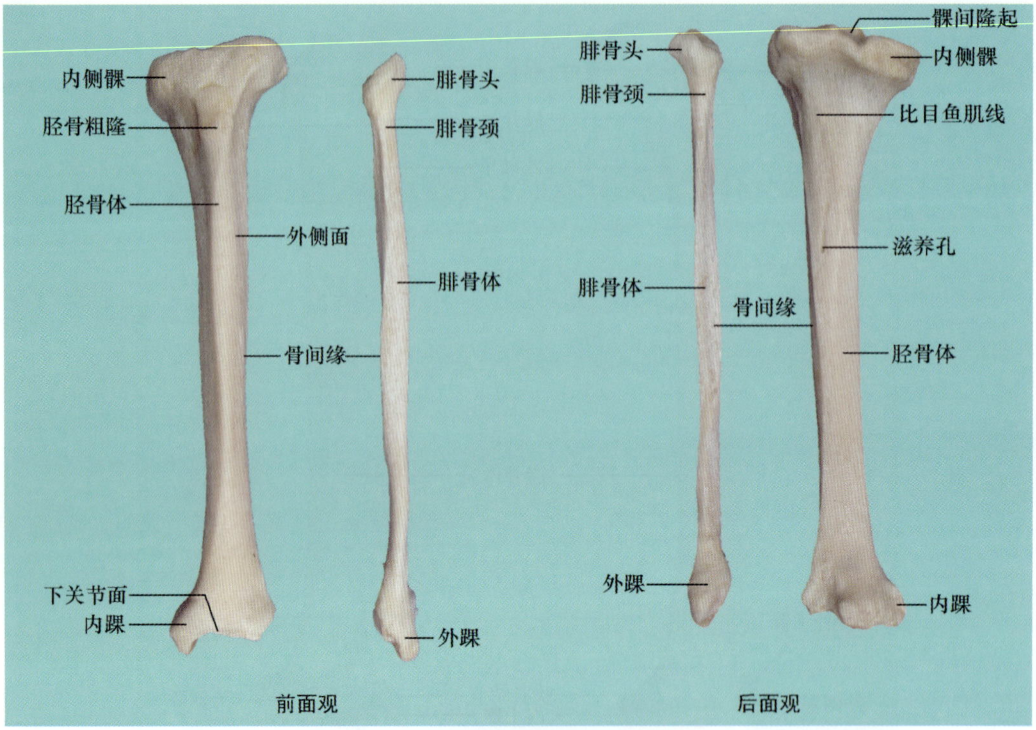

图 1-42　胫、腓骨的形态（前、后面观）

（五）腓骨

腓骨（fibula）位于小腿的外侧部，不参与支持体重，主要作为小腿肌的附着部，并与胫骨下端及距骨共同组成距小腿关节。腓骨细而长，分一体两端，上端膨大称腓骨头（fibular head），其前内侧的关节面与胫骨相关节，头下方缩细部为腓骨颈（neck of fibular）。腓骨体内侧接近中点处有滋养孔，下端膨大称外踝（lateral malleolus），较内踝约低一横指，其内侧有外踝关节面，参与距小腿关节。腓骨头和外踝都是重要的体表标志。

（六）足骨

包括跗骨、跖骨和趾骨（图 1-43）。

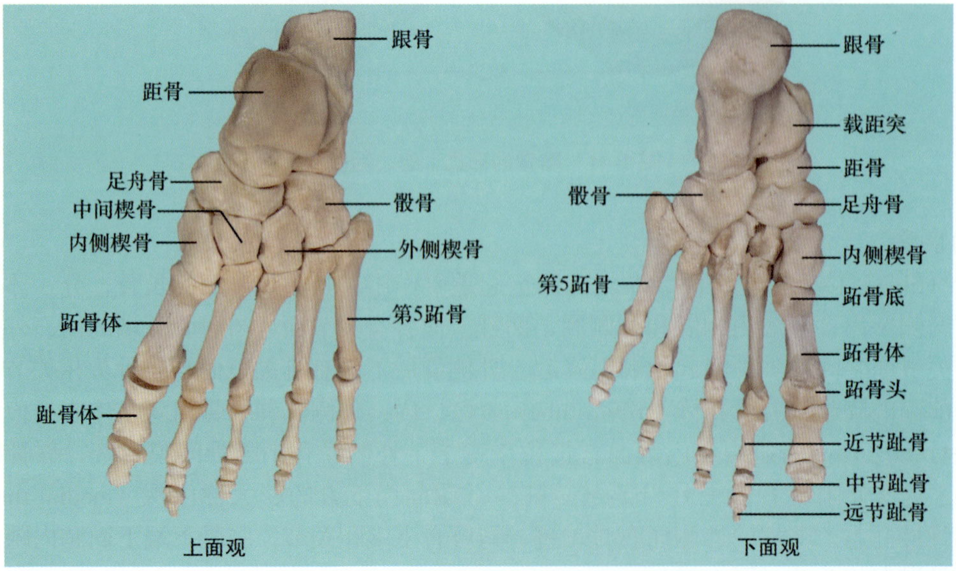

图 1-43　足骨的组成（上、下面）

1．跗骨（tarsal bones）　相当于腕骨，但主要功能是支持体重，形态完全与腕骨不同。跗骨共有 7 块，属短骨，分成前、中、后三列。后列为下方的跟骨和上方的距骨，跟骨后端有跟结节；中列为位于距骨前方的足舟骨（navicular bone），前列由内向外为内侧楔骨、中间楔骨、外侧楔骨和跟骨前方的骰骨（cuboid bone）。跗骨相当于一个三角架，体重经距骨向前分为两个方向（向前内侧经距骨头传向足舟骨、三块楔骨，向前外侧经跟骨前方传向骰骨）传导，而向后经一个方向（直接传向跟骨结节）传导。

2．跖骨（metatarsal）　相当于手的掌骨，共有 5 块，由内向外依次为第 1 ~ 5 跖骨。每块跖骨均分为后端的跖骨底、中部的跖骨体和前端的跖骨头 3 部分。第 5 跖骨的底特别粗大称第 5 跖骨粗隆。力（体重）的传导主要经第 1 和第 5 跖骨，着力点均在跖骨的头部。

3．趾骨（phalanges of toes）　不参与传导体重，因此，趾骨比指骨相对较短且小。趾骨共有 14 块，各节趾骨的名称和结构均与手指骨相同。临床常截取第 2 趾代替手的拇指再造。

知识链接

下肢骨常见的变异与畸形

1．髋骨　髂窝穿孔，耻骨、坐骨支不愈合。
2．股骨　臀肌粗隆异常粗大，形成第 3 转子。
3．髌骨　可缺如或为二分髌骨。
4．距骨　后下部和前上部可出现三角骨和距上骨。
5．楔骨　内侧和中间楔骨之间可出现楔间骨。
6．跖骨　第 1 和第 2 跖骨之间可出现跖间骨。
7．趾骨　多趾，并趾。

（饶利兵　鞠晓军）

第二章 关 节 学

学习目标

1. 掌握：关节的基本结构、辅助结构和关节的运动，椎间盘、肩关节、肘关节、髋关节、膝关节、颞下颌关节的形态、结构和功能。
2. 熟悉：骨盆的构成和骨盆的形状的性别差异，椎骨的韧带连接方式及其位置。

第一节 概 述

骨与骨之间借纤维结缔组织、软骨或骨相互连结，形成骨连结，以实现支持、保护和运动功能。根据骨连结的方式不同可分为直接连结和间接连结两大类。

一、直接连结

骨与骨之间借纤维结缔组织直接紧密相连，其间无间断或缝隙、不活动或活动极微的连结方式称为直接连结。依照连结组织的不同可分为3种（图2-1）：

1．纤维连结 相邻两骨间以纤维结缔组织相连，牢固、紧密、无活动性，又可分为两种：

（1）韧带连结（syndesmosis） 连结两骨的纤维结缔组织比较长，呈条索状或模板状，如椎骨棘突间的棘间韧带、前臂骨间的骨间膜等。

（2）缝（suture） 两骨间借少量的纤维结缔组织相连，见于颅骨间，如颅顶的矢状缝和冠状缝等，如缝骨化，则成为骨性结合。

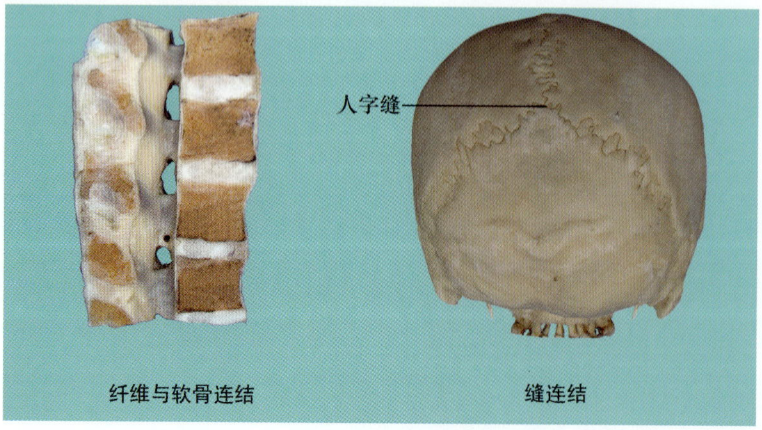

图2-1 骨连结（直接连结）

2．软骨连结　两骨间借软骨相连结。可分为两种：

（1）透明软骨结合（synchondrosis）　如长骨骨干与骺之间的骺软骨、蝶骨与枕骨的结合等，多见于幼年发育时期，随着年龄增长，可骨化形成骨性结合。

（2）纤维软骨结合（symphysis）　如椎体间的椎间盘及耻骨联合等。

3．骨性结合　两骨之间以骨组织连结，通常由纤维连结或透明软骨连结骨化而成。如骶椎间的骨性结合及髂、耻、坐骨间在髋臼处的骨性结合等。

二、间接连结

相邻两骨借结缔组织囊相互连结，其间有腔隙，在肌的牵动下能够产生运动，这类骨连结通常称为关节（articulation），为骨连结的最高分化形式。

1．关节的基本结构（图 2-2）：

（1）关节面（articular surface）　为参加构成关节各骨之间相互接触的骨面。每一关节至少包括两个关节面，关节面一般是一凸一凹，凸者称关节头，凹者称关节窝。关节面上覆盖一层光滑的关节软骨，能缓冲压力并减少运动时的摩擦。

（2）关节囊（articular capsule）　为包在关节周围的结缔组织囊，可分为内、外两层，外层为纤维层，由致密的纤维结缔组织构成，厚而坚韧，含丰富的血管和神经。内层为滑膜层，由薄而柔滑的疏松结缔组织构成，紧贴于纤维层内面，并附于关节软骨周缘，富含血管网，能分泌滑液，起润滑作用。

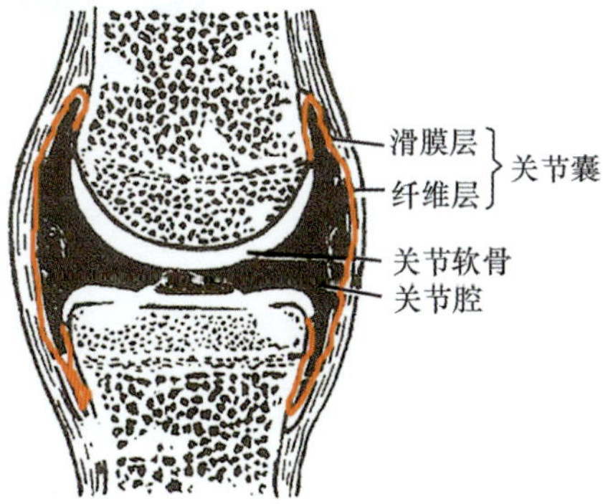

图 2-2　关节的构造

（3）关节腔（articular cavity）　为关节囊滑膜层与关节软骨之间密闭的窄隙，内有少量滑液，腔内为负压，有利于关节的稳固。

2．关节的辅助结构　除上述基本结构外，关节还有韧带、关节盘和关节唇等辅助结构，对增加关节的稳固性或灵活性有重要作用。

（1）韧带（ligament）　是连于相邻两骨之间的致密纤维组织束或膜，对关节起加固作用。韧带可分囊外韧带和囊内韧带两种。囊外韧带多为关节囊的纤维层增厚形成，囊内韧带位于关节囊内，被滑膜包绕，如膝关节的交叉韧带等。

（2）关节盘（articular disc）　是位于两骨关节面之间的纤维软骨板，其中央稍薄、周围略厚。关节盘周围附于关节囊上，将关节腔分隔成互不相通的两半。关节盘使相对的关节面互相适应，增加了关节的稳固性和运动的多样性。膝关节的关节盘呈半月形，称半月板。

（3）关节唇（articular labrum）　是附着在关节窝周缘的纤维软骨环，使关节窝略为增大、加深，以增加关节的稳固性。

3．关节的运动　关节的运动形式与关节面的形状有着密切的关系，关节面的形状不同，运动形式各异。根据关节运动轴的方位，关节运动的基本形式可分为以下 4 组：

（1）屈和伸　沿冠状轴的运动，相关关节的两骨角度变小为屈，反之为伸。

（2）收和展　沿矢状轴的运动，向正中面靠拢的运动是内收，反之为外展。

（3）旋转　沿垂直轴的运动，骨的前面转向内侧称旋内，转向外侧称为旋外。在前臂手背转向前方的运动称旋前，反之称旋后。

（4）环转　是冠状轴和矢状轴上的复合运动，骨的近端在原位转动，远端做圆周运动，整个骨的运动可描绘成一个圆锥形轨迹。

4．关节的分类（图 2-3）：

关节有多种分类法，按构成关节的骨数目可分成单关节（两块骨构成）和复关节（两块以

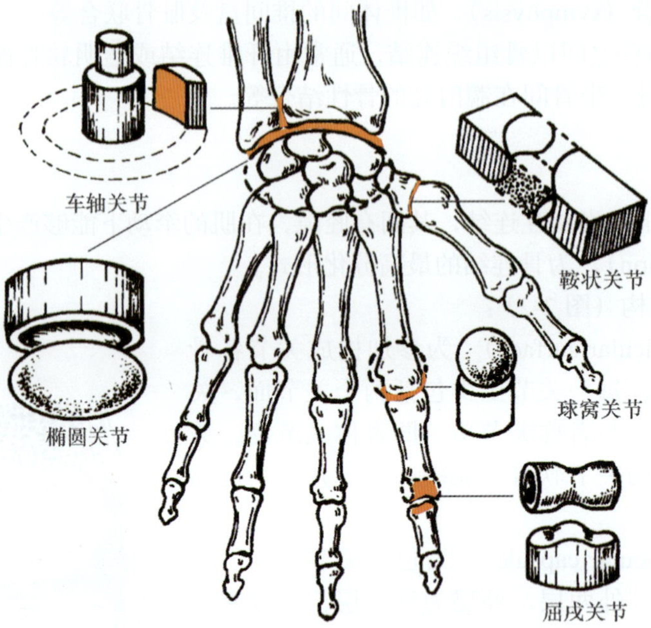

图 2-3　关节的分类

上的骨构成）；按关节运动的方式可分成单动关节（如肩关节等）和联动关节（如颞下颌关节）；按运动轴的多少和关节面的形态可分为三类：

（1）单轴关节　只有一个运动轴，只做一组运动。包括屈戍关节和车轴关节。

（2）双轴关节　有两个相互垂直的运动轴，能做两组运动。包括椭圆关节和鞍状关节。

（3）多轴关节　有 3 个互相垂直的运动轴，可做各种方向的运动。包括球窝关节和平面关节。

5．关节的稳固性与灵活性　关节的运动是与整个人体的活动相适应的，影响关节稳固性和灵活性的主要因素有：

（1）两关节面的面积差　面积差越大，运动幅度越大，反之面积差小，运动幅度越小。

（2）关节囊　关节囊厚而紧张，关节越稳固、灵活性小，反之，关节囊薄而松弛，关节的稳固性小、灵活性大。

（3）关节韧带　韧带多而强，关节稳固性加大、灵活性变小，反之，韧带少而弱，关节稳固性小，灵活性大。

（4）肌肉　关节周围的肌肉多而强，关节的稳固性加大，肌肉少而弱，稳固性就差。

健康状态下，人体所有的关节都比较稳固，不易脱位。但在某些疾病影响下，关节变形或者韧带肌肉变弱，使关节易于脱位。

第二节　中轴骨连结

一、躯干骨的连结

全部椎骨互相连结构成脊柱。全部胸椎、肋和胸骨互相连结构成胸廓。

（一）脊柱

脊柱（vertebral column）　位于躯干背部正中，构成人体的中轴。脊柱由全部椎骨、骶骨、尾骨借椎间盘、韧带和关节连结而成。

1．椎骨间的连结　各椎骨间借椎间盘、韧带和关节相连。

（1）椎间盘（intervertebral disc）　是连结相邻两个椎体之间的纤维软骨盘（第 1 及第 2 颈椎之间除外）。整个脊柱有 23 个椎间盘。其厚薄因部位而异，腰部的椎间盘最厚，颈部次之，中胸部最薄，全部椎间盘的总厚度约占脊柱长度的 1/4。椎间盘由周围部的纤维环（anulus fibrosus）和中央部的髓核（nucleus pulposus）组成（图 2-4）。纤维环是由多层呈环行排列的纤维软骨环构成，质坚韧；髓核为柔软而富有弹性的胶状物质。椎间盘有连接椎体、缓冲震荡的作用，同时利于脊柱向各个方向运动。

成年人，由于椎间盘的退行性改变，在过度劳损、猛烈屈转体位等有可能引起纤维环破裂，髓核膨出，临床上称椎间盘突出症。由于纤维环后部较薄弱，髓核多向后方或后外侧膨出，突入椎管或椎间孔，压迫脊髓或脊神经。由于腰部负重及活动度较大，故腰椎间盘突出症多见，颈部次之。

（2）韧带　连结椎骨的韧带可分为长、短两类（图 2-5）。

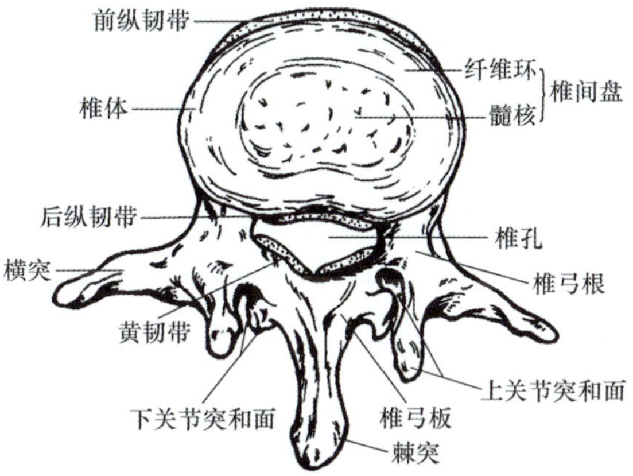

图 2-4　椎间盘和关节突关节

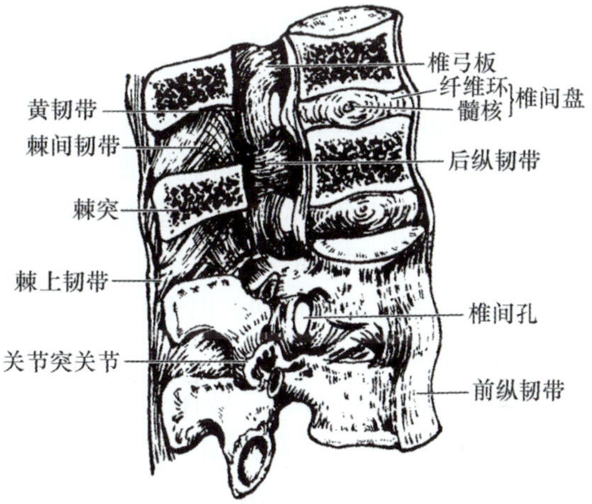

图 2-5　脊柱的韧带

长韧带有：①前纵韧带（anterior longitudinal ligament），位于椎体和椎间盘的前面，有限制脊柱过度后伸和椎间盘向前脱出的作用；②后纵韧带（posterior longitudinal ligament），位于椎体和椎间盘的后面，有限制脊柱过度前屈和椎间盘向后脱出的作用；③棘上韧带（supraspinal ligament），连于各个椎骨棘突的尖端，有限制脊柱过度前屈的作用。在项部棘上韧带发达，扩展成三角形板状的弹性膜结构，又名项韧带。

短韧带有：①黄韧带（ligamenta flava），连于两相邻椎弓板之间，又名弓间韧带。主要由黄色的弹性纤维构成，有协助围成椎管和限制脊柱过度前屈的作用；②棘间韧带（interspinal ligament），连于相邻棘突之间。向前、后分别与黄韧带、棘上韧带相移行。腰椎穿刺时，由浅入深，需依次经过棘上韧带、棘间韧带和黄韧带。

（3）关节　脊柱的关节有关节突关节、寰枕关节和寰枢关节。

关节突关节（zygapo-physial joints）　由相邻两椎骨的上、下关节突构成，活动幅度很小。寰枕关节（atlantooccapital joint）　由寰椎上关节凹与枕髁构成，属联合关节，可使头部作前俯、后仰和侧屈运动。寰枢关节（atlantoaxial joint）由寰椎前弓的齿凹与枢椎的齿突构成，可使寰椎连同头部做左、右旋转运动。

2．脊柱的整体观 （图 2-6）。

（1）前面观 可见脊柱的椎体自上而下逐渐增大，从骶骨耳状面以下又迅速缩小，椎体大小的这种变化，与脊柱承受重力的变化密切相关。

（2）侧面观 可见脊柱有 4 个生理性弯曲，即颈曲、胸曲、腰曲和骶曲。其中颈曲、腰曲凸向前；胸曲、骶曲凸向后。这些弯曲增强了脊柱的弹性，在行走和跳跃时，有减轻对脑和内脏器官的冲击与震荡的作用。

（3）后面观 可见棘突纵列成一纵嵴。颈椎棘突短而分叉，但第 7 颈椎棘突长而突出；胸椎棘突斜向后下方，呈叠瓦状，棘突间隙窄；腰椎棘突呈板状，水平伸向后，棘突间隙较宽。在诊疗工作中，应注意棘突排列的这些特点。

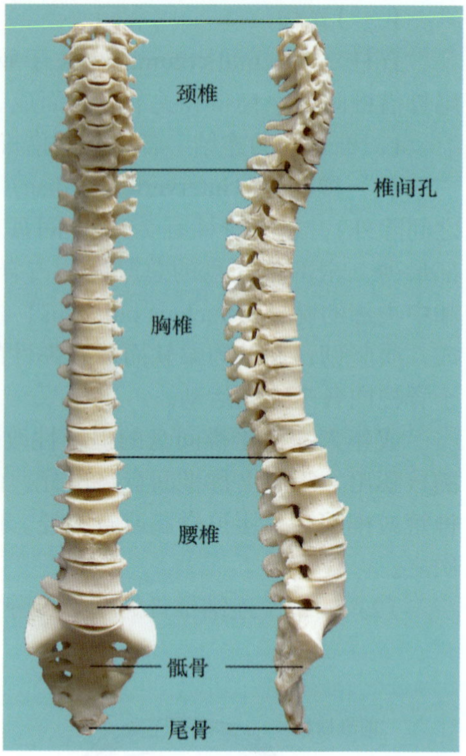

图 2-6 脊柱的整体观

3．脊柱的运动 脊柱是躯干运动的中轴和枢纽，可做屈、伸、侧屈、旋转和环转运动。脊柱各部的运动范围和性质不同，这主要取决于椎间盘的厚度、关节突关节的方向和形状、韧带的厚薄与位置等，同时也与性别、年龄和体育锻炼程度有关。在颈部，椎间盘较厚，关节突的关节面略呈水平位，关节囊松弛，故屈伸和旋转运动幅度较大；在胸部，椎间盘较薄，胸椎与肋相连，关节突的关节面呈冠状位，棘突呈叠瓦状，以上因素限制了脊柱胸段的运动，故活动范围小；在腰部，椎间盘最厚，屈伸灵活，由于关节突关节面几乎呈矢状位，限制了旋转运动。由于脊柱的颈部和腰部运动灵活，故损伤机会较为多见。

（二）胸廓

胸廓（costal joints） 具有支持和保护胸、腹腔内脏器官等功能。

1．胸廓的组成 胸廓是由 12 块胸椎、12 对肋、1 块胸骨和它们之间的连结共同组成（图 2-7）。

（1）肋与胸椎的连结 肋后端与胸椎构成肋椎关节，包括肋头与肋凹构成的肋头关节和肋结节与横突肋凹构成的肋横突关节。上述两关节在肋头与肋颈之间的斜轴上运动，即提肋与降肋助呼吸运动。

（2）肋与胸骨的连结 第 1 对肋与胸骨柄形成软骨结合，第 2 ~ 7 对肋软骨分别与胸骨外侧缘的肋切迹形成微动的胸肋关节；第 8 ~ 10 对肋软骨与上位肋软骨构成软骨间关节，并构成左、右肋弓；第 11 ~ 12 对肋游离于腹肌中。

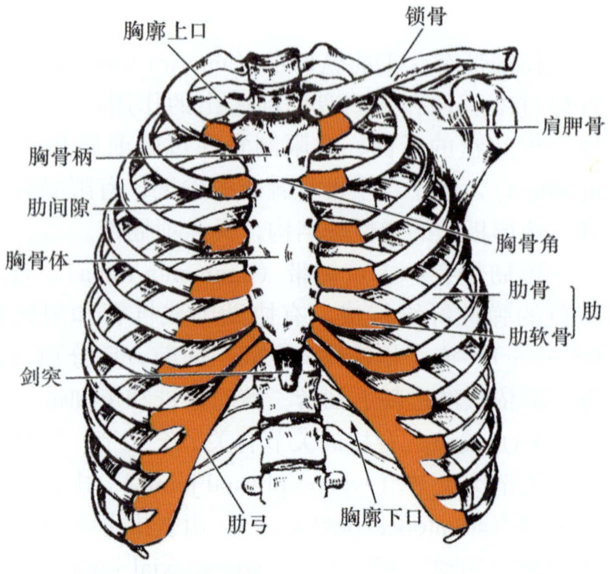

图 2-7 胸廓

2．胸廓的形态 成人胸廓呈前后略扁、上窄下宽的扁圆锥形。胸廓有上、下两口：胸廓上口小，由第 1 胸椎、第 1 对肋和胸骨柄上缘围成。胸廓下口较大、不整齐，由第 12 胸椎、第 12 对肋、第 11 对肋前端、左右肋弓和剑突围成。两侧肋弓之间的夹角称胸骨下角。剑突又将胸骨下角分为左、右剑肋角，其中左剑肋角是心包腔穿刺的常用部位之一。相邻两肋之间的间隙称肋间隙。

胸廓的形态与年龄、性别和健康状况等因素有关。新生儿的胸廓横径与前后径相近，呈桶状；老年人的胸廓因肋软骨钙化，弹性减少，运动减弱，胸廓变得更扁而长；成年女性的胸廓较男性略圆而短。佝偻病患儿的胸廓前后径大，胸骨向前突出，形成“鸡胸”。患肺气肿、哮喘病的人，胸廓各径线均增大而呈“桶状胸”。

3．胸廓的功能

（1）胸廓容纳和保护心、肺及大血管，并掩盖肝、脾等重要脏器。

（2）胸廓参与呼吸运动。吸气时，在肌的作用下，肋的前端上升，胸廓前后径加大，同时肋体向外扩展，胸廓横径增大，使胸腔容积增大而使外界空气进入肺内，产生吸气运动。呼吸时正好相反。

二、颅骨的连接

颅骨之间多数是以致密结缔组织或软骨直接相连，只有下颌骨与颞骨之间构成的颞下颌关节（temporomandibular joint）（图 2-8）。

颞下颌关节：简称下颌关节，由下颌骨的下颌头与颞骨的下颌窝和关节结节构成。颞下颌关节的关节囊松弛，关节囊前部薄弱，后部厚，外侧有从颧弓根部至下颌颈的外侧韧带加强，下颌关节易向前脱位。关节囊内有一个纤维软骨构成的关节盘，其周缘与关节囊相连，将关节腔分为上、下两部分。

颞下颌关节属联合关节，可使下颌骨上提（闭口）、下降（开口）、前移、后退及侧方运动。由于关节囊较松弛，当张口过大时，下颌头和关节盘可向前滑到关节结节的前方，形成颞下颌关节前脱位，患者不能闭口。临床上通常采用手法复位，可先将下颌骨拉向前下，越过关节结节，再将下颌骨推向后上方，即可将脱位的关节复位。

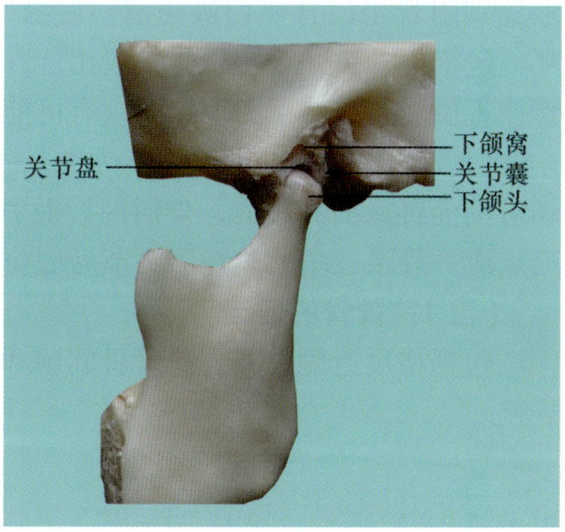

图 2-8　颞下颌关节

第三节　附肢骨的连结

一、上肢骨的连结

（一）胸锁关节

胸锁关节（sternoclavicular joint）是上肢与躯干连结的唯一关节，由胸骨的锁切迹与锁骨的胸骨端组成。关节囊坚韧，周围有韧带加强，关节囊内有关节盘，分关节腔为外上部和内下部两部分。胸锁关节可使锁骨外侧端做向上、下、前、后及旋转等运动。胸锁关节的活动虽小，但以此关节为支点，扩大了上肢的活动范围

（二）肩锁关节

肩锁关节（sternoclavicular joint）由肩胛骨的肩峰与锁骨肩峰端组成，属微动关节。

（三）肩关节

肩关节（shoulder joint）由肱骨头和肩胛骨的关节盂组成（图 2-9）。

肩关节的结构特点是：肱骨头大，关节盂浅小；关节囊松弛；肩关节囊内有肱二头肌长头肌腱通过；关节囊的前部、上部和后部由肌、肌腱和韧带加强，只有下部较为薄弱。故肩关节脱位

时，肱骨头常脱向前下方。

肩关节不仅运动灵活，而且运动幅度也较大，有3个运动轴，能作屈、伸、收、展、旋内、旋外及环转运动。

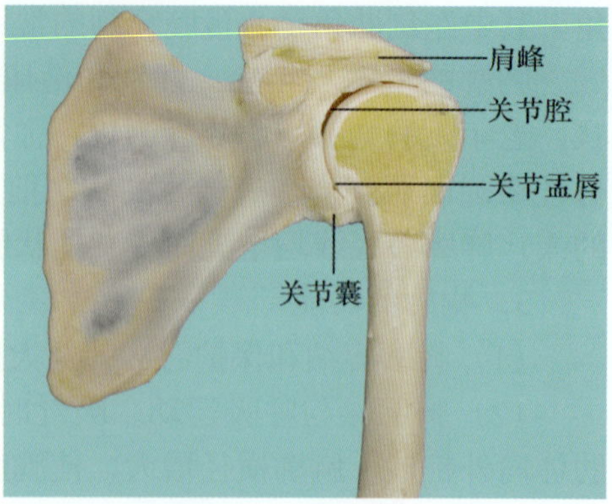

图 2-9 肩关节

（四）肘关节

肘关节（elbow joint）由肱骨下端和桡、尺骨的上端构成的复合关节（图2-10）。它包括3个关节：肱骨小头和桡骨头关节凹组成的肱桡关节（humeroradial joint），肱骨滑车和尺骨的滑车切迹组成的肱尺关节（humeroulnar joint），以及桡骨头环状关节面和尺骨的桡切迹组成的桡尺近侧关节（proximal radioulnar joint）。

肘关节的结构特点是：3个关节包在一个关节囊内，具有一个共同的关节腔。关节囊的前、后壁都较薄而松弛，内、外侧壁紧张，并有桡侧副韧带和尺侧副韧带加强，故肘关节脱位时，尺、桡骨常向后脱位。关节囊的下部有桡骨环状韧带，其两端分别附着于尺骨桡切迹的前、后缘，与尺骨桡切迹共同形成一个上口大、下口小的骨性纤维环，包绕桡骨头并防止桡骨头脱出。在幼儿期，桡骨头未发育完全，桡骨环状韧带较松弛，在前臂伸直位受到突然猛力牵拉时，有可能发生桡骨头半脱位。

肘关节的运动以肱尺关节为主，主要作屈、伸运动。桡尺近侧关节与桡尺远侧关节联合运动可使前臂旋前和旋后。伸肘时，肱骨内、外上髁和尺骨鹰嘴三点在一条直线上；屈肘90°时，三点成一等腰三角形。在肘关节后脱位时三点的位置关系发生改变。

（五）前臂骨的连结

包括桡尺近侧关节、前臂骨间膜和桡尺远侧关节（图2-11）。

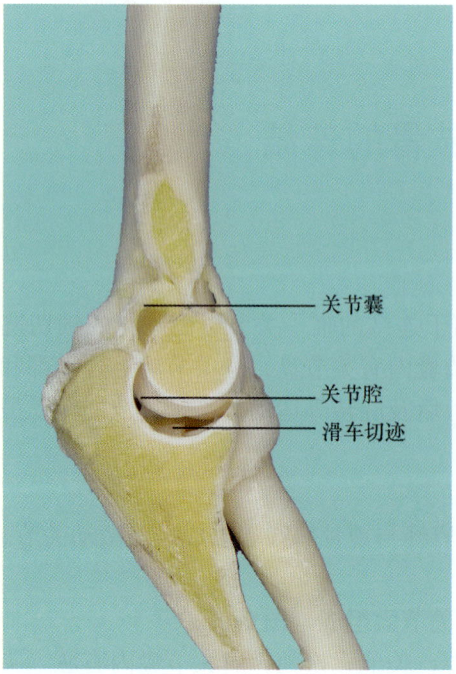

图 2-10 右肘关节（前面）

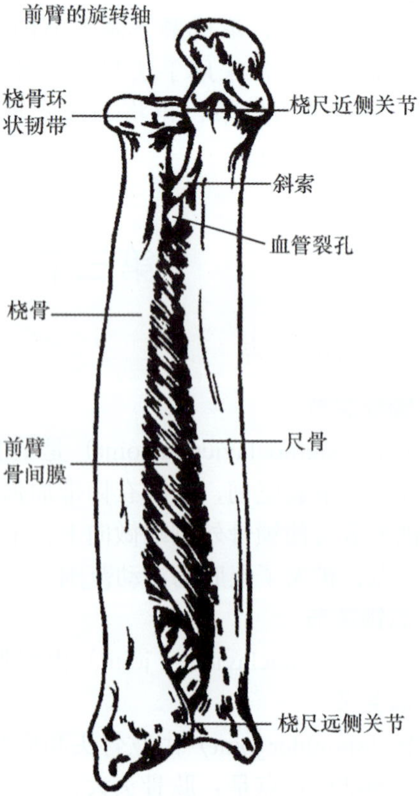

图 2-11 前臂骨的连结示意图

1．桡尺近侧关节见第38页“（四）肘关节”中。

2．前臂骨间膜（interosseous membrane of forearm） 是连结尺、桡骨体骨间缘的一片致密结缔组织膜，其纤维方向是从桡骨斜向内下达尺骨。当前臂处于半旋前位时，骨间膜最紧张。前臂处于旋前或旋后位时，骨间膜松弛。故在处理前臂骨折时，应将前臂固定于半旋前或半旋后位，防止骨间膜挛缩而影响愈后的旋转功能。

3．桡尺远侧关节（distal radioulnar joint） 由桡骨的尺切迹和尺骨头组成。

桡尺近侧关节和桡尺远侧关节同时运动时，可使前臂做旋前和旋后运动。旋前是指桡骨下部转向尺骨内前方，桡、尺两骨相互交叉，手背向前的运动；反之，桡骨转向与尺骨平行，手背向后的运动，称为旋后。

（六）手关节

手关节（joint of hand）包括桡腕关节、腕骨间关节、腕掌关节、掌指关节和指骨间关节，各关节的名称均与构成关节各骨的名称相对应（图2-12）。

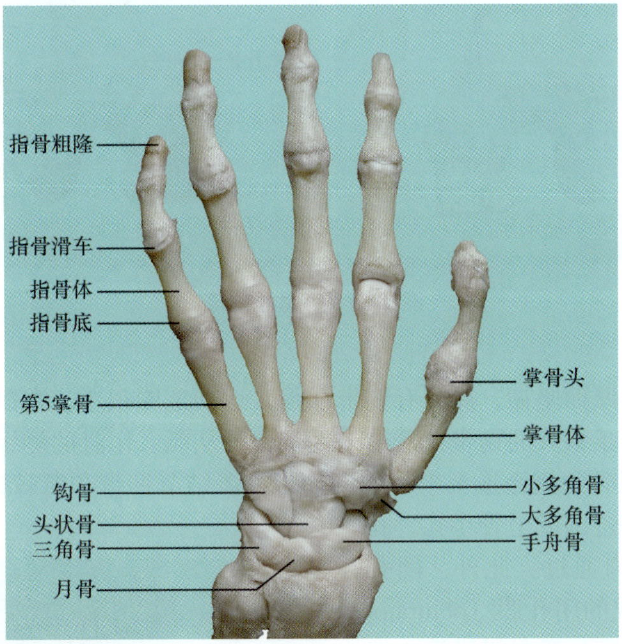

图2-12 手关节

1．桡腕关节（radiocarpal joint） 通常称腕关节（wrist joint），由桡骨下端的关节面、尺骨头下方的关节盘和手舟骨、月骨、三角骨共同组成。是典型的椭圆关节，关节囊松弛，四周有韧带加强。可作屈、伸、收、展和环转运动。

2．腕骨间关节（intercarpal joint） 为相邻各腕骨之间构成的微动关节。

3．腕掌关节（carpometacarpal joints） 由远侧列腕骨与5块掌骨底构成。腕掌关节的运动幅度很小，只有拇指腕掌关节（carpometacarpal joint of thumb）能作屈、伸、收、展和对掌运动。对掌运动是拇指与其他各指的掌面相对的运动，是人类持握、操作工具和完成精细动作所特有的重要功能。

4.掌指关节（metacarpophalangeal joints） 由掌骨头与近节指骨底构成。掌指关节能做屈、伸、收、展等运动。手指的收和展以中指为标准。

5．指骨间关节（interphalangeal joints） 由近节指骨的指骨滑车与远节指骨的指骨底构成，关节囊松弛，两侧有韧带加强，仅能作屈、伸运动。

二、下肢骨的连结

（一）髋骨的连结

两侧髋骨的后部借骶髂关节、韧带与骶骨相连；前部借耻骨联合互相连结；它们与尾骨共同构成骨盆。

1．骶髂关节（sacroiliac joint） 由骶骨与髂骨的耳状面构成（图 2-13）。

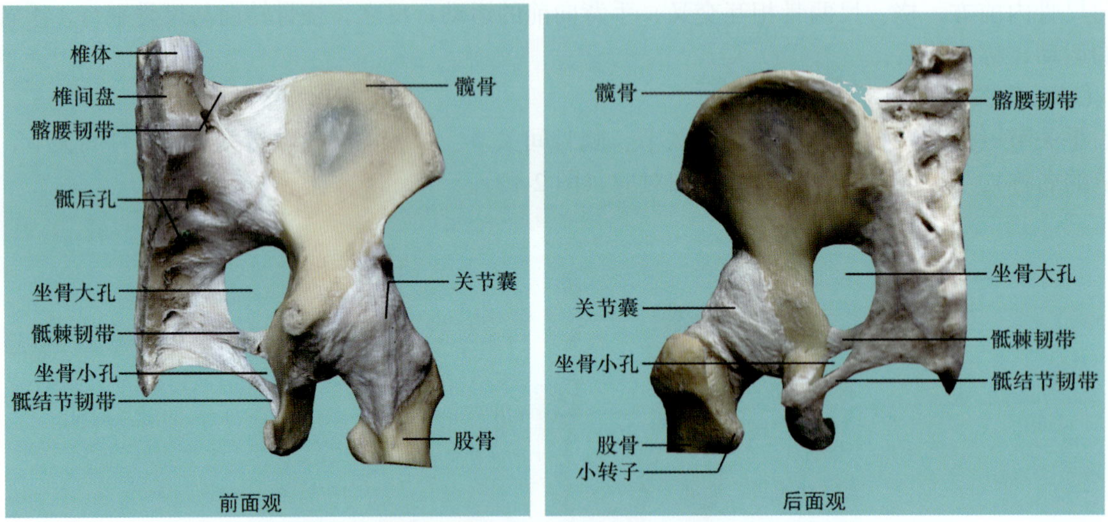

图 2-13 骨盆的韧带

骶髂关节的关节囊厚而坚韧，周围有韧带加强，运动范围很小。在骶髂关节的后方，从骶、尾骨的侧缘到髋骨有两条强大的韧带：骶结节韧带，是从骶、尾骨的侧缘连至坐骨结节的韧带；骶棘韧带，是从骶、尾骨的侧缘连至坐骨棘的韧带。骶结节韧带和骶棘韧带与坐骨大切迹围成坐骨大孔，与坐骨小切迹围成坐骨小孔，孔内有血管、神经和肌肉通过。此外，闭孔亦被纤维结缔组织构成的闭孔膜（obturator membrance）封闭，但其上部有闭膜管，有血管和神经通过。

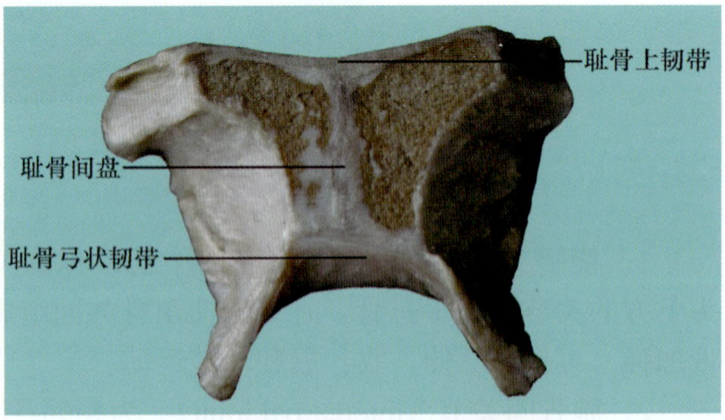

图 2-14 耻骨联合（冠状切面）

2．耻骨联合（pubic symphysis） 由两侧耻骨联合面借耻骨间盘连结而成，其上、下方分别有耻骨上韧带和耻骨弓状韧带加强。耻骨间盘内有一矢状位的裂隙，女性的耻骨间盘较男性的厚，裂隙也较大，在分娩时耻骨联合可轻度分离，有利于胎儿娩出（图 2-14）。

3．骨盆（pelvis） 由骶骨、尾骨、左右髋骨借骨连结构成（图 2-15）。骨盆以界线为界，分为上部的大骨盆和下部的小骨盆，界线是由骶骨岬向两侧经弓状线、耻骨梳、耻骨结节至耻骨联合上缘构成的环行线。大骨盆的内腔是腹腔的一部分。小骨盆可分为骨盆上口、骨盆下口和骨盆腔。骨盆上口由界线围成；骨盆下口由尾骨尖、骶结节韧带、坐骨结节、坐骨支、耻骨下支和耻骨联合下缘围成；骨盆上、下口之间的腔称骨盆腔。两侧的坐骨支和耻骨下支连成耻骨弓，其间的夹角称耻骨下角。

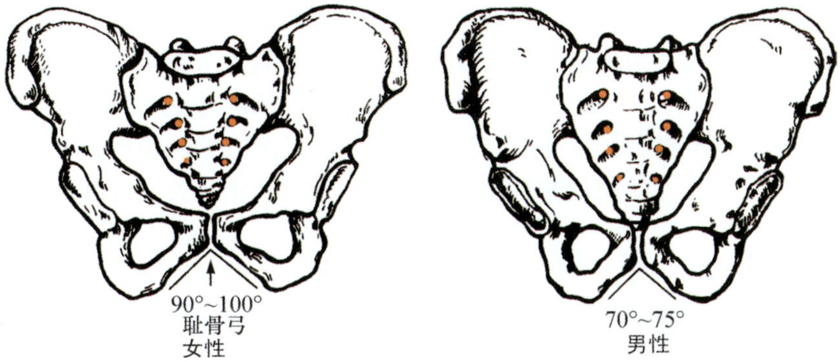

图 2-15　男、女性骨盆

骨盆具有保护骨盆腔内的器官和支持体重、传递重力的功能。女性的骨盆腔还是胎儿分娩的产道。

女性骨盆与妊娠和分娩有关，故在形态上与男性骨盆存在着明显的差别（表 2-1）。

表 2-1　骨盆的性别差异

项目	男性	女性
小骨盆上口	心形	较大，近似圆形
小骨盆下口	较狭窄	较宽大
骨盆腔	狭长，呈漏斗形	宽短，呈圆筒桶形
骶骨	窄长、曲度大	宽短、曲度小
骶骨岬	前突明显	前突不明显
耻骨下角	70°　~75°	90°　~100°

（二）髋关节

髋关节（hip joint）　由髋臼和股骨头组成（图 2-16）。

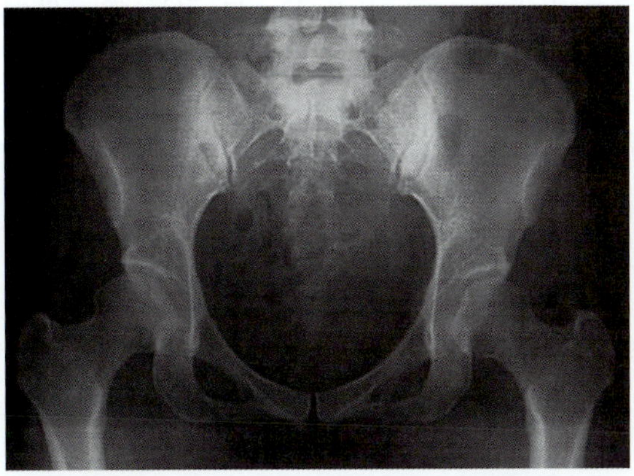

X 线

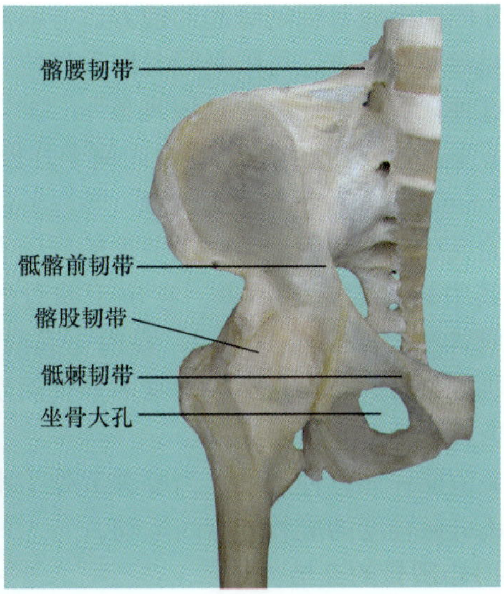

前面观

图 2-16　髋关节

髋臼的周缘附有髋臼唇，髋臼切迹处附有髋臼横韧带架于其上，股骨头韧带起自于此，止于股骨头凹，股骨头的营养血管由该韧带进入股骨头。髋关节的关节囊厚而坚韧，上方附着于髋臼唇，下方前面附于转子间线，后面包被股骨颈的内侧 2/3，颈的外侧 1/3 在关节囊外，故股骨颈骨折有囊内、外之分。关节囊有韧带加强，其中最坚韧的是前方的髂股韧带，其上端附于髂前上棘，呈扇形，止于转子间线。此韧带除有加固关节外，尚可防止髋关节过度后伸，对维持人体直立姿势有重要作用。

髋关节能作屈、伸、收、展、旋内、旋外和环转运动。但因髋臼深，股骨头深藏于内，关节面差小，关节囊紧张，周围韧带强韧，其运动幅度和灵活性不如肩关节，但具有较大的稳固性，以适应下肢支持和行走的功能。

（三）膝关节

膝关节（knee joint）是由股骨的下端和胫骨的上端及髌骨共同构成。是人体最大、最复杂的关节（图 2-17）。

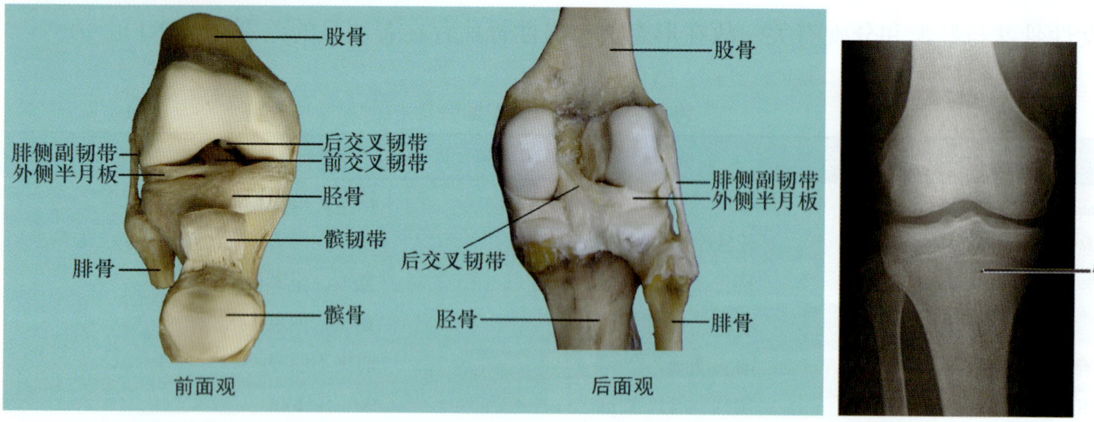

图 2-17　膝关节

关节囊宽阔而松弛，关节囊周围有韧带加强，关节囊的前壁有髌韧带，它自髌骨下缘至胫骨粗隆，是股四头肌腱的延续，临床上检查膝跳反射，即叩击此韧带；关节囊的外侧有腓侧副韧带；内侧有胫侧副韧带；关节囊内有连接股骨和胫骨的前交叉韧带和后交叉韧带，前交叉韧带从股骨髁间窝外侧壁至胫骨髁间隆起的前方，可限制胫骨向前移位，后交叉韧带从股骨髁间窝内侧壁至胫骨髁间隆起的后方，可限制胫骨向后移位，如果前、后交叉韧带损伤，胫骨可被动前移或被动后移，这种现象即临床的“抽屉现象”；膝关节囊内股骨与胫骨关节面之间有两块由纤维软骨构成的关节半月板（图 2-18），其中内侧半月板（medial meniscus）较大，呈“C”形，外侧半月板（lateral meniscus）较小，近似“O”形。半月板可使股骨、胫骨两骨的关节面更为适应，从而增强关节的灵活性和稳固性。膝关节囊的周围有滑膜囊，其中最大的是髌上囊，它位于髌骨的上方，在股骨和股四头肌腱之间，囊内充满滑液，可减少肌腱与骨的摩擦，滑膜囊常因外伤而发生滑膜囊炎或囊肿。

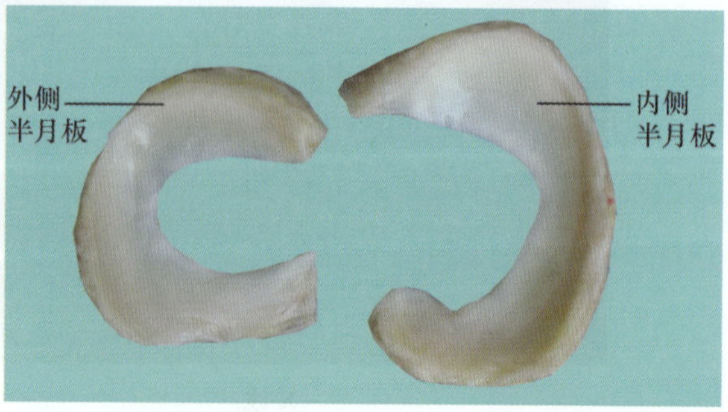

图 2-18　膝关节半月板

膝关节能作屈、伸运动；当膝关节处于半屈位时，还可做轻度的旋外和旋内运动。

（四）小腿骨的连结

胫、腓骨之间连结紧密，上端由胫骨的腓关节面与腓头构成微动的胫腓关节。两骨干之间借小腿骨间膜连结，下端由韧带相连。胫、腓骨之间的活动度极小。

（五）足骨的连结

包括距小腿关节、跗骨间关节、跗跖关节、跖趾关节和趾骨间关节。各关节的名称均与构成关节各骨的名称相应（图 2-19）。

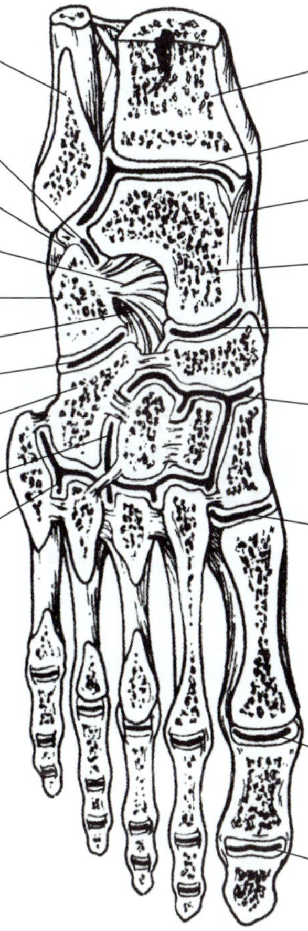

图 2-19　足关节（水平切面）

1．距小腿关节（talocrural joint）　即踝关节（ankle joint），由胫、腓骨的下端与距骨构成。关节囊的前、后壁松弛，两侧有韧带加强，其中内侧的三角韧带较为强厚，从内踝向下呈扇形展开，止于跟骨、距骨和足舟骨。外侧韧带较为薄弱，起于外踝，止于跟骨和距骨。在足过度内翻时，较易发生损伤。踝关节能做屈（跖屈）、伸（背屈）运动。

距小腿关节与跗骨间关节协同作用时，可使足内翻和外翻。足底朝向内侧的运动称足内翻，足底朝向外侧的运动称足外翻。

2．跗骨间关节（intertarsal joint）　为 7 块跗骨间的连结，主要有距跟关节、距跟舟关节和跟骰关节。前二者联合运动可使足内翻或外翻。跟骰关节和距跟舟关节总称为跗横关节，呈横位的“S”形，临床上可沿此线做足的离断手术。

3．跗跖关节（tarsometatarsal joint）　由 3 块楔骨、骰骨与 5 块跖骨底构成，属微动关节。

4．跖趾关节（metatarsophalangeal joint）　由跖骨头与近节趾骨底构成，能做屈、伸运动。

5．趾骨间关节（interphalangeal joint）　能做屈、伸运动。

（六）足弓

跗骨和跖骨借其连结形成凸向上的弓，称为足弓（arches of foot）（图 2-20）。足弓可分为内外方向的横弓和前后方向的纵弓。横弓由骰骨、3 块楔骨和跖骨构成。纵弓又可分为内、外侧纵弓。其中内侧纵弓由跟骨、距骨、舟骨、3 块楔骨和内侧的 3 块跖骨构成，弓的最高点为距骨头。外侧纵弓由跟骨、骰骨和外侧 2 块跖骨构成，弓的最高点为骰骨。

足弓是人类行走、直立和负重的重要装置。人体站立时，足底形成以跟骨结节、第 1 跖骨头和第 5 跖骨头三点着地的拱形结构，坚固轻便。

足弓增加了足的弹性，有利于行走和跳跃，可缓冲震荡；足弓可保护足底的血管、神经免受压迫。足弓的维持依靠连结足骨的韧带、足底肌和小腿长肌腱的牵拉等。如果这些韧带、肌和肌腱发育不良，可造成足弓低平或消失，成为扁平足。

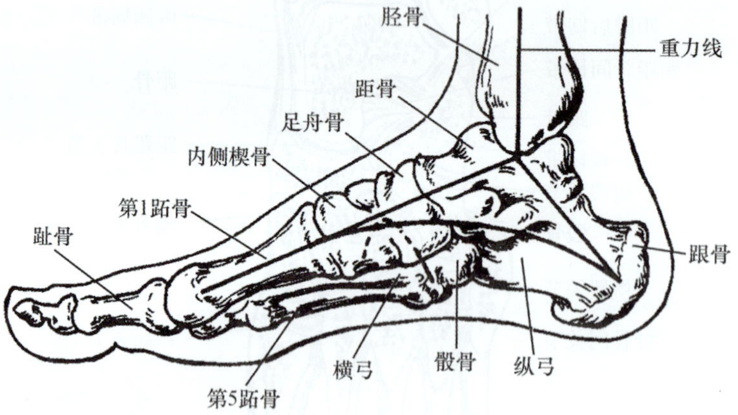

图 2-20　足弓

（肖楚丽）

第三章　肌　　学

学习目标

1. 掌握：肌的形态、分类及构造，标志肌的名称和位置。
2. 熟悉：肌的起、止点概念、命名原则和肌的装置，躯干肌、四肢肌的分部、各部肌的分群、各群肌的名称与位置。

第一节　概　　述

肌（muscle）在人体内有心肌、平滑肌和骨骼肌 3 种，其形态、结构和分布都有所不同。平滑肌和心肌在肌组织中描述，本节只阐述骨骼肌。

骨骼肌（skeletal muscles）是运动系统的动力结构，有 600 多块，分布于全身各部，约占体重的 40%，依其所在的部位可分为躯干肌、头肌、颈肌和四肢肌。绝大多数肌附着于骨和关节的周围，可随人的意志而收缩，故又称为随意肌。每块肌都有一定的位置、形态、结构和辅助装置，有丰富的血管和淋巴管分布，并受神经系统支配，所以每块肌都是一个器官。

一、肌的形态和构造

肌的形态多样，可分为 4 种类型（图 3-1）。长肌（long muscle）呈长梭形或长带状，多分布于四肢，收缩时能引起较大幅度的运动。短肌（short muscle）短小，多分布于躯干深层，收缩时

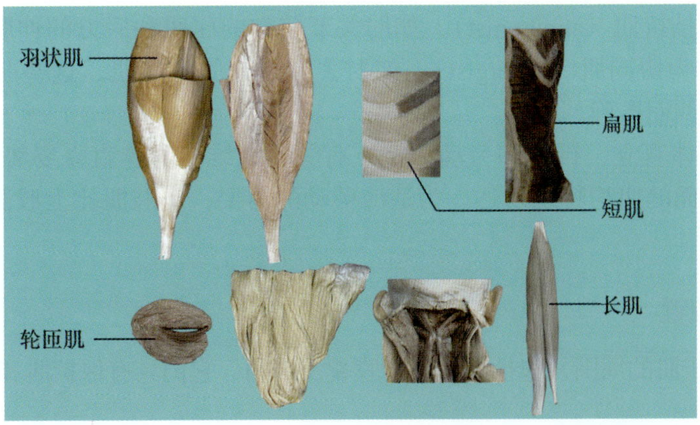

图 3-1　肌的形态

运动幅度较小。扁肌（flat muscle）也可称阔肌，呈较薄的扁阔状，多分布于胸、腹壁，除运动功能外，对体腔内器官具有保护作用。轮匝肌（orbicular muscle）呈环形，位于孔、裂的周围，收缩时可关闭孔、裂。

肌由中部的肌腹和两端的肌腱构成（图 3-2）。肌腹（muscle belly）主要由大量的骨骼肌纤维构成，呈红色，柔软，具有收缩和舒张功能。肌腱（tendon）由致密结缔组织构成，呈白色，坚韧而无收缩功能，附着于骨面上起固定作用。扁肌的肌腱宽而薄，又称腱膜（aponeurosis）。

二、肌的起、止点和作用

骨骼肌通常跨过一个或多个关节，以两端的肌腱附于两块或两块以上的骨面上（图 3-2）。肌收缩时，一块骨的位置相对固定为固定骨，另一块骨的位置则相对运动为移动骨。肌在固定骨上的附着点称起点（origin）或定点，在移动骨上的附着点称止点（insertion）或动点。确定肌的起止点具有一定的规律：躯干肌通常以靠近正中矢状面的附着点为起点，远离正中矢状面的附着点为止点；四肢肌的起点在四肢的近侧端或接近躯干侧的部位，止点则在四肢的远侧端或远离躯干侧的部位。起止点是相对的，在一定条件下，可以相互转换。

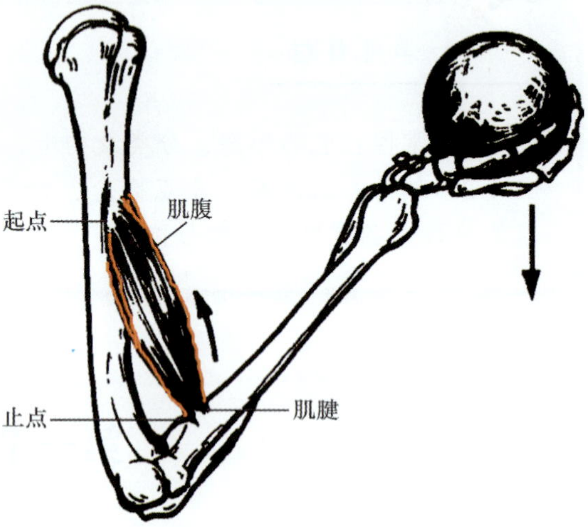

图 3-2 肌的结构和起止点

肌有两种作用：一种是动力作用，是在意识的支配下，肌产生明显的收缩和舒张活动，使机体完成各种随意运动，如伸手取物。另一种是静力作用，是在非意识支配下，肌内少量肌纤维轮换收缩，使肌保持一定的张力，以维持身体的体态姿势和平衡状态。

三、肌的命名和配布

骨骼肌的命名方法很多，通常根据肌的位置、形态、大小、长短、起止点、作用、肌纤维行走方向等来命名。如肋间外肌、肋间内肌、冈上肌、冈下肌等是按肌的位置命名的；三角肌、斜方肌等是依据肌的形态命名的；胸锁乳突肌、肱桡肌等是依据肌的起止点命名的；旋后肌、内收肌等是依据肌的作用命名的；腹直肌、腹横肌等是依据肌纤维行走方向命名的；还有更多的是综合命名，如桡侧腕长伸肌、尺侧腕屈肌等。了解肌的命名，有助于学习和记忆。

肌的配布与关节运动轴有关，在一个运动轴的相对两侧配布有两组作用相反的肌，这两组作用相反的肌互相称为拮抗肌（antagonist），如肘关节前方的屈肌和后方的伸肌。在运动轴的同一侧作用相同的肌，称为协同肌（synergist）。如肘关节前方的各屈肌。这些肌在神经系统的支配和调节下，使运动协调而准确。

肌的配布也与人体直立、行走和劳动的特点有关。为维持身体直立姿势，克服重力，项部、背部、臀部、小腿后面的肌均特别发达。为适应劳动的需要，下肢肌比上肢肌粗大，而手肌比足肌的运动更加灵活。

四、肌的辅助装置

肌的辅助装置位于肌的周围，包括筋膜、滑膜囊及腱鞘，它们具有保护肌和协助肌活动的作用。

（一）筋膜

筋膜（fascia） 分为浅筋膜和深筋膜（图 3-3）。

1．浅筋膜（superficial fascia）　又称皮下筋膜，位于真皮下，包被全身。由疏松结缔组织构成，内含有浅静脉、浅淋巴管、浅淋巴结、皮神经和脂肪等。脂肪的多少可因身体部位、性别和营养状况不同而异。浅筋膜具有保温和保护深部结构的作用。

2．深筋膜（deep fascia）　又称固有筋膜，由致密结缔组织构成，位于浅筋膜的深面，不仅包被全身，有的伸入到肌之间形成肌间隔；有的包裹肌或肌群形成肌鞘；还有的将血管和神经包裹在一起形成血管神经鞘。深筋膜除能保护肌免受摩擦外，还有利于肌或肌群的独立活动。

（二）滑膜囊

滑膜囊（synovial bursa）　为结缔组织的扁平小囊，内含少量滑液，多位于肌腱和骨面之间，可减少两者之间的摩擦。滑膜囊有密闭而单独存在的，有的邻近关节并与关节腔相通。滑膜囊炎症时可引起局部疼痛和功能障碍。

（三）腱鞘

腱鞘（tendinous sheath）为包裹在长肌腱表面的鞘管，多见于腕、踝、手指和足趾等部位，由外层的纤维层（又称腱纤维鞘）和内层的滑膜层（又称腱滑膜鞘）两部分构成（图 3-4）。腱纤维鞘由增厚的深筋膜附着于骨面形成的纤维性管，对肌腱起约束作用。腱滑膜鞘由双层套管状的滑膜构成，外层紧贴在纤维层内面，内层包裹肌腱的表面，两层相互移行形成密闭的滑膜腔，内含少量滑液，可减少肌腱在运动时与骨面的摩擦。在两层移行处形成腱系膜，分布于肌腱的血管、神经由此通过。

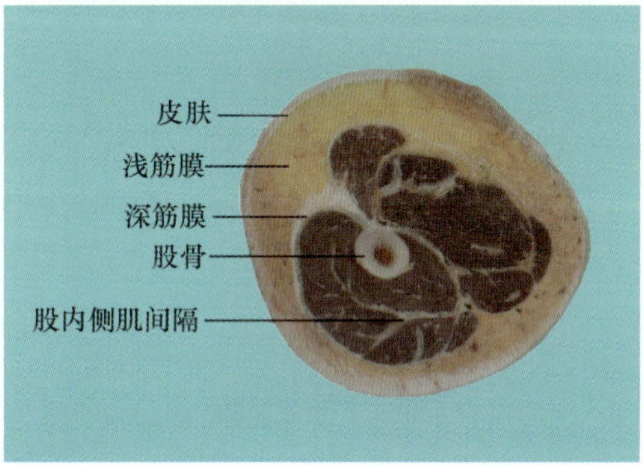

图 3-3　大腿横断面示筋膜及其形成结构

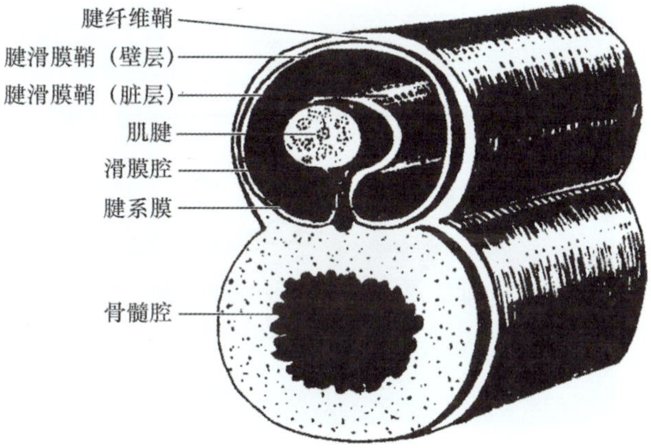

图 3-4　腱鞘示意图

第二节　头　　肌

头肌分为面肌和咀嚼肌。

一、面肌

面肌（facial muscles）　属于皮肌，收缩时能牵动面部皮肤做出各种表情，故又称表情肌。大多数面肌起自颅骨，止于面部皮肤，主要分布于睑裂、口裂和鼻孔周围，有环形肌和辐射状肌两种（图 3-5）。

（一）枕额肌

枕额肌（occipitofrontalis）　左、右各一块，几乎覆盖颅顶的全部。每块枕额肌由前方的额腹和后方的枕腹以及两肌腹之间的帽状腱膜构成。枕腹收缩可向后牵拉帽状腱膜；额腹收缩可提眉、皱额。

（二）眼轮匝肌

眼轮匝肌（orbicularis oculi） 呈环形，位于睑裂周围，收缩时可闭合睑裂。

（三）口轮匝肌

口轮匝肌（orbicularis oris） 环绕口裂周围，收缩时可闭口。

（四）颊肌

颊肌（buccinator） 位于面颊深部，呈辐射状，收缩时向外牵拉口角，并使颊与牙、牙龈紧贴，协助咀嚼和吸吮。

二、咀嚼肌

咀嚼肌（masticatory muscles） 位于颞下颌关节周围，参与咀嚼运动。包括咬肌、颞肌、翼内肌和翼外肌（图 3-5，6）。

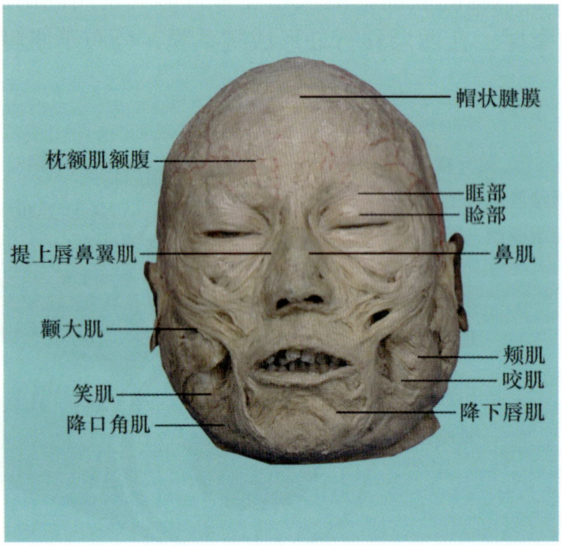

图 3-5 面肌

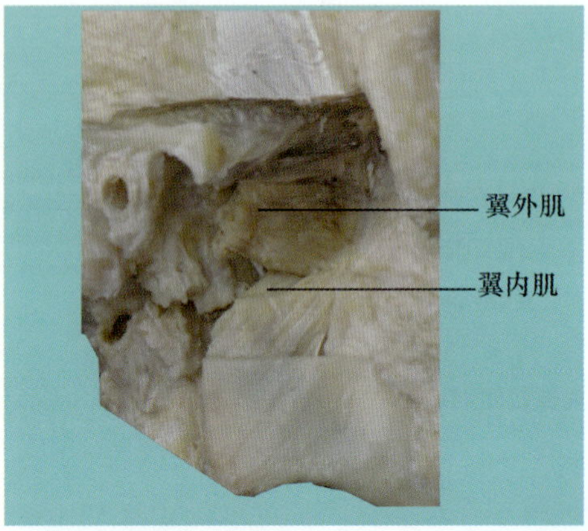

图 3-6 翼内肌和翼外肌

（一）咬肌

咬肌（masseter）为长方形，位于下颌支的外面，起自颧弓，止于下颌角外面的咬肌粗隆。作用是上提下颌骨（闭口）。

（二）颞肌

颞肌（temporalis）呈扇形扁肌，起自颞窝，肌束向下经颧弓深面止于下颌骨的冠突。作用是上提下颌骨（闭口），可向后拉下颌骨。

（三）翼内肌

翼内肌（medial pterygoid）位于下颌支深面，起自蝶骨的翼突，肌束向外下止于下颌支内面的翼肌粗隆。作用是两侧同时收缩上提下颌骨，并可牵拉下颌骨向前；一侧收缩使下颌骨向对侧运动。

（四）翼外肌

翼外肌（lateral pterygoid）位于颞下窝内，起自蝶骨大翼的下面和翼突的外侧，肌束向后外止于下颌颈。作用是两侧同时收缩可牵拉下颌骨向前；一侧收缩使下颌骨向对侧运动。

第三节 颈 肌

颈肌位于颈部，按位置分为颈浅肌群、颈前肌群和颈深肌群。

一、颈浅肌群

（一）颈阔肌

颈阔肌（platysma）为扁薄的皮肌，位于颈部浅筋膜内（图 3-7）。作用是拉口角向下，并紧张颈部皮肤，参与表情。

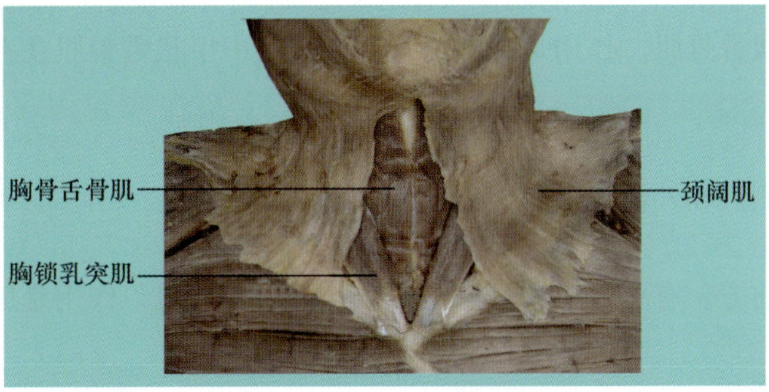

图 3-7 颈阔肌

（二）胸锁乳突肌

胸锁乳突肌（sternocleidomastoid）位于颈部两侧、颈阔肌深面（图 3-8）。起自胸骨柄和锁

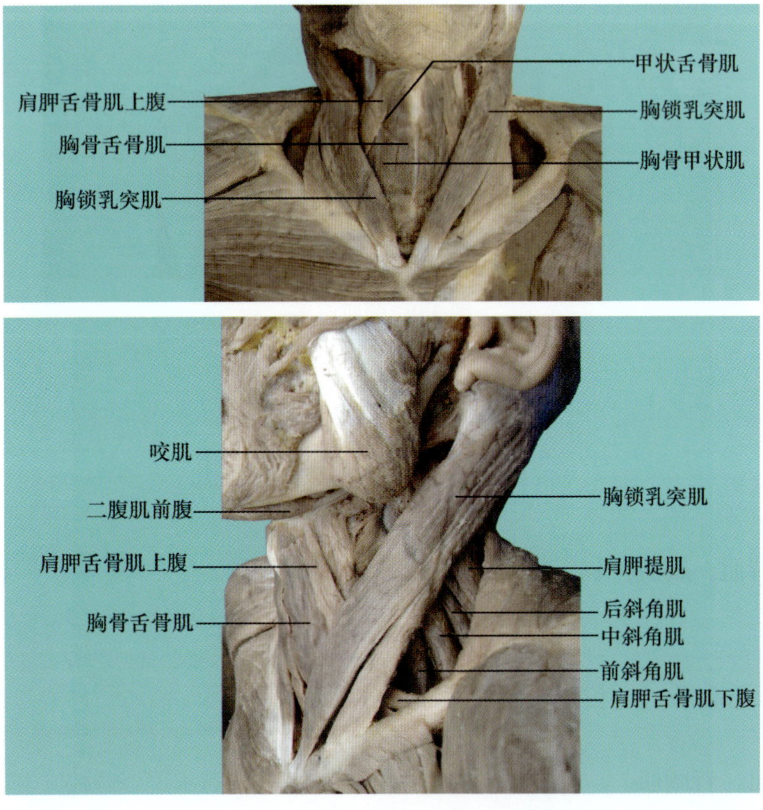

图 3-8 颈肌浅、中层肌

骨内侧端，肌束斜向后上方，止于颞骨的乳突。

作用是两侧同时收缩，使头后仰；一侧收缩，使头向同侧倾斜，面转向对侧。当一侧胸锁乳突肌因病变时，可导致“斜颈”。

二、颈前肌群

（一）舌骨上肌群（muscles of suprahyoid group）

舌骨上肌群（muscles of suprahyoid group）位于舌骨与下颌骨及颅底之间，参与口腔底的构成（图 3-8）。每侧有 4 块肌：即二腹肌、下颌舌骨肌、颏舌骨肌和茎突舌骨肌。作用是上提舌骨，协助吞咽。当舌骨固定，可下拉下颌骨。

（二）舌骨下肌群（muscles of infrahyoid group）

位于舌骨的下方、颈前正中线的两侧（图 3-8）。每侧有 4 块肌：即胸骨舌骨肌、肩胛舌骨肌、胸骨甲状肌和甲状舌骨肌。作用是下降舌骨和喉；其中甲状舌骨肌在吞咽时提喉向上。

三、颈深肌群

颈深肌群包括内侧群和外侧群（图 3-9）。

（一）内侧群

位于脊柱颈部的前方。有头长肌和颈长肌等，合称为椎前肌，作用是屈头、屈颈。

（二）外侧群

位于脊柱颈部的两侧。每侧有前斜角肌（scalenus anterior）、中斜角肌（scalenus medius）和后斜角肌（scalenus posterior）。它们均起自颈椎横突，前、中斜角肌止于第1肋，后斜角肌止于第 2 肋。作用是可上提第 1、2 肋，助深吸气。前、中斜角肌与第1肋之间形成的三角形裂隙称斜角肌间隙（scalene space），有锁骨下动脉和臂丛神经通过。

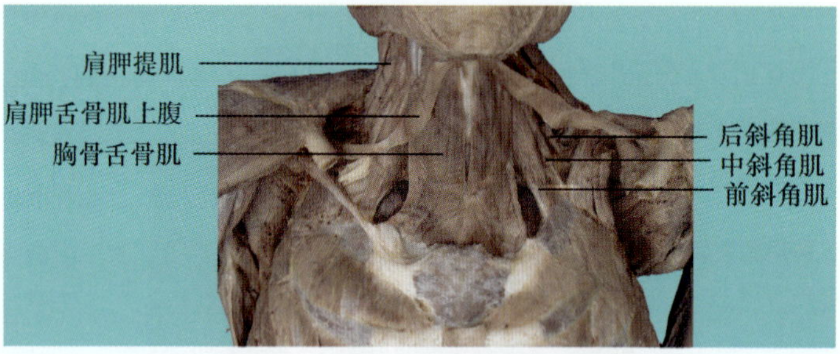

图 3-9 颈肌深层

第四节 躯 干 肌

躯干肌包括背肌、胸肌、膈、腹肌和盆底肌。

一、背肌

背肌（muscles of back） 位于躯干的背面，分浅、深两群。

（一）浅群

主要有斜方肌、背阔肌。

1．斜方肌（trapezius） 位于项部和背上部（图 3-10）。一侧呈三角形扁肌，两侧合在一起呈斜方形。起自枕外隆凸、项韧带和全部胸椎的棘突，肌束向外侧集中，止于锁骨外侧 1/3、肩峰和肩胛冈。作用是使肩胛骨向脊柱靠拢；上部肌束可使肩胛骨上提；下部肌束可使肩胛骨下降。当肩胛骨固定，两侧同时收缩可使头后仰。

2．背阔肌（latissimus dorsi） 为全身最大的阔肌（图 3-10）。位于背下部和胸壁后外侧，呈三角形。起自下 6 个胸椎的棘突、全部腰椎的棘突、骶正中嵴和髂嵴后部，肌束向外上方集中，止于肱骨的小结节嵴。作用是使肩关节内收、内旋和后伸，如背手姿势。当上肢上举固定时，可上提躯干，即引体向上。

（二）深群

主要有竖脊肌（erector spinae） 又称骶棘肌（图 3-11）。纵列于浅层肌的深面、棘突两侧的深沟内。起自骶骨的背面和髂嵴的后部，向上分出许多肌束，沿途止于椎骨、肋骨和颞骨的乳突。作用是使脊柱后伸、头后仰，是维持人体直立姿势的强有力肌；一侧收缩使脊柱侧屈。

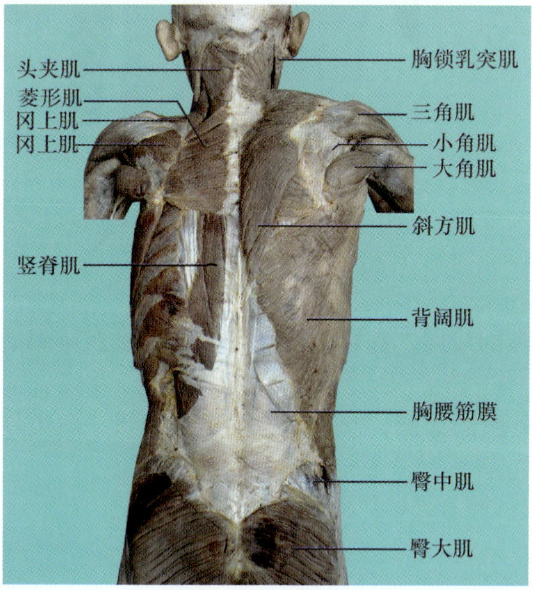

图 3-10 背肌浅层

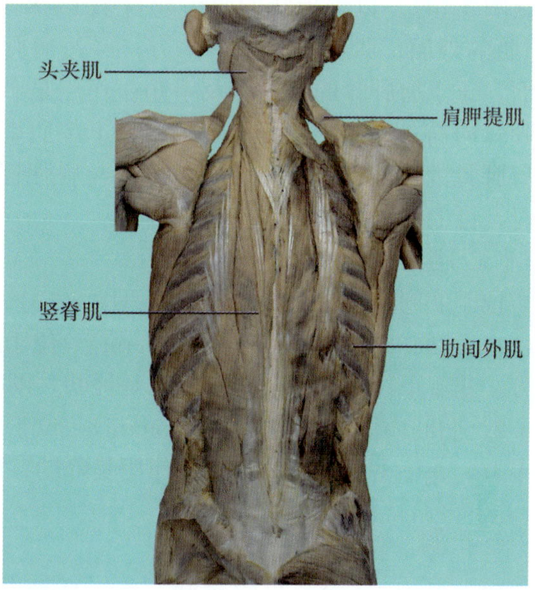

图 3-11 背肌深层

胸腰筋膜（thoracolumbar fascia） 是包绕竖脊肌的深筋膜（图 3-12），特别发达，分浅、深两层，浅层在腰部明显增厚，并与背阔肌腱膜紧密结合；深层分隔竖脊肌与腰方肌。

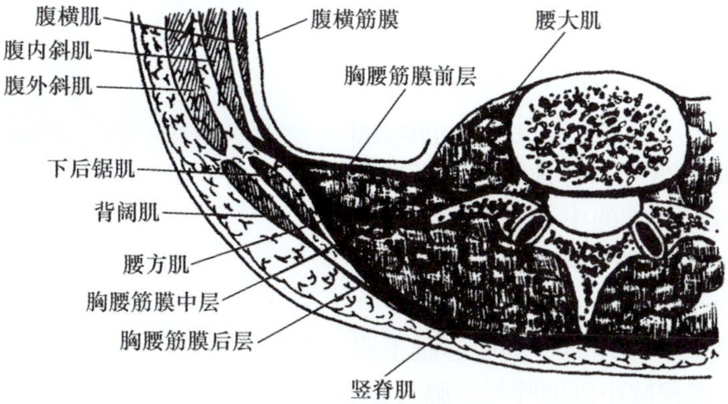

图 3-12 胸腰筋膜

二、胸肌

胸肌位于胸部，分为胸上肢肌和胸固有肌。

(一)胸上肢肌

1. 胸大肌（pectoralis major） 呈扇形，位于胸前壁的上部（图 3-13）。起自锁骨的内侧半、胸骨和第 1～6 肋软骨，肌束向外上方集中，止于肱骨大结节嵴。作用是使肩关节内收、内旋和前屈；当上肢上举固定，可上提躯干；还可提肋，助吸气。

2. 胸小肌（pectoralis minor） 呈三角形，位于胸大肌深面（图 3-13）。起自第 3～5 肋，止于肩胛骨的喙突。作用是牵拉肩胛骨向前下方；当肩胛骨固定时，可提肋，助吸气。

3. 前锯肌（serratus anterior） 位于胸廓侧壁（图 3-14）。以锯齿状的肌齿起自第 1～8（或 9）肋的外面，肌束斜向后上内方，经过肩胛骨前面，止于肩胛骨的内侧缘及下角。作用是牵拉肩胛骨向前，并使肩胛骨紧贴胸廓；下部肌束可使肩胛骨的下角外旋，协助臂上举；当肩胛骨固定时，可上提肋助吸气。

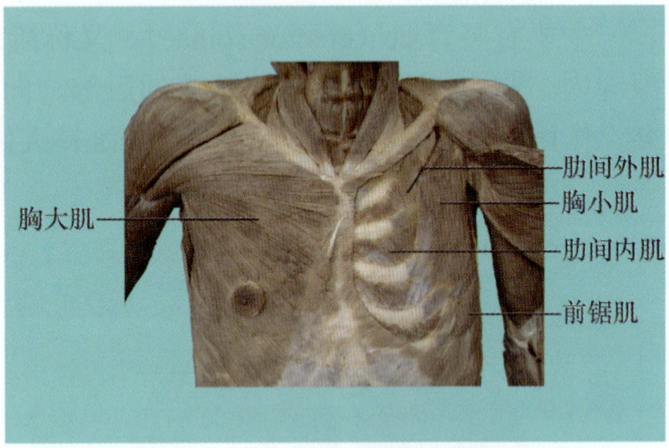

图 3-13 胸肌

(二)胸固有肌

位于肋间隙，参与胸壁的构成（图 3-13）。

1. 肋间外肌（intercostales externi） 位于肋间隙的浅层，起自上位肋骨的下缘，肌束斜向前下方，止于下位肋骨的上缘。作用是提肋，助吸气。

2. 肋间内肌（intercostales interni） 位于肋间外肌的深面，起自下位肋骨的上缘，肌束斜向前上方，止于上位肋骨的下缘。作用是降肋，助呼气。

三、膈

膈（diaphragm） 呈穹窿状、向上膨隆的扁薄肌，位于胸、腹腔之间，构成胸腔的底和腹腔的顶（图 3-14）。膈的周围是肌性部，起于胸廓下口，即起于剑突后面、下 6 对肋的内面以及以左、右膈脚起于上 2～3 个腰椎前面，肌束向中央集中移行为腱膜，称中心腱（central tendon）。

膈上有 3 个裂孔：在第 12 胸椎前方，由左、右膈脚与脊柱形成的主动脉裂孔（aortic hiatus），有降主动脉和胸导管通过；在主动脉裂孔左前上方的一个肌性裂孔称食管裂孔（esophageal hiatus），约平第 10 胸椎高度，有食管和迷走神经通过；在食管裂孔右前上方的中心腱上有腔静脉孔（vena caval foramen），约平第 8 胸椎高度，有下腔静脉通过。

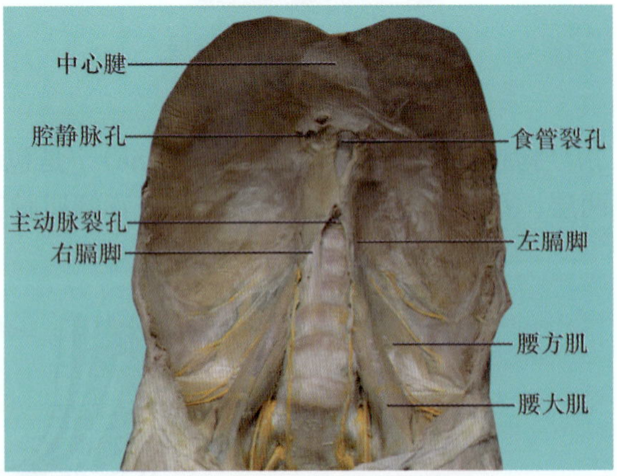

图 3-14 膈肌和腹后壁肌

膈是主要的呼吸肌，收缩时，膈中心腱下降，胸腔容积增大以助吸气；舒张时，膈中心腱上升恢复原位，胸腔容积减小以助呼气。膈与腹肌同时收缩，能增加腹压协助排便、呕吐及分娩等。

四、腹肌

腹肌位于腹部，参与腹壁的构成，分为前外侧群和后群（图 3-15，16）。

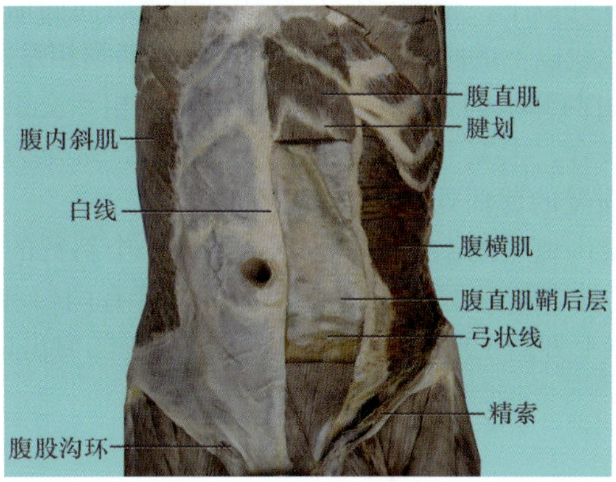

图 3-15 胸腹壁浅层肌

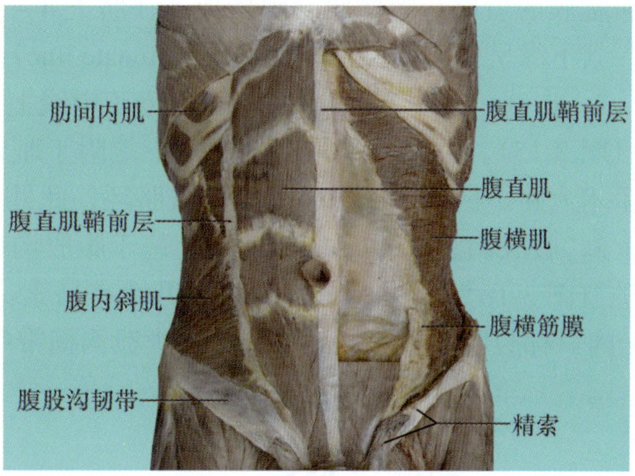

图 3-16 胸腹壁深层肌

（一）前外侧群肌

1．腹直肌（rectus abdominis） 位于腹前壁、正中线的两侧，呈上宽下窄的长带状肌，表面被腹直肌鞘包裹。起于耻骨嵴，肌束向上行，全长被 3～4 个横行腱划（tendinous intersection）分成 4～5 个肌腹，止于胸骨的剑突和第 5～7 肋软骨的前面。

2．腹外斜肌（obliquus externus abdominis） 位于腹前外侧壁的最浅层，以肌齿起于下 8 个肋骨的外面，肌束由后外上方斜向前内下方，后下部肌束止于髂嵴前部，余部肌束向内移行为腱膜。腱膜经腹直肌前面，参与腹直肌鞘前层的构成；继而行至前正中线处，参与腹白线的形成。腹外斜肌腱膜的下缘卷曲增厚，附于髂前上棘与耻骨结节之间，称腹股沟韧带（inguinal ligament）。腹股沟韧带内侧端的部分腱纤维转折向后下，附着于耻骨梳，称腔隙韧带（inguinal ligament），又称陷窝韧带。在耻骨结节外上方，腹外斜肌腱膜形成一个近于三角形的裂孔，称腹股沟管浅环（superficial inguinal ring），又称皮下环。

3．腹内斜肌（obliquus internus abdominis） 位于腹外斜肌的深面，起自胸腰筋膜、髂嵴和腹股沟韧带外侧半，大部分肌束由后外下方斜向前内上方，在近腹直肌外侧缘处移行为腱膜。腱膜分为前、后两层，包裹腹直肌后止于腹白线，参与腹直肌鞘和腹白线的构成。腹内斜肌下部肌束形成弓状下缘，向内侧越过男性的精索（女性的子宫圆韧带）移行为腱膜，与腹横肌腱膜融合后止于耻骨梳内侧端，形成腹股沟镰（inguinal falx），或称联合腱（conjoint tendon）。

4．腹横肌（transversus abdominis） 位于腹内斜肌的深面，起自下 6 个肋软骨的内面、胸腰筋膜、髂嵴和腹股沟韧带的外侧 1/3，肌束横行向内侧，在近腹直肌外侧缘移行为腱膜，经腹直肌后面，参与腹直肌鞘后层构成，止于白线。

在男性，腹内斜肌和腹横肌下部的少量肌纤维包绕精索和睾丸入阴囊，形成提睾肌（cremaster），收缩时可上提睾丸。

腹前外侧群肌的作用是保护腹腔器官，维持腹压；收缩时使腹腔缩小，以增加腹压，协助排便、分娩和呕吐；可降肋有助于深呼气和咳嗽；可使脊柱前屈、侧屈和旋转。

（二）后群

主要有腰方肌和腰大肌。

腰方肌（quadratus lumborum） 位于腹后壁、脊柱的两侧（图 3-14）。起自髂嵴，止于第 12

肋和腰椎横突。作用是降第 12 肋，一侧收缩使脊柱侧屈。

（三）腹壁的肌间结构

1．腹直肌鞘（sheath of rectus abdominis） 由腹外侧壁三块阔肌的腱膜包裹腹直肌而成（图 3-15，16，17）。分为前、后两层：前层由腹外斜肌腱膜与腹内斜肌腱膜的前层构成；后层由腹内斜肌腱膜的后层与腹横肌腱膜构成。在脐下 4～5cm 处以下，鞘的后层全部转至腹直肌前面而缺如，其下缘呈弓形游离，称弓状线（arcuate line）。此线以下的腹直肌后面直接与腹横筋膜相贴。

2．白线（linea alba） 位于腹前壁正中线上，由两侧腹前外侧壁 3 块阔肌的腱膜相互交织而成（图 3-15）。白线上端附于剑突，下端附于耻骨联合，上宽下窄，坚韧而缺少血管，常作为腹部手术入路。白线中部在脐周围形成脐环，此处是腹壁的薄弱处，可发生脐疝。

3．腹股沟管（inguinal canal） 位于腹股沟韧带内侧半的上方，是腹前壁下部一个斜行的肌间隙（图 3-18），长 4～5cm，管内男性有精索、女性有子宫圆韧带通过。腹股沟管有两口和 4 壁：内口称腹股沟管深（腹）环，在腹股沟韧带中点上方约 1.5cm 处，为腹横筋膜向外的突出口；

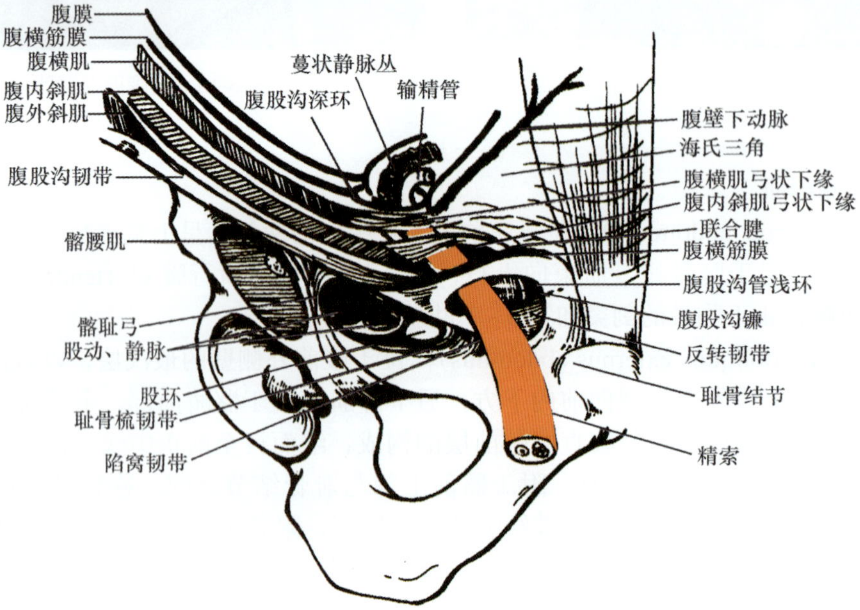

图 3-17 腹前外侧壁内面观

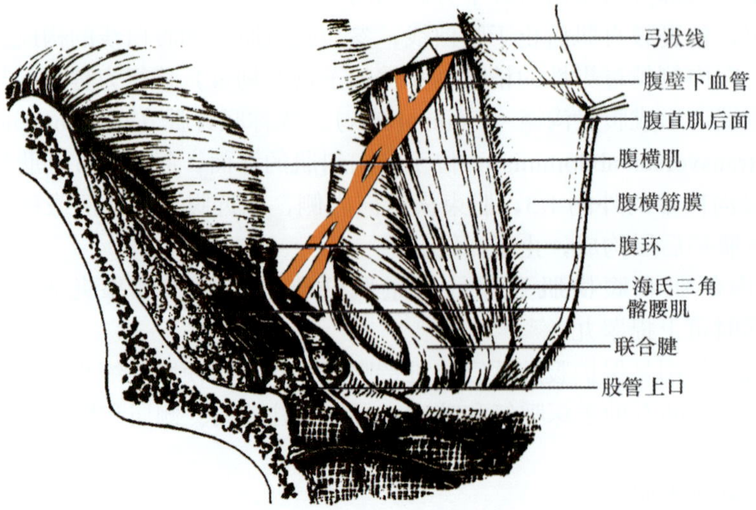

图 3-18 腹前外侧壁下部的结构模式图

外口即腹股沟管浅（皮下）环；腹股沟管的前壁为腹外斜肌腱膜；后壁为腹横筋膜和联合腱；上壁为腹内斜肌和腹横肌的弓状下缘；下壁为腹股沟韧带。

五、盆底肌

盆底肌是封闭小骨盆下口的肌，分为前方的尿生殖三角肌和后方的肛门三角肌（图 3-19）。

（一）尿生殖三角肌

分为浅、深两层。浅层肌有会阴浅横肌、球海绵体肌和坐骨海绵体肌，深层肌有会阴深横肌和尿道括约肌（图 3-19）。

1．会阴浅横肌（superficial transverse muscle of perineum） 起自坐骨结节，向内侧横行止于会阴中心腱，作用是固定会阴中心腱。

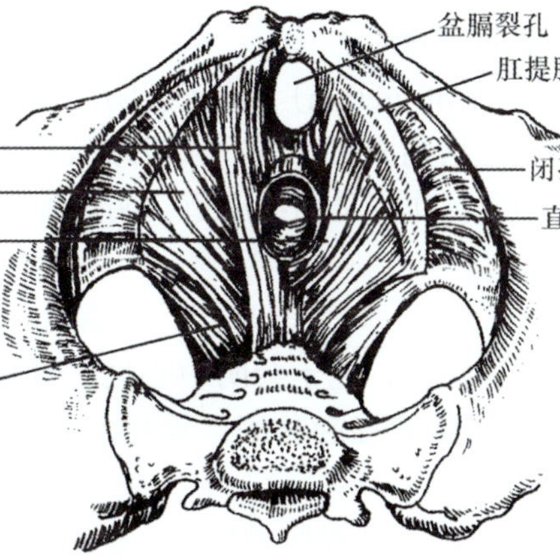

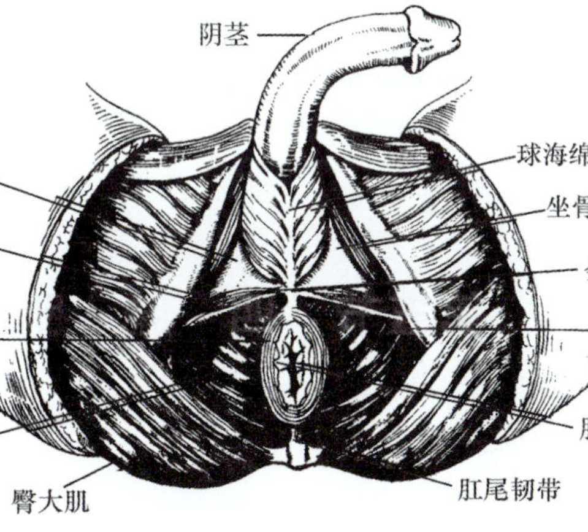

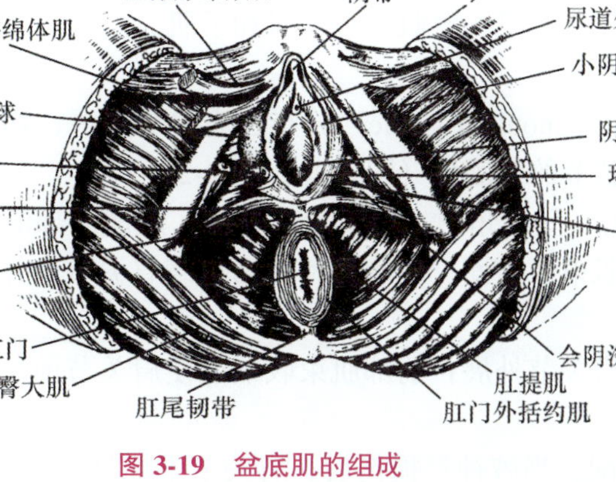

图 3-19 盆底肌的组成

2．球海绵体肌（bulbocavernosus） 位于肛门前方。在男性，该肌起于会阴中心腱及尿道球的下面，包绕尿道球和尿道海绵体后部，止于阴茎海绵体侧面和阴茎背侧的筋膜，作用是协助排尿和射精，并参与阴茎勃起。在女性该肌环绕阴道口和尿道口，称为阴道括约肌，作用是缩小阴道口和尿道口。

会阴中心腱（perineal central tendon） 又称会阴体（perineal body）是狭义会阴深面的一腱性结构，长约 1.3cm，它是诸多会阴肌附着点。在女性，此结构有较大的韧性和弹性，在分娩时要注意保护。

3．坐骨海绵体肌（ischiocavernosus） 起自坐骨结节。在男性，该肌止于阴茎脚的下面，收缩时压迫阴茎海绵体根部，阻止静脉血回流，有助于阴茎勃起，又称阴茎勃起肌。在女性该肌较薄弱，收缩时使阴蒂勃起，又称阴蒂勃起肌。

4．会阴深横肌（deep transverse muscle of perineum） 位于尿生殖膈上、下筋膜之间。起于坐骨支和耻骨下支，肌纤维横行于两侧坐骨支之间，在中线上相互交织，部分纤维止于会阴中心腱。作用是加强会阴中心腱的稳固性。

5．尿道括约肌（sphincter of urethra） 位于会阴深横肌前方。在男性该肌束环绕尿道膜部及前列腺下部周围，作用是随意括约尿道、压迫尿道球腺和固定会阴中心腱。在女性该肌束环绕阴道和尿道，称尿道阴道括约肌，作用是括约尿道、阴道和固定会阴中心腱。

（二）肛门三角肌

1．肛提肌（levator ani） 为一对宽的扁肌，呈漏斗状封闭小骨盆下口。起自小骨盆侧壁，两侧肌束向后、下、内侧方向汇集，止于会阴中心腱、直肠壁、尾骨及肛尾韧带，在女性有部分肌纤维止于阴道壁。作用是增强和提起盆底，承托盆腔器官；并对肛管和女性的阴道有括约作用。

2．尾骨肌（coccygeus） 位于肛提肌的后方、骶棘韧带上面。起自坐骨棘，呈扇形止于骶、尾骨侧缘。作用是参与封闭小骨盆下口构成、承托盆腔脏器及固定骶、尾骨。

3．肛门外括约肌（sphincter ani externus） 为环绕肛管的骨骼肌，作用是随意括约肛门，控制排便。

第五节 四 肢 肌

四肢肌分为上肢肌和下肢肌。

一、上肢肌

上肢肌按位置分为上肢带肌、臂肌、前臂肌和手肌。

（一）上肢带肌

上肢带肌（muscles of shoulder girdle）分布在肩关节周围，均起于上肢带骨，止于肱骨，能运动肩关节，并增强肩关节的稳固性（图 3-20，图 3-21）。

1．三角肌（deltoid） 呈三角形，位于肩部外侧，形成肩部的圆隆外形。该肌起自锁骨的外侧份、肩峰和肩胛冈，肌束从前面、外侧面和后面包绕肩关节，并向外下集中止于肱骨的三角肌粗隆。

三角肌的作用是使肩关节外展；前部肌束收缩能使肩关节前屈和旋内，后部肌束收缩能使肩关节后伸和旋外。

三角肌受腋神经支配。当腋神经损伤后，肩关节不能外展，此肌萎缩后就形成“方肩”。三

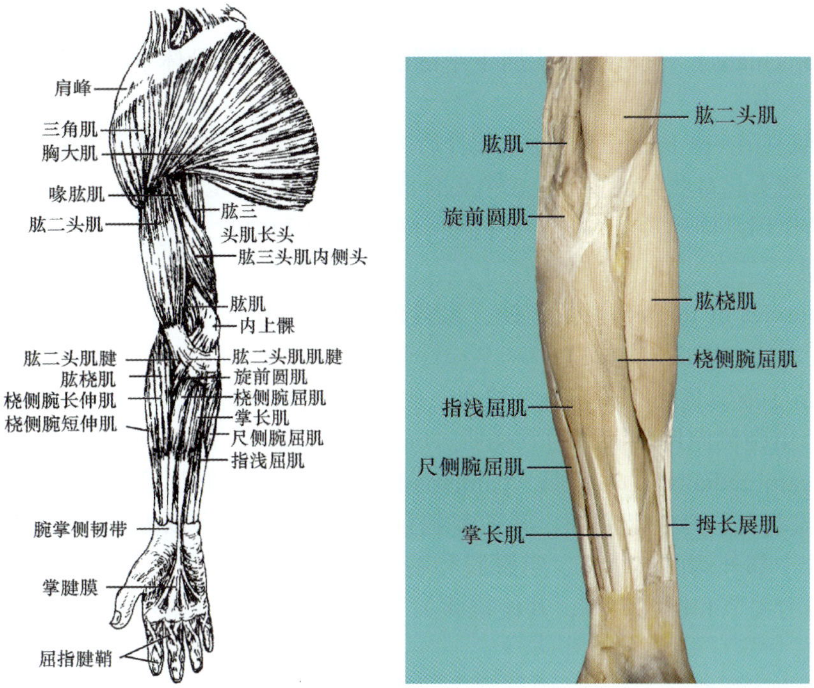

图 3-20　上肢肌浅层前面观

角肌是肌内注射的常用部位之一。

2．冈上肌（supraspinatus）　起于冈上窝，肌束向外经肩关节上方，止于肱骨大结节。作用是使肩关节外展。

3．冈下肌（infraspinatus）　起于冈下窝，肌束向外经肩关节后面，止于肱骨大结节。作用是使肩关节外旋。

4．小圆肌（teres minor）　起于肩胛骨外侧缘背面，止于肱骨大结节。作用是使肩关节外旋。

5．大圆肌（teres major）　位于小圆肌的下方，起于肩胛下角背面，止于肱骨小结节嵴。作用是使肩关节内收和内旋。

6．肩胛下肌（subscapularis）　起于肩胛下窝，肌束向外上方，经肩关节的前面，止于肱骨小结节。作用是使肩关节内收和内旋。

（二）臂肌

臂肌（muscles of arm）位于肱骨周围，分前、后两群（图 3-20，21）。前群为屈肌，有肱二头肌、肱肌和喙肱肌。后群为伸肌，只有肱三头肌。

1．肱二头肌（biceps brachii）　呈梭形，位于肱骨前方，在臂前面的中部形成明显的隆起外形。该肌起端有长、短两个头：长头起自肩胛骨关节盂的上方，经肩关节囊内、结节间沟下降，短头起自肩胛骨的喙突。两头向下合成一个肌腹，下端以肌腱经肘关节的前面，止于桡骨粗隆。其作用是屈肘关节，协助屈肩关节，当前臂处于旋前位时，能使前臂旋后。

2．喙肱肌（coracobrachialis）　位于肱二头肌短头的后内侧，起自肩胛骨的喙突，止于肱骨中部内侧。作用是使肩

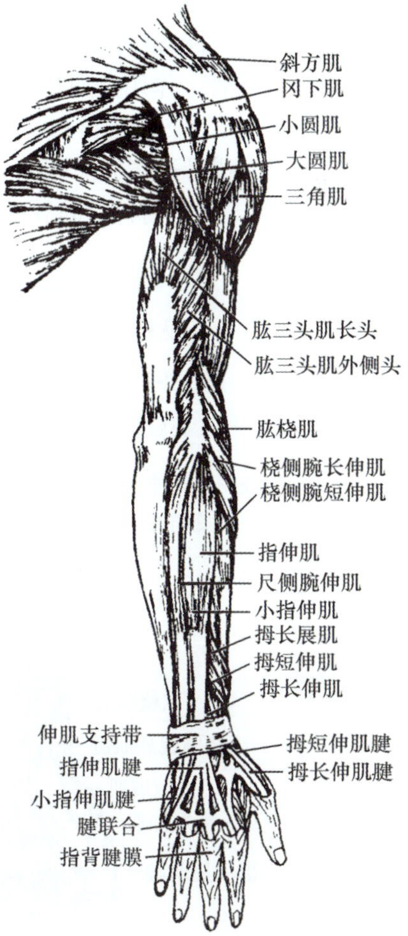

图 3-21　上肢肌浅层后面观

关节前屈和内收。

3．肱肌（brachialis） 位于肱二头肌下半部的深面。起自肱骨体下半部的前面，止于尺骨粗隆。作用是屈肘关节。

4．肱三头肌（triceps brachii） 位于肱骨后方。起端有3个头：长头起自肩胛骨关节盂的下方，内侧头和外侧头起自肱骨的背面。3个头合成一个肌腹后，以肌腱止于尺骨鹰嘴。

肱三头肌的作用是伸肘关节，长头还能使肩关节后伸和内收。

（三）前臂肌

前臂肌（muscles of forearm）位于桡、尺骨的周围，分前、后两群。前群为屈肌和旋前肌；后群为伸肌和旋后肌（图3-22，23）。

1．前群 位于前臂骨的前面，有9块肌，由浅至深分3层。

（1）浅层 由桡侧向尺侧依次为肱桡肌（brachioradialis）、旋前圆肌（pronator teres）、桡侧腕屈肌（flexor carpi radialis）、掌长肌（palmaris longus）和尺侧腕屈肌（flexor carpi ulnaris）（图3-22）。除肱桡肌起自肱骨外上髁外，其他都起自肱骨内上髁，多以细长的肌腱下行，分别止于桡骨茎突、桡骨中部外侧面、掌骨、掌腱膜和腕骨。肱桡肌可屈肘关节；旋前圆肌使前臂旋前；桡侧腕屈肌可屈肘关节和桡腕关节，并使桡腕关节外展；掌长肌可屈桡腕关节；尺侧腕屈肌使桡腕关节屈和内收。

（2）中层 指浅屈肌（flexor digitorum superficialis）（图3-22）。起于肱骨内上髁和尺、桡骨的前面，肌腹向下移行为4条肌腱，经腕管、手掌，分别止于第2～5指中节指骨体的两侧。作用是屈肘关节、屈桡腕关节、屈第2～5指掌指关节和近侧指骨间关节。

（3）深层 拇长屈肌（flexor pollicis longus）和指深屈肌（flexor digitorum profundus）（图3-23）。两肌起自前臂骨和骨间膜的前面，肌腹向下移行为肌腱，通过腕管至手掌。拇长屈肌止于拇指远节指骨，作用是屈拇指；指深屈肌分为4条肌腱，分别止于第2～5指远节指骨，作用是屈第2～5指，兼有屈腕和掌指关节的作用。旋前方肌（pronator quadratus）（图3-23），呈方形，位于尺、桡骨远端的前面，上述两肌的深面，起自尺骨，止于桡骨，作用是使前臂旋前。

2．后群 位于前臂骨的后面，有10块肌，分浅、深两层。

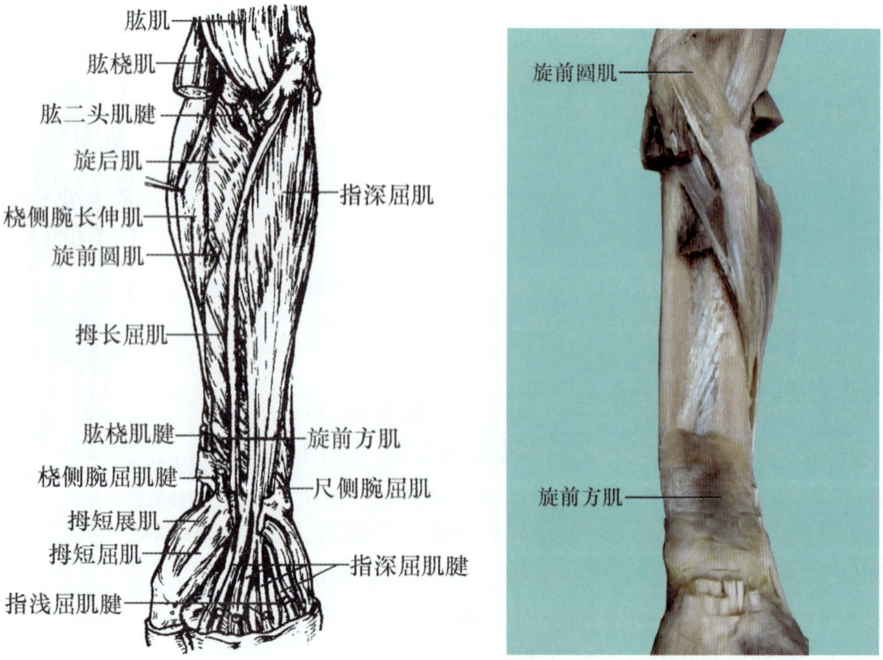

图3-22 前臂前群深层肌

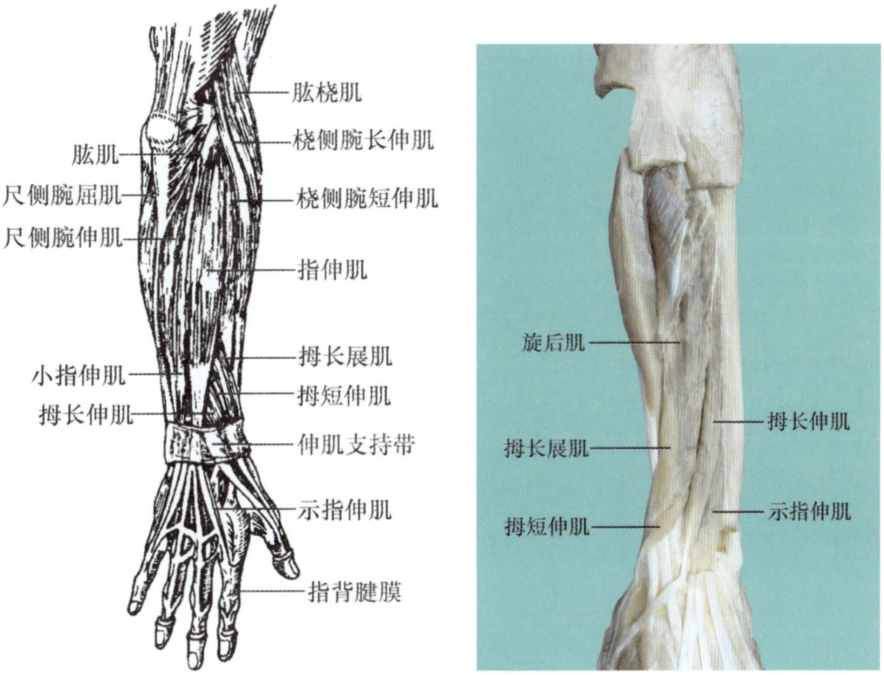

图 3-23 前臂后群深层肌

（1）浅层 由桡侧向尺侧依次为桡侧腕长伸肌（extensor carpi radialis longus）、桡侧腕短伸肌（extensor carpi radialis brevis）、指伸肌（extensor digitorum）、小指伸肌（extensor digiti minimi）和尺侧腕伸肌（extensor carpi ulnaris）（图 3-24）。各肌起自肱骨外上髁，肌束向下移行为肌腱。桡侧腕长、短伸肌分别止于第 2、3 掌骨背侧，作用是伸和外展桡腕关节；指伸肌分为 4 条肌腱，分别止于第 2～5 指中节和远节指骨背面，作用是伸桡腕关节、掌指关节和第 2～5 指；小指伸肌止于小指，作用是伸小指；尺侧腕伸肌止于第 5 掌骨背面，作用是伸和内收桡腕关节。

（2）深层 由桡侧向尺侧依次为旋后肌（supinator）、拇长展肌（abductor pollicis longus）、拇短伸肌（extensor pollicis brevis）、拇长伸肌（extensor pollicis longus）和示指伸肌（extensor indicis）（图 3-25）。旋后肌的位置较深，起自肱骨外上髁和尺骨背面，止于桡骨上段前面，作用是使前臂旋后。其余 4 块肌均起自前臂骨和骨间膜背面，向下移行为肌腱，止于拇指或示指，它们的作用与名称一致。

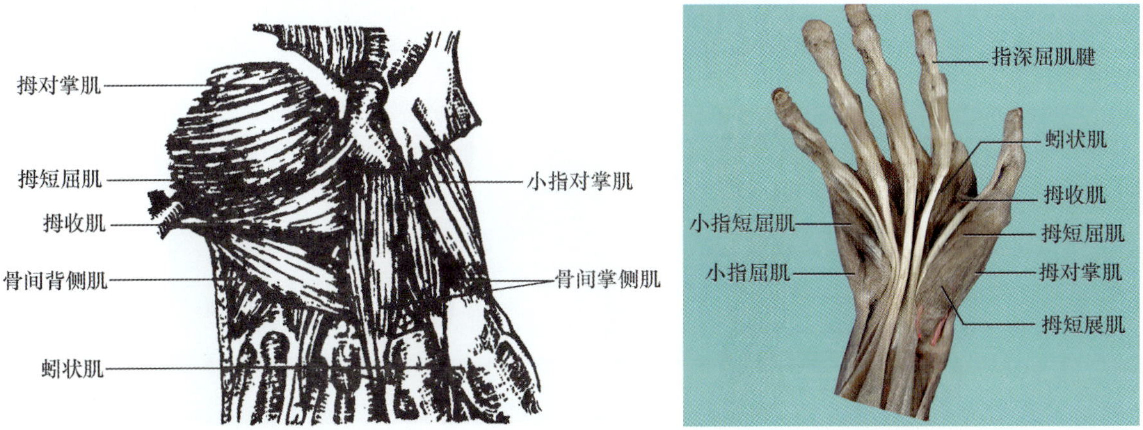

图 3-24 手肌

（四）手肌

位于手的掌面，是一些短小的肌，主要运动手指，分为外侧群、内侧群和中间群 3 群（图 3-24）。

1．外侧群　位于手掌的拇指侧，形成一个隆起，称鱼际（thenar）。共有 4 块肌：拇短展肌（abductor pollicis brevis）、拇短屈肌（flexor pollicis brevis）、拇对掌肌（opponens pollicis）和拇收肌（adductor pollicis）。外侧群肌的作用是使拇指外展、屈、对掌和内收。

2．内侧群　位于手掌的小指侧，形成一个隆起称小鱼际（hypothenar）。共有 3 块肌：小指展肌（abductor digiti minimi）、小指短屈肌（flexor digiti brevis）和小指对掌肌（opponens digiti minimi）。内侧群肌的作用是使小指外展、屈和对掌。

3．中间群　位于掌心和掌骨之间，共 11 块肌，包括 4 块蚓状肌（hypothenar）、3 块骨间掌侧肌（palmar interossei）和 4 块骨间背侧肌（dorsal interossei）。蚓状肌的作用是屈掌指关节、伸手指间关节；骨间掌侧肌使手指内收；骨间背侧肌使手指外展。

二、下肢肌

下肢肌按部位分为下肢带肌、大腿肌、小腿肌和足肌。

（一）下肢带肌

又称髋肌，分布于髋关节周围，分前、后两群。

1．前群　有髂腰肌和阔筋膜张肌（图 3-25）。

（1）髂腰肌（iliopsoas）　由腰大肌（psoas major）和髂肌（iliacus）组成。腰大肌起于腰椎体侧面，髂肌起于髂窝；两肌向下会合后，经腹股沟韧带深面和髋关节前内侧，止于股骨小转子。作用是使髋关节前屈和外旋；当下肢固定时，可使躯干前屈。

（2）阔筋膜张肌（tensor fasciae latae）　起于髂前上棘，肌腹被包于两层阔筋膜之内，向下移行为髂胫束，止于胫骨外侧髁。作用是紧张阔筋膜和屈髋关节。

2．后群　位于臀部，又称臀肌（图 3-26，27）。有臀大肌、臀中肌、臀小肌和梨状肌等。

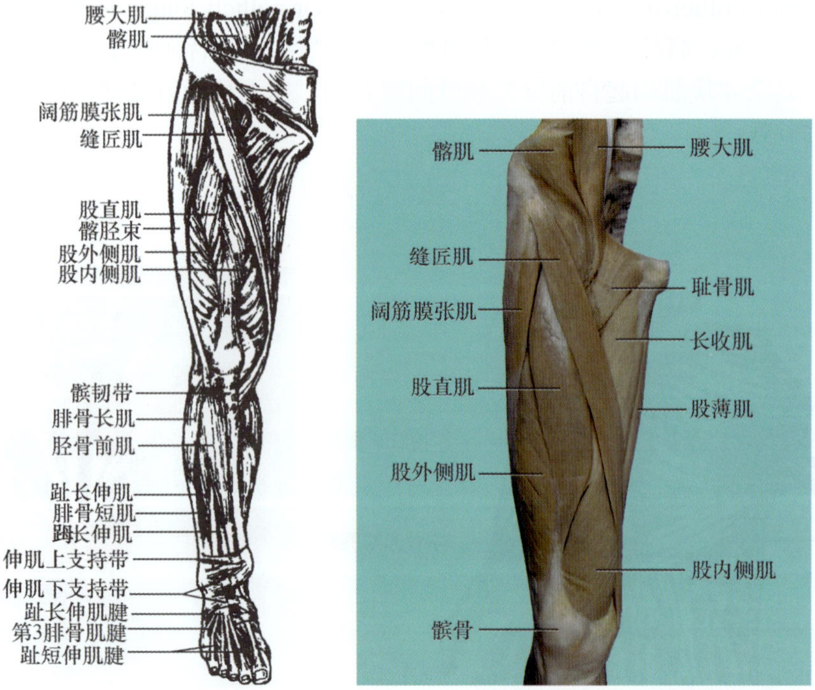

图 3-25　下肢肌浅层（前面观）

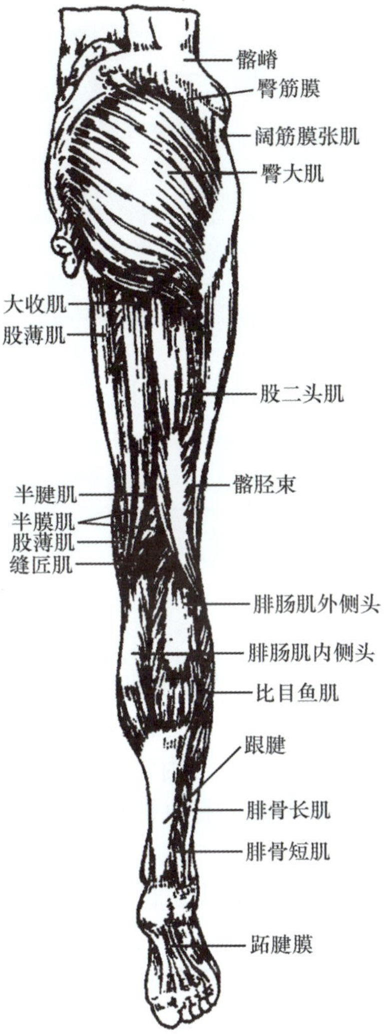

图 3-26 下肢肌浅层（后面观）

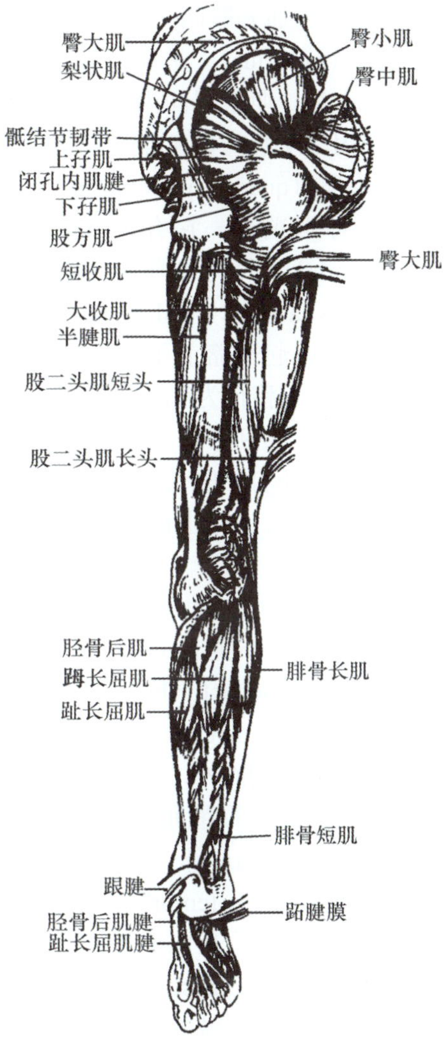

图 3-27 下肢肌深层（后面观）

（1）臀大肌（gluteus maximus） 位于臀部浅层，肥厚略呈四边形，形成臀部膨隆的外形（图 3-26）。起自髋骨和骶骨的背面，肌束斜向外下，经髋关节的后方，止于股骨的臀肌粗隆和髂胫束。其作用是使髋关节后伸和外旋；当下肢固定时，可限制骨盆前倾，对维持人体的直立姿势有重要作用。臀大肌是肌内注射的常用部位。

（2）臀中肌（gluteus medius）和臀小肌（gluteus minimus）臀中肌位于臀部外上部，大部分被臀大肌覆盖。臀小肌位于臀中肌深面（图 3-27）。两肌均起于髂骨翼的外面，向外下止于股骨大转子。两肌作用是使髋关节外展；前部和后部肌束还分别使髋关节内旋和外旋。

（3）梨状肌（piriformis） 起自骶骨的前面，水平向外穿出坐骨大孔，止于股骨大转子（图 3-27）。作用是使髋关节外展和外旋。梨状肌将坐骨大孔分为梨状肌上孔和梨状肌下孔，其内有血管和神经通过。

（4）闭孔内肌（obturator internus）和闭孔外肌（obturato externus）（图 3-27）。两肌起于闭孔膜内、外面及其周围骨面，止于转子窝。作用是使髋关节外旋。

（5）股方肌（quadratus femoris） 起于坐骨结节，向外止于转子间嵴（图 3-27）。作用是使髋关节外旋。

（二）大腿肌

大腿肌（muscles of thigh）位于股骨周围，分为前、后和内侧 3 群。

1．前群　有缝匠肌和股四头肌（图 3-25，28）。

（1）缝匠肌（sartorius）　是全身最长的肌。呈扁带状，起自髂前上棘，肌束斜向内下方，止于胫骨上端的内侧面。作用是使髋关节和膝关节屈曲。

（2）股四头肌（quadriceps femoris）　是全身体积最大的肌。位于股前部，它有 4 个头：分别称股直肌（rectus femoris）、股内侧肌（vastus medialis）、股外侧肌（vastus lateralis）和股中间肌（vastus intermedius）。股直肌起于髂前下棘，其他均起于股骨体，4 个头会合向下移行为肌四头肌腱，包绕髌骨的前面，继而下延为髌韧带，止于胫骨粗隆。作用是伸膝关节；股直肌还有屈髋关节的作用。当膝关节屈曲、小腿自然下垂时，叩击髌韧带，可引出膝跳反射。

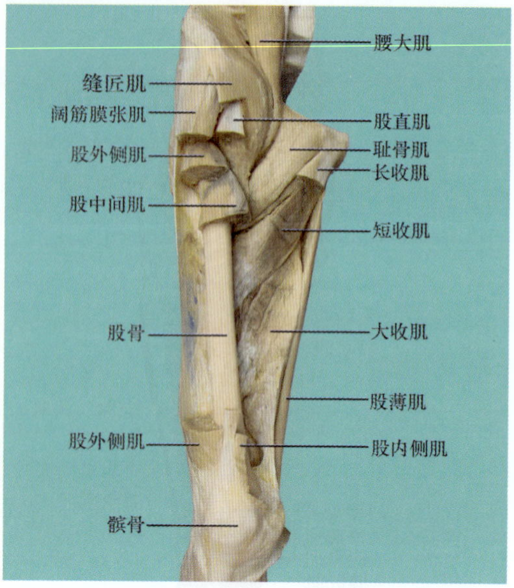

图 3-28　下肢肌中、深层（前面观）

2．内侧群　位于大腿的内侧，有 5 块肌（图 3-28）。浅层自外侧向内侧依次为耻骨肌（pectineus）、长收肌（adductor longus）和股薄肌（gracilis）；中层为短收肌（adductor brevis）；深层为大收肌（adductor magnus）。各肌起于闭孔周围的耻骨支、坐骨支和坐骨结节的骨面，除股薄肌止于胫骨上端内侧面外，其他止于股骨的粗线。作用是使髋关节内收和外旋。大收肌下端的肌腱止于股骨，与股骨的骨面之间形成一个裂孔，称收肌腱裂孔，有血管和神经通过。

3．后群　位于大腿的后部，有 3 块肌（图 3-26，27）。

（1）股二头肌（biceps femoris）　位于股后外侧。有长、短两个头：长头起自坐骨结节，短头起自股骨粗线，两头会合后向下移行为长腱，止于腓骨头。

（2）半腱肌（semitendinosus）和半膜肌（semimembranosus）位于股后内侧。两肌起自坐骨结节，向下分别止于胫骨上端的内侧面和后面。

作用是伸髋关节和屈膝关节。当屈膝位时，股二头肌可使小腿外旋，而半腱肌和半膜肌可使小腿内旋。

（三）小腿肌

位于胫、腓骨周围，分前、后和外侧 3 群（图 3-25，26，27）。

1．前群　位于小腿的前方，有 3 块肌（图 3-25）。由内侧向外侧依次为胫骨前肌（tibialis anterior）、跗长伸肌（extensor hallucis longus）和趾长伸肌（extensor digtorum longus）。3 块肌均起自胫、腓骨的上端和骨间膜，下行经踝关节的前方到足背，胫骨前肌止于内侧楔骨和第 1 跖骨底；长伸肌止于跗趾远节趾骨；趾长伸肌分为 4 条长腱止于第 2～5 趾。其作用是使踝关节伸（即足背屈）。此外，胫骨前肌可使足内翻，跗长伸肌可伸跗趾，趾长伸肌可伸第 2～5 趾。

2．外侧群　位于腓骨的外侧。有浅层的腓骨长肌（peroneus longus）和深层的腓骨短肌（peroneus brevis）（图 3-25）。两肌均起于腓骨外侧面，向下移行长腱，经外踝后方至足底，腓骨长肌止于内侧楔骨和第1跖骨底，腓骨短肌止于第 5 跖骨粗隆。作用是使踝关节屈（即足跖屈）和足外翻。另外，两肌有维持足弓的作用。

3．后群　位于小腿的后方，分浅、深两层（图 3-26，27）。

（1）浅层　小腿三头肌（triceps surae），由浅层的腓肠肌（gastrocnemius）和深层的比目鱼肌（soleus）组成。腓肠肌有内、外侧头，分别起于股骨内、外侧髁的后面，比目鱼肌起于胫、腓骨上端的后面，3 个头会合后向下移行为跟腱，止于跟骨结节。其作用是屈踝关节（足跖屈）和屈膝关节。另外，在稳定踝关节、防止身体前倾和维持直立姿势有着重要作用。

（2）深层　有 3 块肌，由内侧向外侧依次为趾长屈肌（flexor digitorum longus）、胫骨后肌（tibialis posterior）和踇长屈肌（flexor hallucis longus）。各肌均起自胫、腓骨后面和骨间膜，向下移行为肌腱，经内踝后方至足底，胫骨后肌止于足舟骨，趾长屈肌分为 4 条肌腱，分别止于第 2～5 趾骨的远节趾骨，踇长屈肌止于踇趾。其作用是屈踝关节（足跖屈）。此外，胫骨后肌还可足内翻，踇长屈肌可屈踇趾，趾长屈肌可屈第 2～5 趾。

（四）足肌

分为足背肌和足底肌（图 3-29）。

1．足背肌　较细小，有踇短伸肌和趾短伸肌，可伸踇趾和伸第 2～4 趾。

2．足底肌　足底肌的配布与手肌相似，也分为内侧群、中间群和外侧群，但没有对掌肌。其中，中间群有足蚓状肌、骨间肌、趾短屈肌和足底方肌等足底肌。足底肌的主要作用是屈趾和维持足弓。

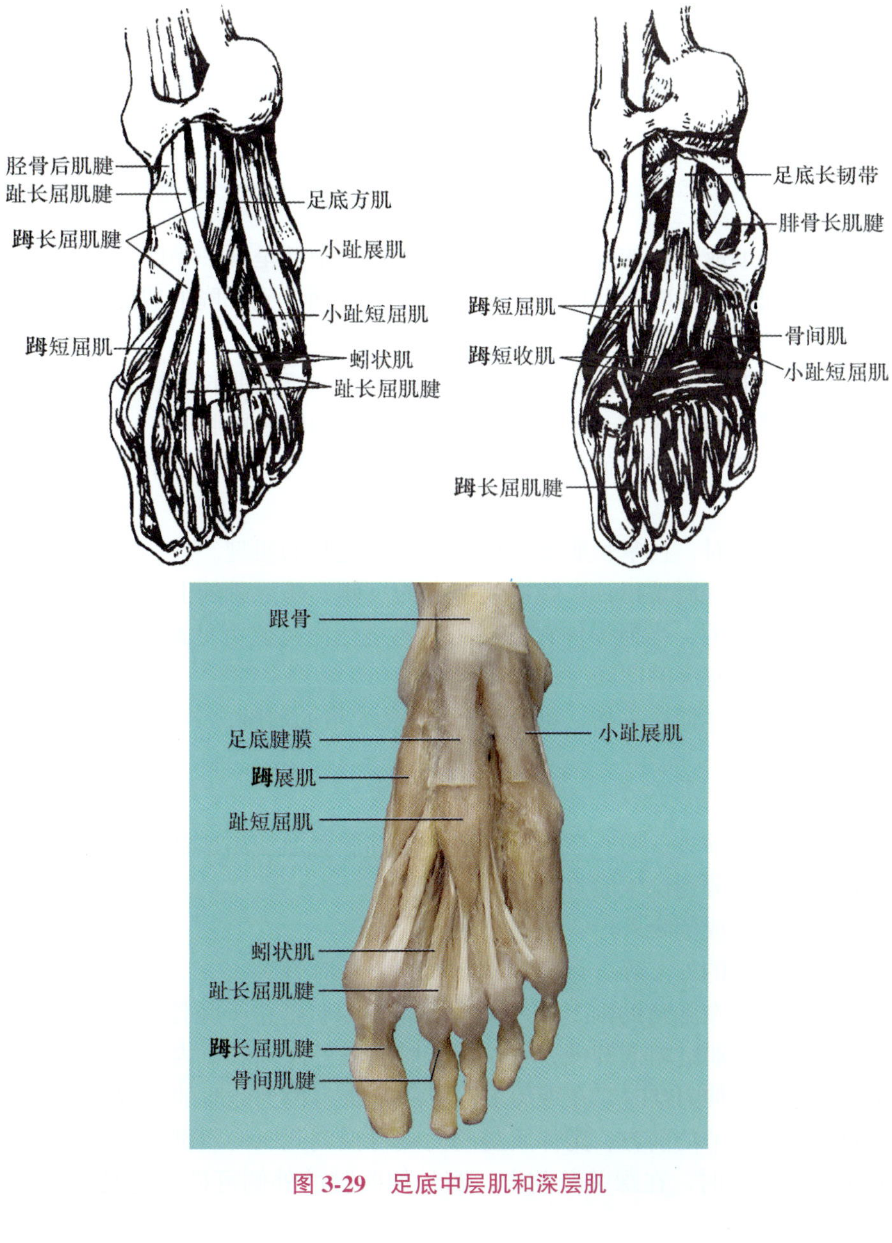

图 3-29　足底中层肌和深层肌

第六节　肌的体表标志

一、头颈部

1. 咬肌　当牙咬紧时，在下颌角的前上方、颧弓下方可摸到坚硬的条状隆起。

2. 颞肌　当牙咬紧时，在颞窝，于颧弓上方可摸到坚硬的隆起。

3. 胸锁乳突肌　当面部转向外侧时，可明显看到从前下方斜向后上方呈长条状的隆起。

二、躯干部

1. 斜方肌　在项部和背上部，可见斜方肌的外上缘的轮廓。

2. 背阔肌　在背下部可见此肌的轮廓，它的外下缘参与形成腋后壁。

3. 竖脊肌　脊柱两旁的纵形肌性隆起。

4. 胸大肌　胸前壁较膨隆的肌性隆起，其下缘构成腋前壁。

5. 前锯肌　在胸部外侧壁，发达者可见其肌齿。

6. 腹直肌　腹前正中线两侧的纵形隆起，肌肉发达者可见脐以上有三条横沟，即为腹直肌的腱划。

三、上肢

1. 三角肌　在肩部形成圆隆的外形，其止点在臂外侧中部呈现一小凹。

2. 肱二头肌　当屈肘握拳时，此肌收缩可明显在臂前面见到膨隆的肌腹。在肘窝中央，当屈肘时可明显摸到此肌的肌腱。

3. 肱三头肌　在臂的后面，三角肌后缘的下方可见到肱三头肌长头。

4. 肱桡肌　当握拳用力屈肘时，在肘部可见到肱桡肌的膨隆肌腹。

5. 掌长肌　当手握拳、屈腕并使外展时，在腕掌面的中份、腕横纹的上方，可明显见此肌的肌腱。

6. 桡侧腕屈肌　握拳时，在掌长肌腱的桡侧，可见此肌的肌腱。

7. 尺侧腕屈肌　用力外展手指，在腕横纹上方的尺侧，豌豆骨的上方，可见此肌的肌腱。

8. 鼻烟窝　在腕背侧面，当拇指伸直外展时，自桡侧向尺侧可见䟴长展肌、䟴短伸肌和䟴长伸肌腱。在后二肌腹之间有深的凹隆，称鼻烟窝。

9. 指伸肌腱　在手背，伸直手指，可见此肌至 2～5 指的肌腱。

四、下肢

1. 股四头肌　在大腿前方，股直肌在缝匠肌和阔筋膜张肌所组成的夹角内。股内侧肌和股外侧肌在大腿前面的下部，分别位于股直肌的内、外侧。

2. 臀大肌　在臀部形成圆隆外形。

3. 股二头肌　在腘窝的外上界，可摸到它的肌腱止于腓骨头。

4. 半腱肌、半膜肌　在腘窝的内上界，可摸到它们的肌腱止于胫骨，其中半腱肌腱较窄，位置浅表且略靠外，而半膜肌腱粗而圆钝，它位于半腱肌腱的深面和靠内。

5. 䟴长伸肌　当用力伸䟴趾时，在踝关节前方和足背可摸到此肌的肌腱。

6. 胫骨前肌　在踝关节的前方，䟴伸肌腱的内侧可摸到此肌的肌腱。

7. 趾长伸肌　当背屈时，在踝关节前方，䟴长伸肌腱的外侧可摸到此肌的肌腱。在伸趾时，在足背可清晰见到至各趾的肌腱。

8. 小腿三头肌（腓肠肌和比目鱼肌） 在小腿后面，可明显见到该肌膨隆的肌腹及跟腱。

知识链接

肌病 为肌肉的原发性结构或功能性病变，神经系统运动神经元病变及神经肌肉接头处病变所致的继发性肌无力都包括在内。临床上大致分为遗传性肌病和医学获得性肌病两大类。

肌力 是指随意运动时肌肉收缩的力量。常采用 0～5 级的六级分法记录：0 级，肌完全瘫痪，测不到肌肉收缩；1 级，可见肌收缩而无肢体活动；2 级，肌收缩时，肢体可做水平移动，但不能抵抗自身重力，即不能离开床面；3 级，肌收缩时，肢体能抬离床面，但不能抵抗阻力；4 级，肌收缩时，肢体能抵抗一定的阻力而运动；5 级，正常肌力。肌力减退称瘫痪，表现为运动障碍。肌力的记录有助于对肌的功能做出一个正确的评估。

（彭湃）

内 脏 学

概述

内脏（viscera）包括消化、呼吸、泌尿、生殖四个系统。研究内脏各器官的位置、形态和结构的科学，称内脏学（splanchnology）。内脏各系统器官大部分位于胸腔、腹腔和盆腔内，并借孔道直接或间接与外界相通。内脏器官的主要功能是新陈代谢和繁衍后代。消化系统主要是消化食物，吸收营养物质，并将食物的残渣形成粪便排出体外；呼吸系统是从空气中摄取氧气并将机体产生的二氧化碳排出体外；泌尿系统是将机体在新陈代谢过程中产生的代谢产物，如尿酸、尿素、多余的水和盐等，形成尿液排出体外；生殖系统能产生生殖细胞和分泌性激素，繁衍后代。

内脏的一般结构

内脏器官各有其特征，从基本构造上可分为实质性器官和中空性器官两大类。

（一）实质性器官

实质性器官内部无特定的空腔，多属腺组织，表面覆以结缔组织被膜或浆膜，如肝、胰、肾等。实质性器官的神经、血管、淋巴管和导管在出入处常有一凹陷，称为该器官的门，如肝门、肾门等。

（二）中空性器官

中空性器官呈管状或囊状，内部均有空腔，如胃、肠、气管、膀胱、子宫等。其管壁由数层组织构成，消化管壁由内向外依次为：黏膜、黏膜下层、肌层和外膜层 4 层。

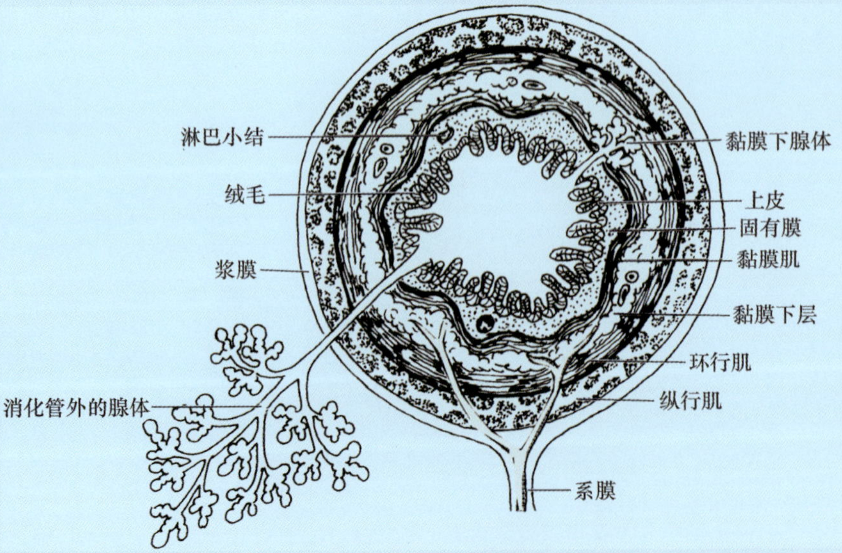

消化管壁一般结构模式图

胸腹部标志线和腹部分区

内脏大部分器官位于胸腔、腹腔和盆腔内，其位置相对较固定，而掌握内脏器官的正常位置，对于临床检查诊断有重要意义。为了便于描述各器官的位置和体表投影，通常在胸、腹部体表确定一些标志线和划分一些区域。

（一）胸部标志线

1. 前正中线　沿身体前面正中所做的垂直线。
2. 胸骨线　沿胸骨最宽处的外侧缘所做的垂直线。
3. 锁骨中线　经锁骨中点向下所做的垂直线。
4. 胸骨旁线　经胸骨线与锁骨中线之间连线的中点所做的垂直线。
5. 腋前线　沿腋前襞向下所做的垂直线。
6. 腋后线　沿腋后襞向下所做的垂直线。
7. 腋中线　沿腋前、后线之间连线的中点所做的垂直线。
8. 肩胛线　经肩胛下角所做的垂直线。

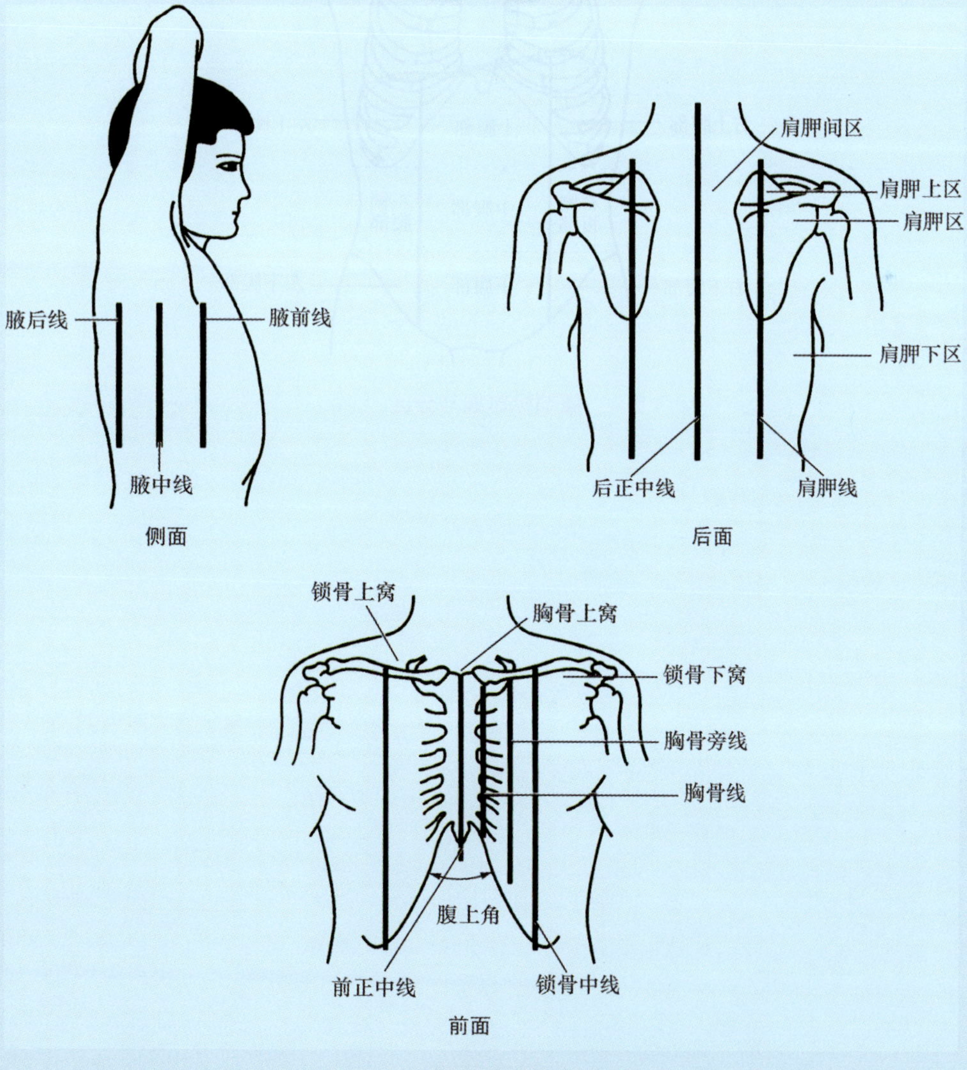

胸部标志线

9. 后正中线　沿身体后面正中所做的垂直线。

（二）腹部分区

1. 九分法　为了便于描述腹腔器官的位置，临床上通常采用两条横线和两条垂线将腹部分成三部、九区。上横线是通过两侧肋弓最低点（或第 10 肋最低点）之间的连线；下横线是通过两侧髂结节之间的连线（向后约平对第 5 腰椎体）；两条垂线为通过两侧腹股沟韧带中点的垂直线。两条横线将腹部分成上腹部、中腹部和下腹部三部，两条垂线又将上腹部、中腹部和下腹部分为九区，即上腹部的腹上区和左、右季肋区，中腹部的脐区和左、右腹外侧区（腰区），下腹部的腹下区（耻区）和左、右腹股沟区（髂区）。

2. 四分法　通过脐做一水平线和垂直线，将腹部分为左上腹、右上腹、左下腹和右下腹四区。

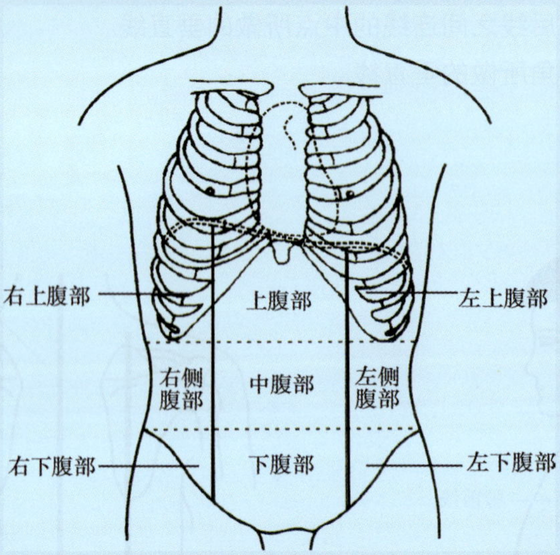

腹部标志线与分区

第四章　消化系统

学习目标

1．掌握：消化系统的组成；大唾液腺的位置和开口部位；咽的位置和分部；食管的位置、分部及狭窄部位；胃的位置、形态及分部；十二指肠的分部及各部的结构，空、回肠的区别；阑尾的位置及其根部的体表投影、回盲瓣的形态及作用；直肠、肛管的位置、形态和结构；肝的位置、形态；胆囊的位置、形态；肝外胆道的组成。

2．熟悉：口腔的组成和分部；舌的形态、舌黏膜的结构特点，颏舌肌的起止和作用；牙的形态、分类和排列方式；大肠的分部，盲肠和结肠的形态特点；肝的体表投影；胆囊底的体表投影；胰的形态、位置和胰管的开口部位。

消化系统（alimentary system）（图 4-1）由消化管和消化腺两部分组成。消化管（alimentary canal）是指从口腔至肛门形态不同的管道，由口腔、咽、食管、胃、小肠（十二指肠、空肠和回肠）和大肠（盲肠、阑尾、结肠、直肠和肛管）组成。临床上通常将口腔至十二指肠以上的消化管称为上消化道；空肠及其以下的消化管称为下消化道。消化腺（alimentary gland）根据大小和位置不同，可分为大消化腺和小消化腺两种。大消化腺位于消化管外，为独立的器官，分泌的消化液经导管排入消化管腔内，包括唾液腺、肝和胰；小消化腺分布在消化管壁内，位于黏膜层或黏膜下层，包括唇腺、颊腺、胃腺和肠腺等。

消化系统的主要功能是消化食物，吸收营养物质，排出食物残渣形成的粪便。

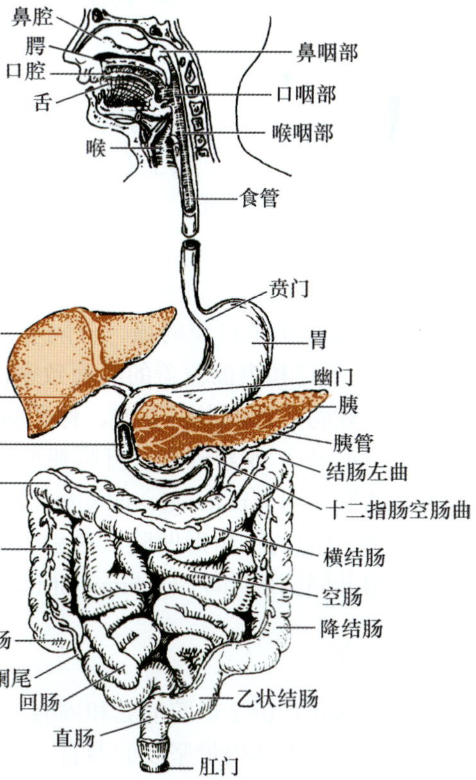

图 4-1　消化系统示意图

第一节 口 腔

口腔（oral cavity）是消化管的起始部，向前经口裂与外界相通，向后经咽峡与咽相通，其前壁为上、下唇，侧壁为颊，上壁为腭，下壁为口腔底（图 4-2）。口腔以上、下牙弓和牙龈为界，分为前外侧部的口腔前庭和后内侧部的固有口腔两部分。口腔前庭（oral vestibule）位于上、下唇，颊和上、下牙弓之间，空隙狭窄；固有口腔（oral cavity proper）位于上、下牙弓与咽峡之间。当上、下牙咬合时，口腔前庭可经第 3 磨牙后方的间隙与固有口腔相通。临床上当病人牙关紧闭时，可借此间隙插管注入营养物质。

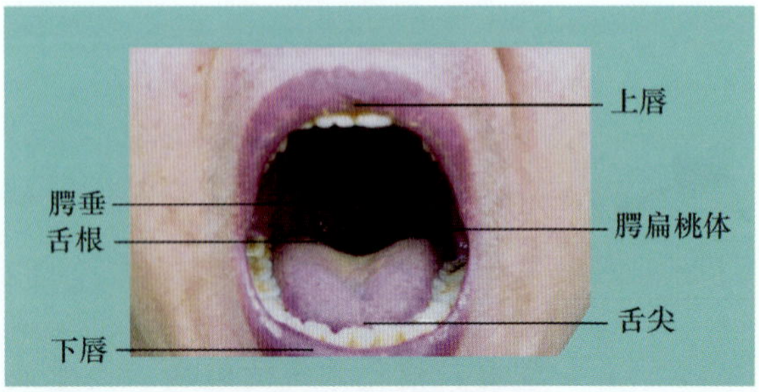

图 4-2 口腔及咽峡

一、口唇

口唇（oral lips）分为上唇和下唇，两者之间的裂隙称口裂，两端的结合处称口角。在上唇外面正中线上有一纵沟，称为人中（philtrum），其中、上 1/3 处为人中穴，昏迷病人急救时常用于针刺或指压。上唇的两侧与颊部交界处呈弧形的浅沟称鼻唇沟（nasolabial sulcus）。口唇由皮肤、皮下组织、口轮匝肌和黏膜构成，其游离缘是皮肤与黏膜的移行部称为唇红，其内含丰富的毛细血管，色泽红润。当缺氧时呈绛紫色，临床上称为发绀。

二、颊

颊（cheek）是口腔的两侧壁，由颊黏膜、颊肌和皮肤构成。在上颌第 2 磨牙牙冠相对的颊黏膜处有腮腺管乳头，其上有腮腺管的开口。小儿麻疹早期，此区黏膜上出现灰白色的麻疹黏膜斑，是麻疹特有的体征。

三、腭

腭（palate）是口腔的顶，分隔鼻腔与口腔，分为前 2/3 的硬腭和后 1/3 的软腭。硬腭（hard palate）由骨腭和表面覆盖的厚而致密的黏膜构成；软腭（soft palate）主要由骨骼肌、肌腱和黏膜构成。软腭后部斜向后下方，称腭帆（velum palatinum），其后缘游离，正中部向下方的突起，称腭垂（uvula）或悬雍垂。自腭帆的两侧有前后两对弓形的黏膜皱襞，前方的一对连于舌根的外侧称为腭舌弓（palatoglossal arch）；后方的一对向下延至咽侧壁称为腭咽弓（palatopharyngeal arch）。两弓间的三角形凹陷区称扁桃体窝，内容纳腭扁桃体。腭垂、腭帆游离缘、两侧的腭舌弓和舌根共同围成咽峡（isthmus of fauces），是口腔和咽的分界（图 4-2）。

四、牙

牙（teeth）位于口腔前庭和固有口腔之间，镶嵌于上、颌骨的牙槽内，分别排列成上牙弓和下牙弓。牙是人体内最坚硬的器官，有咀嚼食物和辅助发音等功能。

（一）牙的形态和构造

牙的形态和大小各不相同，按形态均可分为牙冠、牙颈和牙根 3 部分（图 4-3）。牙冠（crown of teeth）暴露于口腔内，色白而有光泽；牙根（root of teeth）是嵌于牙槽内的部分；牙颈（neck of teeth）是牙冠与牙根之间的部分，被牙龈所包绕。牙内的空腔称牙腔（dental cavity）或髓腔（pulp cavity），内容纳牙髓，包括牙冠腔和牙根管。牙冠腔（pulp chamber）为牙冠内部的腔隙，牙根管（root canal）为牙根内的细管。牙根管开口于牙根尖端的根尖孔，牙的血管和神经由根尖孔进入牙根管和牙冠腔。

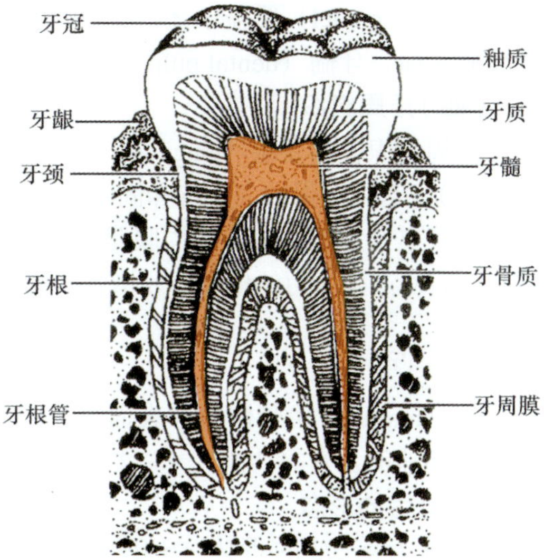

图 4-3 牙的构造

（二）牙的种类和排列

人的一生中，先后有乳牙和恒牙两套牙。乳牙（deciduous teeth）一般在出生后 6 个月开始萌出，3 岁左右出齐，共 20 个。6 岁左右乳牙开始脱落，更换成恒牙（permanent teeth）。恒牙中第 1 磨牙首先长出，大部分约在 14 岁左右出齐。惟有第 3 磨牙萌出较晚，称为迟牙或智牙，约 30 %终生不萌出。因此，成人恒牙有 28 ~ 32 个。

根据牙的形状和功能，乳牙和恒牙均可分为切牙、尖牙和磨牙 3 种，恒牙又有磨牙和前磨牙之分。切牙用以咬切食物，尖牙用以撕裂食物，磨牙和前磨牙具有研磨和粉碎食物的功能。

乳牙和恒牙的名称及排列顺序如图（4-4，5）所示。临床上为了记录牙的位置，常以被检查的方位为准，用“+”记号划分为上、下颌及左、右 4 个区，用罗马数字Ⅰ ~ Ⅴ表示乳牙，用阿拉伯数字 1 ~ 8 表示恒牙。如|Ⅴ表示左上颌第 2 乳磨牙，5| 表示右下颌第 2 前磨牙。

（三）牙组织

牙由牙质、釉质、牙骨质和牙髓组成（图 4-3）。牙质（dentine）构成牙的大部分，呈淡黄

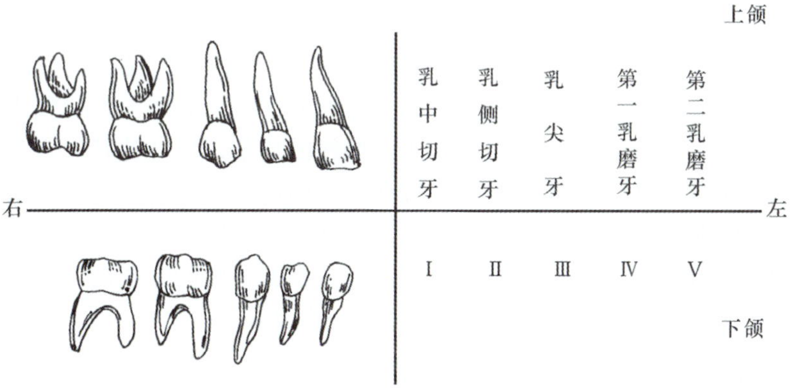

图 4-4 乳牙的名称及符号

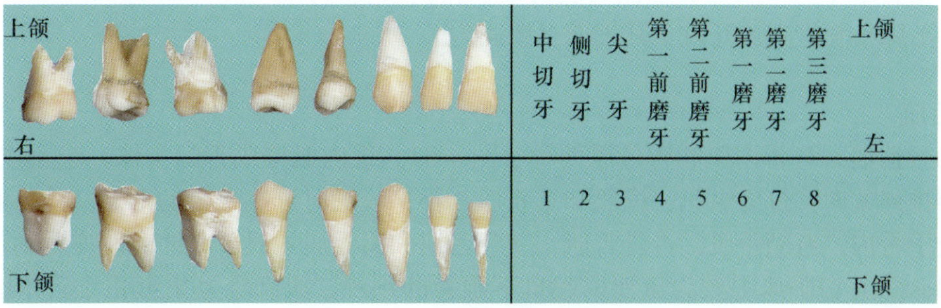

图 4-5 恒牙的名称及符号

色；釉质（enamel）覆盖于牙冠部的牙质表面，呈半透明状；牙骨质（cement）包在牙颈和牙根的牙质表面；牙髓（dental pulp）位于牙腔内，由神经、血管和结缔组织共同构成。

（四）牙周组织

牙周组织包括牙龈（gingiva）、牙周膜（peridental membrane）、牙槽骨（alveolar bone）三部分（图 4-3），对牙有保护、支持和固定作用。牙龈紧贴于牙颈及邻近的牙槽骨上，是口腔黏膜的一部分，血管丰富呈淡红色。牙周膜是介于牙根与牙槽骨之间的致密结缔组织膜，具有固定牙龈和缓解咀嚼时所产生压力的作用。牙槽骨的骨壁为多孔的骨板，对牙周膜的纤维有附着固定作用。

五、舌

舌（tongue）由骨骼肌和表面覆盖的黏膜构成，位于口腔底。具有协助咀嚼和吞咽食物、感受味觉和辅助发音等功能。

（一）舌的形态

舌分为前 2/3 的舌体（body of tongue）和后 1/3 的舌根（root of tongue），舌体的前端称舌尖（apex of tongue）。舌有上、下两面，上面称舌背。在舌背，舌体和舌根之间以向前开放的“V”字形的界沟（terminal sulcus）为界，界沟的尖端处为舌盲孔，是胚胎时期甲状舌管的遗迹（图 4-6）。下面为舌下面，上、下面相移行的两侧缘为舌侧缘。

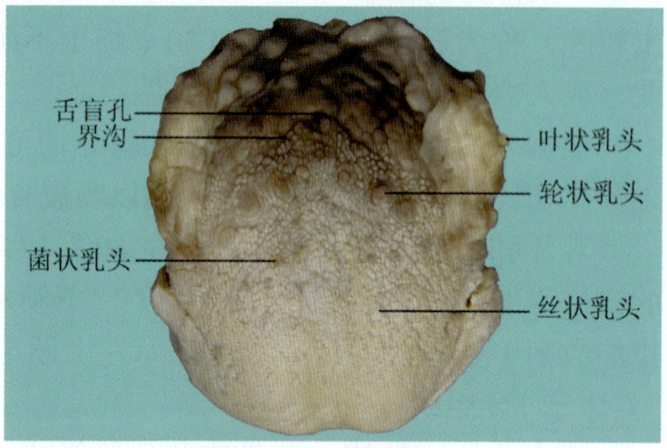

图 4-6 舌的背面

（二）舌黏膜

舌黏膜被覆于舌表面，在舌根部向两侧返折至咽侧壁及腭扁桃体，向后与会厌黏膜相接。舌背的黏膜呈淡红色，表面有许多小突起，称舌乳头（papillae of tongue）。舌乳头根据形态与功能的不同，一般分为 4 种。丝状乳头（filiform papillae）数量最多，体积最小，呈白色，遍布舌背前 2/3；菌状乳头（fungiform papillae）数量最少，呈红色小点状，散在于丝状乳头之间，多见于舌尖和舌侧缘；叶状乳头（foliate papillae）分布于舌侧缘的后部，呈叶片状，人类不发达；轮廓乳头（vallate papillae）有 7 ~ 11 个，体积最大，排在界沟的前方。菌状乳头、叶状乳头、轮廓乳头及软腭、会厌等处的黏膜上皮中含有味觉感受器，称味蕾，有感受酸、甜、苦、辣、咸等味觉刺激的功能。而丝状乳头中无味蕾，具有一般感觉。在舌根部背面的黏膜内，有许多由淋巴组织聚集成的大小不等的突起，称舌扁桃体（lingual tonsil）（图 4-6）。

在舌下面，黏膜返折至口腔底，延续为下颌牙槽突内面的牙龈黏膜。舌下面的黏膜薄而光滑，在其正中线上形成一条连于口腔底的黏膜皱襞，称舌系带（frenulum of tongue），其根部的两侧的一对小圆形黏膜隆起，称舌下阜（sublingual caruncle），其上有下颌下腺管和舌下腺大腺管的开口。由舌下阜向口腔底后外侧延续的带状黏膜皱襞称舌下襞（sublingual fold），其深面有舌下腺，舌下腺小腺管直接开口于其表面（图 4-7）。

（三）舌肌

舌肌为骨骼肌，分舌内肌和舌外肌两种（图 4-8）。舌内肌构成舌的主体，起止点均在舌内，根据肌纤维排列方向，分为纵肌、横肌和垂直肌 3 种，收缩时可改变舌的形态。舌外肌起于舌周围各骨，止于舌内，有颏舌肌、舌骨舌肌、茎突舌肌和腭舌肌 4 对，收缩时改变舌的位置。颏舌肌（genioglossus）在临床上较为重要，起自下颌骨的颏棘，肌纤维呈扇形止于舌中线两侧。两侧颏舌肌同时收缩，拉舌伸向前下方，即伸舌；一侧收缩可使舌尖伸向对侧。当一侧颏舌肌瘫

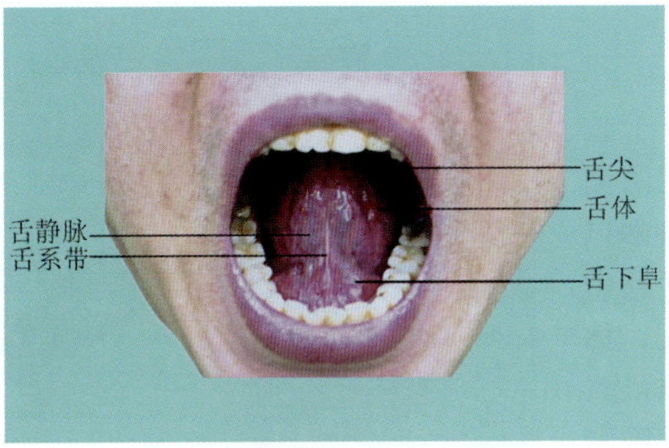

图 4-7　舌的下面

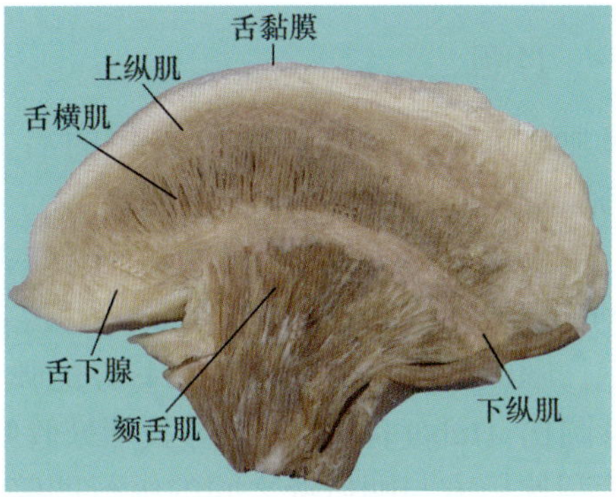

图 4-8　舌（矢状面）

痪，伸舌时舌尖偏向瘫痪侧。

六、唾液腺

唾液腺（salivary gland）位于口腔周围，根据位置和大小分为大唾液腺和小唾液腺。大唾液腺有 3 对，即腮腺、下颌下腺和舌下腺（图 4-9）；小唾液腺位于口腔各部的黏膜内，如唇腺、颊腺和舌腺等。唾液腺分泌唾液。

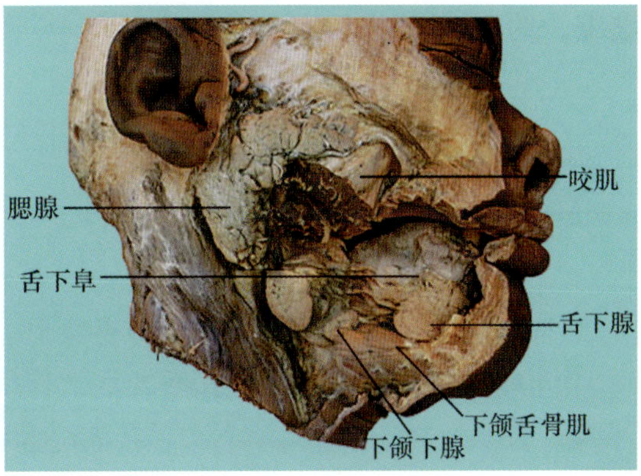

图 4-9　大唾液腺

（一）腮腺

腮腺（parotid gland）形状不规则，位于耳郭的前下方，上达颧弓，下至下颌角。腮腺管（parotid duct）自腮腺的前缘发出，在颧弓下方一横指处向前越过咬肌表面，至咬肌前缘弯向内侧，穿颊肌开口于上颌第 2 磨牙牙冠相对的颊黏膜上。

（二）下颌下腺

下颌下腺（submandibular gland）呈卵圆形，位于下颌骨下缘与二腹肌前、后腹围成的下颌下三角内，其腺管自腺的内侧面发出，开口于舌下阜。

（三）舌下腺

舌下腺（sublingual gland）呈扁长圆形，位于口腔底舌下襞的深面。其腺管分大、小两种，1 条大腺管与下颌下腺管共同开口于舌下阜，约 10 条小腺管开口于舌下襞表面。

第二节　咽

咽（pharynx）位于第 1～6 颈椎前方，上宽下窄，呈前后略扁的漏斗形肌性管道，长约 12cm。咽上端起于颅底，下端至第 6 颈椎体下缘与食管相续。咽的前壁不完整，自上而下分别与鼻腔、口腔和喉腔相通；后壁平坦，借疏松结缔组织连于颈前筋膜；咽的两侧壁与颈部大血管和甲状腺侧叶等相邻。咽是消化道与呼吸道的共同通道。咽以软腭下缘和会厌上缘为界，分为鼻咽、口咽和喉咽 3 部分（图 4-10）。

一、鼻咽

鼻咽（nasopharynx）位于鼻腔的后方，介于软腭与颅底之间，向前经鼻后孔通鼻腔。在鼻咽两侧壁上，下鼻甲的后方约 1.0cm 处，各有一咽鼓管咽口（pharyngeal opening of auditory tube），经咽鼓管通中耳鼓室。咽鼓管咽口的前、上和后方的弧形隆起，称咽鼓管圆枕（tubal torus），是寻找咽鼓管咽口的标志。咽鼓管圆枕后方与咽后壁之间的纵行凹陷，称咽隐窝（pharyngeal recess），是鼻咽癌的好发部位。鼻咽后壁上部的黏膜内，有丰富的淋巴组织聚集成的咽扁桃体（pharyngeal tonsil），幼儿时期较发达，6～7 岁时开始萎缩，约至 10 岁以后完全退化。

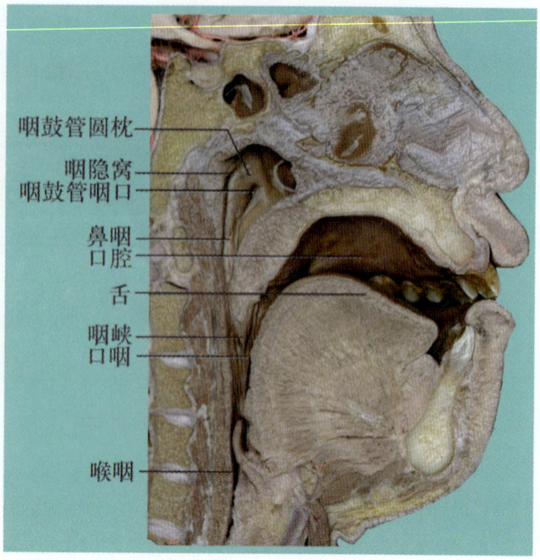

图 4-10 头颈部正中矢状切面

知识链接

咽鼓管咽口平时处于关闭状态，当吞咽或用力张口时，空气通过咽鼓管进入鼓室，以维持鼓膜两侧的气压平衡。咽部感染时，细菌可经咽鼓管蔓延至中耳，引起中耳炎。由于小儿的咽鼓管较短而宽，且略呈水平位，故儿童患急性中耳炎较成人多见。

二、口咽

口咽（oropharynx）位于软腭与会厌上缘之间，向前经咽峡通口腔，上续鼻咽部，下接喉咽部。在口咽侧壁的腭舌弓与腭咽弓之间的扁桃体窝内有腭扁桃体。腭扁桃体（palatine tonsil）由淋巴组织构成，呈椭圆形，内侧面游离朝向咽腔，表面覆以黏膜，并有许多深陷的小凹称扁桃体小窝（tonsilar fossulae），是细菌存留和感染的好发部位。腭扁桃体的外侧面及前、后面均被结缔组织形成的扁桃体囊包绕，囊与咽壁连接疏松，因此，扁桃体手术时容易剥离。

腭扁桃体、咽扁桃体、舌扁桃体共同构成咽淋巴环（lymphatics of pharynx），对消化道和呼吸道具有防御功能。

三、喉咽

喉咽（laryngopharynx）位于喉的后方，会厌上缘与第 6 颈椎体下缘之间，向下与食管相续，向前经喉口通喉腔。在喉口的两侧与甲状软骨内侧面之间，各有一深窝称梨状隐窝（piriform recess）（图 4-11），常为异物滞留部位。

四、咽肌

咽肌为骨骼肌，根据功能分为咽缩肌和咽提肌两组。当吞咽时，各咽缩肌收缩，食团下降；咽提肌收缩时，咽和喉上提，会厌封闭喉口，食团经喉口进入食管。

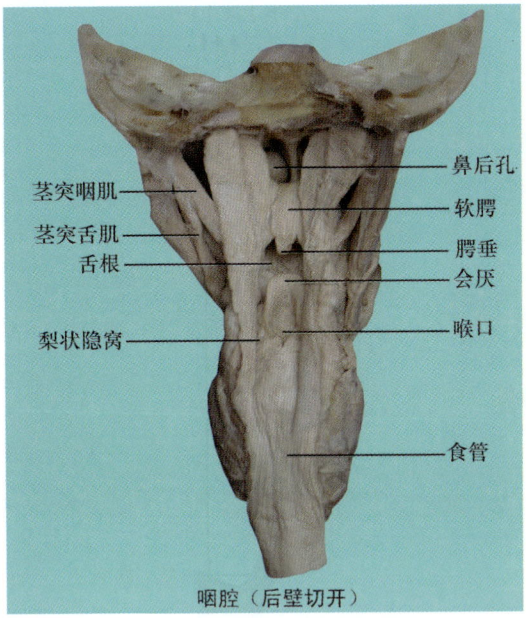

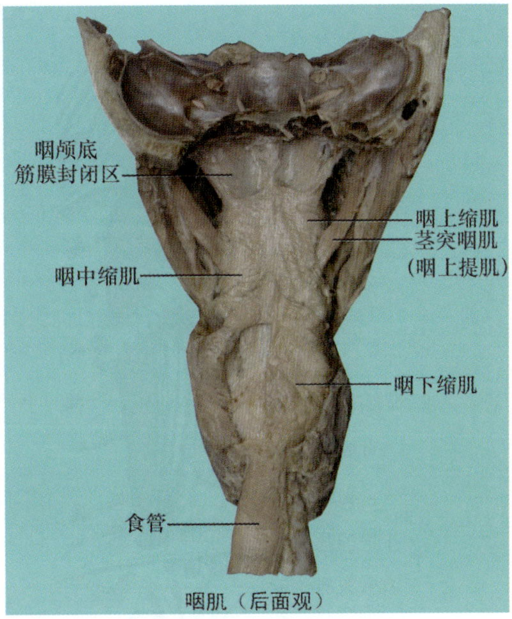

图 4-11　咽腔（后壁切开）与咽肌（后面观）

第三节　食　　管

一、食管的位置和分部

食管（esophagus）为前后略扁的肌性管道，上端在第 6 颈椎体下缘平面与咽相接，向下沿脊柱的前方下行穿膈的食管裂孔，下端约平第 11 胸椎体左侧与胃的贲门相连，全长约 25cm。根据其行程，食管可分为颈部、胸部和腹部（图 4-12）。颈部长约 5cm，自食管起始处至胸骨颈静脉切迹平面，位于气管与颈椎体之间，前方借结缔组织与气管后壁相贴；胸部长 18 ~ 20cm，自颈静脉切迹平面至膈的食管裂孔，此段行于脊柱前方、胸主动脉右侧，向下经胸主动脉前方穿食管裂孔；腹部长 1 ~ 2cm，自食管裂孔至胃的贲门，其前方邻近肝左叶。

二、食管的狭窄部

食管全长有 3 个生理性狭窄，第一狭窄位于食管的起始处，距中切牙约 15cm；第二狭窄位于左主支气管与食管交叉处，距中切牙约 25cm；第三狭窄位于食管穿食管裂孔处，距中切牙约 40cm。上述狭窄部是食管内异物易滞留、炎症和肿瘤的好发部位。

知识链接

食管癌是发生在食管上皮组织的恶性肿瘤，癌细胞浸润部位以中段最多见。食管癌的发生与亚硝胺慢性刺激、炎症与创伤，遗传因素以及饮水、粮食和蔬菜中的微量元素含量有关。

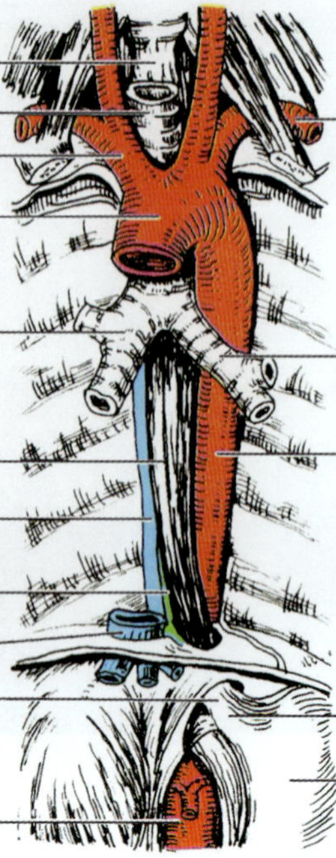

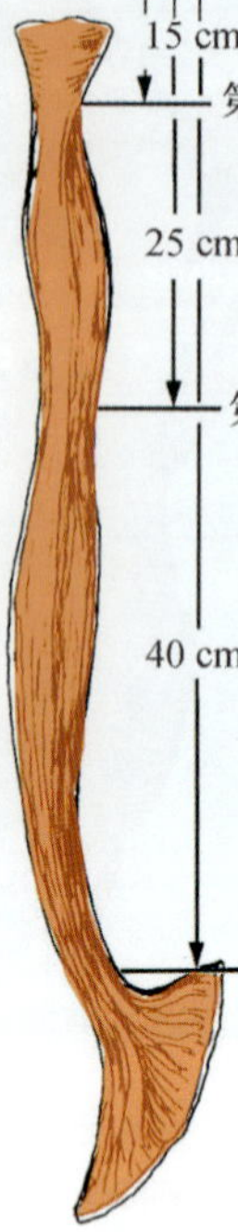

图 4-12　食管及三个狭窄

第四节　胃

胃（stomach）是消化管最膨大的部分，上接食管，下续十二指肠，具有容纳和消化食物、分泌胃液的作用，还有内分泌功能。成人胃的容量约 1500ml。

一、胃的形态和分部

胃的形态依体位、体形、年龄、性别及充盈程度等多种因素而不同。胃在完全空虚时呈管状，高度充盈是呈球囊状。

胃分前、后两壁，大、小两弯和出、入两口（图 4-13）。胃前壁朝向前上方，胃后壁朝向后下方。胃大弯（greater curvature of stomach）凸向左下方，胃小弯（lesser curvature of stomach）凹向右上方，其最低点明显转折处，称角切迹（angular incisure），是胃体部与幽门部在胃小弯的分界。胃的入口为与食管相接处，称贲门（cardia），出口称幽门（pylorus），续接十二指肠。在幽门表面有一缩窄的环形沟，幽门前静脉常横过前方，为胃手术时确认幽门的标志。

胃通常分为贲门部、胃底、胃体和幽门部 4 部分。贲门部（cardiac part）为贲门周围的部分；胃底（fundus of stomach）为贲门平面以上向左上方膨出的部分，临床上称为胃穹窿（fornix of stomach）；胃体（body of stomach）为胃底与角切迹之间的部分；幽门部（pyloric part）为角切迹至幽门之间的部分。幽门部胃大弯侧有一不太明显的中间沟将幽门部分为右侧的幽门管（pyloric canal）和左侧的幽门窦（pyloric antrum）。临床上所称的“胃窦”为幽门窦或幽门部。胃溃疡和胃癌好发于幽门窦近胃小弯处。

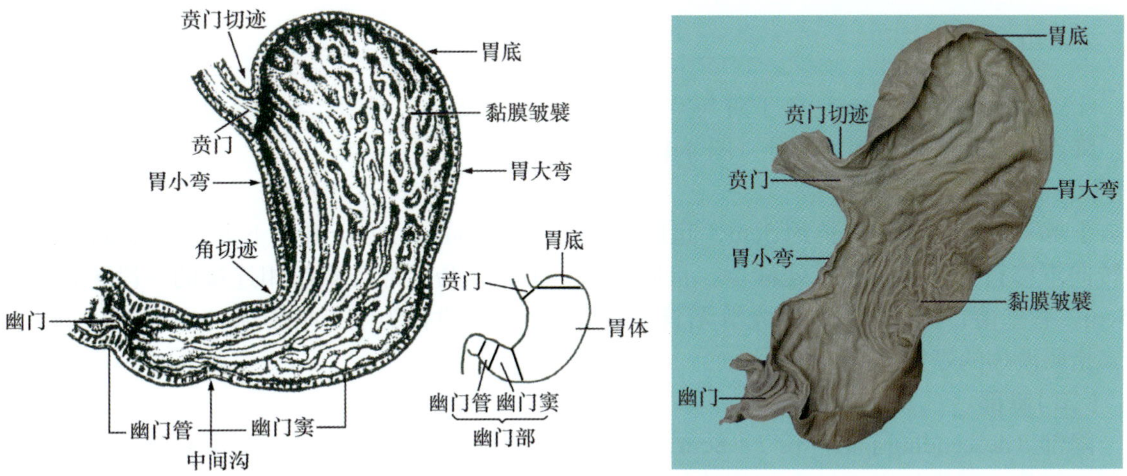

图 4-13 胃的形态、分部及黏膜

二、胃的位置

胃在中等充盈程度时，大部分位于左季肋区，小部分位于腹上区。贲门位于第 11 胸椎体左侧，幽门约在第 1 腰椎体右侧。胃前壁在右侧与肝左叶相邻，左侧与膈相邻，被左肋弓掩盖；在剑突下方，胃前壁直接与腹前壁相贴，为临床上胃的触诊部位。胃后壁与胰、横结肠、左肾、左肾上腺相邻，胃底与脾和膈相邻。

三、胃壁的结构

胃壁由黏膜、黏膜下层、肌层和外膜 4 层构成。胃空虚时，黏膜形成许多高低不平的皱襞，充盈时变平坦，在胃小弯侧有 4 ~ 5 条较恒定的纵行皱襞（图 4-13）。在食管与胃交接处的黏膜上，有一呈锯齿状的环行线，称食管胃黏膜线，是胃镜检查时鉴别病变位置的标志。幽门处的黏膜形成环形皱襞称幽门瓣（pyloric valve），突入幽门腔内，有阻止胃内容物进入十二指肠内的作用。胃的黏膜下层由疏松结缔组织构成，内含丰富的血管、淋巴管和神经丛。胃的肌层较厚，由外纵、中环和内斜 3 层平滑肌构成（图 4-14）。在幽门瓣的深面，环形肌增厚形成幽门括约肌（pyloric sphincter），有延缓胃内容物排空和防止十二指肠内容物逆流入胃的作用。胃的外膜为浆膜。

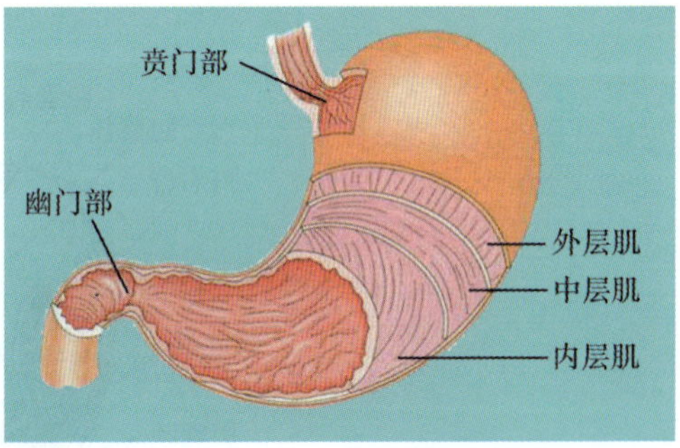

图 4-14 胃的肌层

第五节 小 肠

小肠（small intestine）是消化管最长的一段，成人长 5 ~ 7m，上起幽门、下续盲肠，可分为十二指肠、空肠和回肠 3 部分。小肠的主要功能是消化食物和吸收营养物质，并具有某些内分泌功能。

一、十二指肠

十二指肠（duodenum）介于胃与空肠之间，长约25cm，呈“C”字形包绕胰头，可分为上部、降部、水平部和升部4部分（图4-15）。

（一）上部

上部（superior part）长约5cm，起自胃的幽门，行向右后方至肝门下方、胆囊颈的后下方，急转向下移行为降部，转折处称十二指肠上曲。十二指肠上部与幽门相连接的一段肠管，长约2.5cm，管壁薄，管径大，黏膜光滑无皱襞，临床上将此段称为十二指肠球（duodenal bulb），是十二指肠溃疡的好发部位。

（二）降部

降部（descending part）长7～8cm，起自十二指肠上曲，沿第1～3腰椎和胰头的右侧垂直下行，至第3腰椎体高度转向左侧移行为水平部，转折处称十二指肠下曲。降部内面有发达的环状襞，在其后内侧壁上有一纵行皱襞，称十二指肠纵襞（longitudinal fold of duodenum），其下端的圆形隆起称十二指肠大乳头（major duodenal papilla），是肝胰壶腹的开口处，距中切牙约75cm。有时在十二指肠大乳头的上方约1～2cm处，可见十二指肠小乳头（minor duodenal papilla），是副胰管的开口处。

（三）水平部

水平部（horizontal part）又称下部，长约10cm，起自十二指肠下曲，在第3腰椎水平向左横过下腔静脉和腹主动脉的前面，移行为升部。肠系膜上动、静脉紧贴水平部前面下行，在某些情况下，可压迫此部引起十二指肠梗阻。

（四）升部

升部（ascending part）长2~3cm，自第3腰椎左侧斜向左上至第2腰椎体左侧转向前下方，

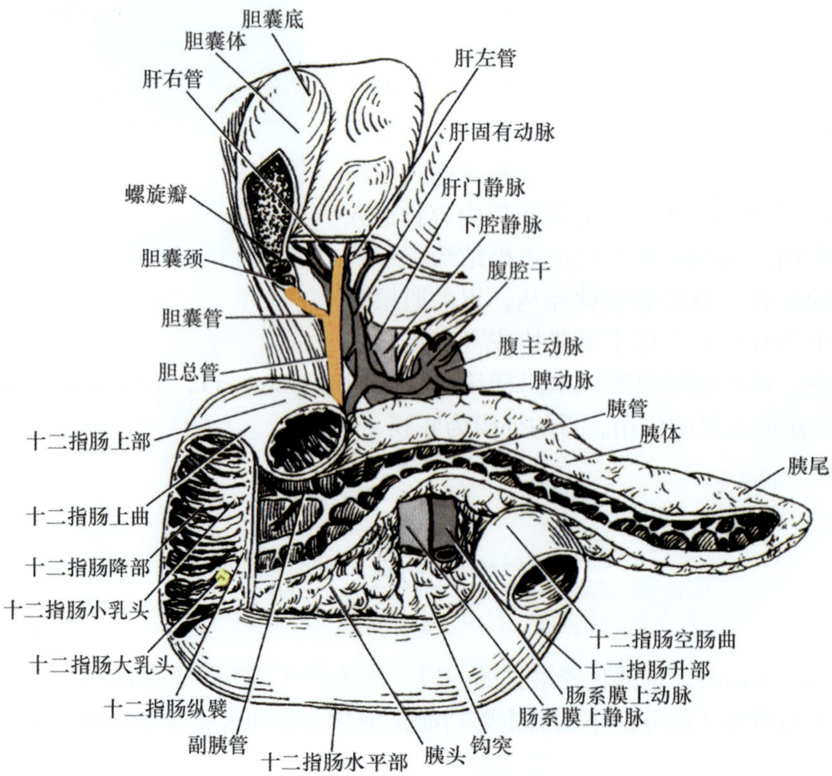

图4-15　十二指肠和胰

移行为空肠，转折处形成的弯曲称为十二指肠空肠曲（duodenojejunal flexure）。十二指肠空肠曲的上后壁被由肌纤维和结缔组织构成的十二指肠悬肌固定于右膈脚上。十二指肠悬肌和包绕于其下段表面的腹膜皱襞共同构成十二指肠悬韧带（suspensory ligament of duodenum），临床上又称 Treitz 韧带（ligament of Treitz），是腹部外科手术中确认空肠起始部的重要标志。

二、空肠和回肠

空肠（jejunum）起自十二指肠空肠曲，占空、回肠全长近侧的 2/5。回肠（ileum）在右髂窝与盲肠相接，占空、回肠全长远侧的 3/5。两者均由肠系膜连于腹后壁，有较大的活动性。空肠和回肠的结构不完全一致，两者之间无明显的界线（图 4-16）。

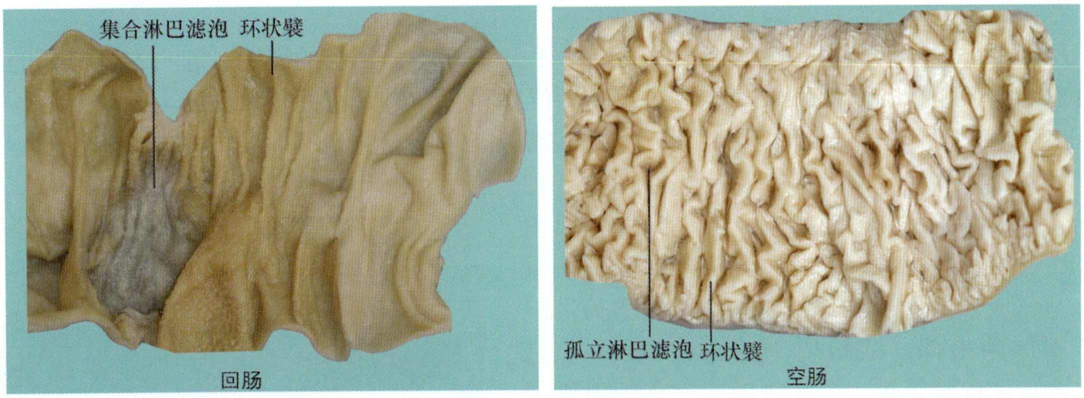

图 4-16　空、回肠比较

空肠常位于左腰区和脐区；回肠常位于脐区、右腹股沟区和盆腔内。从外形上，空肠管径较粗，管壁较厚，血管较多，呈粉红色，肠系膜内动脉弓级数较少，仅 1～2 级，直血管较长；而回肠管径较细，管壁较薄，血管较少，呈粉灰色，肠系膜内动脉弓级数较多，可达 4～5 级，直血管较短。

空、回肠的黏膜形成环状襞，其表面有密集的绒毛。空肠的环状襞高而密，绒毛较多；回肠的环状襞低而疏，绒毛较少。空肠有散在的孤立淋巴滤泡（solitary lymphatic follicles）；回肠除有孤立淋巴滤泡外，还有集合淋巴滤泡（aggregated lympliatic follicles）。

空、回肠的比较见表 4-1。

表 4-1　空、回肠比较

项　目	空　肠	回　肠
位　置	左腰区和脐区	脐区、右腹股沟区和盆腔内
长　度	占空、回肠近侧的 2/5	占空、回肠远侧的 3/5
管　径	较粗	较细
管　壁	较厚	较薄
管壁血管	较多	较少
颜　色	呈粉红色	呈粉灰色
肠系膜内动脉弓	仅 1～2 级	可达 4～5 级
环状皱襞	高而密	低而疏
淋巴滤泡	孤立淋巴滤泡	孤立淋巴滤泡和集合淋巴滤泡

知识链接

在回肠末端距回盲瓣0.3～1m的范围内的肠壁上，约2%的成人，形成向外突出长2～5cm的囊状突起，称Meckel憩室，是胚胎时期卵黄囊管未完全消失所致。Meckel憩室易发炎或合并溃疡穿孔，因位置靠近阑尾，故症状与阑尾炎相似。

第六节　大　　肠

大肠（large intestine）是消化管的下段，全程围绕于空、回肠的周围，起自右髂窝处的回肠末端，终止于肛门，全长约1.5m。根据大肠的位置和特点，大肠可分为盲肠、阑尾、结肠、直肠和肛管5部分，其主要功能是吸收水分，分泌黏液，并将食物残渣形成粪便排出体外。

除直肠、肛管和阑尾外，盲肠与结肠有3种特征性结构，即结肠带、结肠袋和肠脂垂（图4-17）。结肠带（colic band）由肠壁的纵行平滑肌增厚形成，沿大肠的纵轴排列，3条结肠带汇集于阑尾的根部；结肠袋（haustra of colon）是由于结肠带较肠管短，使肠管形成许多的由横沟隔开并向外膨出的囊袋状突起；肠脂垂（epiploic appendices）是沿结肠带两侧分布的许多小突起，由浆膜及其包含的脂肪组织构成。以上3种特征性结构是鉴别大肠与小肠的标志。

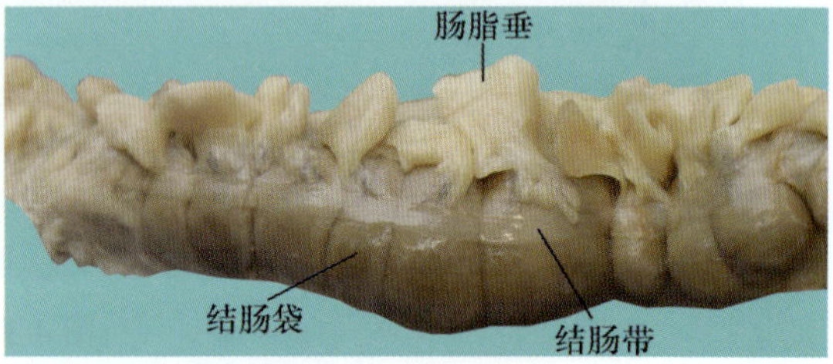

图4-17　结肠的特征

一、盲肠

盲肠（caecum）是大肠的起始部，位于右髂窝，长约6～8cm，上接升结肠，下端为盲端，左侧与回肠末端相接。回肠的末端突入盲肠，肠壁内的环形肌和黏膜形成上、下两片半月形的皱襞，称回盲瓣（ileocecal valve），可阻止小肠内容物过快地进入盲肠，又可防止盲肠内容物逆流入小肠。在回盲瓣的下方约2cm处，有阑尾的开口（图4-18）。

二、阑尾

阑尾（vermiform appendix）为一条细管状器官，自盲肠下端向外下延伸，形似蚯蚓，末端游离，一般长6～8cm。其根部较固定，连于盲肠后内侧壁（图4-21）。

阑尾位于右髂窝内，位置变化较大，有盲肠下位、盲肠后位、回肠前位、回肠后位和盆位。根据国人统计资料显示，以盲肠后位和回肠前位多见。阑尾位置变化较多，手术中有时寻找困难，3条结肠带汇集于阑尾根部，故沿结肠带向下追踪是寻找阑尾的可靠方法。

阑尾根部的体表投影，通常位于脐与右髂前上棘连线的中、外1/3交点处，此处称McBurney点，急性阑尾炎时，该处压痛明显，具有一定的诊断价值。

三、结肠

结肠（colon）介于盲肠与直肠之间，包绕在空、回肠周围，可分为升结肠、横结肠、降结肠和乙状结肠4部分（图4-19）。

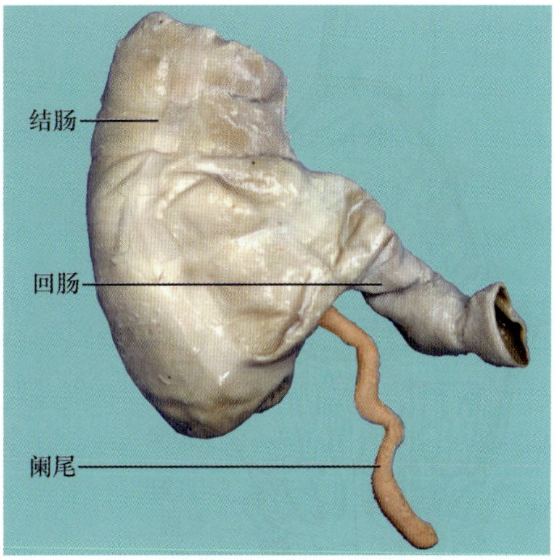

图 4-18　盲肠和阑尾

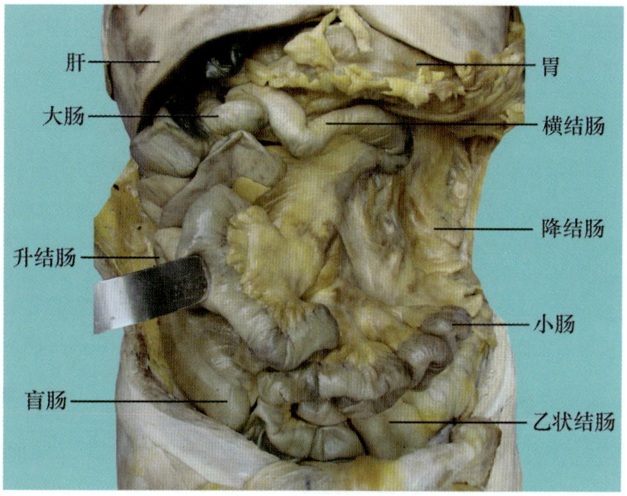

图 4-19　小肠与大肠

（一）升结肠

升结肠（ascending colon）长 15～17cm，在右髂窝起于盲肠，沿右侧腹后壁上升至肝右叶下方，转向左前下方移行为横结肠，转折处形成结肠右曲（right colic flexure）或称肝曲（hepatic flexure）。

（二）横结肠

横结肠（transverse colon）长约 50cm，自结肠右曲向左横行，至脾的下方折向下行，移行为降结肠，转折处形成结肠左曲（left colic flexure）或称脾曲（splenic flexure）。横结肠借横结肠系膜连于腹后壁，活动度较大，常下垂成弓形。

（三）降结肠

降结肠（descending colon）长约 25cm，起自结肠左曲，沿左腹外侧区下降，至左髂嵴处移行为乙状结肠。

（四）乙状结肠

乙状结肠（sigmoid colon）长约 40cm，于左髂嵴处起自降结肠，呈“乙”字形弯曲，沿左髂窝转入盆腔内，至第 3 骶椎高度移行为直肠。乙状结肠借乙状结肠系膜连于盆腔左后壁，活动度较大，系膜较长，可造成乙状结肠扭转。乙状结肠也是憩室和肿瘤等疾病的好发部位。

四、直肠

直肠（rectum）位于小骨盆腔下份的后部，长 10～14cm，在第 3 骶椎前方续于乙状结肠，向下沿骶、尾骨的前方下行，穿盆膈移行为肛管。直肠在矢状面上有两个弯曲，即骶曲和会阴曲（图 4-20）。骶曲（sacral flexure）凸向后，与骶骨前面曲度一致；会阴曲（perineal flexure）凸向前，自尾骨尖前方转向后下方。临床上做直肠镜或乙状结肠镜检查时，应注意其弯曲，以免损伤肠壁。

直肠上端与乙状结肠交接处的管径较细，向下肠腔显著扩大，至直肠下段肠腔膨大，称直肠壶腹（ampulla of rectum）（图 4-21）。直肠内面有 3 个由黏膜和环形肌构成的直肠横襞，又称（Houston）瓣。中间的直肠横襞大而明显，位置较恒定，位于直肠的右前壁，距肛门约 7cm，常作为直肠镜检查的定位标志。

五、肛管

肛管（anal canal）是盆膈以下的消化管，上接直肠、下至肛门，长 3～4cm（图 4-24）。肛

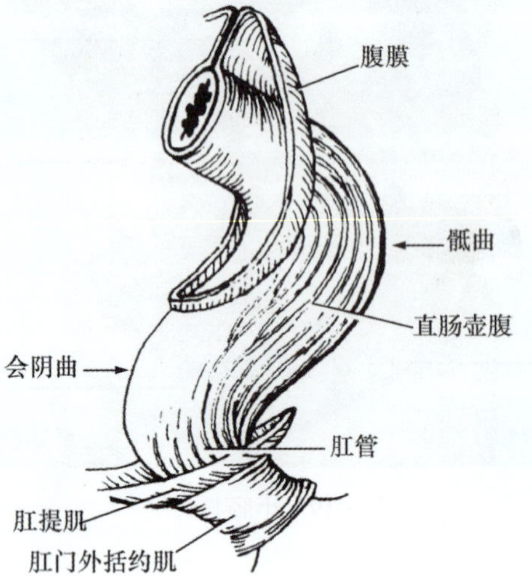

图 4-20　直肠与肛管

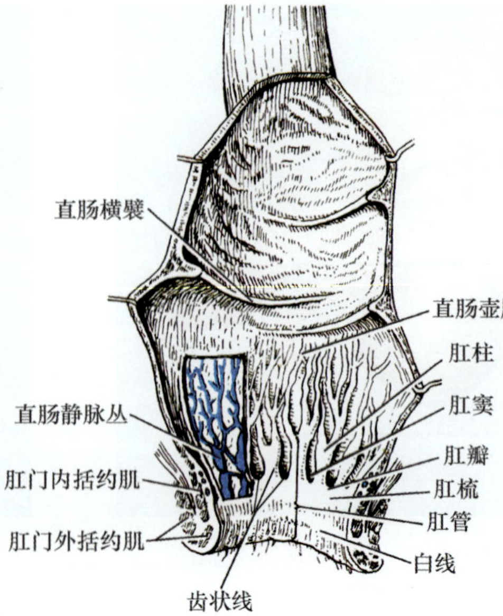

图 4-21　直肠与肛管内面观

管内有 6～10 条纵行的黏膜皱襞，称肛柱（anal columns），其内有纵行肌和血管。相邻肛柱的下端之间有半月形的黏膜皱襞相连，称肛瓣（anal valves）。肛瓣与相邻肛柱下端形成开口向上的隐窝称肛窦（anal sinuses）。窦内常有粪屑积存，易诱发感染而引起肛窦炎，严重者可形成肛门周围脓肿或肛瘘。

肛柱的下端与肛瓣的边缘连成的锯齿状环形线，称齿状线（dentate line）或肛皮线（anocutaneous line），是黏膜与皮肤的分界线，此线以上为黏膜，以下为皮肤。在齿状线下方有一宽约 1cm 环状光滑区，称肛梳（anal pecten）或痔环（haemorrhoidal ring），深面有静脉丛，呈浅蓝色。肛梳下缘有一不明显的环形线，称白线（white line）或 Hilton 线，此处相当于肛门内、外括约肌的分界处，肛门指诊时可触及此处，为一环形浅沟。肛门（anus）为肛管的出口，周围含有色素，呈暗褐色，并有汗腺和皮脂腺。

在肛柱的黏膜下层和肛梳的皮下组织中含丰富的静脉丛，有时可因某种病理因素形成静脉曲张，而向腔内突起形成痔。发生在齿状线以上的称内痔，发生在齿状线以下的称外痔，若跨越于齿状线上、下的称混合痔。

肛管周围有肛门内、外括约肌环绕（图 4-21）。肛门内括约肌（sphincter ani internus）为平滑肌，由肠壁环形肌增厚形成，有协助排便的作用；肛门外括约肌（sphincter ani externus）为骨骼肌，围绕在肛门内括约肌的外下方，可括约肛门，控制排便。手术时，应避免损伤，以免造成排便失禁。

第七节　肝

肝（liver）是人体最大的消化腺，呈红褐色，质软而脆，具有分泌胆汁、参与代谢、贮存糖原、解毒、吞噬防御等重要功能，胚胎时期还有造血功能。我国成年人肝的重量，男性为 1154～1447g，女性为 1029～1379g，占体重的 1/50～1/40。肝的长（左右径）× 宽（上下径）× 厚（前后径）约为 258mm × 152mm × 58mm。

一、肝的外形

肝呈不规则的楔形，可分上、下两面，前、后、左、右四缘。肝的上面隆凸，与膈相邻，又称膈面（diaphragmatic surface），借呈矢状位的镰状韧带（falciform ligament）分为肝左叶（left lobe of liver）、肝右叶（right lobe of liver）（图 4-22）。膈面的后部没有腹膜覆盖的部分称为裸区（bare area）。

肝的下面凹凸不平，朝向下后方，与腹腔的器官相邻，又称脏面（visceral surface）。脏面中部有略呈“H”形的 3 条沟，即左、右纵沟和横沟（图 4-26）。右纵沟的前部为胆囊窝（fossa for gall bladder）容纳胆囊；右纵沟的后部为腔静脉沟（sulcus for vena cava）有下腔静脉通过。左纵沟的前部为肝圆韧带（ligament teres hepatis），由胚胎时期的脐静脉闭锁而成；左纵沟的后部为静脉韧带（ligamentum venosum），由胚胎时期的静脉导管闭锁而成。横沟称肝门（porta hepatis），有肝固有动脉左、右支，肝左、右管，肝门静脉左、右支及肝的淋巴管和神经等出入，出入肝门的这些结构被结缔组织包绕形成肝蒂，行于肝十二指肠韧带内。肝的脏面被上述 3 条沟分为 4 叶，肝右叶、肝左叶、方叶（quadrate lobe）和尾状叶（caudate lobe）。

肝的前缘，又称下缘，是肝的脏面与膈面的分界，薄而锐利。在前缘胆囊窝处和肝圆韧带通过处，分别有胆囊切迹和肝圆韧带切迹（或脐切迹）。肝的后缘圆钝，朝向脊柱，在腔静脉沟的上部，有肝左、中、右静脉出肝注入下腔静脉，此处称为第二肝门（secondary porta of liver）。肝的左缘薄而锐利，右缘圆钝。

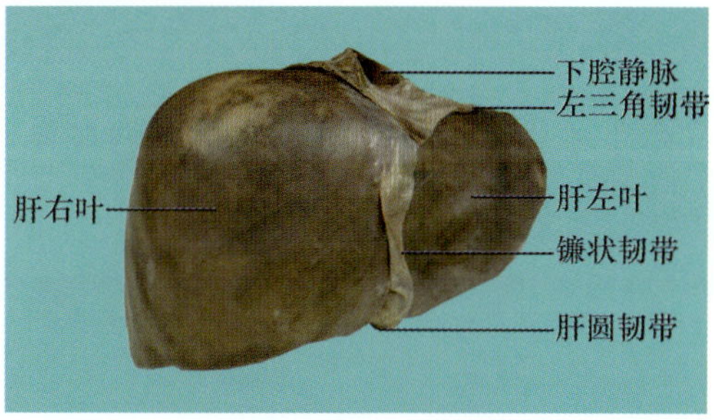

图 4-22 肝的膈面

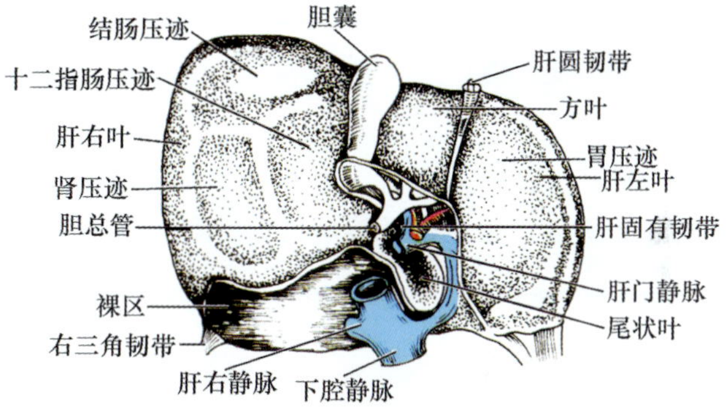

图 4-23 肝的脏面

二、肝的位置和毗邻

肝大部分位于右季肋区和腹上区，小部分位于左季肋区。肝大部分被肋弓所掩盖，仅在腹上区左、右肋弓之间，只有一小部分露出于剑突之下，直接接触腹前壁。当腹上区或右季肋区遭受暴力冲击或肋骨骨折时，可导致肝破裂。

肝的上界与膈穹窿一致，常以以下 3 点的连线来表示：右锁骨中线与第 5 肋的交点；前正中线与剑胸结合线的交点；左锁骨中线与第 5 肋间隙的交点。肝的下界即肝下缘，右侧与右肋弓相一致，中部剑突下方约 3cm，左侧被肋弓掩盖。正常成年人在右肋弓下缘一般触不到肝。但 3 岁以下的幼儿，由于腹腔容积较小，肝的体积相对较大，肝下界常低于右肋弓下 1.5 ~ 2cm，至 7 岁以后，在右肋弓下触不到肝。

肝的上方为膈，借膈与右侧胸膜腔、右肺、心等相邻，当肝脓肿时，有时可与膈粘连，并经膈侵入右肺。肝右叶下面，自前向后依次与结肠右曲、十二指肠、右肾和右肾上腺相邻。肝左叶下面大部分与胃前壁相邻，后上方邻近食管的腹部。

三、肝的分叶和分段

肝内有4套管道，形成2个系统，即Glisson系统和肝静脉系统。肝门静脉、肝固有动脉和肝管的各级分支，在肝内的走行、分支和配布基本一致，并有结缔组织鞘包绕，共同组成Glisson系统。按Glisson系统在肝内的分支和分布情况，将肝分成左、右半肝，继而再分成右前、后叶，左内、外叶和尾状叶5叶；再进一步区分，左外叶和右后叶分为上、下段，右前叶和左内叶各自成1段，尾状叶分为左、右段（图4-24）。

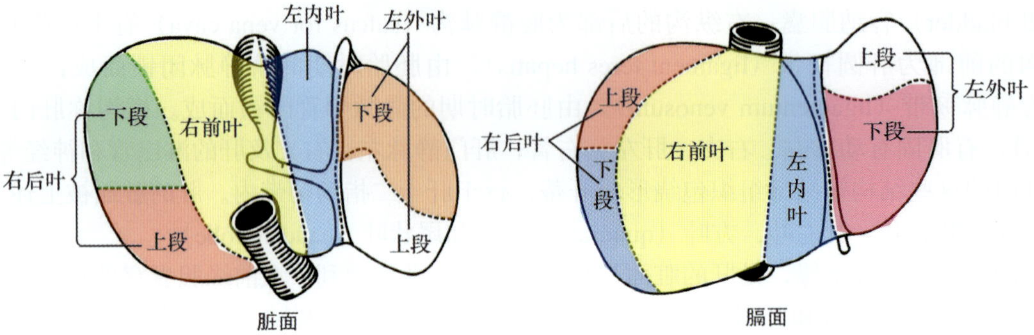

图4-24 肝的分叶与分段

> **知识链接**
>
> 临床上可根据肝叶、肝段的区分对肝的疾病进行较为精确的定位诊断，也可施行肝段或肝叶切除，因此，了解肝的分叶和分段具有重要的临床意义。

四、肝外胆道

肝外胆道包括胆囊、肝左管、肝右管、肝总管和胆总管（图4-25）。

（一）胆囊

胆囊（gallbladder）位于胆囊窝内，呈梨形，长8～12cm，宽3～5cm，容量40～60ml，具有贮存和浓缩胆汁的功能。

胆囊可分底、体、颈和管4部分（图4-25）。胆囊底（fundus of gallbladder）是胆囊突向前下方的盲端，多在肝前缘的胆囊切迹处露出，当充满胆汁时，可与腹前壁相贴。胆囊底的体表投影在右锁骨中线与右肋弓相交处，胆囊炎时，此处常有压痛；胆囊体（body of gallbladder）与胆囊底无明显的界线，向后逐渐变细延续为胆囊颈；胆囊颈（neck of gallbladder）细而弯曲，以直角弯向左下方移行为胆囊管；胆囊管（cystic duct）长3～4cm，直径约0.3cm，在肝十二指肠韧带内与肝总管汇合成胆总管。胆囊颈和胆囊管内面的黏膜常形成螺旋状的皱襞，称螺旋襞（spiral fold），可控制胆汁的流入和流出，较大的胆结石易嵌顿于此。

胆囊管、肝总管与肝的脏面所围成的三角形区域，称胆囊三角，又称Calot三角，该三角内有胆囊动脉经过，是胆囊手术中寻找胆囊动脉的标志（图4-26）。

（二）肝管和肝总管

左、右半肝内的毛细胆管逐渐汇合成肝左管和肝右管，两者出肝门后汇合成肝总管。肝总管（common hepatic duct）行于肝十二指肠韧带内，与胆囊管汇合成胆总管。

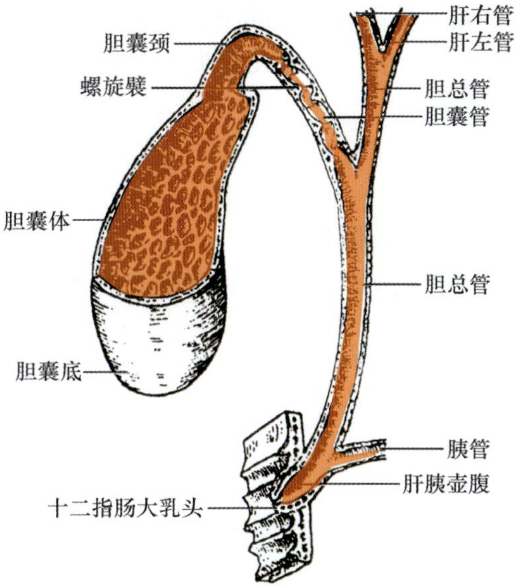

图 4-25 胆囊及肝外胆道

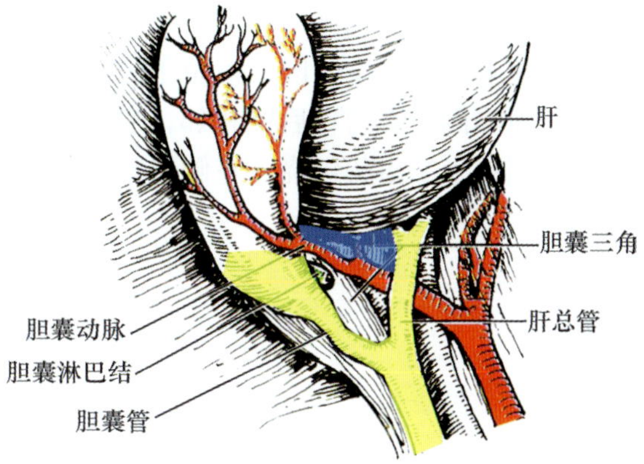

图 4-26 胆囊（Calot）三角

（三）胆总管

胆总管（common bile duct）长 4～8cm，直径 0.6～0.8cm，由肝总管和胆囊管在十二指肠上部上方汇合而成。胆总管在肝十二指肠韧带内下行，经十二指肠上部的后方，在胰头与十二指肠降部之间与胰管汇合，共同斜穿十二指肠降部的后内侧壁，开口于十二指肠大乳头。胆总管和胰管汇合处形成略膨大的肝胰壶腹（hepatopancreatic ampulla）（Vater 壶腹）（图 4-25）。在肝胰壶腹周围有环形平滑肌增厚形成的肝胰壶腹括约肌，又称 Oddi 括约肌。

肝胰壶腹括约肌平时保持收缩状态，由肝细胞分泌的胆汁，经肝左管、肝右管、肝总管、胆囊管进入胆囊内贮存和浓缩。进食后，特别是摄入高脂肪食物后，在神经体液等因素调节下，肝胰壶腹括约肌舒张，胆囊收缩，胆囊内的胆汁经胆囊管、胆总管排入十二指肠。

第八节 胰

胰（pancreas）是人体第二大消化腺，由内分泌部和外分泌部组成。内分泌部即胰岛，散在于胰实质内，分泌胰岛素，调节血糖浓度；外分泌部即腺细胞，分泌胰液，内含多种消化酶，有分解消化蛋白质、脂肪和糖类的作用。

一、胰的外形和分部

胰呈灰红色，质地柔软而致密，略呈长棱柱状，长 17～20cm，宽 3～5cm，厚 1.5～2.5cm，重 82～117g。

胰可分为胰头、胰颈、胰体和胰尾 4 部分，各部分之间无明显界限（图 4-18）。胰头（head of pancreas）较膨大，位于第 2 腰椎的右前方，被十二指肠包绕，其下部有向左侧突出的钩突（uncinate process）。胰头后面与胆总管、肝门静脉等相邻。当胰头肿瘤时，若压迫胆总管，则引起阻塞性黄疸；若压迫肝门静脉，可出现腹水、脾大等症状。胰颈（neck of pancreas）为胰头与胰体之间的狭窄部分。胰体（body of pancreas）位于胰颈与胰尾之间，横于第 1 腰椎体的前方。胰体前面借网膜囊与胃后壁相邻，胃后壁的病变或溃疡穿孔时，常可累及胰体或与之粘连。胰尾（tail of pancreas）较细，行向左上方至左季肋区。在胰实质内有纵贯胰全长的排泄管，称胰管（pancreatic duct），其末端与胆总管汇合成肝胰壶腹，开口于十二指肠大乳头。在胰头上部胰管的上方，有时可见一条较小的副胰管，开口于十二指肠小乳头。

二、胰的位置和毗邻

胰位于腹上区和左季肋区，横位于腹后壁，平对第 1～2 腰椎体的前方。

胰的前面隔网膜囊与胃后壁相邻，后方有胆总管、下腔静脉、肝门静脉和腹主动脉等重要结构。胰的右侧被十二指肠包绕，左侧与脾门相邻。

（马尚林）

第五章　呼吸系统

学习目标

1. 掌握：呼吸系统的组成和上、下呼吸道的概念；鼻腔的分部及固有鼻腔的形态结构；鼻旁窦的位置及开口部位；喉的位置、喉软骨的名称；喉腔黏膜特点和分部；气管的位置；左、右支气管的形态区别及临床意义；肺的位置、形态及功能；胸膜和胸膜腔的概念，壁胸膜的分部，肋膈隐窝的位置；纵隔的概念。

2. 熟悉：胸膜和肺下界的体表投影；纵隔的境界和分区。

呼吸系统（respiratory system） 由呼吸道和肺两大部分组成（图 5-1）。呼吸道包括鼻、咽、喉、气管和各级支气管，临床上把鼻、咽、喉称为上呼吸道；气管和各级支气管称为下呼吸道。

呼吸系统的主要功能是从外界吸入氧，呼出二氧化碳，进行气体交换。呼吸道是输送气体的管道，肺是进行气体交换的器官。同时鼻又是嗅觉器官，喉还有发音的功能。

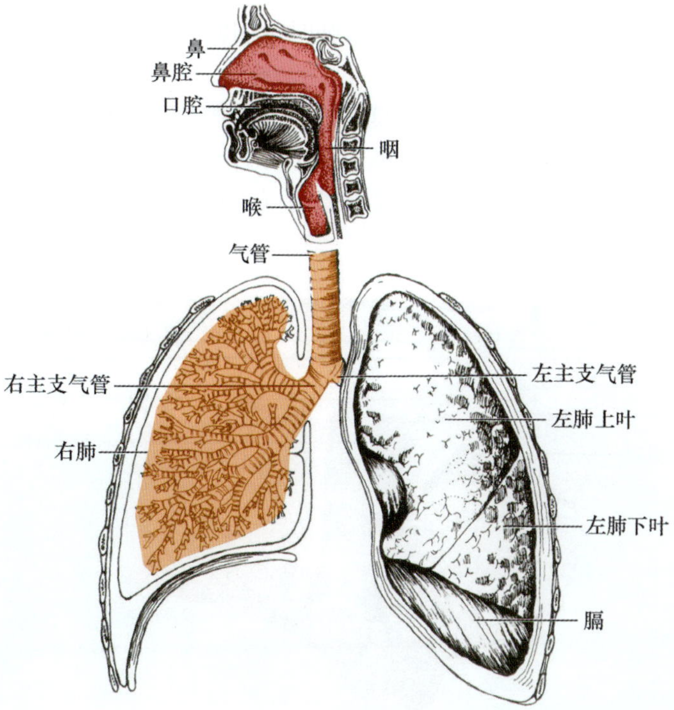

图 5-1　呼吸系统示意图

第一节　鼻

鼻（nose） 由外鼻、鼻腔和鼻旁窦 3 部分组成。它是呼吸道的起始部，又是嗅觉器官，并辅助发音。

一、外鼻

外鼻（external nose） 位于面部中央，是以鼻骨和鼻软骨为支架，外被皮肤和少量皮下组织。外鼻上端位于两眼之间较窄的部分，称鼻根（root nasi）；下端明显向前突隆，称鼻尖（apex nasi）；鼻根与鼻尖之间的隆嵴称鼻背（dorsum nasi）；鼻尖两侧的隆起部分称鼻翼（nasal ala），在呼吸困难时，可见鼻翼扇动；鼻翼外侧向外下方到口角的浅沟称鼻唇沟，正常人两侧鼻唇沟的深度对称，面肌瘫痪时，患侧的鼻唇沟变浅或消失；鼻翼下方的开口称鼻孔（nostri），是气体进出的门户。鼻翼和鼻尖部的皮肤则较厚，含丰富的皮脂腺和汗腺，是疖肿、痤疮和酒渣鼻的好发部位。

二、鼻腔

鼻腔（nasal cavity） 是由骨和软骨为支架所围成的狭长腔隙，内衬黏膜和皮肤。鼻腔被鼻中隔（nasal septum）分为不完全对称的左、右两腔。鼻中隔由犁骨、筛骨垂直板和鼻中隔软骨等被覆黏膜而成，并构成左、右鼻腔的内侧壁。每侧鼻腔向前下经鼻孔通外界，向后经鼻后孔（choanae）通鼻咽。每侧鼻腔又以鼻阈（nasal limen）为界，分为鼻前庭（nasal vestibule）和固有鼻腔（nasal cavity proper）两部分。

（一）鼻前庭

为鼻翼所包围的空间。内衬皮肤，生有鼻毛，有过滤空气、阻挡尘埃的作用。此部缺少皮下组织，皮肤与软骨膜紧密相连，故发生炎症或疖肿时疼痛剧烈。

（二）固有鼻腔

是鼻腔的主要部分，由骨性鼻腔被覆黏膜而成。在鼻腔的外侧壁上，自上而下有 3 个突向鼻腔的上、中、下鼻甲（nasal concha）。各个鼻甲的下方各有一裂隙，分别称上、中、下鼻道。在上鼻甲的后上方与蝶骨体之间有一凹陷，称蝶筛隐窝（sphenoethmoidal recess）（图 5-2）。

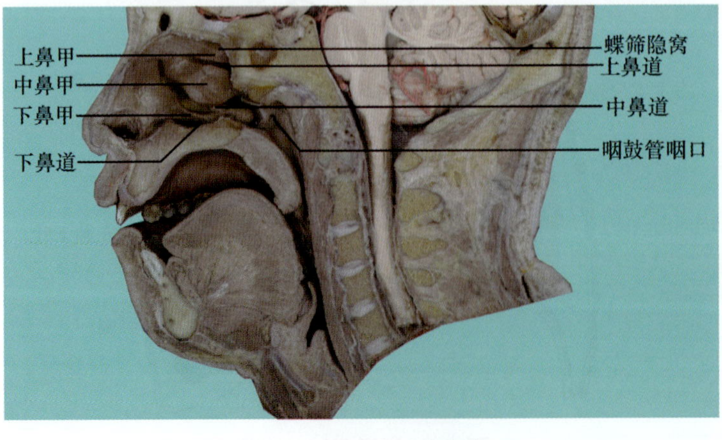

图 5-2　鼻腔外侧壁结构

鼻黏膜按其结构和功能的不同，可分为嗅区和呼吸区两部分。嗅区（olfactory region）位于上鼻甲内侧面及以上部分和与其相对应的鼻中隔上部的黏膜，活体呈苍白或淡黄色，内含有嗅细胞，具有嗅觉功能；呼吸区（respiratory region）为固有鼻腔黏膜除嗅区以外的部分，并与各鼻旁窦黏膜相延续，活体呈淡红色，含有丰富的血管、黏液腺和纤毛，对吸入的空气有加温、湿润和净化尘埃及细菌的作用。鼻中隔前下部的黏膜较薄，并且含有丰富的毛细血管，容易出血，故称此区为易出血区（即 Little 区），90% 左右的鼻出血发生在此区。

三、鼻旁窦

鼻旁窦（paranasal sinuses） 又称副鼻窦，为骨性鼻旁窦内衬黏膜而成，能温暖和湿润空气，并对发音起共鸣作用。鼻旁窦包括上颌窦、筛窦、额窦和蝶窦 4 对，分别位于同名的颅骨内，均开口于鼻腔（图 5-3，4）。

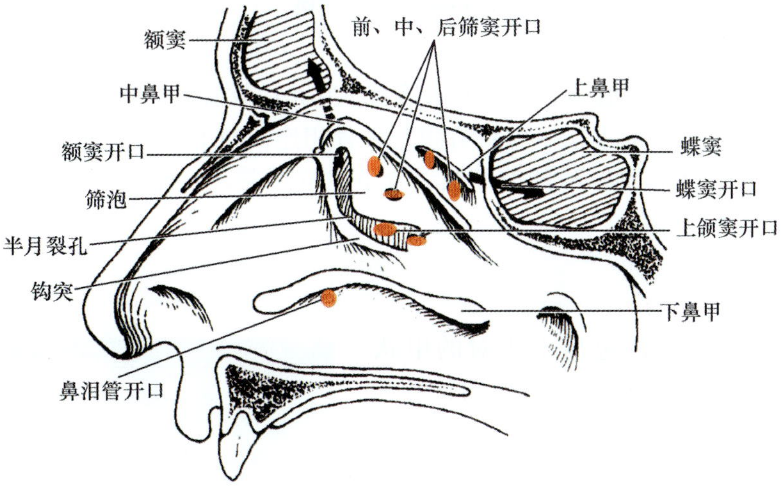

图 5-3　鼻旁窦的开口

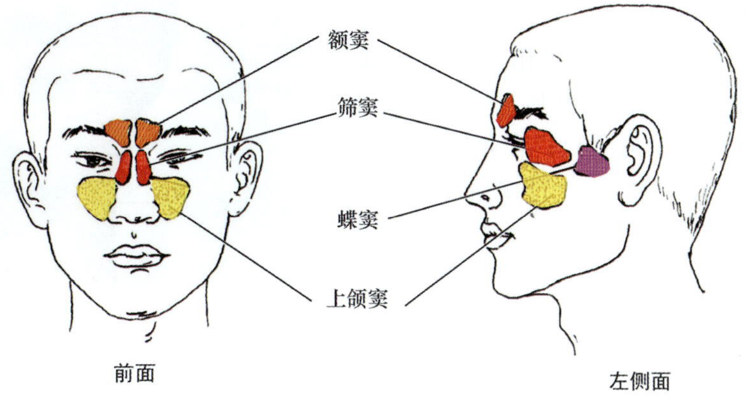

图 5-4　鼻旁窦的体表投影

（一）上颌窦

上颌窦（maxillary sinus）位于上颌骨体内，是鼻旁窦中最大的一对。上颌窦的上壁为眶下壁，较薄，当上颌窦炎症或肿瘤时，可经此壁侵入眶；上颌窦底与上颌牙根紧邻，二者之间仅隔薄层骨质，牙根感染易侵入窦内，引起牙源性上颌窦炎；上颌窦内侧壁有上颌窦口，开口于中鼻道，其窦口高于窦底，引流不畅，是上颌窦易患炎症的原因之一，临床上常从下鼻甲附着处下方的骨质较薄处进行上颌窦穿刺。

（二）筛窦

筛窦（ethmoidal sinus）是位于筛骨迷路内的许多含气小房。每侧分为前、中、后3组。其中前组和中组开口于中鼻道，后组开口于上鼻道。后筛窦与视神经管邻近，当其感染时可向周围蔓延，引起视神经炎。

（三）额窦

额窦（frontal sinus）位于额骨眉弓深面内外板之间，开口于中鼻道。

（四）蝶窦

蝶窦（sphenoidal sinus）位于蝶骨体内，开口于蝶筛隐窝。

第二节　喉

喉（larynx） 不仅是呼吸管道，也是发音器官。它是以软骨为基础，借韧带、关节和肌肉连结而成。喉居颈前部中份，向上借甲状舌骨膜与舌骨相连，向下与气管相续。喉的活动性较大，可随吞咽或发音而上、下移动。喉的前面被舌骨下肌群覆盖，后面为咽，其两侧邻颈部的大血管、神经和甲状腺侧叶。

一、喉软骨

喉软骨构成喉的支架，包括不成对的甲状软骨、环状软骨和会厌软骨及成对的杓状软骨等（图5-5）。

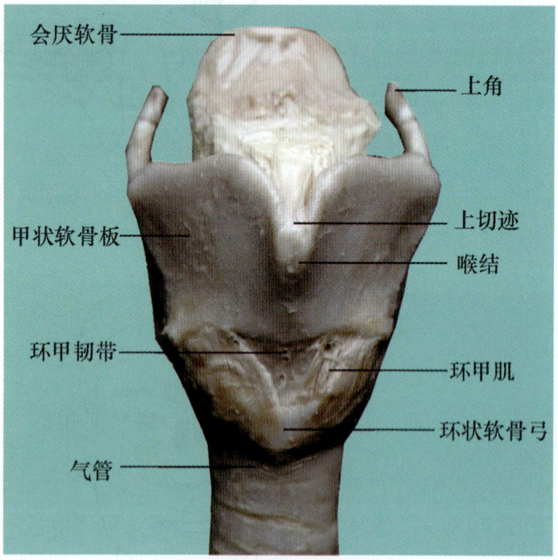

图5-5　喉软骨及其连结

（一）甲状软骨

甲状软骨（thyroid cartilage）是喉软骨中最大的一块，位于甲状舌骨膜与环状软骨之间，并构成喉的前外侧壁。甲状软骨由左右对称的方形软骨板构成，两板前缘在中线相互融合构成前角。前角上端向前方突出处称喉结（laryngeal prominence），成年男性尤为明显，在颈前皮下可看到，是颈部的重要体表标志。两板的后缘游离，彼此分开，向上、下均有一对突起，上方一对叫上角（superior cornu），借韧带与舌骨大角相连；下方的一对叫下角（inferior cornu），与环状软骨构成关节。

（二）会厌软骨

会厌软骨（epiglottic cartilage）位于甲状软骨体后上方，上宽下窄，形如树叶。会厌软骨上缘游离于喉口上方，下端借韧带连于甲状软骨前角的后面。会厌软骨表面覆以黏膜，构成会厌（epiglottis）。当吞咽时，喉上提，喉口即被会厌关闭，以防止食物和唾液误入喉腔。

（三）环状软骨

环状软骨（cricoid cartilage）位于甲状软骨下方，形似戒指，向下接气管，是喉软骨中唯一完整的环形软骨，对保持呼吸道的畅通具有重要作用，损伤后易致喉腔狭窄。环状软骨由环状软骨弓（cricoid arch）和状软环骨板（cricoid lamina）两部分构成。环状软骨弓居前方，低而窄呈弓状，平对第 6 颈椎，是颈部的重要标志之一。环状软骨板位于后方，高而宽呈板状。

（四）杓状软骨

杓状软骨（arytenoid cartilage）位于环状软骨上缘两侧，左右各一，呈三棱锥体形，可分为一尖、一底、两突起。底朝下与环状软骨板上缘关节面构成环杓关节。由底向前伸出的突起，称声带突（vocal process），有声韧带附着；由底向外侧伸出的突起，称肌突（muscular process），有喉肌附着。

二、喉的连结

喉的连结包括喉软骨间以及喉与舌骨和气管间的连结（图 5-5）。

（一）环甲关节

环甲关节（cricothyroid joint）由环状软骨两侧的关节面与甲状软骨下角构成，属联合关节。甲状软骨在冠状轴上可做前倾和复位运动，从而使声带紧张或松弛。

（二）环杓关节

环杓关节（cricoarytenoid joint）由环状软骨板上缘的关节面与杓状软骨底的关节面构成。杓状软骨在垂直轴上可做旋转运动，从而使两侧声带接近或分开，即声门裂缩小或开大。

（三）弹性圆锥

弹性圆锥（conus elasticus）又称环甲膜，为圆锥形的弹力纤维膜（图 5-6）。自甲状软骨前角的后面，向后下附着于环状软骨上缘和杓状软骨声带突。此膜上缘游离，紧张于甲状软骨前角与杓状软骨声带突之间，称声韧带（vocal ligament），是构成声带的基础。弹性圆锥的前部中份较厚，张于甲状软骨下缘与环状软骨弓上缘之间，称环甲正中韧带（median cricothyroid ligament）。此膜位置表浅，在临床上遇到急性喉阻塞而来不及行气管切开术的病人，可在此处做穿刺或切开进行急救。

（四）甲状舌骨膜

甲状舌骨膜（thyrohyoid membrane）是位于甲状软骨上缘与舌骨之间的一层薄膜，其中部增厚称甲状舌骨正中韧带（median thyrohyoid ligament）。

（五）环状软骨气管韧带

环状软骨气管韧带（cricotracheal ligament）是自环状软骨下缘连于第 1 气管软骨环之间的结缔组织膜。

三、喉肌

喉肌均属于骨骼肌，是发音的动力器官。按其功能可分为两群：一群作用于环杓关节，使声

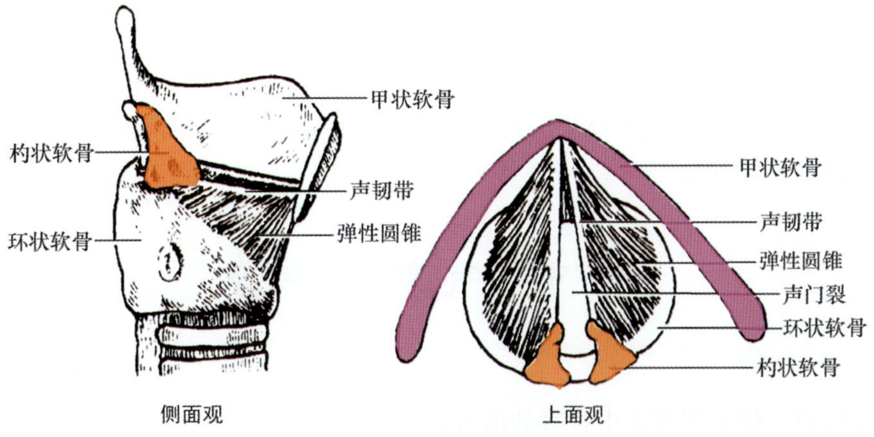

图 5-6 弹性圆锥

门裂开大或缩小；另一群作用于环甲关节，使声带紧张或松弛，因此，喉肌的运动可控制发声强弱并调节声调高低。主要有环杓后肌、环杓侧肌、甲杓肌、杓横肌和杓斜肌等（图 5-7）。

四、喉腔

喉腔（laryngeal cavity）上经喉口通喉咽，下通气管，其入口称喉口（aditus laryngis）。喉口朝向后上方，由会厌上缘、杓会厌襞和杓间切迹围成。

喉腔内面覆以黏膜，与咽和气管的黏膜相延续。在喉腔中部的两侧壁有两对前后方向的黏膜皱襞，上方的一对称前庭襞（vestibular fold），活体呈粉红色，在两侧前庭襞之间有呈前窄后宽的裂隙，称前庭裂（rima vestibuli）；下方的一对称声襞（vocal fold），在活体上颜色较白，比前庭襞更为突向喉腔，两声襞及杓状软骨基底部之间的裂隙，称声门裂（rima glottidis），又称声门，是喉腔最狭窄的部位。通常所称的声带（vocal cord）是由声襞及其襞内的声韧带和声带肌构成，当气流通过时，振动声带而发出声音（图 5-8）。

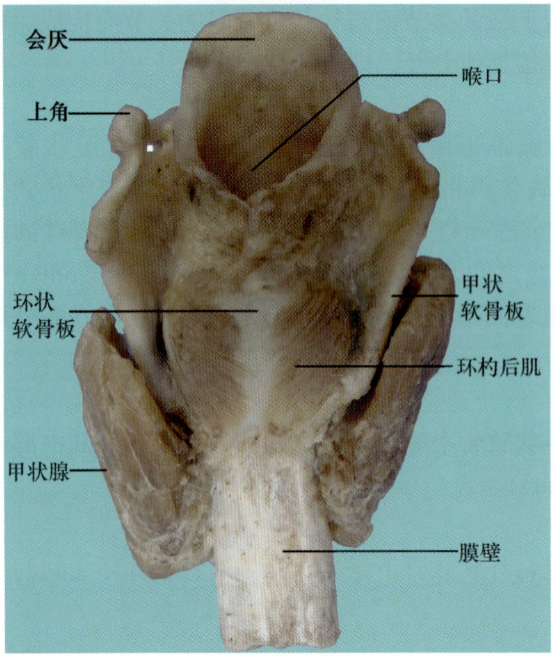

图 5-7 喉肌

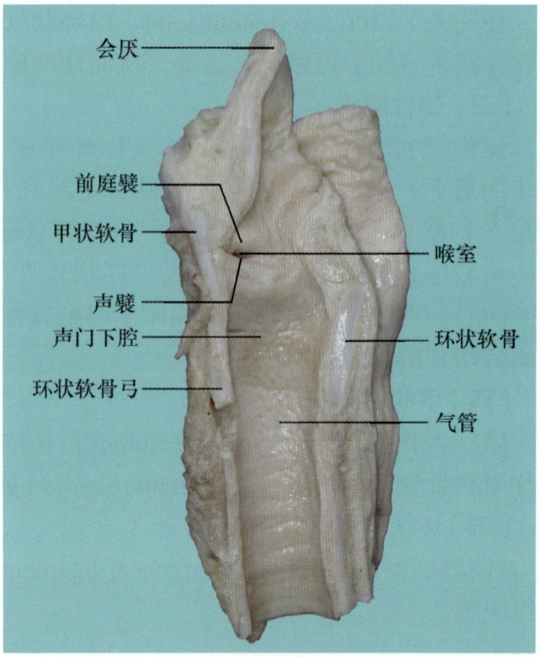

图 5-8 喉腔

喉腔借前庭裂和声门裂分为上、中、下部分：前庭裂以上的部分称喉前庭（laryngeal vestibule）；前庭裂和声门裂之间的部分称喉中间腔（intermediate cavity of larynx），喉中间腔向两侧突出的囊状间隙，称喉室（ventricle of larynx）；声门裂以下的部分称声门下腔（infraglottic cavity），其黏膜下组织比较疏松，感染时易引起水肿，尤其是婴幼儿因喉腔较窄小，水肿时易引起喉阻塞从而导致呼吸困难。

第三节　气管与支气管

一、气管

气管（trachea） 位于颈前正中食管的前方，上接环状软骨下缘，向下至胸骨角平面（平对第 4 胸椎体下缘）分为左、右主支气管，其分杈处称气管杈（bifurcation of trachea）。在气管杈的内面偏左，有一向上突出的半月形隆嵴，称气管隆嵴（carina of trachea），是支气管镜检查定位的重要标志（图 5-9）。

气管全长 10～12cm，由 14～17 个呈“C”字形的气管软骨环以及其间的环状韧带构成，气管内面衬有黏膜。气管软骨环后壁的缺口由平滑肌和结缔组织构成的膜壁所封闭。按气管的行程和位置，可分为颈、胸两部。临床上急性喉阻塞时，常在第 3～5 气管软骨环处沿前正中线行气管切开（图 5-10）。

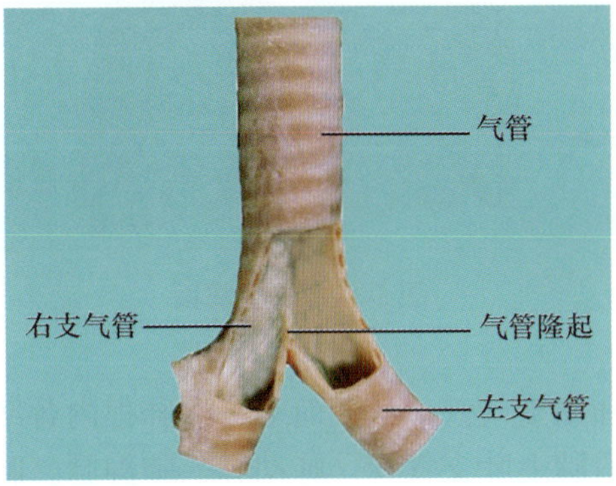

图 5-9　气管隆嵴

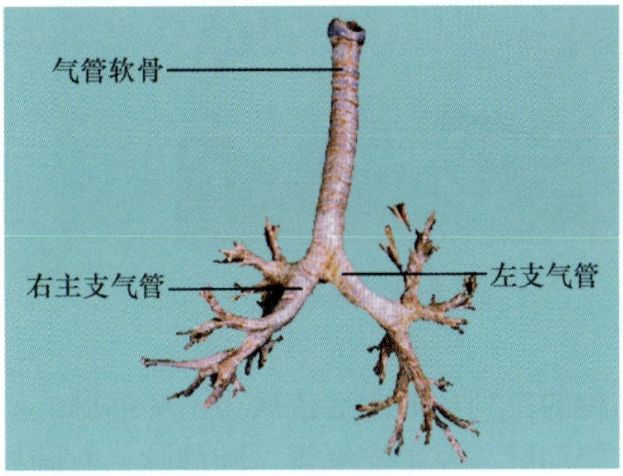

图 5-10　气管与主支气管

二、支气管

支气管（bronchus）指由气管分出的各级分支，由气管分出的第一级分支，即左、右主支气管（principal bronchi）。左主支气管细长，长 4～5cm，它与气管中线的延长线的夹角为 35°～36°，走向倾斜。右主支气管粗短，长 2～3cm，它与气管中线延长线的夹角为 22°～25°，走向陡直，故临床上气管内异物多坠入右主支气管（图 5-9）。

第四节　肺

一、肺的位置和形态

肺（lungs） 左、右各一，位于胸腔内，膈的上方，纵隔的两侧。右肺由于膈下有肝向上隆起，故较宽短，左肺因心脏位置偏左，较狭长。

肺表面覆有脏胸膜，光滑润泽。肺质地柔软，呈海绵状，富有弹性。透过脏胸膜可见多边形的肺小叶轮廓。肺表面的颜色可随年龄和职业的不同而异，幼儿的肺呈淡红色；随着年龄的增长，肺泡内吸入空气中的尘埃沉积增多，致使肺的颜色逐渐变为灰暗或蓝黑色，并出现若干蓝黑色斑，以吸烟者为甚。肺内含有空气，相对密度小于 1.00，故入水不沉。而未经呼吸的肺，其内不含空气，质实而重，入水则沉。法医常用此特点来判断新生儿的死亡时间。

肺的外形呈半圆锥形，可分为一尖、一底、两面、三缘（图 5-11，12）。

肺尖（apex of lung） 圆钝，由胸廓上口向上突至颈根部，高出锁骨内侧 1/3 上方 2～3cm；肺底（base of lung）又称膈面，位于膈上面，因受膈压迫，肺底呈半月形凹陷；肋面（costal surface）隆凸，与胸廓内面形态一致，与肋和肋间隙相邻；纵隔面（mediastinal surface）即内侧面，与纵隔相邻，此面中部有一椭圆形的凹陷，称肺门（hilum of lung），是支气管、肺动脉、肺静脉、神经和淋巴管等出入肺的门户。以上结构被结缔组织包绕成束，称肺根（root of lung）。

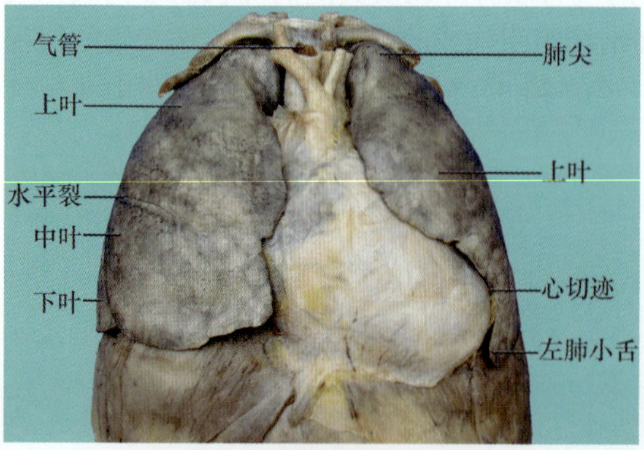

图 5-11 肺

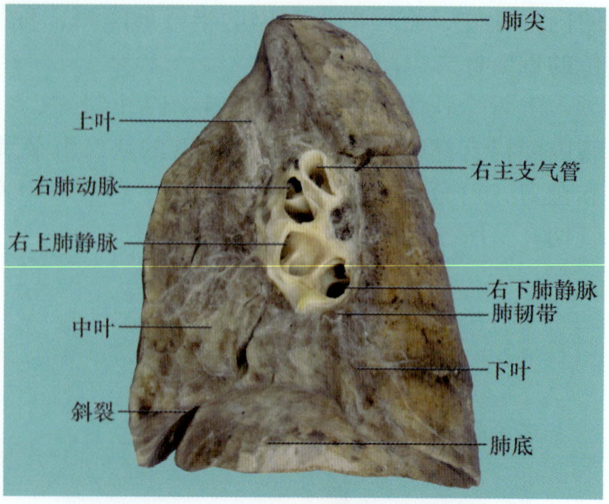

图 5-12 肺纵隔面

肺根内结构的排列从前向后依次为：肺静脉、肺动脉和主支气管。从上而下，左肺根内各结构的排列为：肺动脉、左主支气管、肺静脉；右肺根为：右肺上叶支气管、肺动脉、肺静脉。肺的前缘薄锐，右肺前缘近于垂直，左肺前缘下部有心切迹（cardiac notch），切迹下方的舌状突起，称左肺小舌（lingula of left lung）。肺后缘圆钝。肺的下缘也较薄锐，伸入肋膈隐窝内并随呼吸而上、下移动。

左肺借由后上斜向前下的斜裂（oblique fissure）分为上、下两叶；右肺除有斜裂外，还有一条近于水平方向的水平裂（horizontal fissure），将右肺分为上、中、下 3 叶。

二、肺内支气管和支气管肺段

左、右主支气管在肺门处分出肺叶支气管，左肺有上叶、下叶支气管，右肺有上叶、中叶、下叶支气管。各肺叶支气管及其分支和它们所属的肺组织，称为一个肺叶（pulmonary lobar）。各肺叶支气管在各肺叶内再分出数支肺段支气管。全部各级支气管入肺后反复分支，形成树枝状结构，称支气管树（bronchial tree）。每一肺段支气管及其分支和它们所属的肺组织，称支气管肺段（bronchopulmonary segments），简称肺段（pulmonary segment）。肺段一般呈圆锥形，尖朝向肺门，底朝向肺表面，构成肺的形态学和功能学的基本单位。按照肺段支气管的分支和分布，左、右肺各分为 10 个肺段。由于肺段在结构和功能上的相对独立性，临床上常以肺段为单位进行定位诊断或肺段切除术。

左、右两肺各肺段的名称、编号见表 5-1，图 5-13。

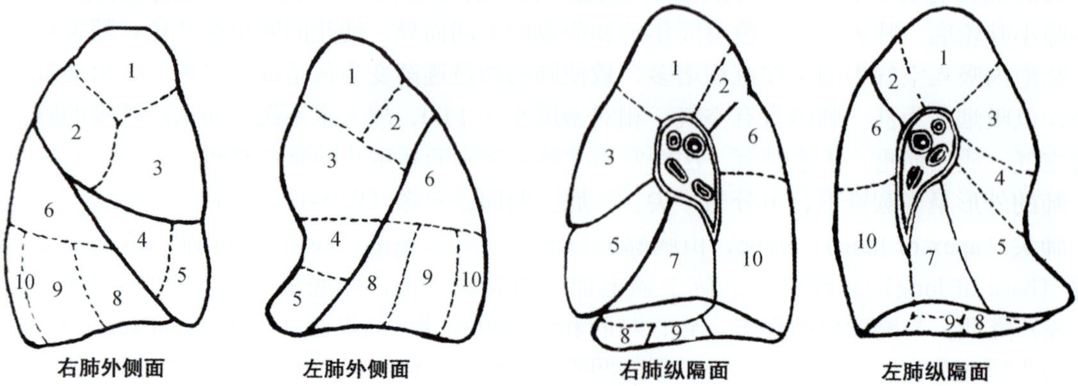

图 5-13 肺段模式图

表 5-1　肺段

右肺肺段		左肺肺段		
上叶	尖段（SⅠ）	上叶	尖段（SⅠ）	尖后段（SⅠ+SⅡ）
	后段（SⅡ）		后段（SⅡ）	
	前段（SⅢ）		前段（SⅢ）	
中叶	外侧段（SⅣ）		上舌段（SⅣ）	
	内侧段（SⅤ）		下舌段（SⅤ）	
下叶	上段（SⅥ）	下叶	上段（SⅥ）	
	内侧段（SⅦ）		内侧段（SⅦ）	内侧底段（SⅦ+SⅧ）
	前底段（SⅧ）		前底段（SⅧ）	
	外侧底段（SⅨ）		外侧底段（SⅨ）	
	后底段（SⅩ）		后底段（SⅩ）	

知识链接

肺段切除术

由于每一肺段均有自己独立的肺段支气管分布，且相邻肺段间有结缔组织分隔，故仅限于一个肺段内的某些良性病变，可有选择地施行肺段切除术，以最大限度地保留有功能的肺组织。但肺段间的界面并不十分清楚，手术时可先将病灶肺段的段支气管钳夹，经麻醉机加压吹气，使其余肺段膨胀以利辨认，并以段间静脉为标志进行分离。

第五节　胸　膜

一、胸腔、胸膜和胸膜腔的概念

胸腔（thoracic cavity） 由胸廓与膈围成，上界为胸廓上口与颈部相连；下界借膈与腹腔分隔（图 5-14）。

胸膜（pleura） 为一层薄而光滑的浆膜，可分为互相移行的脏、壁胸膜两部分。脏胸膜（visceral pleura）紧贴肺的表面，与肺实质紧密结合而不能分离，并深入肺叶间裂内；壁胸膜（parietal pleura）贴附于胸壁的内表面、膈的上面和纵隔的两侧。胸膜具有分泌、吸收的功能。

胸膜腔（pleural cavity） 是由脏胸膜、壁胸膜在肺根处相互移行，围成的一个封闭的潜在性腔隙（图 5-14）。左右各一，互不相通。腔内呈负压，两层胸膜因而紧密相贴，使肺呈扩张状态，是进行呼吸的重要因素之一。胸膜腔内含少量浆液，可减少呼吸时的摩擦。

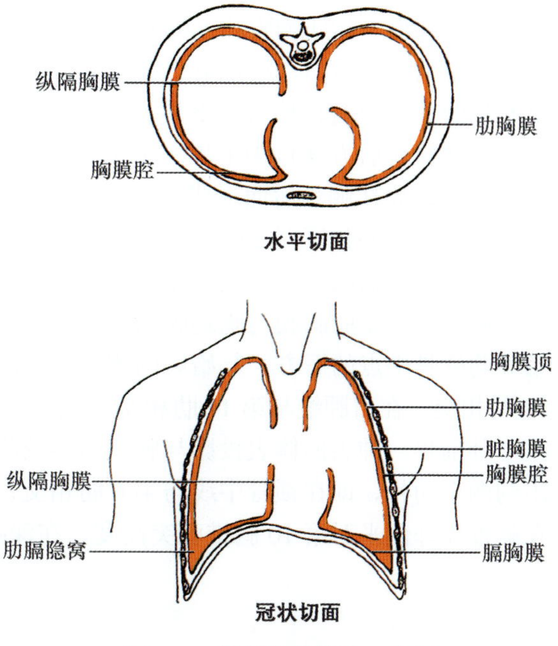

图 5-14　胸膜与胸膜腔示意图

二、壁胸膜的分部

壁胸膜根据所在部位不同可分为 4 部分：

(一)胸膜顶

胸膜顶（cupula of pleura）突出胸廓上口达颈根部，覆盖于肺尖上方，高出锁骨内侧 1/3 上方 2～3cm，针灸或做臂丛神经阻滞麻醉时，应注意胸膜顶的位置，避免穿破胸膜顶，伤及肺尖，造成气胸。

(二)肋胸膜

肋胸膜（costal pleura）衬贴于肋与肋间肌的内面，由于肋胸膜与肋间肌之间有胸内筋膜存在，故较易剥离。

(三)纵隔胸膜

纵隔胸膜（mediastinal pleura）依附于纵隔的两侧面，中部包绕肺根移行于脏胸膜，并在肺根下方前后两层重叠，构成肺韧带（pulmonary ligament），连于纵隔与肺内之间，对肺有固定作用，也是肺手术的标志。

(四)膈胸膜

膈胸膜（diaphragmatic pleura）覆盖在膈的上面，与膈紧密相连，不易剥离。

三、胸膜隐窝

各部壁胸膜相互移行转折处，相邻的壁胸膜之间形成的潜在性间隙，即使在深吸气时肺缘也不能伸入其内，此处的胸膜腔称胸膜隐窝（pleural recesses）。其中最大、最重要的胸膜隐窝是位于肋胸膜和膈胸膜的转折处，称肋膈隐窝（costodiaphragmatic recess）（肋膈窦或肋膈角），为半环形间隙。肋膈隐窝是胸膜腔的最低部位，胸膜腔积液首先积聚于此；同时也是胸膜炎易发生粘连的部位。

四、胸膜和肺的体表投影

胸膜的体表投影是指壁胸膜各部相互移行形成的返折线在体表的投影，标志着胸膜腔的范围（图 5-15）。

胸膜前界是指肋胸膜和纵隔胸膜前缘之间的返折线。两侧均起自胸膜顶，斜向内下经胸锁关节后方至胸骨柄后面，约在第 2 胸肋关节水平，左右侧靠拢，并沿正中线两侧垂直下行，右侧在第 6 胸肋关节处右转移行为下界；左侧降至第 4 胸肋关节处弯转向外下，沿胸骨左缘外侧下行，至第 6 肋软骨后方移行为下界。由于两侧胸膜前界在第 2～4 胸肋关节间互相靠拢，向上向下又各自分开，故在胸骨后面形成上、下两个三角形间隙，上方为胸腺区（region of thymus），内有胸腺。下方为心包区（pericardial region），其间有心包和心。由于此区心包前方无胸膜遮盖，故左剑肋角处是临床进行心包腔穿刺术的安全区。

胸膜下界是肋胸膜与膈胸膜的返折线。两侧大致相同，右侧起自第 6 胸肋关节处，左侧起自第 6 肋软骨中点的后方，起始后两侧均斜行向下外方，在锁骨中线与第 8 肋相交，在腋中线与第 10 肋相交，在肩胛线与第 11 肋相交，最后在胸椎体外侧处平对第 12 胸椎棘突高度。

肺前界、肺尖的体表投影与胸膜前界及胸膜顶基本相似；肺下界体表投影一般比胸膜下界高出约两个肋骨，即在锁骨中线与第 6 肋相交，在腋中线与第 8 肋相交，在肩胛线与第 10 肋相交，在胸椎体外侧平对第 10 胸椎棘突高度。在深呼吸时，肺下界可上、下移动 3cm（表 5-2）。

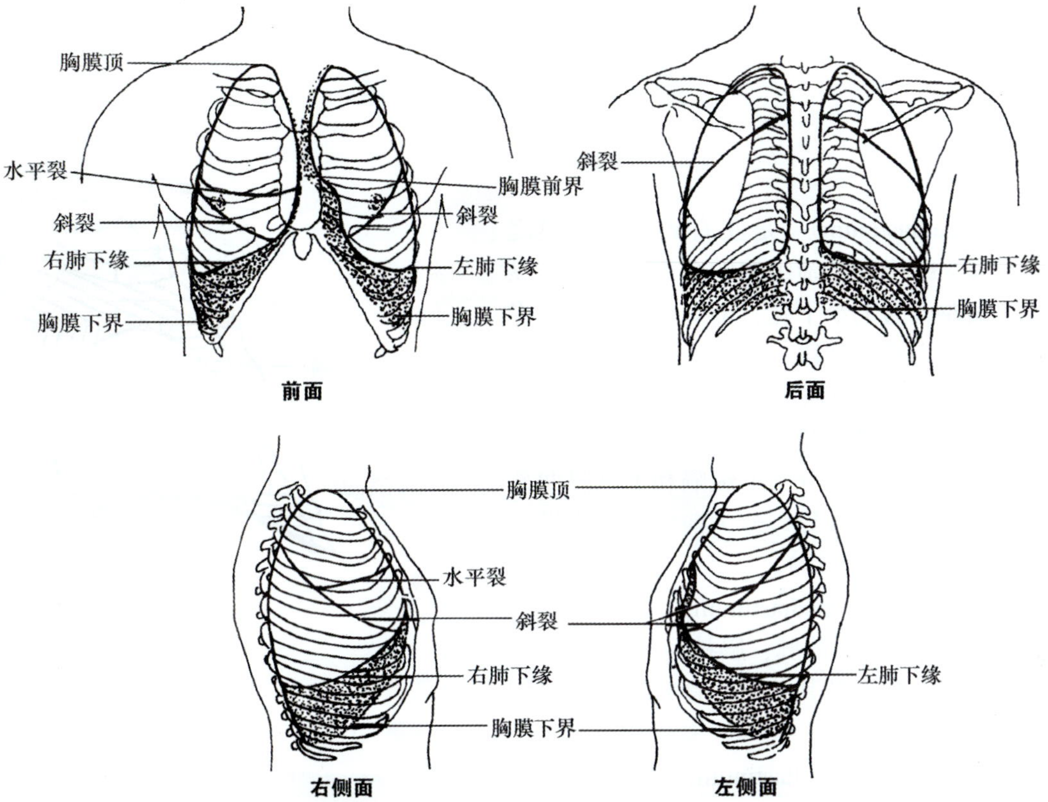

图 5-15　肺和胸膜的体表投影

表 5-2　肺与胸膜下界的体表投影

	锁骨中线	腋中线	肩胛线	后正中线
肺下界	第 6 肋	第 8 肋	第 10 肋	第 10 胸椎棘突
胸膜下界	第 8 肋	第 10 肋	第 11 肋	第 12 胸椎棘突

知识链接

1．胸膜腔积液：正常胸膜腔内仅有少量液体，在呼吸运动时起润滑作用。胸膜腔内的液体的生成和吸收处于动态平衡，由于全身或局部因素使得液体形成过快或吸收过缓，造成胸膜腔内的液体量增加，就会产生胸膜腔积液，引起呼吸困难。

2．气胸：正常胸膜腔内压是负压。由于各种原因使得胸膜破裂，空气进入胸膜腔内，内压升高，以致胸膜腔积气。常引起呼吸困难，可出现突发胸痛、气促、憋气等症状。

第六节　纵　　隔

纵隔（mediastinum）是左右侧纵隔胸膜之间全部器官、结构和结缔组织的总称。成人的纵隔位置稍偏左，为上窄下宽、前短后长。其前界为胸骨，后界为脊柱胸段，两侧为纵隔胸膜，上方为胸廓上口，下方为膈。

通常将纵隔以胸骨角与第4胸椎椎体下缘之间的连线为界，将纵隔分为上纵隔和下纵隔两部分。下纵隔再以心包为界，分为前纵隔、中纵隔和后纵隔3部分（图5-16）。

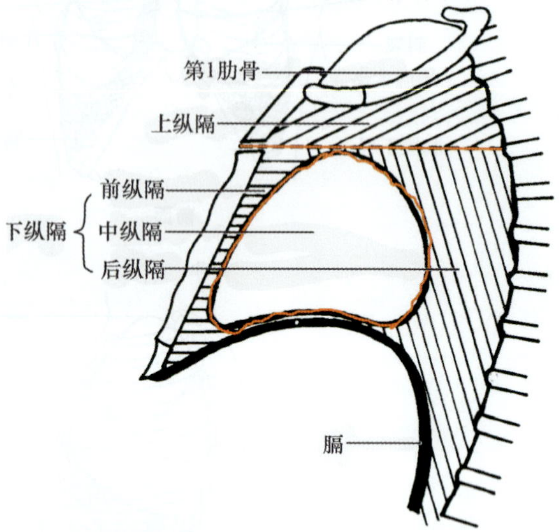

图 5-16　纵隔的分部

上纵隔（superior mediastinum）主要内容有胸腺、头臂静脉、上腔静脉、膈神经、迷走神经、喉返神经、主动脉弓及其分支、食管、气管、胸导管和淋巴结等。

前纵隔（anterior mediastinum）位于胸骨体和心包之间，非常狭窄，其内有胸腺的下部或部分胸腺遗迹、纵隔前淋巴结、胸廓内血管和疏松结缔组织等。前纵隔是胸腺瘤、皮样囊肿和淋巴瘤的好发部位。

中纵隔（middle mediastinum）位于前后纵隔之间，其内有心包、心脏及出入心的大血管根部、奇静脉弓、膈神经和淋巴结等。中纵隔是心包囊肿的好发部位。

后纵隔（posterior mediastinum）位于心包后壁与脊柱之间，内有主支气管、食管、胸主动脉、胸导管、奇静脉、半奇静脉、胸交感干和淋巴结等。后纵隔是支气管囊肿、胸主动脉瘤、神经瘤及膈疝的好发部位。

（景玉萍）

第六章　泌尿系统

学习目标

1. 掌握：肾的位置、形态、结构；输尿管的形态、分部、各部的位置和输尿管的狭窄；膀胱的形态以及与腹膜的关系，膀胱三角的位置和黏膜特点；女性尿道的形态特点及开口。

2. 熟悉：肾的位置及毗邻、被膜及肾的固定装置；肾的体表投影及肾段的概念；膀胱位置及毗邻。

泌尿系统（urinary system） 由肾、输尿管、膀胱和尿道组成（图 6-1）。肾是泌尿系统中最重要的器官。其主要功能是产生尿液，经输尿管输送到膀胱暂时储存，最后经尿道排出体外。泌尿系统以尿液的形成，清除血液中的代谢废物（如尿素、尿酸等）以及多余的水分和无机盐，对维持人体内环境的相对稳定有重要作用。肾还有内分泌功能，可产生促红细胞生成素、肾素等物质，参与调节血细胞的生成、心血管活动。肾功能障碍或丧失，严重时可危及生命。

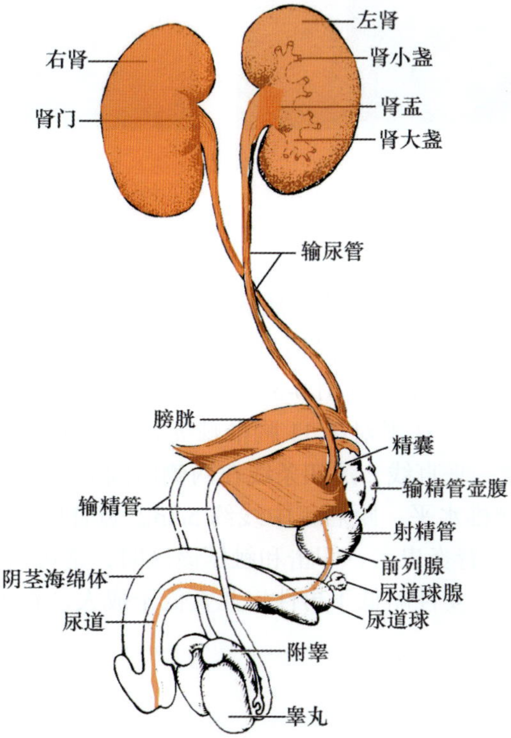

图 6-1　男性泌尿生殖系统概观

第一节 肾

一、肾的形态

肾（kidney） 为实质性器官，左、右各一，形似蚕豆，肾的表面光滑，质地柔软，活体呈红褐色（图 6-2）。肾的大小因人而异，一般男性略大于女性。肾可分上、下两端，前、后两面，内、外侧两缘。肾的上端宽而薄，下端窄而厚。前面稍凸；后面平坦，紧贴腹后壁；肾的外侧缘凸隆；内侧缘中部凹陷，称肾门（renal hilum)，是肾的血管、神经及淋巴管和肾盂出入肾的部位，出入肾的结构被结缔组织包绕组成肾蒂（renal pedicle)。肾蒂中主要结构的排列关系是：由前向后依次为肾静脉、肾动脉和肾盂；自上而下依次为：肾动脉、肾静脉和肾盂。右侧的肾蒂较左侧短。肾门向肾内凹陷并扩大而成的腔隙称肾窦（renal sinus)，主要容纳肾小盏、肾大盏、肾盂、肾动脉的分支、肾静脉的属支、淋巴管、神经和脂肪组织等。

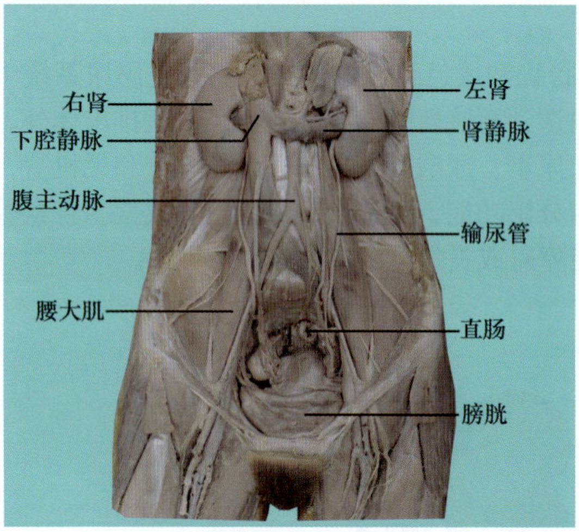

图 6-2 肾、输尿管和膀胱

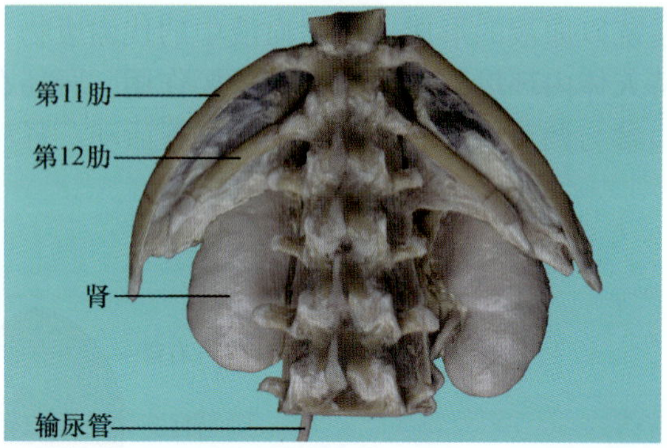

图 6-3 肾与椎骨、肋骨的位置关系（后面观）

二、肾的位置和毗邻

肾位于腹膜后间隙内，脊柱的两侧，属腹膜外位器官。左肾上端平对第 11 胸椎体的下缘，下端平第 2 腰椎体下缘。第 12 肋斜过其后方的中部。右肾因受肝的影响，位置较左肾约低半个椎体。第 12 肋斜过右肾后方的上部（图 6-3）。

肾的整体位置（图 6-3） 在平对第 11 胸椎棘突和第 3 腰椎棘突各做一水平线，在距后正中线 3.6cm 和 9.2cm 处各做一垂直线，这四条线在两侧所围成的四边形大致相当于成人肾在背部的体表投影。肾门平第 1 腰椎水平，距后正中线约 5cm。竖脊肌的外侧缘与第 12 肋所形成的夹角处称肾区（肋脊角）。肾盂肾炎患者，叩击和触压该区时，常可引起疼痛。

肾的位置有个体差异。女性略低于男性，儿童低于成人，新生儿肾的位置最低，有时甚至下端可达髂嵴附近。

三、肾的被膜

肾的表面有 3 层被膜，由内向外依次为纤维囊、脂肪囊和肾筋膜（图 6-4，5）。

1．纤维囊（fibrous capsule）　紧贴于肾的表面，由致密结缔组织和少量弹性纤维构成，薄而坚韧。纤维囊与肾连结疏松，易于剥离，但在病理情况下，与肾实质粘连，不易剥离。肾破裂或肾部分切除时，需缝合此膜。纤维膜在肾门处分为两层，一层贴附于肾实质表面，另一层包被肾窦结构的表面，并移行为肾血管鞘，随血管进入肾实质。

2．脂肪囊（adipose capsule）　是包被于纤维囊外周的囊状脂肪组织层，其厚薄与全身各处脂肪组织的发达程度相一致。脂肪经肾门入肾窦内，充填于各管道、各结构和神经之间。脂肪囊对肾和肾上腺起弹性垫的保护作用。临床上做肾囊封闭时，是将药物注入脂肪囊内。

3．肾筋膜（renal fascia）　位于脂肪囊的外周，分前、后两层，分别称为肾前筋膜和肾后筋膜，包裹肾和肾上腺。肾前筋膜覆盖于肾血管的前面并与对侧者相连续；肾后筋膜向内是经肾血管和输尿管等结构的后方附于腰大肌并与腰大肌筋膜相愈合，肾前、后筋膜在肾的外侧彼此移行；在肾上腺的上方相互融合；在肾的下方则互相分离，其间有输尿管通过。由于肾前、后筋膜在肾的下方不愈着，当肾周围脂肪减少或肾的固定装置薄弱时，可出现游走肾或肾下垂。肾周围脓肿时，脓液可沿肾前、后筋膜间隙向下蔓延至髂窝和大腿根部。肾筋膜还向深部发出许多结缔组织小束，穿过脂肪囊与纤维囊相连，有固定肾的功能。

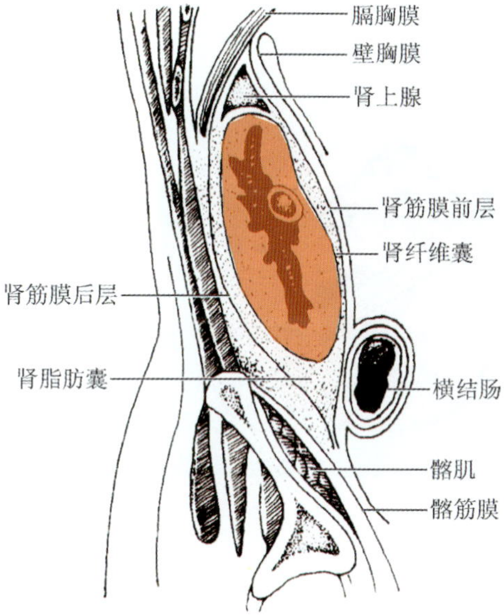

图 6-4　肾的被膜（矢状切面）

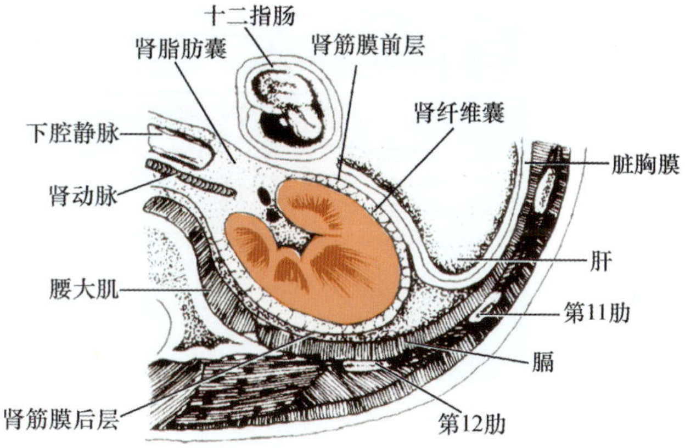

图 6-5　肾的被膜（横切面）

四、肾的构造

在肾的冠状切面上，可将肾实质分为肾皮质和肾髓质两部分（图 6-6）。

肾皮质（renal cortex）　富含血管，呈红褐色，主要由肾小体和肾小管组成，其深入肾髓质内的部分称肾柱（renal column）。

肾髓质（renal medulla）　位于皮质的深面，色泽较浅，由 15～20 个肾锥体（renal pyramid）组成。肾锥体呈圆锥形，底朝向皮质，尖端钝圆，称肾乳头（renal papillae），朝向肾窦，稍伸入肾小盏。肾乳头的尖端有许多乳头孔（papillary

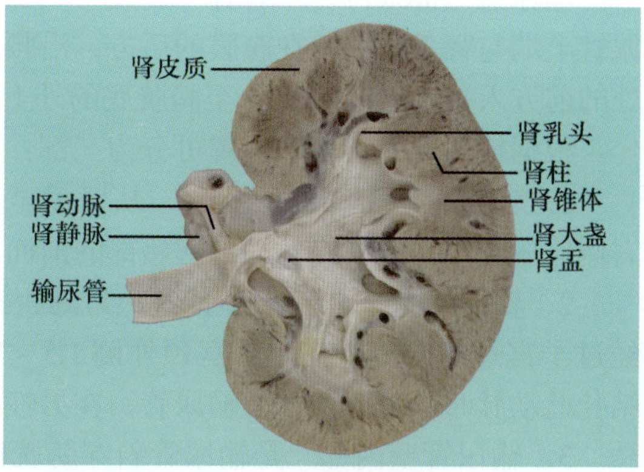

图 6-6　右肾的额状切面

foramina）的开口，尿液由此流入肾小盏（minor renal calices）。肾小盏是漏斗状的膜性结构，其宽端包绕肾乳头。肾窦内共 7 ~ 8 个肾小盏，每 2 ~ 3 个肾小盏汇合成一个肾大盏（major renal calices）。每侧肾有 2 ~ 3 个肾大盏。它们共同汇合成漏斗状的肾盂（renal pelvis），出肾门后逐渐缩细，弯行向下，移行为输尿管。

肾的正常位置，依赖于肾的被膜、肾血管、肾的邻近器官、腹膜和腹压等多种因素来维持。

五、肾的血管与肾段

左、右肾动脉发自腹主动脉（图 6-7），至肾门附近各分为前、后两干，前干一般较粗大，再分为上前段动脉、下前段动脉、下段动脉和上段动脉。后干较细，延续为后段动脉。

每支肾段动脉分布区域的肾组织称为一个肾段（renal segment）。每个肾分为 5 个肾段，即上段、上前段、下前段、下段和后段。各肾段动脉分支之间一般无吻合，当某一肾段动脉阻塞后，可造成该肾段的血液循环障碍，以至肾组织坏死，因此，临床上肾的血管造影对肾疾病的定位和肾段切除有着重要意义。

特别注意有时进入肾的动脉不经过肾门进入肾，这些动脉称为肾副动脉，在做肾切除手术时，一定要注意是否有肾副动脉的存在，若此动脉被损伤将会造成大出血。

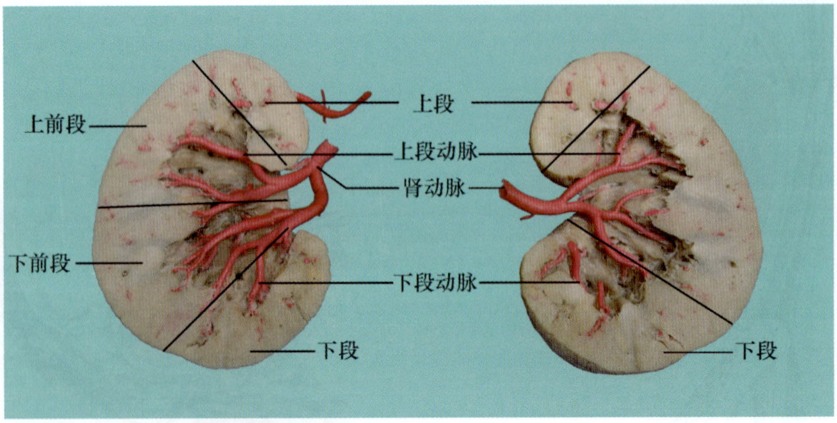

图 6-7　肾的血管及肾段（右肾）

第二节　输　尿　管

输尿管（ureter）左右各一，是一对细长的肌性管道，长 25 ~ 30cm，直径 0.3 ~ 0.8cm。输尿管上端与肾盂相续，在腹膜的后方，沿腰大肌的前面下降，于小骨盆上口处跨越髂总动脉分叉处的前方入盆腔（图 6-2），至膀胱底的外上角，斜穿膀胱壁开口于膀胱底的外上角。

根据输尿管的行程和位置可分为三部：

1．输尿管腹部　居腹后壁，从肾盂至小骨盆上口处，左侧输尿管越过左髂总动脉的末端，右侧输尿管则跨过右髂外动脉起始部的前面，进入盆腔移行为盆部。

2．输尿管盆部　起自小骨盆入口处，沿盆腔侧壁向后下行，再转向前内达膀胱底。在女性经过子宫颈的两侧，在距子宫颈外侧 1.5 ~ 2.0cm 处，有子宫动脉越过其前上方。在子宫切除术结扎此动脉时，注意勿伤及输尿管。在男性有输精管越过输尿管末端前方至其内侧的前方。

3．输尿管壁内部　是输尿管斜穿膀胱壁的部分，长 1.5 ~ 2.0cm，以输尿管口开口于膀胱底的外上角。当膀胱充盈时，膀胱内压力增高而挤压壁内部，使其管腔闭合，防止尿液反流入输尿管。由于输尿管的蠕动，尿液仍可不断地流入膀胱。

输尿管全长粗细不均，有 3 处较明显的狭窄，分别位于输尿管的起始部、跨越小骨盆上口处（髂总血管分叉处）和斜穿膀胱壁处。当尿路结石下降时，易滞留于狭窄部位。

第三节　膀　　胱

膀胱（urinary bladder）　是储存尿液的肌性囊状器官，有较大的伸缩性。成人膀胱的容积为 300 ~ 500ml，最大容积可达 800ml，新生儿膀胱的容积约为 50ml。女性膀胱容积较男性小。老年人由于肌张力的降低，容积可增大。

一、膀胱的形态、位置与毗邻

膀胱的形态、大小、位置和毗邻关系均可随其尿液的充盈程度而改变。膀胱充盈时，略呈卵圆形；空虚时则呈锥体形（图 6-8），其尖朝向前上方，称膀胱尖；底朝向后下方，略呈三角形，称膀胱底；底、尖之间的大部分称膀胱体；膀胱的最下部，称膀胱颈，男性与前列腺相接，女性与尿生殖膈相邻。膀胱颈的下端内有尿道内口（internal orifice of urethra）为尿道起始处。

新生儿的膀胱位于腹腔内，随着年龄的增长，逐渐下降。成人的膀胱位于耻骨联合的后方，膀胱空虚时位于盆腔内，其尖与耻骨联合的上缘平齐；充盈时，其上部可膨入腹腔，并与腹前壁相贴。因此，当膀胱充盈时，沿耻骨联合上缘进行膀胱穿刺，穿刺针可不经腹膜腔而直接进入膀胱，以避免损伤腹膜。膀胱底在男性与精囊、输精管末段和直肠相邻（图 6-9）；在女性则与子宫颈和阴道相邻（图 6-10）。

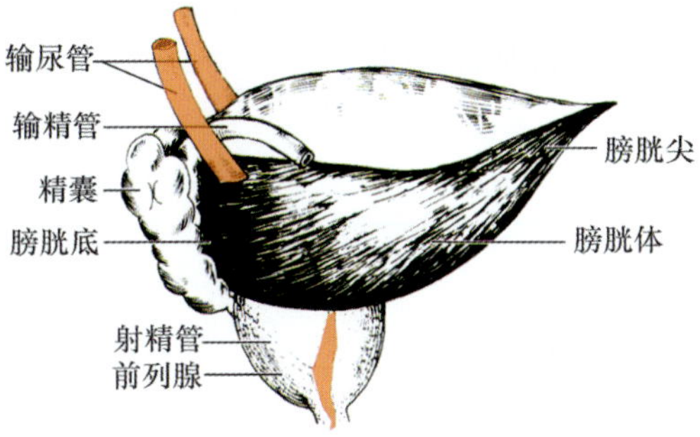

图 6-8　膀胱

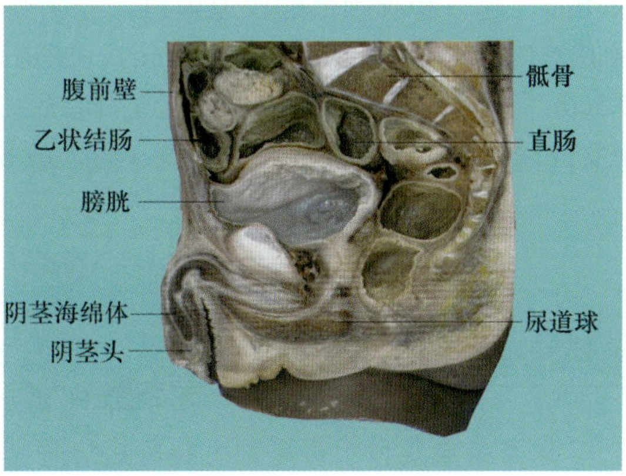

图 6-9　男性膀胱后面的毗邻

二、膀胱壁的构造

膀胱壁分 3 层，由内向外依次为黏膜、肌层和外膜。膀胱空虚时，黏膜形成许多皱襞，充盈时则消失。在膀胱底的内面，两输尿管口和尿道内口之间的三角形区域，黏膜光滑无皱襞，称膀胱三角（trigone of bladder）（图 6-11），是肿瘤和结核的好发部位。两输尿管口之间的横行黏膜皱襞，称输尿管间襞（interureteric fold）。临床在活体呈为苍白色，是临床上做膀胱镜检查时寻找输尿管口的标志。肌层由平滑肌构成，大致分为外纵、中环、内纵 3 层，这 3 层肌束相互交错，共同构成逼尿肌。通常认为在尿道内口处，还有环形的膀胱括约肌。

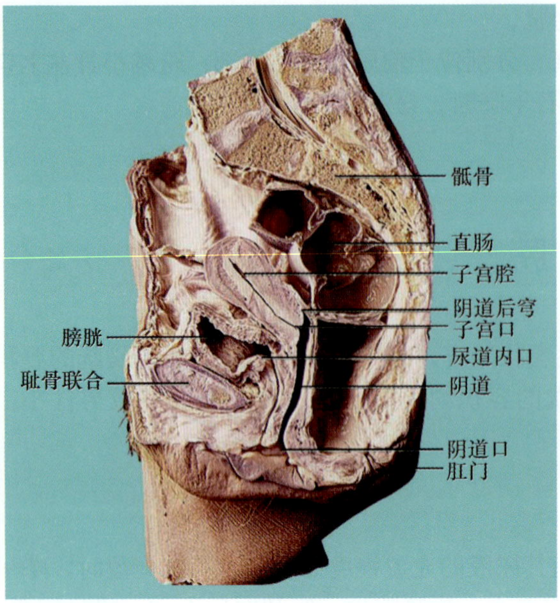

图 6-10 女性膀胱后面的毗邻

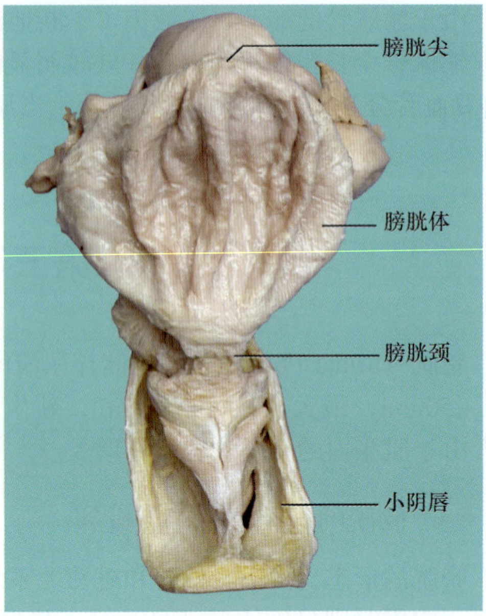

图 6-11 女性膀胱和尿道的额状切面

第四节 尿 道

尿道（urethra）是膀胱与体外相通的一段管道，男、女性尿道差异较大。男性尿道与生殖系统关系密切，其相关内容参见男性生殖系统。

女性尿道（female urethra）较男性尿道短而直，易于扩张，长 3 ~ 5cm，直径 0.6cm，仅有排尿功能，起自膀胱颈部的尿道内口，经阴道的前方向前下行穿过尿生殖膈，开口于阴道前庭的尿道外口（external orifice of urethra）。尿道外口呈矢状位，位于阴道的前方，距阴蒂头后方约 2.5cm。穿尿生殖膈时，周围有尿道阴道括约肌（urethrovaginal sphincter）环绕，可控制排尿。由于女性尿道与阴道相邻，且短、宽、直，故易于引发逆行性尿路感染。

知识链接

尿路感染为何女性多于男性?

尿路感染是由于病原微生物引起的常见病和多发病，临床上常见的有尿道炎、膀胱炎和肾盂肾炎等，其主要表现为尿频、尿急和尿痛等膀胱刺激症。尿液检查可见有致病菌和脓细胞等。

尿路感染女性多见于男性，是因为女性尿道较男性尿道宽、短、直，尿道外口开口于阴道前庭，距阴道口和肛门较近，易受污染。有些女性不注意会阴部卫生，特别是月经期、新婚蜜月期和妊娠期等，由于内分泌激素的变化或性生活的影响，致病菌趁虚而入，逆行而上，从而导致尿路感染。

（潘永天）

第七章　男性生殖系统

学习目标

1. 掌握：男性生殖系统的组成；睾丸和附睾的位置及形态，精子的排出途径；前列腺的位置、形态、分叶和毗邻；男性尿道的分部、狭窄及弯曲。

2. 熟悉：睾丸的结构，输精管的行程和分部，前列腺的被膜和年龄变化，阴囊的结构，阴茎的分部和结构。

生殖系统（reproductive system）包括男性生殖系统和女性生殖系统，主要功能是产生生殖细胞，分泌性激素，繁衍后代，形成并维持第二性征。生殖系统根据功能可分为内生殖器和外生殖器两部分，内生殖器包括生殖腺、输送管道、附属腺体等。外生殖器为两性交接的器官。

第一节　男性内生殖器

男性生殖系统（male reproductive system）包括内生殖器和外生殖器（图 7-1）。内生殖器由生殖腺、输精管道、附属腺体等组成，生殖腺为睾丸，是产生精子和分泌雄激素的器官，输精管道包括附睾、输精管、射精管和尿道，为精子排出体外的连续管道，附属腺体包括前列腺、精囊腺、尿道球腺等，借排泄管开口于输精管道，分泌的液体与精子混合组成精液。外生殖器包括阴茎和阴囊。

一、睾丸

（一）位置与形态

睾丸（testis）为男性生殖腺，是产生精子和分泌雄激素的器官，位于阴囊内，左右各一，一般左侧略低于右侧。

睾丸为卵圆形实质性器官，表面光滑，可分为上、下两端，内、外侧两面，前、后两缘（图 7-2）。前缘游离，后缘与附睾、输精管下段邻接，有血管、神经和淋巴管等出入。上端为附睾头遮盖，下端游离。外侧面隆凸，与阴囊壁相贴。内侧面较平坦，与阴囊隔相依。新生儿睾丸相对较大，性成熟期以前发育较慢，随性成熟迅速生长，老年人随性功能的衰退，睾丸逐渐萎缩变小。

（二）结构

睾丸表面被覆一层厚而致密的结缔组织膜，称白膜。白膜在睾丸后缘增厚并伸入睾丸实质内形成睾丸纵隔，由纵隔发出许多睾丸小隔，呈扇形伸入睾丸实质并与白膜相连，将睾丸实质分为 100～200 个睾丸小叶。每个睾丸小叶内有 2～4 条盘曲的精曲小管，其上皮能产生精子。小管之

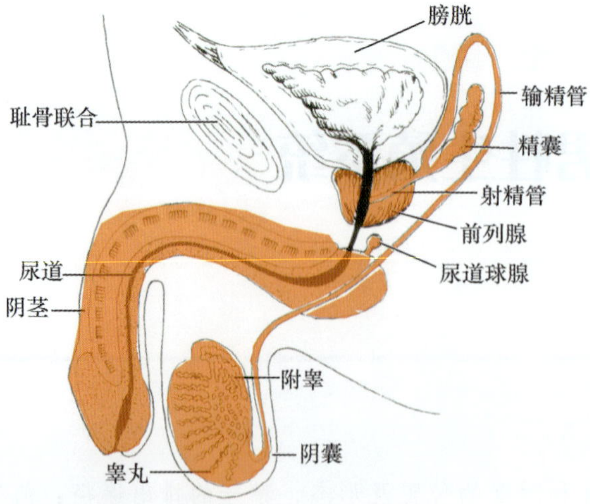

图 7-1 男性生殖系统概况

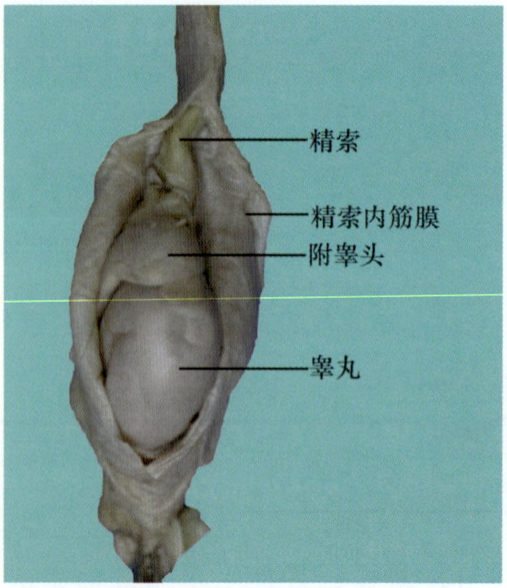

图 7-2 右侧睾丸和附睾

间的结缔组织为睾丸间质，内有间质细胞，能分泌雄激素。精曲小管汇合成精直小管，进入睾丸纵隔后交织吻合成睾丸网，从睾丸网发出 12 ~ 15 条睾丸输出小管，出睾丸后缘的上部进入附睾，会合成附睾管。

二、附睾

附睾（epididymis） 呈新月形，紧贴睾丸的上端和后缘。上端膨大为附睾头，中部为附睾体，下端缩细为附睾尾（图 7-2）。睾丸输出小管进入附睾后，盘曲成膨大的附睾头。输出小管的末端汇合成一条附睾管，附睾管盘曲而成附睾体和附睾尾，附睾尾弯曲向上移行为输精管。

附睾是暂时储存精子的器官，其分泌物为精子提供营养，促进精子进一步成熟。附睾是结核的好发部位。

三、输精管和射精管

输精管（ductus deferens） 是附睾管的直接延续（图 7-3），长约 50cm，管径约 3mm，管壁较厚，活体触摸时呈坚实的圆索状。按其行程可分为四部分：①睾丸部，最短，起自附睾尾，沿睾丸后缘上行至睾丸上端移行为精索部。②精索部，为睾丸上端至腹股沟管皮下环之间的一段，该段位于皮下，位置表浅，为输精管结扎的理想部位。③腹股沟部，位于腹股沟管内，疝修补术时，勿伤及输精管。④盆部，由腹环穿出腹股沟管后进入盆腔，弯向内下，沿盆侧壁行向后下，经输尿管末端前方转至膀胱底的后面，在此两侧输精管逐渐靠近并扩大成输精管壶腹，此段最长。

输精管壶腹的末端变细，与精囊腺的排泄管汇合成射精管（ejaculatory duct）。射精管长约 2cm，向前下穿前列腺实质，开口于尿道的前列腺部。

精索（spermatic cord） 为一对柔软的圆索状结构，从腹股沟管腹环穿经腹股沟管，出皮下环后延至睾丸上端，全长 12 ~ 15cm。精索的主要结构有输精管、睾丸动脉、蔓状静脉丛，输精管动、静脉、神经、淋巴管和腹膜鞘突的残余等。精索表面包有 3 层结构，由内向外依次为精索内筋膜、提睾肌和精索外筋膜。

四、精囊

精囊又称精囊腺（seminal vesicle），为一对长椭圆形的囊状器官，其表面凸凹不平（图 7-4）。位于膀胱底的后外方，其排泄管与输精管壶腹末端汇合形成射精管。其分泌物参与构成精液。

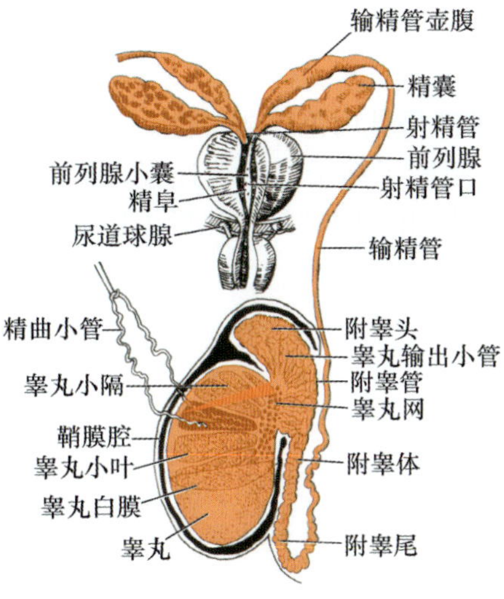

图 7-3　睾丸的结构及排精径路

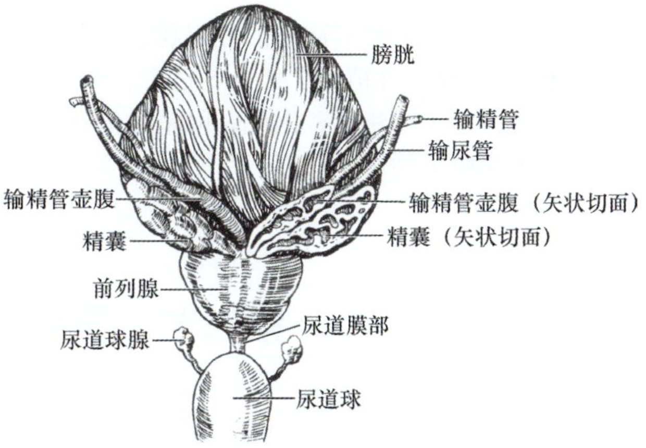

图 7-4　膀胱、前列腺、精囊和尿道球腺（后面）

五、前列腺

前列腺（prostate）为单一的实质性器官，位于膀胱颈与尿生殖膈之间，包绕尿道起始部，呈栗子形（图 7-4）。上部宽大为前列腺底，与膀胱颈相邻，有尿道穿入。下部尖细为前列腺尖，与尿生殖膈相邻，底与尖之间的部分为前列腺体（图 7-5）。前列腺体后面较平坦，正中有一纵行的浅沟称前列腺沟，在活体直肠指检时，可由直肠前壁扪及此沟，前列腺肥大时此沟消失。

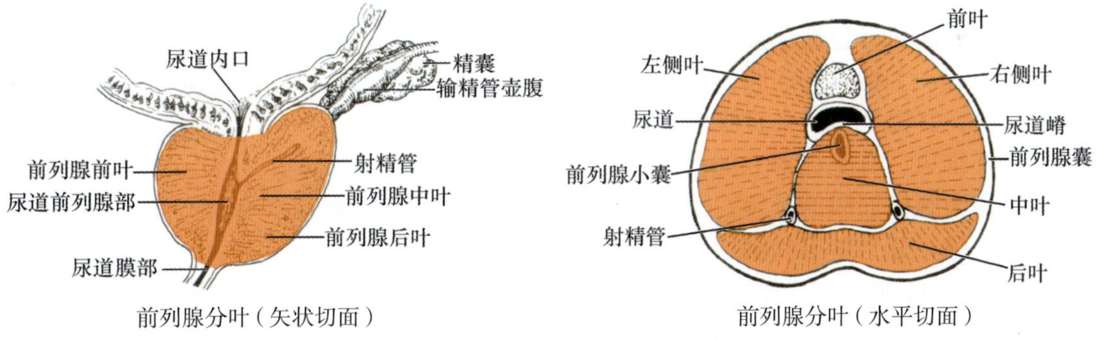

图 7-5　前列腺的结构

前列腺可分为 5 叶：前叶、中叶、后叶和两侧叶（图 7-5）。前叶小，位于尿道前方；中叶呈楔形，位于尿道和射精管之间；左、右侧叶分别位于尿道和中叶的两侧；后叶位于中叶和侧叶的后方，是前列腺肿瘤的好发部位。前列腺排泄管开口于尿道前列腺部的后壁。前列腺分泌乳白色液体，参与精液的组成。

小儿的前列腺甚小，腺组织不发达。性成熟期腺组织迅速生长发育。老年人腺组织退化萎缩。如腺内结缔组织增生，则形成前列腺肥大，压迫尿道，引起排尿困难。

六、尿道球腺

尿道球腺是一对豌豆大小的球形腺体，位于会阴深横肌内（图 7-4）。以细长的排泄管开口于尿道球部。其分泌物参与精液的组成。

七、精液

精液由输精管道和附属腺体的分泌物组成，内含精子。精液呈乳白色，弱碱性。正常成年男性一次射精 2～5ml，含精子 3 亿 ～5 亿个。输精管结扎后，阻断了精子的排泄途径，但各附属腺体分泌物的排泄不受影响，因此，射精时仍有无精子的精液排出。同时，结扎后不影响睾丸分泌雄激素，不影响男性第二性征。

第二节　男性外生殖器

一、阴囊

阴囊（scrotum） 是位于阴茎后下方的囊袋状结构。阴囊壁由皮肤和肉膜组成（图 7-6）。皮肤薄而柔软，性成熟后生有阴毛，有色素沉着，正中有一纵行的阴囊缝。肉膜为浅筋膜，与腹前外侧壁的筋膜和会阴部的筋膜相延续。肉膜内含有平滑肌纤维，可随外界温度的变化而舒缩，以调节阴囊内的温度，有利于精子的发育和生存。肉膜在正中线向阴囊深部发出阴囊中隔，将阴囊分为左、右两腔，分别容纳左右睾丸、附睾和精索。

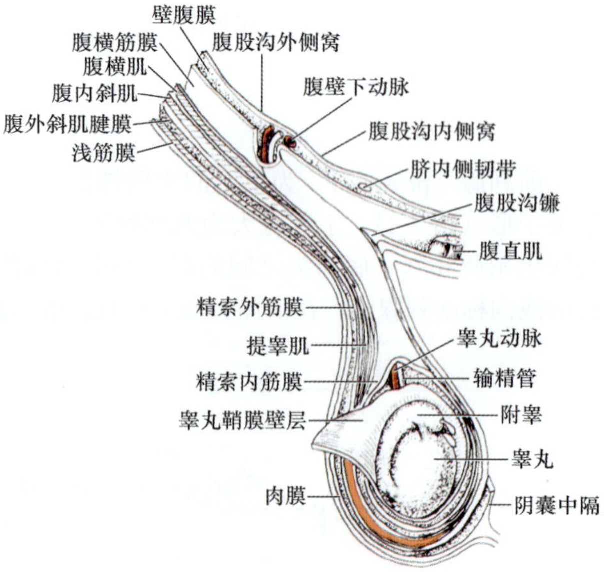

图 7-6　阴囊结构

阴囊肉膜的深面有包被睾丸和精索的被膜，由外向内有：①精索外筋膜，为腹外斜肌腱膜的延续；②提睾肌，来自腹内斜肌和腹横肌的肌纤维束，有上提睾丸的作用；③精索内筋膜，为腹横筋膜的延续；④睾丸鞘膜，来源于腹膜，分为壁层和脏层，壁层贴于精索内筋膜内面，脏层包于睾丸和附睾表面。脏、壁两层在睾丸后缘处互相移行，共同围成的腔隙称睾丸鞘膜腔，内有少量浆液。睾丸鞘膜来源于胚胎时期的腹膜鞘突，出生后鞘突与腹膜腔相通的部分闭锁，形成鞘韧带，鞘突下端包裹睾丸和附睾，形成睾丸鞘膜。若出生后腹膜鞘突未闭锁，仍与腹膜腔相通，则形成交通性鞘膜积液或先天性腹股沟斜疝。

二、阴茎

阴茎（penis） 为男性的性交器官，可分为头、体、根 3 部分。后端为阴茎根，附着于耻骨下支和坐骨上支。前端膨大为阴茎头，是尿道海绵体前端的膨大，顶端有矢状位的尿道外口。中部为阴茎体，呈圆柱形，以韧带悬于耻骨联合的前下方。阴茎头后较细的部分为阴茎颈。

阴茎由两个阴茎海绵体和一个尿道海绵体构成，外面包有皮肤和筋膜（图 7-7）。阴茎海绵体位于阴茎的背侧，两侧紧密结合向前延伸，前端变细嵌入阴茎头后面的凹陷内，后端分开形成左、右阴茎脚，分别附着于两侧的耻骨下支和坐骨支。尿道海绵体位于阴茎的腹侧，尿道贯穿其全长。尿道海绵体中部呈圆柱状，前、后端膨大，形成阴茎头和尿道球。尿道球位于两阴茎脚之间，附于尿生殖膈的下面。

每个海绵体的表面均包被有一层坚厚的纤维膜，称海绵体白膜（图 7-8）。海绵体由许多海绵状小梁和腔隙构成，腔隙与血管相通，当腔隙充血时，阴茎勃起。

3．海绵体外面共同包被有皮肤和浅、深筋膜。皮肤薄而柔软，富有延展性，在阴茎颈处反折成双层的皮肤皱襞，包裹阴茎头形成阴茎包皮。阴茎包皮与阴茎头腹侧中线处连接有一条皮肤皱襞，称包皮系带。临床上做包皮环切术时，勿伤及。幼儿的包皮较长，包绕整个阴茎头。随年龄增长，由于阴茎的增大，包皮逐渐后缩，包皮口扩大，阴茎头裸露。如到成年时，阴茎头仍被包皮包绕，但能上翻而露出阴茎头，称包皮过长。包皮口过小，难以上翻显露阴茎头，则称为包茎。包茎和包皮过长，不易于清洁卫生，包皮腔内易存留污垢而导致炎症，亦可成为阴茎癌的诱发因素。对于包皮过长或包茎者，应行包皮环切术。

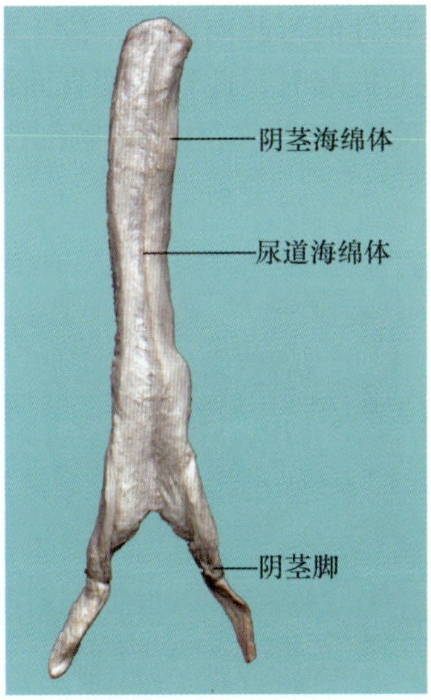

图 7-7　阴茎的海绵体

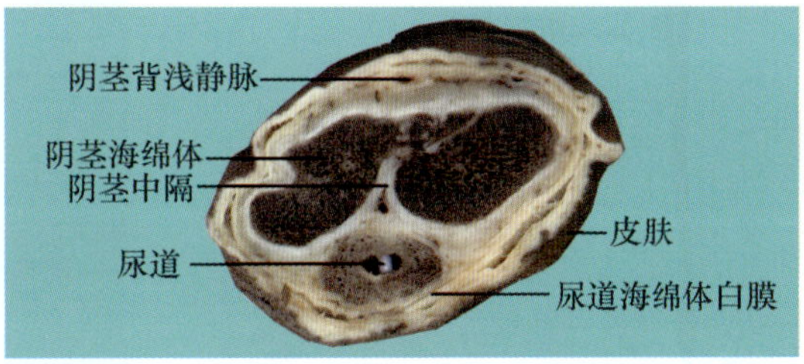

图 7-8　阴茎中部横切面

第三节　男性尿道

男性尿道（male urethra）兼有排尿和排精的功能。起于膀胱的尿道内口，止于阴茎头的尿道外口，成人长 16～18cm，全程可分为 3 部（图 7-9）。

一、前列腺部

前列腺部（prostatic part）为尿道穿过前列腺的部分，长约 3cm，是尿道中最宽、最易扩张的部分。前列腺部后壁上有一纵行的隆起，为尿道嵴，其两侧有细小的射精管开口和前列腺排泄管的开口。

二、膜部

膜部（membranous part）为尿道穿过尿生殖膈的部分，长约 1.2cm，周围有尿道外括约肌环绕，该肌为骨骼肌，有控制排尿的作用。尿道膜部位置较恒定，当骨盆骨折时，易损伤此部。

三、海绵体部

海绵体部（cavernous part）为尿道穿过尿道海绵体的部分，长 10～15cm，是尿道最长的一段。尿道球内的尿道较宽，称尿道球部，尿道球腺开口于此。阴茎头内的尿道扩大称舟状窝。

临床上将前列腺部和膜部称为后尿道，海绵体部称为前尿道。

男性尿道全程粗细不等，有3个狭窄、3个扩大和2个弯曲（图7-10）。3个狭窄分别位于尿道内口、尿道膜部和尿道外口，以尿道外口最狭窄。是尿道结石常易嵌顿狭窄的部位。3个扩大分别位于尿道前列腺部、尿道球部和舟状窝。2个弯曲分别为耻骨下弯和耻骨前弯。耻骨下弯凸向后下，位于耻骨联合下方，位置恒定。耻骨前弯凸向前上，位于耻骨联合前下方，当阴茎向上提起时，此弯曲变直而消失，临床上做导尿或膀胱镜检查时，应注意其解剖特点。

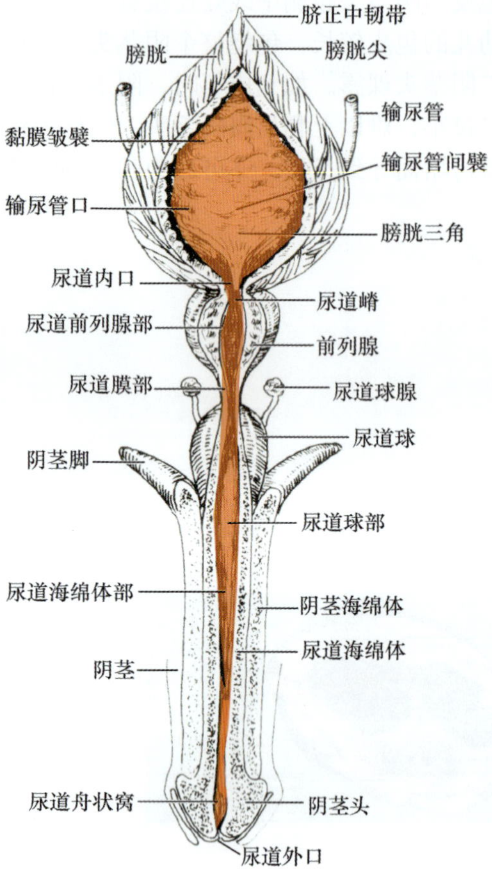

图7-9 男性尿道（冠状切面）

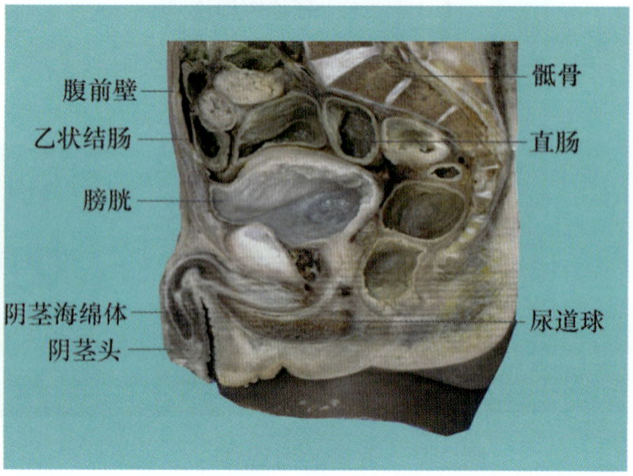

图7-10 男性盆腔（矢状切面）

知识链接

睾丸下降与隐睾症：胚胎初期，睾丸连同附睾位于腹膜后壁腰部、肾的内侧，以后逐渐下降，直到出生前不久才经腹腔、腹股沟管降入阴囊内，若睾丸仍停留在腹腔、盆腔或腹股沟管内称为隐睾症。由于腹部温度高于阴囊，不适宜精子发育，是造成男性不育的原因之一。

（滕树成）

第八章 女性生殖系统

学习目标

1. 掌握：女性生殖系统的组成；卵巢和子宫的位置及形态，卵子的排出途径；阴道的位置、形态和毗邻。
2. 熟悉：乳房的结构；子宫的固定装置；会阴的概念。

女性生殖系统（female reproductive system） 分为内生殖器和外生殖器。内生殖器由生殖腺（卵巢）、输送管道（输卵管、子宫和阴道）和附属腺体（前庭大腺）组成（图 8-1）。卵巢可产生卵细胞并分泌性激素。输卵管为输送卵子的管道，同时也是卵子受精的部位。子宫为孕育胎儿的器官。阴道是胎儿产出的通道。外生殖器即女阴，包括阴阜、大阴唇、小阴唇、阴蒂、阴道前庭和前庭球。

女性乳房的功能活动与女性生殖功能有关，故附于本章中叙述。

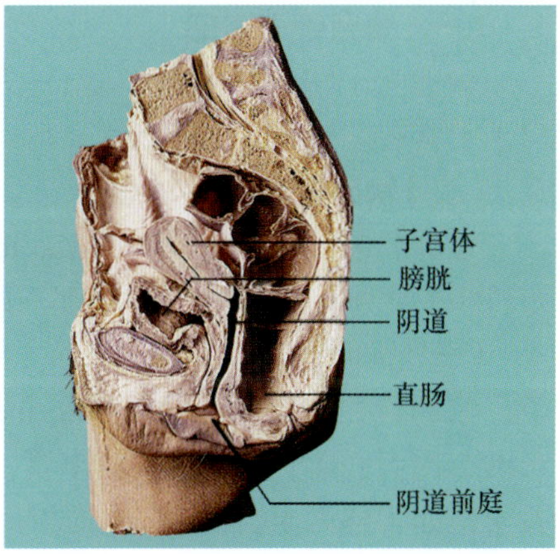

图 8-1 女性盆腔（正中矢状断面）

第一节 女性内生殖器

一、卵巢

（一）形态与位置

卵巢（ovary）是成对的实质性器官，呈扁卵圆形（图 8-2），位于盆腔侧壁髂内、髂内动脉所形成的夹角内。卵巢可分为内、外两面，前、后两缘和上、下两端。内侧面朝向盆腔，与小肠相邻；外侧面与骨盆侧壁相贴。后缘游离，前缘借卵巢系膜连于子宫阔韧带。卵巢前缘中央部有血管、淋巴管和神经等出入，称为卵巢门（hilum of ovary）。上端钝圆，与输卵管伞靠近，借卵巢悬韧带固定于盆壁，卵巢悬韧带内含卵巢血管、神经

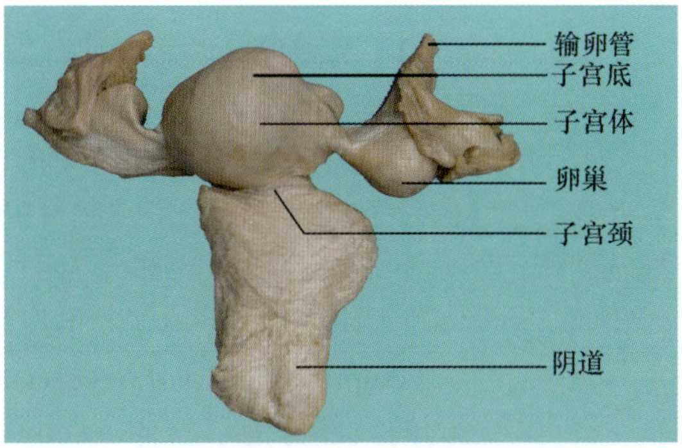

图 8-2 女性内生殖器

和淋巴等，是手术中寻找卵巢血管的标志；下端借卵巢固有韧带连于子宫底的两侧。

卵巢的大小、形态随年龄而变化。在幼女期卵巢较小，表面光滑；性成熟期的卵巢最大，由于多次排卵，在表面出现瘢痕，使表面凹凸不平。35～40 岁时，卵巢开始缩小，50 岁时卵巢逐渐萎缩。

（二）固定装置

卵巢在盆腔内的位置主要靠韧带来维持。卵巢悬韧带（suspensory ligament of ovary）是由腹膜形成的皱襞，其中含有卵巢血管、淋巴管、结缔组织和少量平滑肌纤维。它起自骨盆上口的侧缘，向下至卵巢的输卵管端。临床上称此韧带为骨盆漏斗韧带，是寻找卵巢血管的标志。卵巢固有韧带（proper ligament of ovary）又称卵巢子宫索，由结缔组织和平滑肌纤维构成。起自卵巢子宫端，附着于输卵管与子宫结合处的后下方。

二、输卵管

输卵管（uterine tube） 是一对细长而弯曲的肌性管道，全长 10～14cm，直径约 5mm，连于子宫底的两侧（图 8-2），居子宫阔韧带上缘内。输卵管外侧端游离，以输卵管腹腔口开口于腹膜腔；内侧端连于子宫输卵管子宫口，开口于子宫腔。故女性腹膜腔经输卵管、子宫、阴道可与外界相通。输卵管由内侧向外侧分为以下 4 部：

（一）输卵管子宫部

输卵管子宫部（uterine part）为贯穿子宫壁的一段，管径最细，约 1mm，以输卵管子宫口开口于子宫腔。

（二）输卵管峡

输卵管峡（isthmus of uterine tube）为紧贴子宫壁外面的一段，短而狭窄，壁较厚，血管分布较少，水平向外移行为壶腹部。临床上常在此进行输卵管结扎术。

（三）输卵管壶腹

输卵管壶腹（ampulla of uterine tube）是输卵管峡向外延续管径最大的部分，约占输卵管全长的 2/3，行程弯曲，血供较丰富。卵子通常在此部受精。受精卵经输卵管移入子宫腔而着床，若受精卵未移入子宫而在输卵管内或腹膜腔内发育，即宫外孕。

（四）输卵管漏斗

输卵管漏斗（infundibulum of uterine tube）是输卵管末端膨大的部分，呈漏斗状。漏斗中央有输卵管腹腔口连通腹膜腔。卵巢排出的卵细胞经此进入输卵管。输卵管腹腔口周围，有许多细小指状的突起，称为输卵管伞（fimbriae of uterine tube），其中一个最长的突起连于卵巢，称卵巢伞。手术时常以输卵管伞作为识别输卵管的标志。

临床上将卵巢和输卵管称为子宫附件。

三、子宫

子宫（uterus） 为壁厚、腔小的肌性器官（图 8-2），是孕育胎儿的场所。

（一）子宫的形态

未孕育的成年人子宫，似倒置的梨形，前后稍扁，长约 7～8cm，厚约 2～3cm。子宫分为子宫底、子宫体、子宫颈三部。子宫底（fundus of uterus）为两侧输卵管子宫口水平以上的部分，宽而圆凸。子宫下端长而狭细的部分为子宫颈（neck of uterus），是肿瘤的好发部位。子宫颈呈圆柱形，下 1/3 凸入阴道内，称子宫颈阴道部（vaginal part of cervix），上 2/3 在阴道的上方，称子宫颈阴道上部（supravaginal part of cervix）。

底与颈之间的大部分为子宫体（body of uterus）。子宫颈阴道上部与子宫体相接的狭细部，长约 1.0cm，称子宫峡（isthmus of uterus）。在非妊娠期，该部不明显，在妊娠末期此部可达

7～11cm，形成“子宫下段”（图 8-3），峡部的壁逐渐变薄，产科常在此进行剖宫术，可免入腹膜腔，减少感染的机会。

子宫的内腔较为狭窄，可分为上、下两部：上部位于子宫体内，称子宫腔（cavity of uterus），为前后略扁的三角形裂隙。底向上，尖朝下，表面光滑。底的两侧各有一开口，即输卵管子宫口，通输卵管，尖端向下通子宫颈管；下部在子宫颈内，称子宫颈管（canal of cervix of uterus）。子宫颈管呈梭形，其上口通子宫腔，下口通阴道，称子宫口（orifice of uterus）。子宫口在未产妇为圆形，边缘光滑整齐；经产妇的子宫口呈横裂状（图 8-2）。子宫口的前、后缘分别称为前唇和后唇。后唇长，位置较前唇高。

（二）子宫的位置

子宫位于小骨盆腔的中央，在膀胱与直肠之间，两侧有输卵管、卵巢及子宫阔韧带等。下端接阴道，成年未孕的子宫底位于小骨盆上口平面以下。子宫颈的下端在坐骨棘的稍上方。成年女性子宫的正常位置呈前倾前屈位。前倾是指整个子宫向前的倾斜，子宫的长轴与阴道的长轴形成一个向前开放的钝角，稍大于 90°。前屈是指子宫体与子宫颈之间形成一个向前开放的钝角，约为 170°。

子宫是活动性较大的器官，由于子宫前邻膀胱，后贴直肠，膀胱和直肠的充盈程度可影响子宫的位置。当膀胱空虚而直肠充盈时，子宫体伏于膀胱上面，几乎与地面平行。子宫位置的异常，是女性不孕的原因之一，常见为后倾后屈，即子宫后倒。妊娠期，增大的子宫可压迫膀胱，孕妇常出现尿频现象。

（三）子宫的固定装置

维持子宫正常位置和姿势的韧带有 4 对，同时还受盆底结构的承托。

1．子宫阔韧带（broad ligament of uterus） 位于子宫两侧，由子宫前、后面的腹膜自子宫侧缘向外侧延伸达骨盆侧壁形成冠状位的双层腹膜皱襞。子宫阔韧带的上缘游离，包被输卵管。下缘移行于盆壁的腹膜。外缘大部分固定于骨盆腔侧壁。子宫阔韧带前、后两层间包有输卵管、卵巢、卵巢固有韧带、子宫圆韧带、血管、神经和结缔组织等。子宫阔韧带可限制子宫向两侧移动（图 8-4）。

2．子宫圆韧带（round ligament of uterus） 由平滑肌和结缔组织构成。呈圆索状（图 8-5），起自子宫前面的两侧，输卵管子宫口的下方，在子宫阔韧带两层之间循骨盆侧壁向前外侧弯行，经腹股沟管出皮下环，止于阴阜和大阴唇的皮下组织中。此韧带是维持子宫前倾的主要结构。

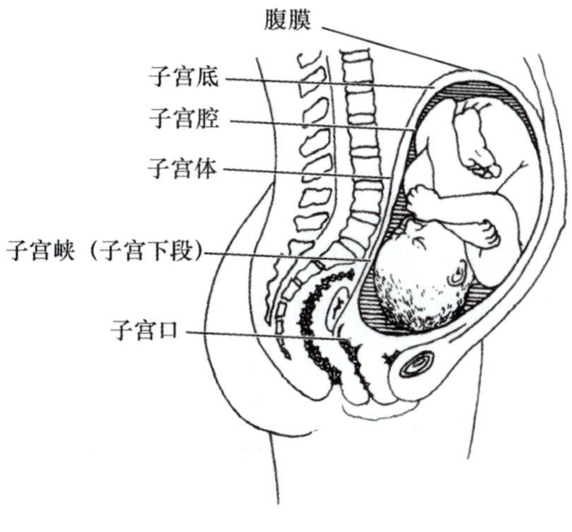

图 8-3　妊娠和分娩时的子宫

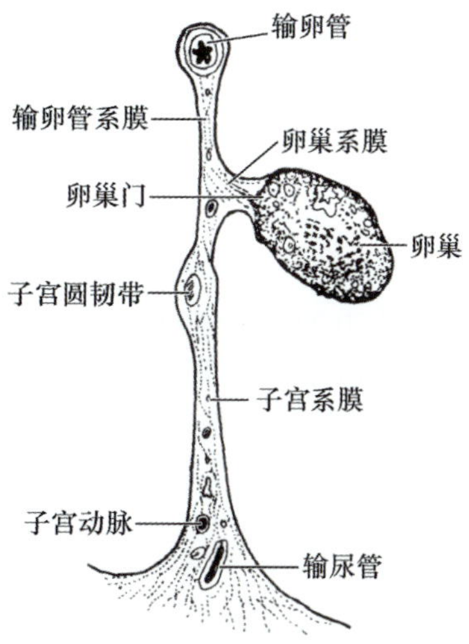

图 8-4　子宫阔韧带（矢状断面）

3. 子宫主韧带（cardinal ligament of uterus） 由大量纤维结缔组织束和平滑肌纤维构成。位于子宫阔韧带的基部，自子宫颈两侧连于骨盆腔侧壁（图 8-5，图 8-6），是维持子宫正常位置，防止其向下脱垂的主要结构。

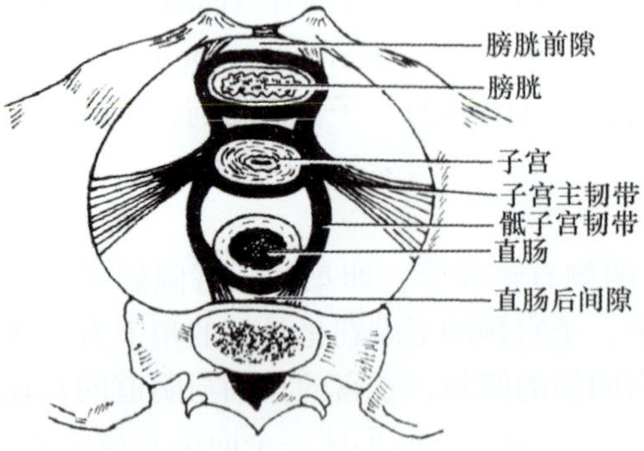

图 8-5 子宫的固定装置（上面观）

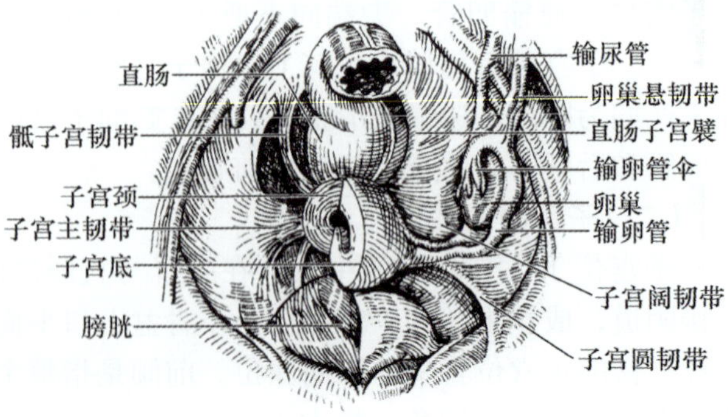

图 8-6 子宫的固定装置（模式图）

4. 骶子宫韧带（sacrouterine ligament） 由平滑肌和结缔组织构成。起于子宫颈阴道上部的后面，向后弓形绕过直肠的两侧，止于第 2、3 骶椎的前面的筋膜（图 8-5，6）。其表面包盖腹膜形成弧形的皱襞，称直肠子宫襞。此韧带牵引子宫颈向后上方，与子宫圆韧带协同维持子宫的前倾前屈位置。

子宫正常位置的固定，除上述韧带外，盆膈、尿生殖膈和阴道的承托以及子宫周围结缔组织的牵拉等因素，也起着重要的作用。如果这些固定装置薄弱或受损伤，可导致子宫位置异常，形成不同程度的子宫脱垂。严重者子宫可脱垂至阴道口之外。

四、阴道

阴道（vagina） 为前后略扁、连接子宫和外生殖器的肌性管道（图 8-1，2），富于伸展性。它是女性的交接器官，也是导入精液、排出月经和娩出胎儿的通道。阴道下端以阴道口（vaginal orifice）开口于阴道前庭。上端较宽大，包绕子宫颈阴道部。阴道壁与子宫颈阴道部之间形成的环状凹陷，称阴道穹（fornix of vagina）。阴道穹可分为前、后部和侧部，以阴道穹后部最深，它与直肠子宫陷凹之间仅隔以阴道后壁和一层腹膜。若直肠子宫陷凹有积液时，可经阴道穹后部进行穿刺或引流。

阴道位于盆腔中央，前邻膀胱和尿道，后邻直肠。如邻接部位损伤，可发生尿道阴道瘘或直肠阴道瘘。阴道下部穿经尿生殖膈，膈内的尿道阴道括约肌和肛提肌的纤维，对阴道和尿道有括约作用。

五、前庭大腺

前庭大腺（greater vestibular gland） 又称 Barthdin 腺，形如豌豆，位于前庭球后端的深面，其导管向内侧开口于阴道前庭（图 8-7）。该腺相当于男性的尿道球腺，其分泌物有润滑阴道口的作用。若炎症导致导管阻塞，可形成前庭大腺囊肿。

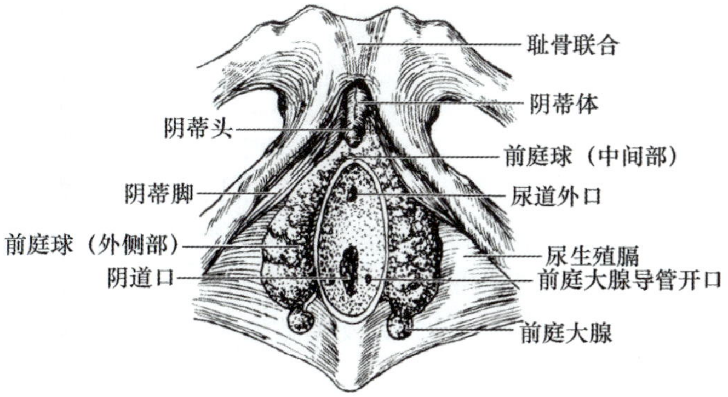

图 8-7　阴蒂、前庭球和前庭大腺

第二节　女性外生殖器

女性外生殖器即女阴（female pudendum），包括阴阜、大阴唇、小阴唇、阴道前庭、阴蒂和前庭球等（图 8-8）。

一、阴阜

阴阜（mons pubis） 为耻骨联合前方的皮肤隆起，女性阴阜富有皮脂腺及汗腺，皮下有较多的脂肪组织。性成熟以后，皮肤生有阴毛。

二、大阴唇

大阴唇（greater lips of pudendum） 为一对纵长隆起的皮肤皱襞，在发生学上相当于男性的阴囊。两侧大阴唇之间的裂隙，称女阴裂。两侧大阴唇在女阴裂的前、后端互相连结，分别称唇前连合和唇后连合。大阴唇外侧面的皮肤含有汗腺、皮脂腺及色素，在成人有稀疏的阴毛。

三、小阴唇

小阴唇（lesser lip of pudendum） 位于大阴唇的内侧，是一对较薄的皮肤皱襞，表面光滑无毛，富有弹性。左、右小阴唇的前端各形成内、外两个小皱襞，外侧皱襞向上，在阴蒂背面左右

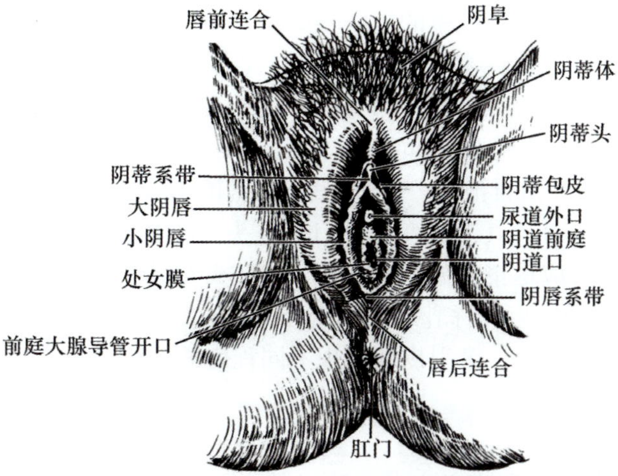

图 8-8　女性外生殖器

连合，形成阴蒂包皮；内侧襞较短小，两侧向上在阴蒂头下方左右结合，形成阴蒂系带。小阴唇后端，左、右连接形成横行的阴唇系带。

四、阴道前庭

阴道前庭（vaginal vestibule）是位于两侧小阴唇之间的裂隙，前部有尿道外口，后部有阴道口。阴道口周边的黏膜在处女形成环行黏膜皱襞，称处女膜（hymen）。处女膜可呈环行，半月形或筛状等，此膜厚约 2mm。有少数的个体处女膜厚而坚实，将阴道口完全封闭，称处女膜闭锁或无孔处女膜。需手术切开。婚后妇女，处女膜破裂成为处女膜痕。

五、阴蒂

阴蒂（clitoris）（图 8-7，图 8-8），由两个阴蒂海绵体构成，在发生学上相当于男性的阴茎海绵体。后端称阴蒂脚，附于耻骨下支和坐骨支，左、右阴蒂海绵体于中线结合成阴蒂体，表面盖有阴蒂包皮。阴蒂体前端游离，称阴蒂头，神经末梢丰富，感觉灵敏。

六、前庭球

前庭球（bulb of vestibule）相当于男性的尿道海绵体，呈蹄铁形（图 8-8），分为中间部和两个外侧部。中间部位于阴蒂体和尿道外口之间，外侧部则在大阴唇的皮下。前庭球具有一定的勃起性。

附一　乳房

乳房（mamma）为哺乳类动物和人类特有的结构。男性乳房不发达。女性自青春期开始逐渐发育，妊娠期和哺乳期具有分泌活动。

1．位置　成年女性乳房位于胸前部，胸大肌和胸筋膜的表面。上起第 2～3 肋，下至第 6～7 肋，内侧达胸骨旁线，外侧至腋中线。成年未产妇乳头平对第 4 肋间隙或第 5 肋水平。胸大肌前面的深筋膜与乳腺体后面的包膜间隙为乳房后间隙，内有一层疏松结缔组织，无大血管存在，有利于隆胸术时将假体植入，使乳房隆起。亦有将假体植入胸大肌后面的深筋膜与胸小肌之间的胸大肌后间隙内。

2．形态　成年未产妇的乳房呈半球形，紧张而富有弹性。乳房的中央有乳头（mammary papilla），其顶端有输乳管的开口，称输乳孔。乳头的周围有色素较深的环行皮肤区，称为乳晕（areola of breast），表面有许多散在的小结节，其深面为乳晕腺（图 8-9）。乳晕腺分泌脂性物质。对乳晕和乳头有保护作用。乳头和乳晕的皮肤较薄易受损伤而感染。妊娠期和哺乳期乳腺组织增生，乳房增大；停止哺乳后，乳腺萎缩，乳房变小。老年时乳房萎缩而下垂。

3．结构　乳房由皮肤、脂肪组织、纤维组织和乳腺构成。纤维组织主要包绕乳腺，形成不完整的囊，并有纤维嵌入乳腺叶之间，将乳腺分隔成 15～20 个乳腺叶（lobes of mammary gland），每一乳腺叶都发出一条排泄管，称输乳管（lactiferous ducts）。输乳管在近乳头处膨大成输乳管窦（lactiferous sinuses），其末端变细开口于乳头（图 8-10）。乳腺叶和输乳管围绕乳头呈放射状排列，行乳房手术时应尽量做放射状切口，以减少对乳腺叶和输乳管的损伤。乳腺的皮肤与胸肌筋膜之间连有许多纤维束，称乳房悬韧带或 Cooper 韧带，对乳房有固定作用。当乳腺癌侵及乳房悬韧带时，此韧带缩短，牵引皮肤出现不同程度的凹陷，外观呈“橘皮样”改变。

附二　会阴

会阴（perineum）有狭义和广义之分。狭义的会阴是指外生殖器与肛门之间的狭窄区域。在女性系指阴道前庭后端与肛门之间的部分，又称产科会阴，分娩时易于撕裂，应注意保护。广

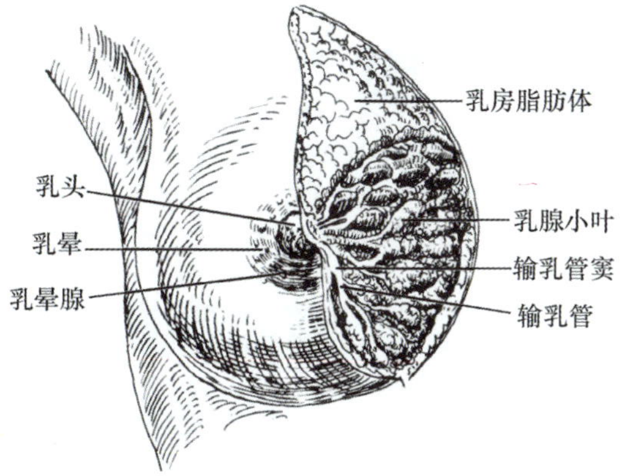

图 8-9　女性乳房模式图

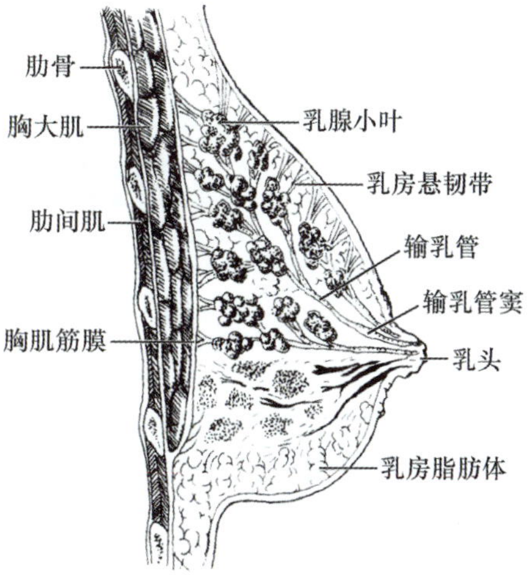

图 8-10　女性乳房（矢状切面）

义的会阴是指盆膈以下封闭骨盆下口的全部软组织，呈菱形。其境界与骨盆下口一致；前方为耻骨联合下缘，后方为尾骨尖，两侧界为耻骨下支、坐骨支、坐骨结节和骶结节韧带。以两侧坐骨结节之间的连线为界，可将会阴分为前、后两个三角区（图 8-11）。前部为尿生殖三角（尿生殖区），男性有尿道通过，女性有尿道和阴道通过。后部为肛门三角（肛区），有肛管通过。会阴的结构，除男、女性生殖器外，主要是肌肉和筋膜。

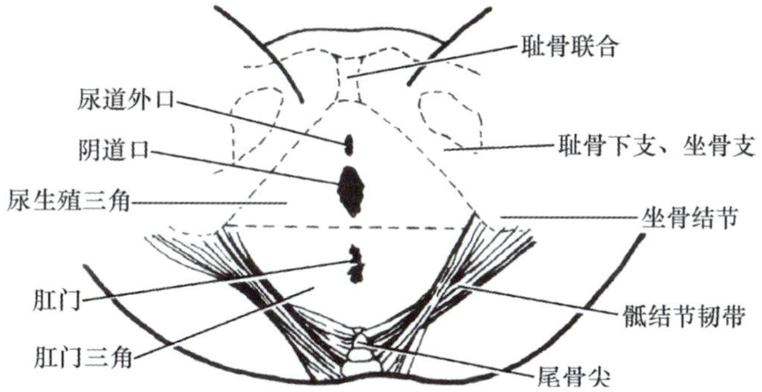

图 8-11　会阴的周界与分部

知识链接

人工受精

用人工的方法取出精子和卵细胞，在人为条件下使其在体外结合为受精卵并开始发育，到胚卵时，再将其移植到母体子宫内继续发育直到诞生。这种形式的体外胚胎发生称作体外受精 - 胚胎移植（IVF-ET）。由于体外受精和早期卵裂是在试管中进行的，所以人们又把由此产生的婴儿称“试管婴儿”。

（沙地克 • 沙吾提）

第九章 腹　　膜

学习目标

1. 掌握：腹膜与脏器的关系及腹膜形成的结构；大、小网膜、网膜孔、网膜囊的位置、组成，小网膜的分部及其临床意义；掌握腹膜陷凹的位置及其临床意义。

2. 熟悉：腹膜与腹膜腔的概念、腹膜的功能。

一、概述

腹膜（peritoneum）为覆盖于腹、盆壁的内面和腹、盆腔脏器表面的一层光滑的浆膜，由间皮和少量结缔组织构成，呈半透明状。根据其分布部位的不同可分为壁腹膜（parietal peritoneum）和脏腹膜（visceral peritoneum）两部分。壁腹膜被覆于腹、盆壁内面，脏腹膜被覆于腹、盆腔器官的表面（图 9-1）。脏腹膜和壁腹膜相互延续、相互移行，构成一潜在的浆膜腔隙，称腹膜腔（peritoneal cavity）。男性腹膜腔为一完整密闭的腔隙，女性腹膜腔可借输卵管、子宫、阴道与外界相通，故女性腹膜腔感染的几率高于男性。

腹腔与腹膜腔在解剖学上是两个不同的概念，腹腔是指膈和盆膈以上腹壁围成的腔，容纳腹、盆腔脏器；腹膜腔则是套在腹腔内的脏、壁腹膜之间的浆膜腔隙，正常情况下腔内仅含少量的浆液。腹膜具有分泌、吸收、保护、支持、修复等功能。

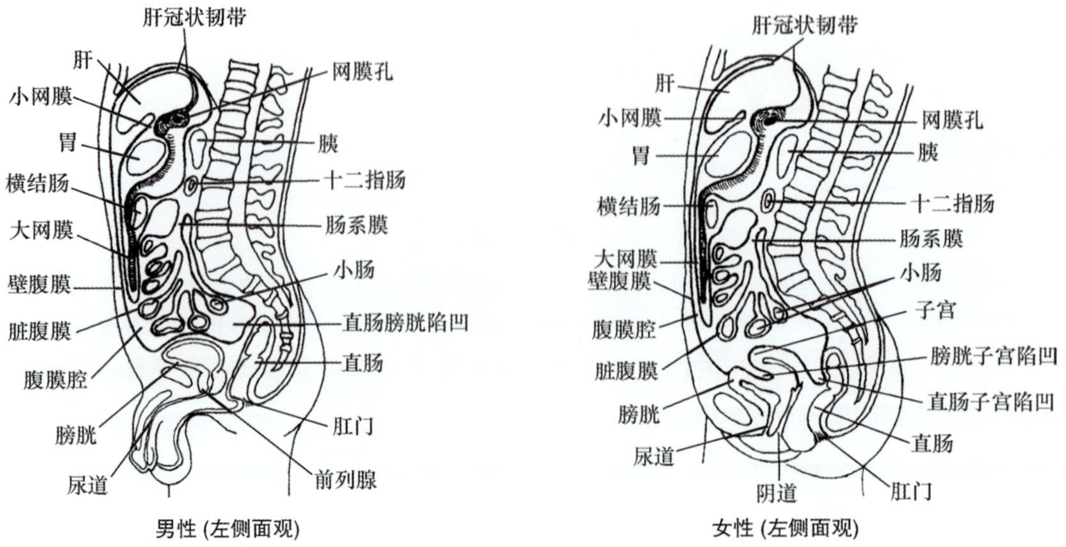

图 9-1　腹盆部正中矢状切面示意图

二、腹膜与腹、盆腔脏器的关系

根据腹膜被覆脏器情况的不同，可将腹、盆腔脏器分为 3 类，即腹膜内位器官、腹膜间位器官和腹膜外位器官（图 9-2）。

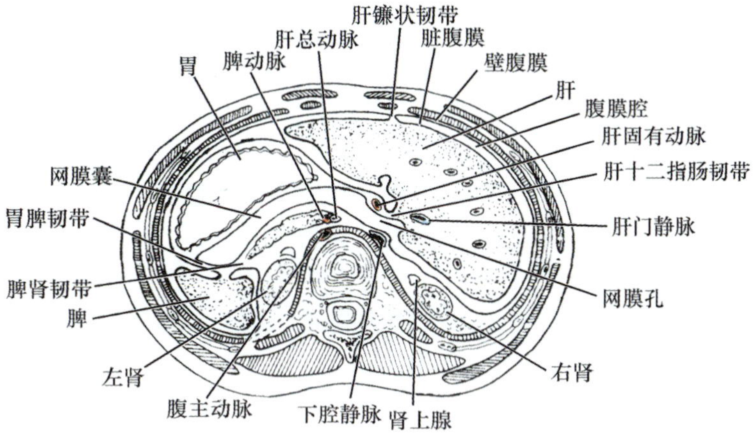

图 9-2 上腹部（平网膜孔）横切面示意图

（一）腹膜内位器官

腹膜内位器官是指器官表面都被腹膜所覆盖的器官。包括胃、十二指肠上部、空肠、回肠、盲肠、阑尾、横结肠、乙状结肠、脾、卵巢、输卵管等。此类器官在腹、盆腔内的活动度较大。

（二）腹膜间位器官

腹膜间位器官是指器官表面大部分被腹膜所包盖。包括升结肠、直肠上段、肝、胆囊、膀胱和子宫等。此类器官在腹、盆腔内也有一定的活动度。

（三）腹膜外位器官

腹膜外位器官是指一面或少部分被腹膜所包盖的器官。包括十二指肠降部和下部、直肠中段、胰、肾上腺、肾和输尿管等。此类器官在腹、盆腔内位置固定，几乎不能活动，位于腹膜的后方，固定于腹后壁，称腹膜后位器官。如肾和输尿管手术等常可经腹后壁切口，不通过腹膜腔而在腹膜外进行，以避免腹膜腔的污染和手术后的粘连。

三、腹膜形成的结构

脏、壁腹膜移行围成腹膜腔时，在移行处形成韧带、系膜、网膜、陷凹等结构。这些结构不仅对器官起着连接和固定的作用，也是血管、神经出入脏器的部位。

（一）韧带

韧带（ligament） 是连于腹、盆壁与脏器或相邻脏器之间的腹膜结构。对脏器有一定固定作用（图 9-3）。

1．肝的韧带 肝脏面有肝胃韧带、肝十二指肠韧带，膈面有镰状韧带、冠状韧带、三角韧带等。镰状韧带由是位于膈与肝膈面的双层腹膜结构，呈矢状位，其游离缘内有脐静脉闭锁的肝圆韧带。镰状韧带常偏于前正中线的右侧，故脐以上腹前壁正中切口需向下延伸时，应偏向正中线的左侧，免伤肝圆韧带和其伴行的附脐静脉。冠状韧带呈冠状位，连于膈和肝膈面之间，其右侧份两层间相距较远，其间肝膈面借结缔组织与膈相连，无腹膜覆盖，称肝裸区。左、右三角韧带分别是冠状韧带延伸至肝的左、右两端、前、后两层彼此粘连增厚而成。

2．脾的韧带 包括胃脾韧带、脾肾韧带、膈脾韧带等。胃脾韧带是连接于胃底与脾门之间的双层腹膜结构，其内含有脾的血管、神经、淋巴管和胰尾等。脾肾韧带是脾门至左肾前面之间的双层腹膜结构。膈脾韧带由脾肾韧带向上连于膈下面的双层腹膜结构。

3．胃的韧带　包括肝胃韧带、胃脾韧带、胃结肠韧带和胃膈韧带。

（二）系膜

系膜（mesentery）是脏、壁层腹膜相互移行处形成的将肠管固定于腹、盆腔后壁的双层腹膜结构。两层腹膜间有出入该器官的血管、神经、淋巴管等。主要的系膜有肠系膜、阑尾系膜、横结肠系膜、乙状结肠系膜等（图 9-3）。

1．小肠系膜（mesocolon）是将空、回肠固定于腹后壁的双层腹膜结构。其附着于腹后壁的部分称肠系膜根（root of mesentery），自第二腰椎左侧贴于腹后壁斜向右下方，止于右骶髂关节的前方，长约 15cm。由于肠系膜根与小肠的长度差异悬殊，故肠系膜呈褶裙状，空、回肠的活动性大，对消化和吸收有促进作用，但易发生肠扭转和肠套叠等急腹症。肠系膜两层腹膜之间含有肠系膜上血管及分支、神经、淋巴管、淋巴结和脂肪组织等。

2．横结肠系膜（transverse mesocolon）是将横结肠固定于腹后壁的横位双层腹膜结构。其根部起自结肠右曲，自右向左跨越右肾、十二指肠降部、胰头、胰体下缘和左肾的前方，至结肠左曲。常以横结肠系膜为标志将腹膜腔划分为结肠上、下区两部分。横结肠系膜两层间含有中结肠血管、神经、淋巴管和淋巴结等。

3．乙状结肠系膜（sigmoid mesocolon）是将乙状结肠固定于盆壁的双层腹膜结构。其根部附着于左髂窝和骨盆左后壁，跨过左输尿管前方。乙状结肠系膜内有乙状结肠血管、神经、淋巴管和淋巴结等。

4．阑尾系膜（mesoappendix）是将阑尾连于肠系膜下端的双层腹膜结构。呈三角形，其游离缘内有阑尾血管、神经、淋巴管和淋巴结等。切除阑尾时，应在系膜游离缘结扎其血管。

（三）网膜

网膜（omentum）由双层腹膜构成，薄而透明，两层腹膜间夹有血管、神经、淋巴管和结缔组织等。包括大网膜、小网膜及网膜囊（图 9-4）。

1．小网膜（lesser omentum）是从肝门至胃小弯和十二指肠上部之间的双层腹膜结构。其中连于肝门与胃小弯的部分称肝胃韧带（hepatogastric ligament），其内含有胃左、右血管、胃左、右淋巴管和至胃的神经等。连于肝门与十二指肠上部之间的部分称肝十二指肠韧带，构成小网膜右侧部，内含胆总管、肝固有动脉和肝门静脉。其中胆总管居右前方，肝固有动脉居左前方，二者之后为肝门静脉。这种位置关系，对于手术确认上述结构尤为重要。肝十二指肠韧带右侧为游离缘，该缘的后方有网膜孔（omental foramen）（又称 Winslow 孔）。通过网膜孔可进入胃后方的网膜囊。

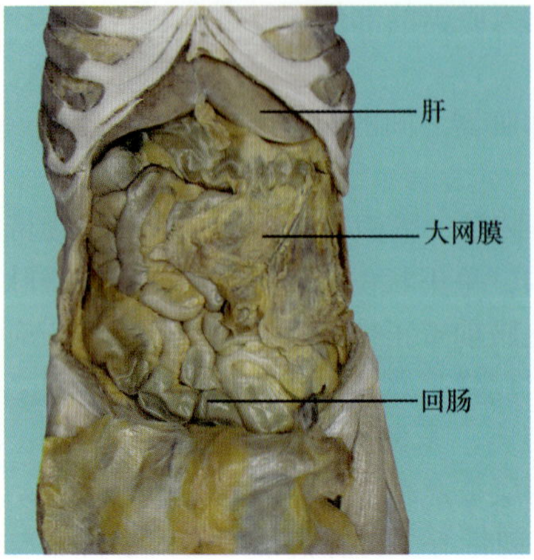

图 9-3　腹膜形成的结构

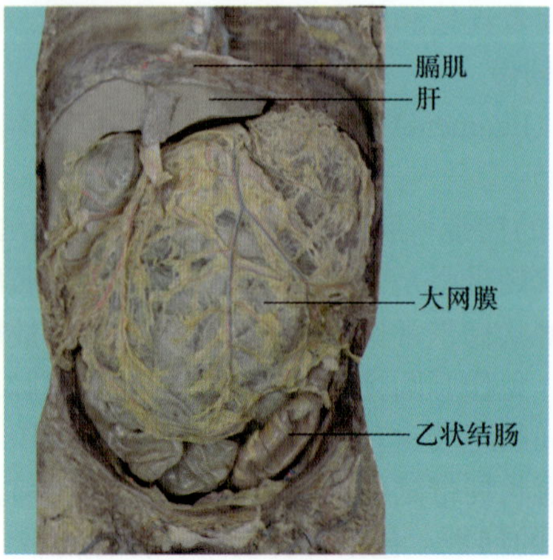

图 9-4　网膜示意图

2．大网膜（greater omentum） 是连于胃大弯与横结肠之间的4层腹膜结构。形似围裙状，悬垂于小肠和结肠前面。大网膜内含脂肪、血管、淋巴管和众多的巨噬细胞，有重要的防御功能。大网膜的前两层起于胃大弯和十二指肠上部，当向下悬垂至腹下部后返折向上形成后两层，再向后上包裹横结肠并与横结肠系膜相延续。大网膜的前、后两层常愈合在一起，其中从胃大弯至横结肠的前两层大网膜又称为胃结肠韧带（gastrocolic ligament）。大网膜下垂部分可移动，具有包围腹膜腔内炎性病灶，防止炎症蔓延的作用。小儿大网膜较短，一般在脐平面以上，当阑尾炎或下腹部其他炎症时，病灶区不易被大网膜包裹而局限化，故易形成弥漫性腹膜炎。

3．网膜囊（omental bursa） 是位于小网膜和胃后方的扁窄间隙，又称小腹膜腔，属腹膜腔的一部分。网膜囊以外的腹膜腔为大腹膜腔。网膜囊的上壁为肝和膈下面的腹膜；前壁为小网膜、胃后壁腹膜和大网膜的胃结肠韧带；后壁为大网膜的后两层、横结肠及其系膜以及覆盖于胰、左肾和左肾上腺前面的腹后壁腹膜；下壁是大网膜前、后两层的愈着处；左壁是胃脾韧带和脾肾韧带及脾；右壁上部有网膜孔，此孔是网膜囊与大腹膜腔的通道。成人网膜孔可容纳1～2指，手术时常经此孔探查胆道。

（四）腹膜皱襞、隐窝与陷凹

1．腹前下壁的皱襞与隐窝 在腹前下壁内面有5条腹膜皱襞和3对隐窝（图9-5）。脐正中襞位于中线处，由脐至膀胱尖，其内有脐尿管索，是胚胎期脐尿管闭锁后的遗迹。脐正中襞外侧有1对脐内侧襞，其内有脐动脉索，是脐动脉闭锁后的遗迹。在脐内侧襞外侧有1对脐外侧襞，内有腹壁下血管。

在膀胱上方，脐正中襞与脐内侧襞之间的陷凹，称膀胱上窝。在腹股沟韧带上方，脐外侧襞与脐内侧襞的陷凹称腹股沟内侧窝，与腹股沟管浅环和腹股沟三角的位置相对应，脐外侧襞外侧的陷凹称腹股沟外侧窝，与腹股沟管深环的位置相对应。

2．腹后壁的皱襞和隐窝 在胃后方、十二指肠、盲肠和乙状结肠系膜附近有较多的皱襞和隐窝。腹膜的皱襞和隐窝发达的部位是内疝的好发处。

肝肾隐窝（hepatorenal recess）位于肝右叶下面与右肾和结肠右曲之间，仰卧时为腹膜腔的最低处，是液体易于积聚的部位。

3．陷凹（pouch） 主要位于盆腔内，是盆腔脏器表面的腹膜互相移行返折形成的凹窝。在男性，直肠与膀胱之间有深而较大的直肠膀胱陷凹（rectovesical pouch），是男性腹膜腔的最低点。在女性，位于膀胱与子宫之间的膀胱子宫陷凹（vesicouterine pouch）；在直肠与子宫之间的

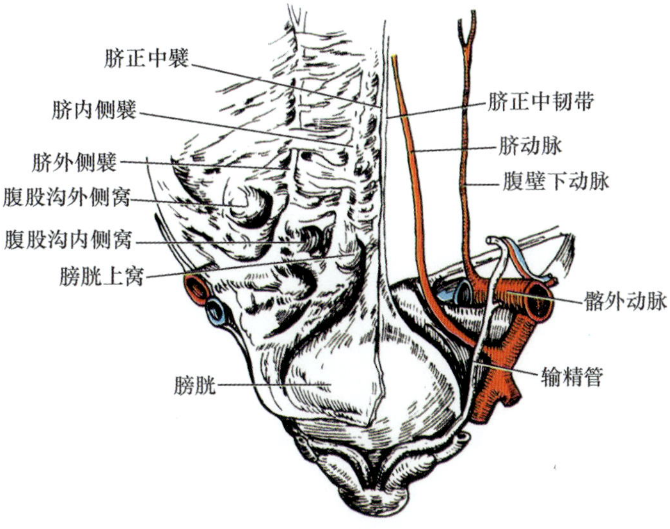

图9-5 腹前壁内面的皱襞及隐窝

直肠子宫陷凹（rectouterine pouch），为女性腹膜腔的最低点，是液体易于积聚的部位（图 9-6），临床上可通过直肠或阴道后穹窿穿刺进行诊疗。

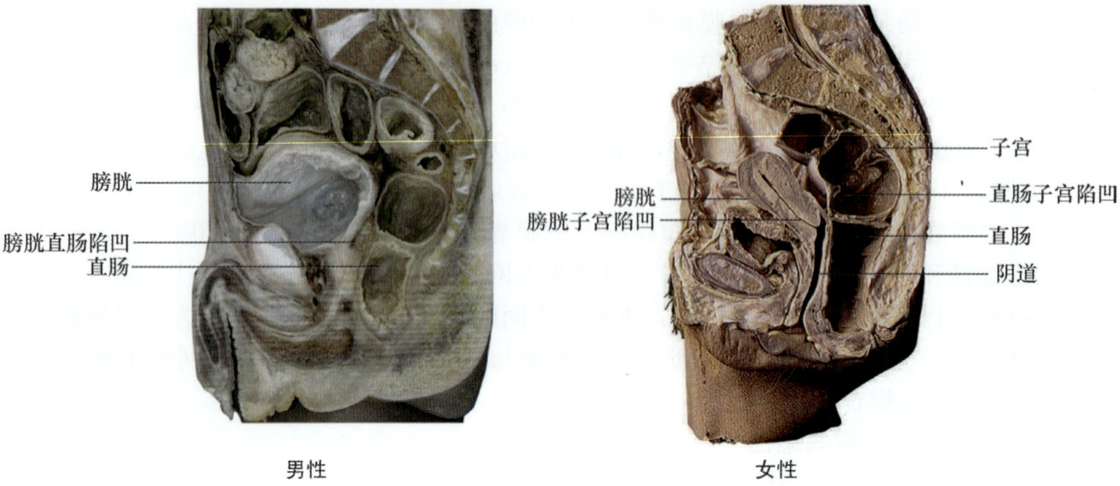

图 9-6　男女盆腔矢状切面示腹膜与脏器的关系

知识链接

腹膜有丰富的神经末梢，对各种刺激极为敏感。壁腹膜有躯体神经分布，脏腹膜为内脏神经分布，壁腹膜较脏腹膜对刺激敏感。脏腹膜对牵拉、膨胀、冷热等刺激敏感。壁腹膜对化学刺激和机械刺激等敏感。由于支配壁腹膜的脊神经同时亦支配相应节段的躯干肌和皮肤，当壁腹膜受到刺激时，相应节段脊神经分布区域的皮肤也引起疼痛，并且定位准确。如对腹膜炎病人探查时，用力按压患部出现压痛，突然松压又出现反跳痛。反跳痛的出现是由于突然松压时壁腹膜再次受到刺激反应所致。

（潘永天）

第十章 心血管系统

学习目标

1. 掌握：心血管系统的组成，体循环、肺循环和血液循环的概念；血管的吻合及侧支循环的概念；心脏的位置、外形，各心腔的形态结构，房间隔、室间隔的形态结构及其临床意义；心包的形态、结构、分部；肺动脉干的起始位置、行径，动脉韧带的位置及临床意义；主动脉的起始位置、行径、分部及各部主要分支；腋动脉、肱动脉、尺动脉、桡动脉的位置、行程及掌浅弓、掌深弓的组成及重要分支与分布；头、颈部及上肢出血压迫止血点的部位；腹主动脉的行程、位置，腹腔动脉、肠系膜上、下动脉的分支及分布情况；下肢出血压迫止血点的部位；上腔静脉系的主要属支及其收集范围，上腔静脉、颈内静脉、颈外静脉、锁骨下静脉及奇静脉的起止、行程、位置和主要属支；上肢浅静脉的位置、行程、流注关系及临床应用；下腔静脉系的组成及收集范围，下腔静脉的位置、行程及主要属支；门静脉系的组成、收集范围，门静脉的结构特点、主要属支及其与上、下腔静脉之间的吻合关系。

2. 熟悉：心传导系统的组成，窦房结和房室结的位置。左、右冠状动脉的起始、行程、主要分支和分布。颈总动脉的起始、行程、分支，颈动脉窦、颈动脉小体的概念、位置、功能，颈外动脉的主要分支及分布。锁骨下动脉的起始、行程、位置及主要分支及分布。胸主动脉的行程、毗邻及肋间后动脉的行程。髂内动脉脏支及其分支供血部位，子宫动脉与输尿管的位置关系，髂内动脉壁支的分布。髂外动脉、股动脉、腘动脉、胫前、胫后动脉的位置、行程和供血部位。静脉的结构特点及分布规律、静脉的分部。下肢浅静脉的名称、起始位置、行程、流注关系及临床应用。

心血管系统是循环系统的重要组成部分。它是一个密闭的管道系统，血液在心血管系统中周而复始地流动，其主要功能是将消化器官吸收的营养物质和肺吸收的氧气以及人体分泌的激素等运送到全身器官的组织和细胞，同时将组织和细胞的代谢产物及二氧化碳等运送到肾、肺和皮肤并排出体外，以保证人体新陈代谢的不断进行。

第一节 概 述

一、心血管系统的组成

心血管系统是由心、动脉、毛细血管和静脉组成。

心是心血管系统的动力器官，内有右心房、右心室、左心房、左心室四个腔。心房及心室之间分别由房间隔和室间隔分隔，互不相通。同侧心房与心室之间由房室口相通。心房接纳静脉，心室发出动脉。房室口和动脉口处均有瓣膜，它们顺血流开放，逆血流关闭，以保证血液在心内的定向流动。

动脉（artery）是运送血液离心的血管，由心室发出，在行程中不断分支，管径逐渐变细，最后移行为毛细血管。

毛细血管（capillary）连接动脉与静脉，是呈网状分布的微细血管。是血液与组织液进行物质交换的场所。

静脉（vein）是运送血液回心的血管，起于毛细血管，在回心过程中不断接受属支，管径逐渐变粗，最后注入心房。

血液循环（blood circulation）是指血液由心流经动脉、毛细血管、静脉又回到心的过程。

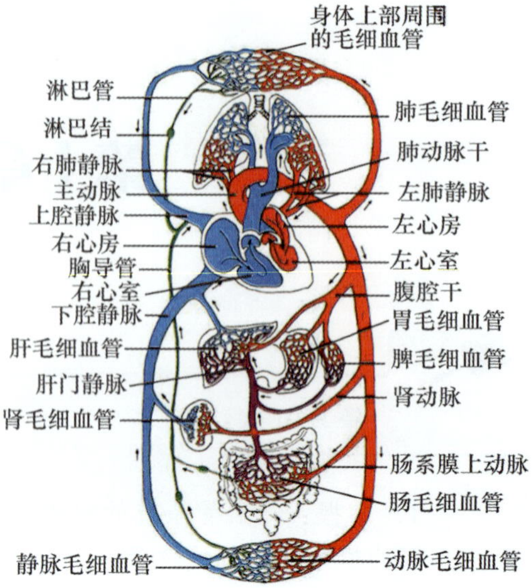

图 10-1　血液循环示意图

体循环（systemic circulation）血液由左心室流经主动脉及其分支到达全身毛细血管，再经各级静脉到达上、下腔静脉返回右心房的过程。又称大循环。

肺循环（pulmonary circulation）血液由右心室流经肺动脉干及其各级分支到肺泡壁的毛细血管，再经左、右肺静脉回流至左心房的过程。又称小循环（图 10-1）。

二、血管吻合及其功能意义

由于在胚胎时期，血管是在毛细血管网的基础上发展起来的，在发育过程中，毛细血管网要经多种形式进行重建，有些退化或消失，有些以吻合管的形式保留下来。因此，人体血管的吻合形式具有多样性。在动脉与动脉之间，静脉与静脉之间，以及动脉与静脉之间，都可借血管支（或称吻合支、交通支）彼此相连，形成血管吻合（vascular anastomosis ）（图 10-2）。

（一）动脉间吻合

两条动脉干之间可借交通支相连，如脑底动脉之间形成的大脑动脉环；在经常活动或易受压部位，其临近的多条动脉分支常吻合成网，如关节的动脉网；在经常改变形态的器官，两动脉末梢或其分支可直接吻合形成动脉弓，如胃肠的动脉弓、手掌和足底的动脉弓等。血管吻合可加快血液循环，调节血流量。

（二）静脉间吻合

静脉间吻合非常丰富，除具有与动脉相似的吻合形式外，在浅静脉之间常吻合成静脉网，在深静脉之间常吻合成静脉丛，以保证在脏器扩大或受压时血流通畅。

（三）动静脉吻合

动静脉吻合是连接于小动脉和小静脉之间的吻合血管，存在于体内许多部位，如肾皮质，消化管黏膜、甲状腺、生殖器勃起组织和指尖等处。这种吻合具有缩短循环途径、调节局部血流量和局部温度的作用。

（四）侧支吻合

较大的动脉干在行程中发出与其平行的侧副支，它与同一主干侧端发出的侧副支吻合相通，形成侧支吻合（图 10-3）。当主干阻塞时，侧副支逐渐增粗，血流可经扩大的侧支吻合到达阻塞部远侧的分布区域。这种通过侧支建立的循环称为侧支循环。侧支循环的建立，对保证器官在病理状态下的血液供应具有重要意义。

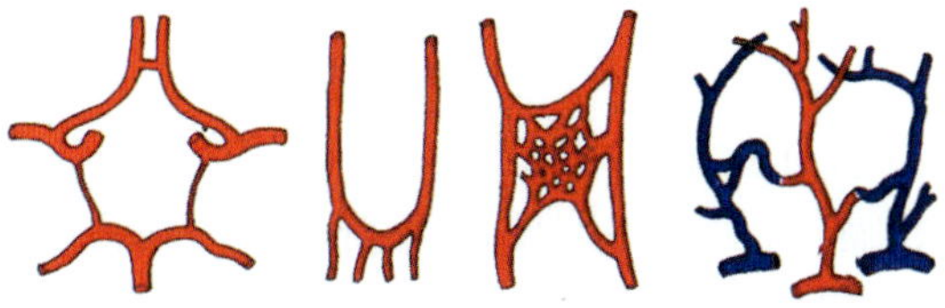

图 10-2 血管吻合示意图

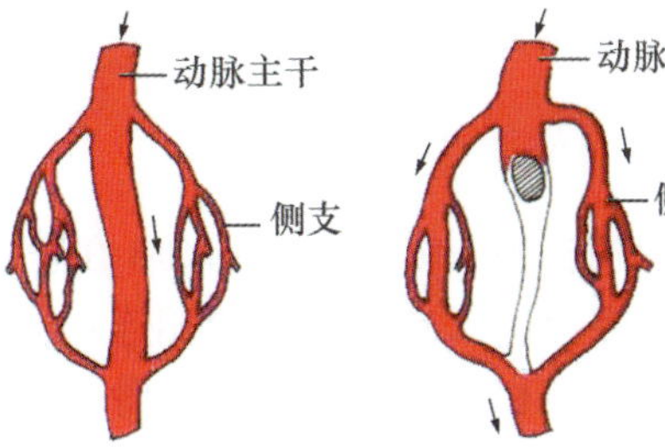

图 10-3 侧支吻合与侧支循环

（五）终动脉

有人认为在体内某些部位，动脉分支和临近动脉间无吻合，这种动脉称为终动脉。终动脉一旦阻塞，可导致其供应区的组织缺血甚至坏死。一般认为视网膜中央动脉即为终动脉。

三、血管的变异和异常

血管均由胚胎时期的中胚层分化而来。在发育过程中，由于血流等因素的影响，有些血管形成主干或分支，有些形成吻合管，有些血管则退化、消失。由于个体差异，血管的起止、分支、数目和行程常有不同的变化。因此，血管系的形态、数值并非所有人都完全一样，有时可出现变异或出现异常。教材中所描述的一般是正常型。

第二节 心

一、心的外形

心的形状像倒置的、前后略扁的圆锥体，稍大于本人的拳头。具有一尖、一底、两面、三缘和三条沟（图 10-4）。

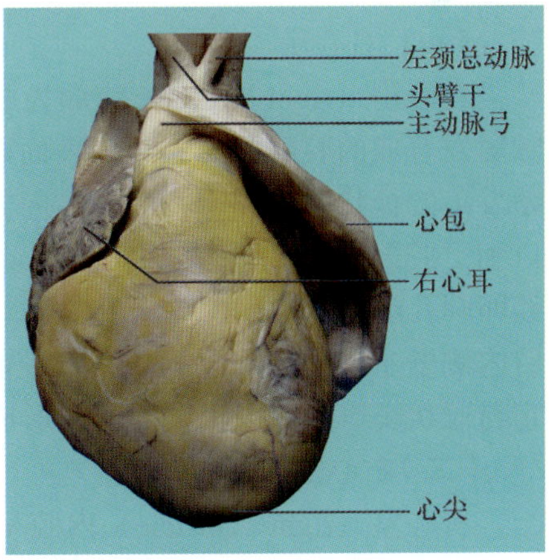

图 10-4 心的外形

1. 一尖 心尖（cardiac apex），朝向左前下方，由左心室构成，其体表投影位置在左侧第五肋间隙左锁骨中线内侧 1～2cm 处，在此处以摸到心尖的搏动。

2. 一底 心底（cardiac base），朝向右后上方，主要由左心房和小部分的右心房构成。上、下腔静脉分别从上、下方开口于右心房。左、右两对肺静脉分别从两侧注入左心房。

3. 两面 心的前面朝向胸骨体和肋软骨，故称胸肋面（sternocostal surface），大部分由右心房和右心室构成，小部分由左心耳和左心室构成；心的下面邻膈，称膈面（diaphragmatic surface），大部分由左心室构成，小部分由右心室构成。

4. 三缘 心的右缘垂直向下，由右心房构成；左缘钝圆，主要由左心室构成；下缘接近水平位，由右心室和心尖构成。

5. 三条沟 心的表面近心底处有一几乎呈环形的冠状沟（coronary sulcus），是心房与心室在心表面的分界。心的胸肋面和膈面各有一条自冠状沟延伸到心尖稍右侧的浅沟，分别称为前室间沟（anterior interventricular groove）和后室间沟（posterior interventricular groove）。前、后室间沟是左、右心室在心表面的分界。

二、心的位置和毗邻

心位于胸腔的中纵隔内，约 2/3 在正中线的左侧，1/3 在正中线的右侧。

心的上方与出入心的大血管相连；心的下方邻膈；心的前方大部分被肺和胸膜所遮盖，只有小部分与胸骨体和左侧第 2~6 肋软骨相邻，临床上进行心内注射时，为了不伤及肺和胸膜，常在左侧第 4 肋间隙靠近胸骨左缘处进针，将药物注射入右心室内；心的后方有食管和胸主动脉等；心的两侧与纵隔胸膜、胸膜腔和肺相邻（图 10-5）。

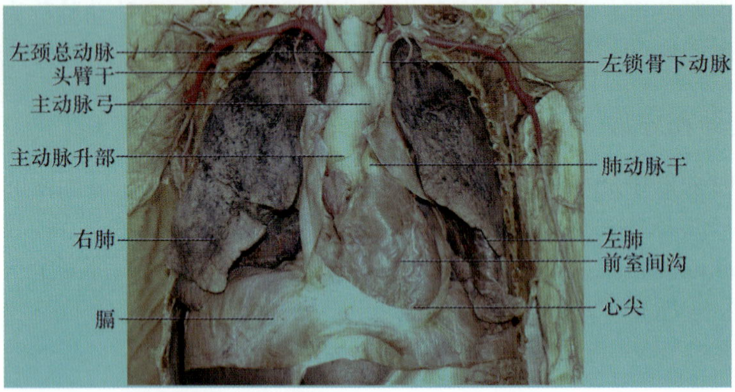

图 10-5　心的位置

三、心腔

（一）右心房

右心房（right atrium）前部为原始心房衍化来的固有心房。其锥形盲端称右心耳，后部为静脉窦发育成的腔静脉窦。两部表面以界沟为界，腔面以界嵴为界。固有心房内面凹凸不平，为界嵴发出的梳状肌。固有心房的左前方有右房室口。腔静脉窦内面光滑，上、下方分别有上腔静脉口和下腔静脉口（图 10-6）。下腔静脉口前缘有一半月形的下腔静脉瓣，在胎儿时期可引导血液经卵圆孔流向左心房。在下腔静脉口与右房室口之间有冠状窦口，其后下缘有冠状窦瓣。右心房后内侧壁主要由房间隔构成。下腔静脉瓣前方心内膜下可触到一较细的腱性结构，称 Todaro 腱。它与冠状窦口前缘及三尖瓣隔瓣形成三角形区域称 Koch 三角，房室结位于其内。

（二）右心室

右心室（right ventricle）内腔呈三面锥体形，其底分别借右房室口和肺动脉口与右心房和肺动脉相通，在两口之间室壁上有一弓形肌性隆起为室上嵴，此嵴将右心室分为窦部（流入道）和漏斗部（流出道）（图 10-7）。

1. 窦部　窦部室壁内面有交错排列的肌性隆起称肉柱。此外，可见突入腔内的锥形肌束称乳头肌。在室壁上分为前、后、隔侧乳头肌，前乳头肌根部有一条桥状肌束连至室间隔下部称节制索（隔缘肉柱），内有心传导系纤维通过。卵圆形右房室口周围为三尖瓣基底所附着，按位置可分为前、后和隔侧尖瓣，借腱索与乳头肌相连。三尖瓣环、三尖瓣、腱索和乳头肌在结构和功能上密切关联，故称为三尖瓣复合体。

2. 漏斗部　漏斗部又称动脉圆锥。其上端的肺动脉口周围纤维环上有三个半月形的肺动脉瓣。各瓣游离缘中央均有一半月瓣小结，此小结有助于瓣膜关闭时防止血液逆流入右心室。

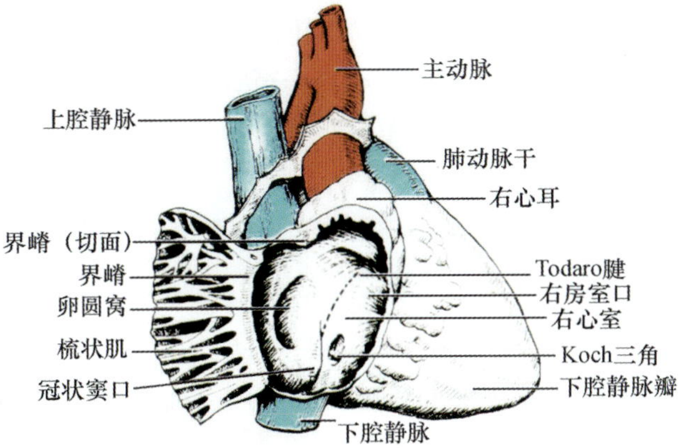

图 10-6 右心房

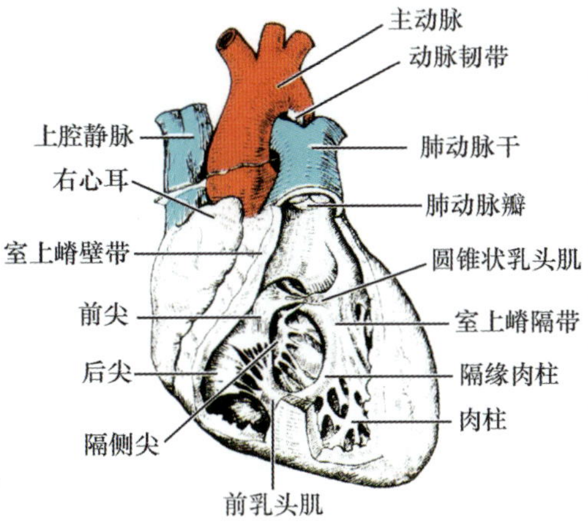

图 10-7 右心室

（三）左心房

左心房（left atrium）前部为左心耳，突向左前方，内面亦有梳状肌，因距二尖瓣近，此处是心外科最常用的手术入路。后部大而腔面光滑，左、右两侧各有一对肺静脉口，口周有左心房的肌肉延伸至肺静脉根部，起括约肌作用。其前下方有左房室口通左心室（图 10-8）。

（四）左心室

左心室（left ventricle）（图 10-9）位于右心室的左后方，构成心的左缘和心尖。室腔呈倒置的圆锥体形，壁厚 9 ~ 12mm，约是右室壁的 3 倍。室腔以二尖瓣前尖为界，分为左后方的流入道和右前方的流出道两部分。

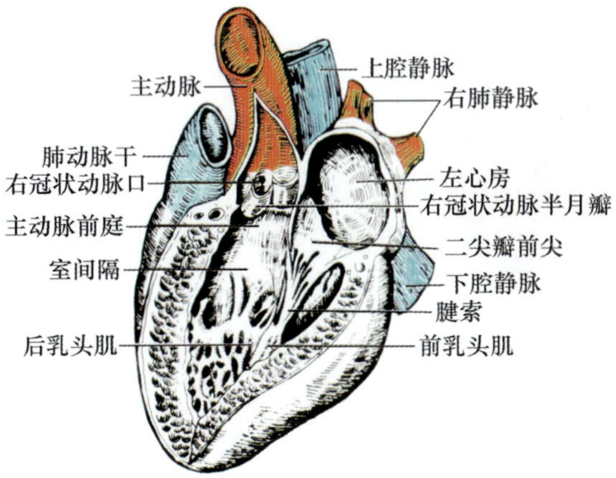

图 10-8 左心房

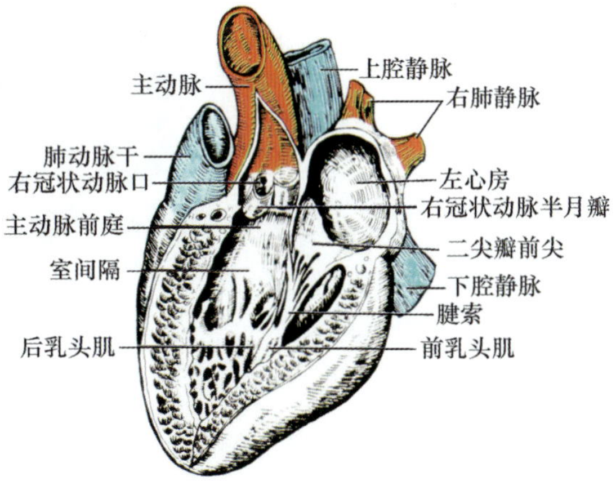

图 10-9 左心室

1. 流入道　流入道的入口为左房室口，其周缘的纤维环上附有两个三角形的瓣膜，称二尖瓣（mitral valve）。二尖瓣依据部位，分为前尖和后尖。前尖较大，位于前内侧；后尖较小，位于后外侧。左心室室壁上也有乳头肌，二尖瓣前尖和后尖借腱索连于乳头肌上。纤维环、二尖瓣、腱索和乳头肌在结构和功能上也是一个整体，称二尖瓣复合体（mitral valve complex），以保证血液的定向流动。

2. 流出道　又称主动脉前庭，位于室腔右上角、二尖瓣前瓣与室间隔之间，室壁表面光滑。左心室的出口为主动脉口（aortic orifice），在口周缘的纤维环上附有 3 个袋状并朝向上的半月形瓣膜，称主动脉瓣（aortic valva）。瓣膜游离缘中央也有半月瓣小结。每个瓣膜与相应的向外膨出的主动脉壁之间形成主动脉窦，依据其部位分为左、右、后3个窦。其中左窦和右窦的动脉上壁分别有左、右冠状动脉的开口。主动脉瓣顺血流开放、逆血流关闭，阻止血液逆流入心室。

心瓣膜顺血流开放，逆血流关闭，保证了血液在心腔内的定向流动。心室收缩时，三尖瓣和二尖瓣关闭，肺动脉瓣和主动脉瓣开放，心室内血液射入动脉；心室舒张时，肺动脉瓣和主动脉瓣关闭，三尖瓣和二尖瓣开放，心房内血液射入心室。

四、心的构造

（一）心壁的构造

心壁主要由心内膜、心肌层和心外膜构成。

1．心内膜（endocardium） 是被覆于心腔内面的一层光滑的薄膜，由内皮、内皮下层和心内膜下层构成，与血管的内膜相连续。心内膜向心腔内折叠形成心瓣膜。

2．心肌层（myocardium）（图10-10） 是构成心壁的主要部分，由心肌细胞和心肌间质组成。心肌细胞分为普通心肌细胞和特殊心肌细胞。普通心肌细胞构成心房肌和心室肌。心房肌较薄，心室肌较厚，左心室肌最厚。心室肌可分3层，其走行方向是内层纵行、中层环行、外层斜行。心房肌和心室肌附着于心纤维骨骼上，心房肌与心室肌不连续，因此，构成了心房肌和心室肌运动不同步的基础。特殊分化的心肌细胞构成心的传导系统。

3．心外膜（epicardium） 是被覆于心的表面和大血管根部表面的浆膜，为浆膜心包的脏层。

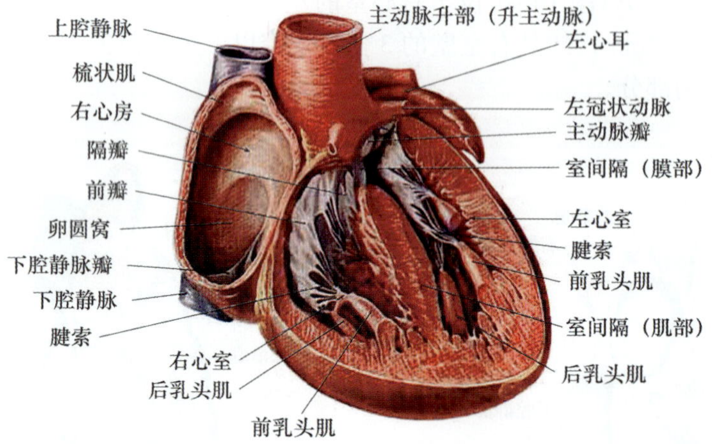

图10-10 心壁的构造

（二）房间隔和室间隔

1．房间隔（interatrial septum）（图10-11） 又称房中隔，由左、右心房的心内膜层夹心房肌和结缔组织构成，位于左、右心房之间，厚3～4mm，卵圆窝处最薄，厚约1mm。

2．室间隔（interventricular septum）（图10-11） 又称室中隔，位于左、右心室之间，分为膜部和肌性部两部分。膜部为不规则的膜性结构，位于心房和心室交界处，紧靠主动脉口的下方；肌性部由肌组织被覆心内膜而成，较厚，占室间隔的大部分。

房间隔前下部有一浅窝，称卵圆窝，是胎儿时期的卵圆孔于出生后闭合的遗迹，此处薄弱，房间隔缺损多在此处发生，是先天性心脏病的一种。卵圆窝的上方因邻主动脉窦而稍隆起，称主动脉隆凸。故主动脉窦瘤可向右心房穿破。室间隔膜部是室间隔缺损的好发部位。

（三）心纤维性支架

心纤维性支架又称心纤维骨骼，由致密结缔组织构成，位于房室口、肺动脉口和主动脉口周围（图10-12）。心纤维性支架主要包括左、右纤维三角和4个纤维环等。右纤维三角位于二尖

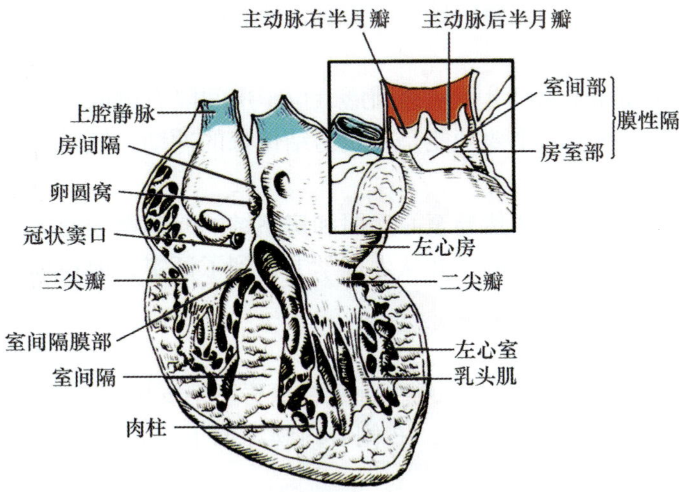

图 10-11　房间隔和室间隔

瓣环、三尖瓣环和主动脉后瓣环之间；左纤维三角位于主动脉左半瓣环和二尖瓣环之间；4 个纤维环为二尖瓣环、三尖瓣环、肺动脉瓣环和主动脉瓣环。心纤维支架质地坚韧而富有弹性，提供了心肌纤维和心瓣膜的附着处，在心肌运动过程中起支持和稳定作用。

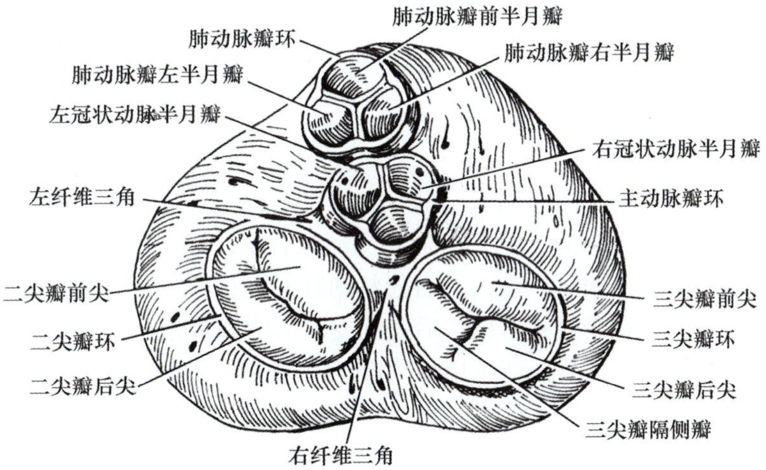

图 10-12　心的纤维

五、心传导系统

心传导系统（conduction system of heart）（图 10-13）是由特殊分化的心肌细胞构成，具有自律性和传导性，主要功能是产生和传导兴奋，控制心的节律性活动。主要包括窦房结、房室结、房室束、左右束支及 Purkinje 纤维网。

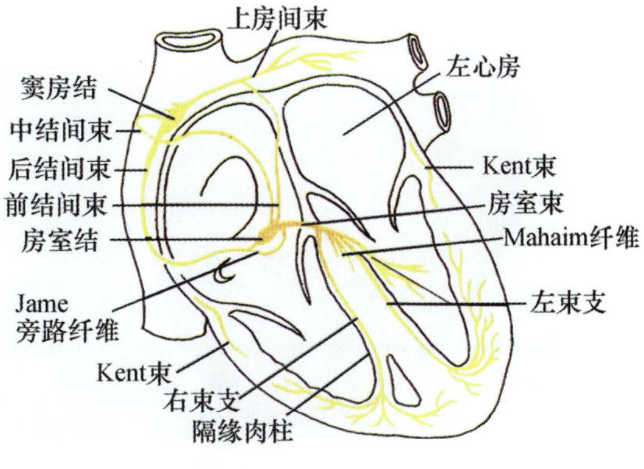

图 10-13　心传导系统

（一）窦房结

窦房结（sinuatrial node）位于上腔静脉与右心房交界处的心外膜深面，多呈长梭形或半月形，窦房结动脉一般沿其长轴贯穿其中央，是心的正常起搏点。窦房结产生的冲动一方面传导至心房肌，使心房肌收缩；另一方面传导至房室结。

（二）房室结

房室结（atrioventricular node） 呈扁椭圆形，位于房间隔右侧面下部，冠状窦口的前上方的心内膜深面，下方续为房室束。主要功能是将窦房结传来的冲动，短暂延搁后再传向心室，以保证心房收缩后心室再开始收缩。

关于窦房结产生的兴奋是怎样传导至心房肌和房室结的问题至今尚无定论，有学者认为是经窦房结与房室结之间的节间束传导的，并从生理学上得到了证实，但在形态学上的证据至今尚不充分。

（三）房室束

房室束（atrioventricular bundle） 又称 His 束，从房室结发出后，下降至室间隔肌性部上缘，分为左束支和右束支，分别沿室间隔左、右侧心内膜深面下行，并交织于普肯野纤维，分布于左、右室壁及室间隔。

（四）浦肯野纤维网

左、右束支的分支在心内膜下层交织成心内膜下浦肯野（Purkinje）纤维网。纤维网再发出分支，进入心室壁内，构成心肌内 Purkinje 纤维网，与心室肌相连。

由窦房结发出的节律性冲动，经心房肌、房室结、房室束及左右束支和 Purkinje 纤维，传至心室肌，分别兴奋心房肌和心室肌，从而引起心的节律性搏动。

正常情况下，房室束是心房到心室兴奋传导的惟一通路。心传导系统在形态上常发生异常，少数人除房室束外，还存在副房室束，可将心房的冲动过早传到心室肌某个部位，心室肌提前接受兴奋而收缩，与预激综合征有关。

六、心的血管

（一）心的动脉

心由左、右冠状动脉供血（图 10-14，15）。

1．右冠状动脉（right coronary artery） 起自主动脉右窦，经右心耳与肺动脉干根部之间入冠状沟向右行，绕过心右缘至膈面冠状沟内。右冠状动脉一般在房室交点附近分为左室后支和后室间支。左室后支向左行，分布于左室后壁；后室间支沿后室间沟走行，分支分布到后室间沟两侧的心室壁和室间隔的后下 1/3，并与前室间支末梢吻合。右冠状动脉分布于右心房、右心室前壁的

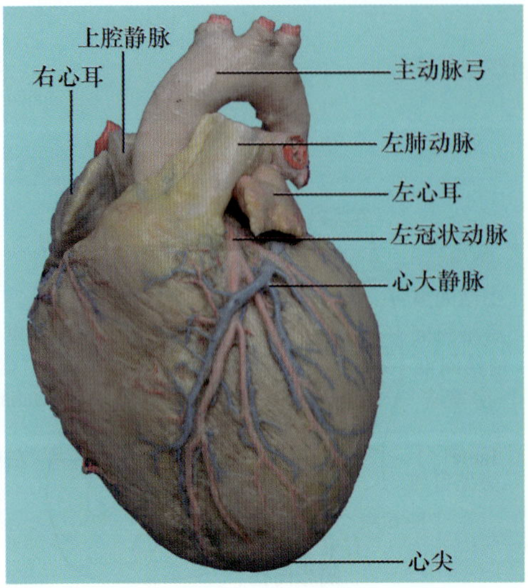

图 10-14 心的血管（前面）

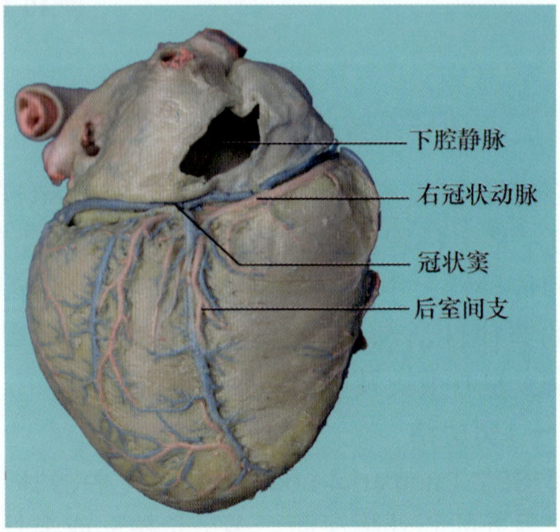

图 10-15 心的血管（后面）

大部分、右心室侧壁、后壁的全部、左心室后壁一小部分、室间隔后下 1/3、窦房结和房室结。

2．左冠状动脉（left coronary artery）　起自主动脉左窦，经左心耳与肺动脉干之间，随即分为前室间支和旋支。前室间支沿前室间沟下行，分布于左心室前壁、心尖、室间隔前 2/3 和右心室前壁的小部分，其末梢与后室间支吻合；旋支沿冠状沟向左行，绕心左缘至左心室膈面，分布于左心房、左心室侧壁、后壁、左心室前壁小部分。左冠状动脉分布到左心房、左心室、室间隔前 2/3 和右心室前壁的小部分。

（二）心的静脉

心的静脉属支主要有心大静脉、心中静脉和心小静脉，此 3 支静脉注入冠状窦。冠状窦位于心膈面，左心房与左心室之间的冠状沟内，以冠状窦口开口于右心房（图 10-14，15），收集心壁绝大部分的静脉血。冠状窦的属支有：

1．心大静脉　在前室间沟中伴前室间支上行，斜向左上进入冠状沟，绕心左缘至心膈面，注入冠状窦左端。

2．心中静脉　沿后室间沟伴后室间支上行，注入冠状窦的右端。

3．心小静脉　伴右冠状动脉向左注入冠状窦右端或心中静脉。

部分细小的静脉直接开口于各心腔，起于右心室前壁并跨过冠状沟注入右心房的称为心前静脉，通常有 1 ~ 2 支。

七、心包

心包（pericardium）（图 10-16）　为包裹心脏和出入心脏大血管根部的锥体形纤维浆膜囊，分为内、外两层，内层为浆膜心包，外层为纤维心包。

（一）纤维心包

纤维心包（fibrous pericardium）　由坚韧的纤维性结缔组织构成，上方与出入心的大血管外膜相连续，下方与膈中心腱相愈合。

（二）浆膜心包

浆膜心包（serous pericardium）　薄而光滑，分为脏、壁两层。脏层即心外膜，紧贴心的外表面；壁层贴在纤维心包内面。脏、壁两层在出入心的大血管根部相互移行，共同围成密闭的潜在性浆膜腔隙，称心包腔（pericardial cavity），内含少量浆液，有润滑作用，可减少心搏动时的摩擦。

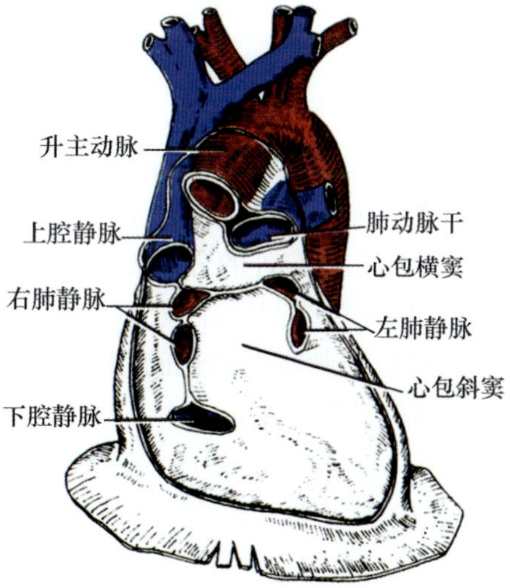

图 10-16　心包

心包腔在升主动脉、肺动脉干后方与上腔静脉、左心房前壁之间的间隙为心包横窦；在左心房后壁，左右肺静脉、下腔静脉与心包后壁之间的心包腔为心包斜窦；在心包腔的前下部，心包的胸肋部与膈部转折处的间隙为心包前下窦。人体站立时，心包前下窦位置最低，心包积液常积于此窦中，是心包穿刺比较安全的部位。临床上，常从左剑肋角进行心包穿刺。心包横窦和心包斜窦在心外科手术中有一定临床意义。

八、心的体表投影

心的体表投影可分为心的外形和心瓣膜位置的体表投影（图 10-17）。

（一）心的外形体表投影

心的外形在胸前壁的体表投影，通常采用下列 4 点的连线来表示：

1．右上点　在右侧第 3 肋软骨上缘，距胸骨右缘约 1cm。

2．左上点　在左侧第 2 肋软骨下缘，距胸骨左缘约 1.2cm。

3．右下点　在右侧第 6 胸肋关节处。

4．左下点　在左侧第 5 肋间隙，距左锁骨中线内侧 1～2cm 处（或距前正中线 7～9cm 处）。

左、右上点的连线即心的上界；左右下点的连线即心的下界；右上、下点向右微凸的连线即心的右界；左上、下点向左微凸的连线即心的左界。

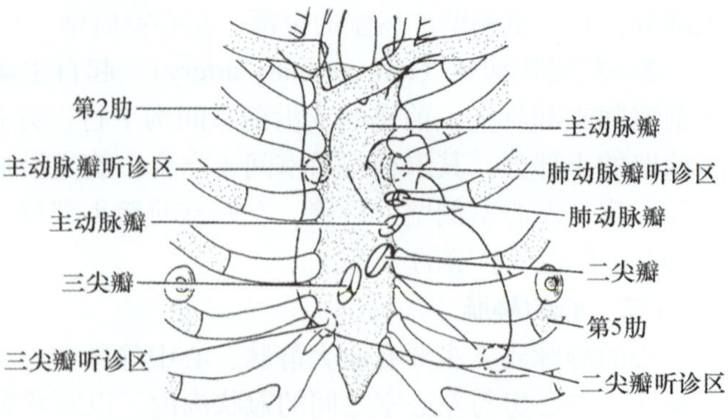

图 10-17　心的体表投影

（二）心瓣膜位置的体表投影

1．肺动脉瓣　在左侧第 3 胸肋关节处。

2．主动脉瓣　在胸骨左缘第 3 肋间隙处。

3．二尖瓣　在左侧第 4 胸肋关节处。

4．三尖瓣　在胸骨中线平第 4 肋间隙处。

第三节　动　　脉

动脉是运送血液离心的血管。由右心室发出肺动脉干及分支输送静脉血；由左心室发出的主动脉及各级分支输送动脉血。

动脉在器官外的分布规律如下：

（1）左、右对称性分布。

（2）动脉常以最短的距离到达所分布的器官，配布的形式与器官的形态有关，管径的大小与器官的功能有关。

（3）动脉在行程中，多位于身体的深部、屈侧或安全隐蔽的部位。

（4）胸、腹、盆部的动脉有壁支和脏支之分；动脉在器官内的分布状况与器官的结构形式有关。

一、肺循环的动脉

肺动脉干（pulmonary trunk）（图 10-18），是一粗短的动脉干，由右心室发出，在主动脉前方向左后上方斜行，至主动脉弓的下方，分为左、右肺动脉。左肺动脉稍短，经胸主动脉的前方向左达左肺门处，分为两支进入左肺上、下叶；右肺动脉较长且粗，经升主动脉、上腔静脉的后方向右达右肺门处，分为三支进入右肺上、中、下叶。在肺动脉干分杈处稍左侧与主动脉弓下缘之间，连有纤维性结缔组织索，称动脉韧带（arterial ligament），为胚胎时期动脉导管闭锁后的遗迹。若出生后 6 个月动脉导管尚未闭锁，则称为先天性的动脉导管未闭，是一种常见的先天性心脏病，可予以结扎治疗。

二、体循环的动脉

（一）主动脉

主动脉（aorta）是体循环的动脉主干，为全身最粗大的动脉。由左心室发出，向右上方斜

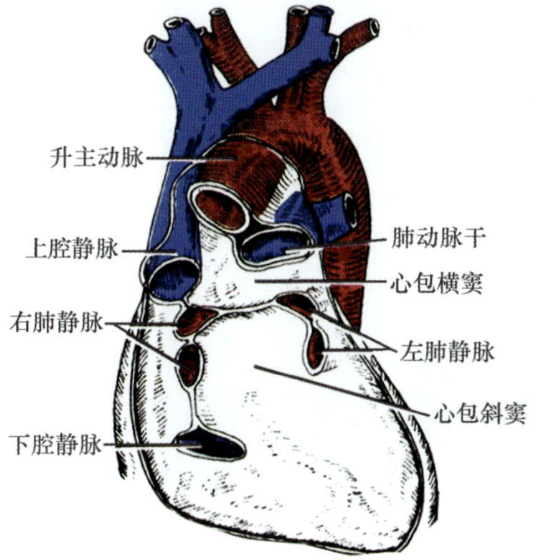

图 10-18　肺动脉干示意图

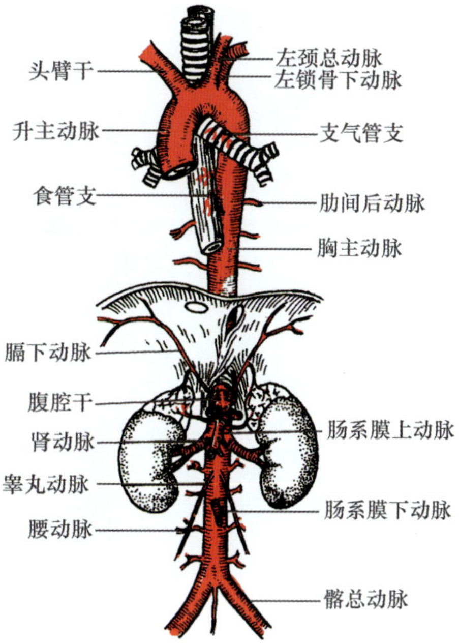

图 10-19　主动脉及其分支

行，达右侧第 2 胸肋关节高度，再弓形弯向左后方至第 4 胸椎体下缘水平，沿脊柱的左前方下行，至第 12 胸椎体高度穿过膈肌的主动脉裂孔进入腹腔，继续沿脊柱左前方下行，至第 4 腰椎体下缘前方分为左、右髂总动脉。以右侧第 2 胸肋关节和第 4 胸椎体下缘为界，可将主动脉分为升主动脉、主动脉弓和降主动脉三部分（图 10-19）。降主动脉又以膈主动脉裂孔为界，分为胸主动脉和腹主动脉。

升主动脉（ascending aorta）　起自左心室主动脉口，向右前上方斜行，达右侧第 2 胸肋关节后方续为主动脉弓，在其根部发出左、右冠状动脉。

主动脉弓（aortic arch）　是升主动脉的延续，位于胸骨柄的后方，弓状弯向左后方，达第 4 胸椎体下缘，移行为胸主动脉。主动脉弓的壁内有压力感受器，具有调节血压的作用。主动脉弓下方靠近动脉韧带处有 2 ~ 3 个粟粒状小体，称主动脉小球（aortic glomera），属化学感受器，参与呼吸的调节。主动脉弓的凸侧向上发出 3 个分支，从右向左依次为头臂干、左颈总动脉和左锁骨下动脉。头臂干向右上斜行至右侧胸锁关节的后方分为右颈总动脉和右锁骨下动脉。

（二）头颈部的动脉

颈总动脉（common carotid artery）　是头颈部的动脉主干。右颈总动脉起自头臂干，左颈总动脉起自主动脉弓（图 10-19，20）。两侧颈总动脉经胸锁关节的后方，进入颈部沿食管、气管和喉的外侧上升，至甲状软骨上缘水平，分为颈外动脉和颈内动脉。颈总动脉与外侧的颈内静脉及两者后方的迷走神经共同包被在颈动脉鞘（carotid sheath）内。

在颈总动脉分杈处及附近有两个主要结构。在颈总动脉末端和颈内动脉起始处的膨大部分，称颈动脉窦（carotid sinus），壁内有压力感受器，可感受血压的变化，参与血压的调节。在颈总动脉分杈处后方有一扁椭圆形小体，称颈动脉小球（carotid glomus），是化学感受器，可感受血液中氧和二氧化碳浓度的变化，参与呼吸运动的调节。

1．颈外动脉（external carotid artery）　发自颈总动脉，初居颈内动脉的前内侧，随后经其前方绕至其前外侧，继续上行穿腮腺实质至下颌颈高度分为上颌动脉和颞浅动脉两个终支。主要分布于颈部、头面部和脑膜等处。其主要分支有：

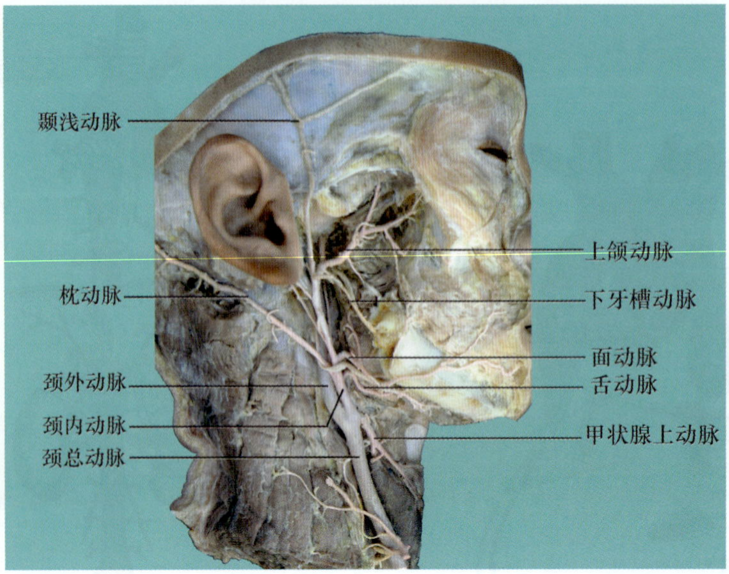

图 10-20 头颈部动脉（右侧）

（1）甲状腺上动脉（superior thyroid artery） 在颈外动脉的起始部发出，向前下行，分布于甲状腺和喉。

（2）舌动脉（lingual artery） 平舌骨大角处发自颈外动脉，向前内行，分布于舌、舌下腺和腭扁桃体。

（3）面动脉（facial artery） 平下颌角水平发自颈外动脉，经下颌下腺深面前行，在咬肌前缘与下颌体下缘交界处至面部，沿口角、鼻翼外侧至内眦，称为内眦动脉。面动脉分布于腭扁桃体、下颌下腺和面部等处。当面部损伤出血时，可在咬肌前缘将面动脉压向下颌骨而止血。

（4）颞浅动脉（superficial temporal artery） 穿腮腺经外耳门前方上行，跨颧弓根部至颞部皮下，分支分布于腮腺和额、颞、顶部软组织。在外耳门前方可扪及其搏动，当头前外侧部损伤出血时，可在此压迫止血

（5）上颌动脉（maxillary artery） 经下颌颈深面行向前内，至翼腭窝。分支分布于外耳道、鼓膜、口腔、鼻腔和硬脑膜等处。上颌动脉在下颌颈深面发出脑膜中动脉（middle meningeal artery），向上经棘孔入颅腔，分前、后两支，紧贴颅骨内面走行，分布于颅骨和硬脑膜。前支经过翼点内面，骨折时易受损伤，引起硬膜外血肿。上颌动脉还发出下牙槽动脉，经下颌孔进入下颌管，最后出颏孔，分布于下颌的牙和牙龈等处。

此外颈外动脉还发出咽升动脉、枕动脉和耳后动脉，分布于咽、枕部和耳后部。

2．颈内动脉（internal carotid artery） 由颈总动脉发出后，垂直上行至颅底，经颈动脉管入颅腔，分支分布于脑和视器。颈内动脉在颈部无分支。

（三）锁骨下动脉

锁骨下动脉（subclavian artery）（图 10-21）左侧起自主动脉弓，右侧起自头臂干。从胸锁关节后方斜向外上至颈根部，穿斜角肌间隙，呈弓状跨越胸膜顶前方，至第 1 肋外侧缘移行为腋动脉。其主要分支有：

1．椎动脉（vertebral artery） 在前斜角肌内侧发自锁骨下动脉上壁，向上经第 6 ~ 1 颈椎横突孔及枕骨大孔入颅腔，分支分布于脑和脊髓（详见中枢神经系统）。

2．胸廓内动脉（interal thoracic artery） 起点与椎动脉相对，向下进入胸腔，沿第 1 ~ 6 肋软骨后面距胸骨侧外缘 1cm 处直行下降，分支分布于胸前壁、心包、膈和乳房等处。胸廓内动脉分为肌膈动脉和腹壁上动脉两终支，后者穿膈进入腹直肌鞘，在腹直肌深面下行并与腹壁下动

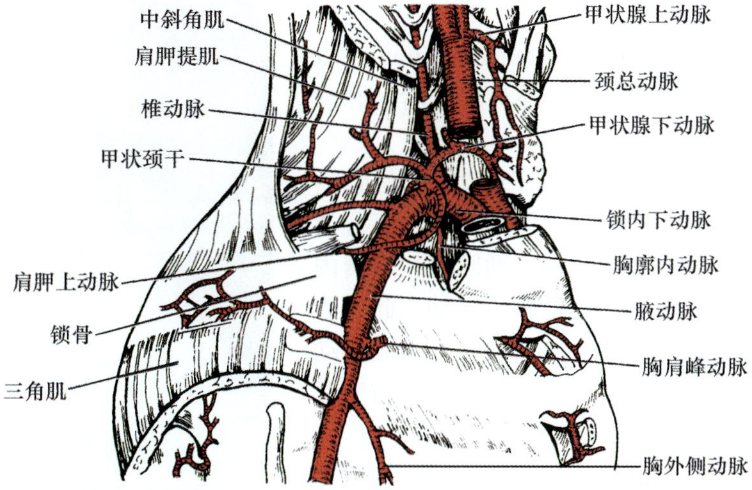

图 10-21　锁骨下动脉及其分支

脉吻合。分支分布于腹直肌和腹膜。

3．甲状颈干（thyrocervical trunk）　为一短动脉干，在椎动脉外侧发自锁骨下动脉，其主要分支有甲状腺下动脉和肩胛上动脉。分布于甲状腺、咽、食管、喉、气管、肩颈部肌肉、脊髓及其被膜等处。

（四）上肢的动脉

1．腋动脉（axillary artery）（图 10-22）　是锁骨下动脉的直接延续，经腋窝至背阔肌或大圆肌的下缘处移行为肱动脉。腋动脉在腋窝深部伴行于臂丛和腋静脉，其主要分支有：

（1）胸肩峰动脉（thoracoacromial artery）　在胸小肌上缘处发出，分支分布于胸大肌、胸小肌、三角肌和肩关节。

（2）胸外侧动脉（lateral thoracic artery）　沿胸外侧壁走行，分布于胸小肌、胸大肌、前锯肌和乳房。

（3）肩胛下动脉（subscapular artery）　在肩胛下肌下缘附近发出后行向后下，分为旋肩胛动脉和胸背动脉。前者穿三边孔至冈下窝，营养附近诸肌；后者至背阔肌和前锯肌。后者分布于背阔肌和前锯肌。

（4）旋肱后动脉（posterior humeral circumflex artery）　伴腋神经穿四边孔，绕肱骨外科颈分

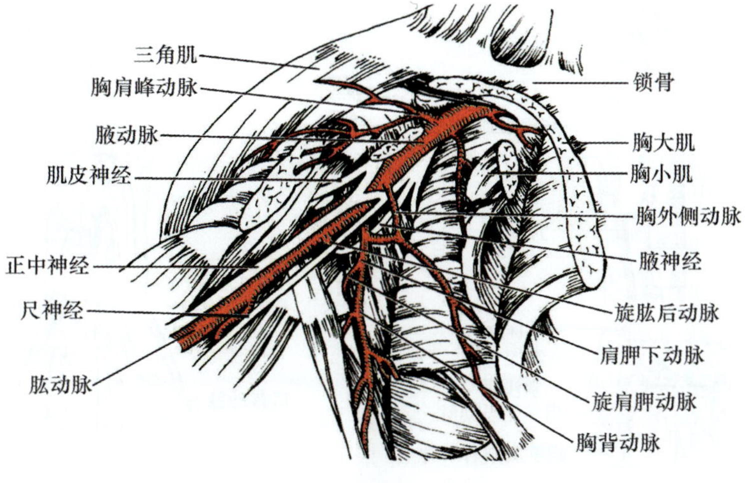

图 10-22　腋动脉及其分支

支分布于三角肌和肩关节等处。

（5）旋肱前动脉（anterior humeral circumflex artery） 绕肱骨外科颈前方，向后外与旋肱后动脉吻合。

2．肱动脉（brachial artery）（图 10-23） 是腋动脉的直接延续，在肱二头肌内侧沟伴正中神经下行至肘窝，平桡骨颈高度分为桡动脉和尺动脉。在肘窝内上方，肱二头肌腱内侧可触到肱动脉的搏动，此处为测量血压时听诊的部位。肱动脉的主要分支为肱深动脉，该动脉伴桡神经沿桡神经沟下行，分支分布于肱三头肌和肱骨，终支参与肘关节网的构成。

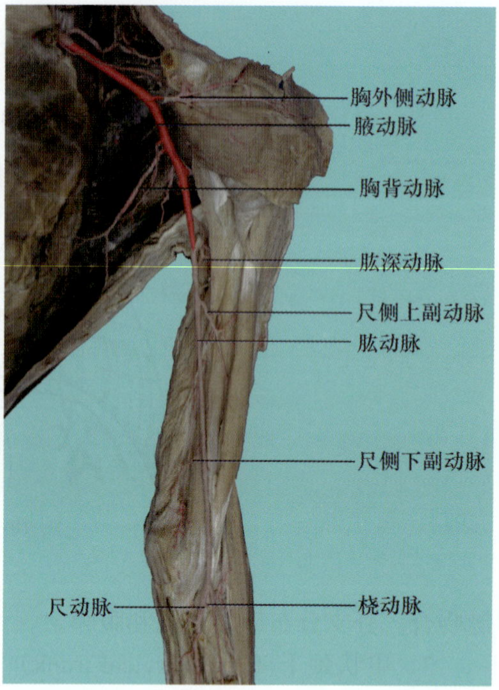

图 10-23　肱动脉及其分支

3．桡动脉（radial artery）（图 10-24） 起自肱动脉，先行于肱桡肌和旋前圆肌之间，后在肱桡肌腱和桡侧腕屈肌腱之间伴桡神经浅支下行，在桡腕关节上方，肱桡肌腱与桡侧腕屈肌腱之间位置表浅，可扪及其搏动，是诊脉的常用部位。桡动脉经桡骨茎突远端至手背，穿第 1 骨间背侧肌至手掌深面，与尺动脉掌深支吻合成掌深弓。主要分支有：

（1）掌浅支　在腕关节处发出，下行至手掌，与尺动脉的终支吻合成掌浅弓。

（2）拇主要动脉　在手掌深部发出，分为 3 支，分布于拇指掌面两侧缘和示指桡侧缘。

4．尺动脉（ulnar artery）（图 10-24，25） 起自肱动脉，在尺侧腕屈肌与指浅屈肌之间伴尺神经下行，经豌豆骨外侧至手掌，其终支与桡动脉掌浅支吻合成掌浅弓。主要分支有：

（1）骨间总动脉　在肘窝下方发出，下行中发出骨间前动脉和骨间后动脉，分别沿前臂骨间膜的前、后面下降，分支分布于前臂前、后群诸肌和尺、桡骨。

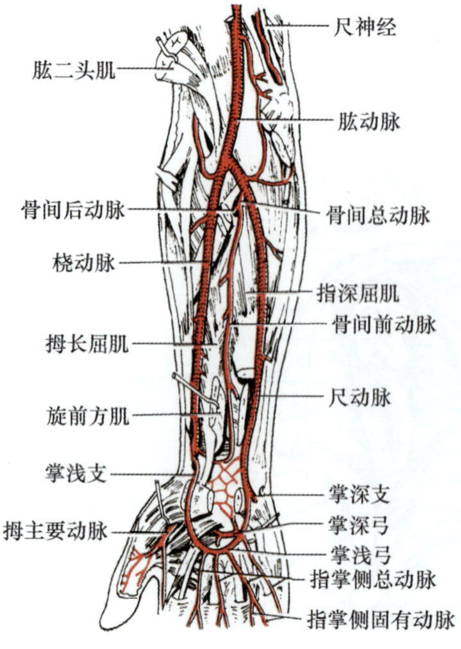

图 10-24　前臂的动脉（掌侧面）

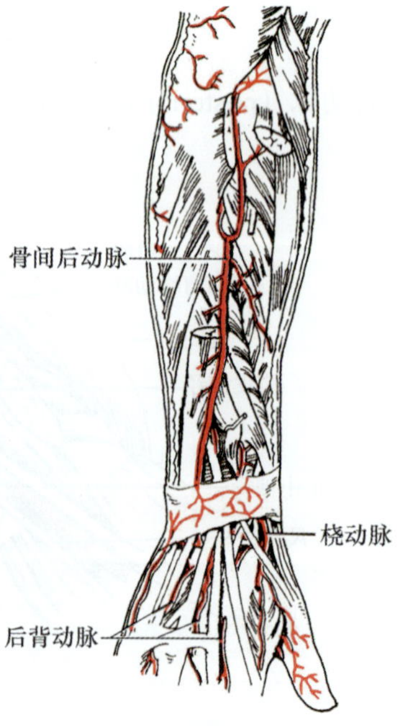

图 10-25　前臂的动脉（背侧面）

（2）掌深支　穿小鱼际肌至掌深部，与桡动脉的终支吻合成掌深弓。

5．掌浅弓（superficial palmar arch）（图 10-26）　位于掌腱膜与屈指肌腱之间，由尺动脉终支与桡动脉掌浅支吻合而成。自弓的凸侧发出 3 支指掌侧总动脉和 1 支小指尺掌侧动脉。每一支指掌侧总动脉行至掌指关节附近，又分为 2 支指掌侧固有动脉，分别分布于第 2～5 指相对缘；小指尺掌侧动脉分布于小指掌面尺侧缘。手指出血时可在指根部的两侧压迫止血。

6．掌深弓（deep palmar arch）（图 10-27）　位于屈指肌腱的深面，由桡动脉的终支与尺动脉的掌深支吻合而成。自弓的凸侧发出 3 支掌心动脉，行于掌指关节附近，分别与相应的指掌侧总动脉吻合。

掌浅弓和掌深弓及其间的交通支保证了手在抓握物体时的血液供应。

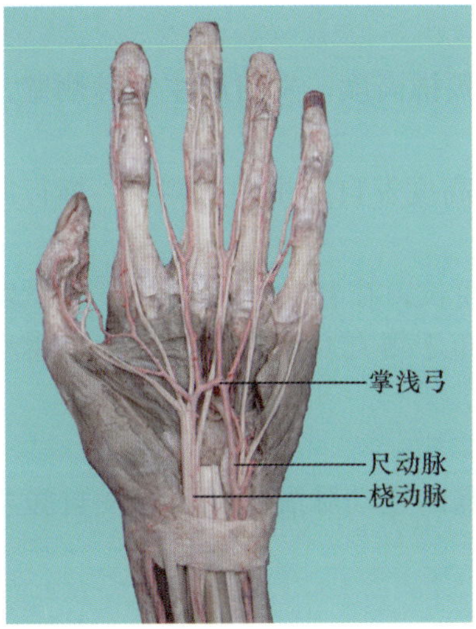

图 10-26　掌浅弓

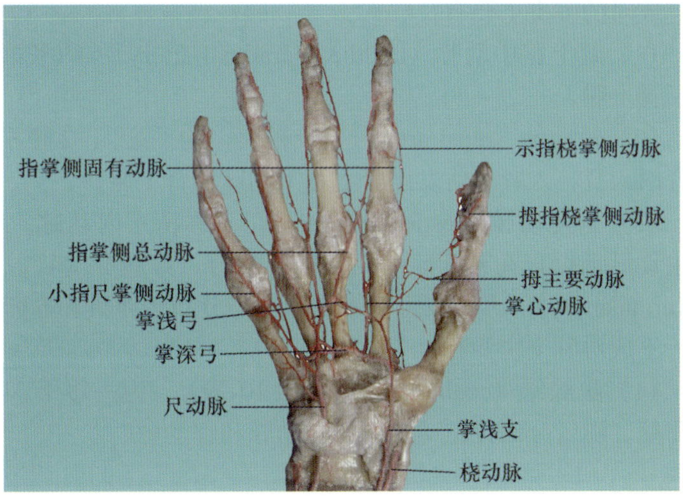

图 10-27　掌深弓

（五）胸部的动脉

胸主动脉（thoracic aorta）（图 10-19）是胸部动脉的主干，于第 4 胸椎体下缘续于主动脉弓，先沿脊柱的左侧，后转向前方下行，至第 12 胸椎高度穿膈肌主动脉裂孔移行为腹主动脉。其分支分为脏支和壁支，脏支细小，壁支粗大。

1．壁支　主要有肋间后动脉、肋下动脉和膈上动脉。

（1）肋间后动脉（posterior intercostal artery）　共 9对，行于第 3～11对肋的肋沟内，分布于胸壁、腹壁上部、背部和脊髓等处，（第 1、2 肋间隙的动脉为锁骨下动脉的分支）。

（2）肋下动脉（subcostal artery）　1 对，行于第 12 肋下方，分布于相应部位。

（3）膈上动脉（superior phrenic artery）　有 2～3 支，分布于膈上面的后部。

2．脏支　较细小，主要分支有支气管支、食管支和心包支，分布于气管、支气管、食管和

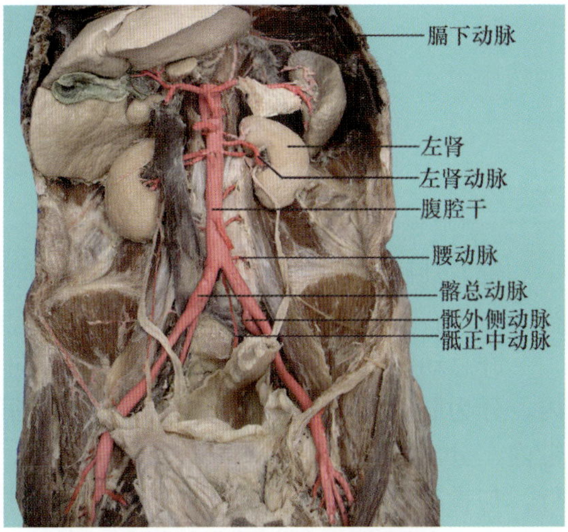

图 10-28　腹主动脉及其分支

心包。

（六）腹部的动脉

腹主动脉（abdominal aorta）（图 10-28）是腹部动脉主干，续于胸主动脉，沿脊柱前方下行，在第 4 腰椎体下缘分为左、右髂总动脉。腹主动脉的右侧紧邻下腔静脉，前方有肝左叶、胰、十二指肠水平部和小肠系膜根等。腹主动脉发出脏支和壁支，壁支细小，脏支粗大：

1．壁支　主要有膈下动脉、腰动脉和骶正中动脉。

（1）膈下动脉（inferior phrenic artery）　1 对，分布于膈下面和腹壁，并发出肾上腺上动脉至肾上腺。

（2）腰动脉（lumbar artery）　4 对，横行向外分布于腰部、腹壁肌、脊髓及其被膜。

（3）骶正中动脉（median sacral artery）　1 支，沿骶骨前面下降，分布于骶骨及其周围组织。

2．脏支　分为成对的脏支和不成对的脏支。

成对的脏支主要有：

（1）肾上腺中动脉（middle suprarenal artery）　约平第 1 腰椎高度，发自腹主动脉侧壁，分布于肾上腺。

（2）肾动脉（renal artery）　较粗大，约平第 1、2 腰椎体高度发自腹主动脉侧壁，横行向外经肾门入肾，入肾门前发出肾上腺下动脉至肾上腺。

（3）睾丸动脉（testicular artery）　又称精索内动脉。细而长，在肾动脉起始处下方，发自腹主动脉前壁，在腰大肌前面向外下斜行，穿腹股沟管，分布于睾丸及附睾。女性为卵巢动脉（ovarian artery），经卵巢悬韧带入盆腔，分布于卵巢和输卵管。

不成对脏支主要有：

（1）腹腔干（coeliac trunk）（图 10-29）　为一短干，在膈的主动脉裂孔稍下方发自腹主动脉前壁，随后分出胃左动脉、肝总动脉和脾动脉。

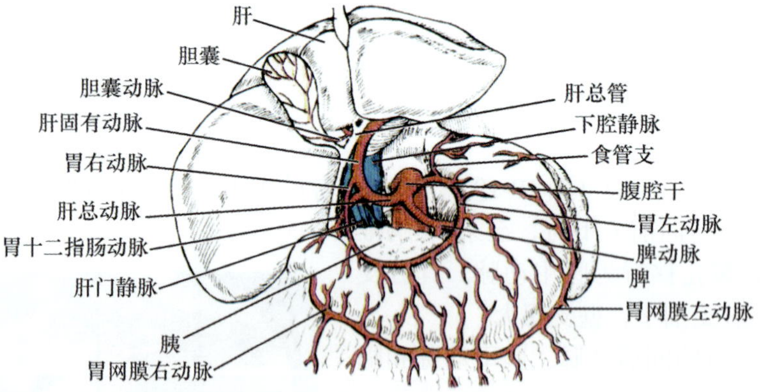

图 10-29　腹腔干及其分支（胃前面）

胃左动脉（left gastric artery）　向左上方斜行至贲门部附近，沿胃小弯两层腹膜之间转向右行，与胃右动脉相吻合，分支分布于食管腹段、贲门和胃小弯附近的胃壁。

肝总动脉（common hepatic artery）　向右走行，至十二指肠上部的上缘进入肝十二指肠韧带内，分为肝固有动脉和胃十二指肠动脉。肝固有动脉（proper hepatic artery）行于肝十二指肠韧带内，分出胃右动脉（right gastric artery），胃右动脉在小网膜内行至幽门上缘，沿胃小弯向左行，与胃左动脉相吻合，分支分布于十二指肠上部和胃小弯附近的胃壁；主干在入肝门前，分为肝左支和肝右支，分别进入肝左、右叶，分布于肝。肝右支在入肝门前发出胆囊动脉（cystic artery），分布于胆囊。胃十二指肠动脉（gastroduodenal artery）向下经十二指肠上部和幽门后方，

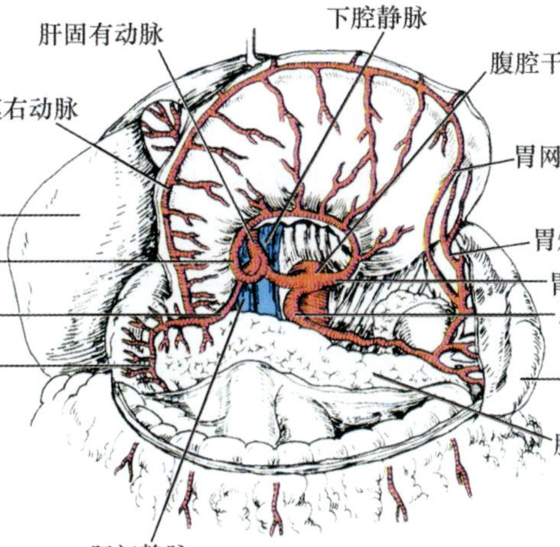

图 10-30　腹腔干及其分支（胃后面）

至幽门下缘处分为胃网膜右动脉（right gastroepiploic artery）和胰十二指肠上动脉，前者在大网膜内沿胃大弯向左行，与胃网膜左动脉相吻合，分支分布于胃大弯侧胃壁和大网膜；后者分支分布于胰头和十二指肠。

脾动脉（splenic artery） 为腹腔干最大的分支，在胃的后方沿胰的上缘左行至脾，进入脾门前发出胰支、胃网膜左动脉和胃短动脉，其终支经脾门入脾。胰支分布于胰体和胰尾；胃短动脉（short gastric artery）经胃脾韧带分布于胃底；胃网膜左动脉（left gastroepiploic artery）在大网膜两层之间沿胃大弯向右行，与胃网膜右动脉相吻合，分支分布于胃大弯侧胃壁和大网膜。

（2）肠系膜上动脉（superior mesenteric artery）（图 10-31） 约平第 1 腰椎高度发自腹主动脉前壁，经胰头和胰体交界处后方向下行，跨十二指肠水平部前方进入小肠系膜根，斜行至右髂窝，其分支分布于胰头、空肠、回肠和部分大肠。主要分支有：

1）空肠动脉（jejunal arteries）和回肠动脉（ileal arteries） 共有 13～16 支，发自肠系膜上动脉左侧壁，行于小肠系膜内，分支吻合成多级动脉弓，由最后一级弓发出直行血管进入肠壁，分布于空、回肠。动脉弓在空肠常为 1～3 级，在回肠多为 3～5 级。

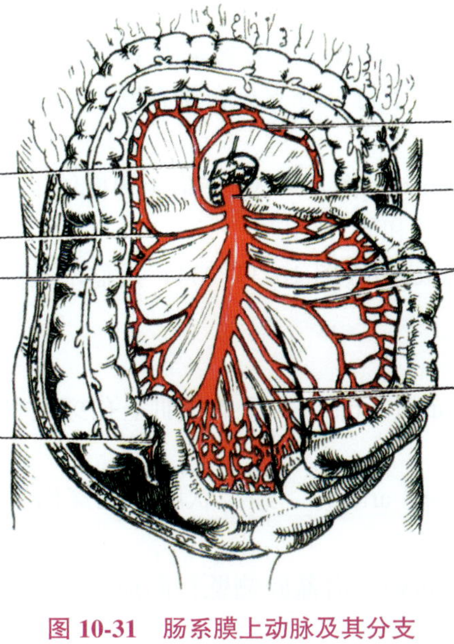

图 10-31　肠系膜上动脉及其分支

2）回结肠动脉（ileocolic artery） 为肠系膜上动脉的终支，斜向右下至盲肠附近，分支分布回肠末端、盲肠、阑尾和升结肠。并发出阑尾动脉（appendicular artery），走行在阑尾系膜游离缘至阑尾尖端，分布于阑尾。在切除术中，要在阑尾系膜根部结扎阑尾动脉。

3）右结肠动脉（right colic artery） 向右走行，分支分布于升结肠，并与中结肠动脉和回结肠动脉的分支吻合。

4）中结肠动脉（middle colic artery） 向前进入横结肠系膜，分布于横结肠并分别与左、右结肠动脉的分支吻合。

5）胰十二指肠下动脉 分支分布于胰和十二指肠。

（3）肠系膜下动脉（inferior mesenteric artery）（图 10-32） 约平第 3 腰椎高度发自腹主动脉前壁，行向左下方达左髂窝。其分支有：

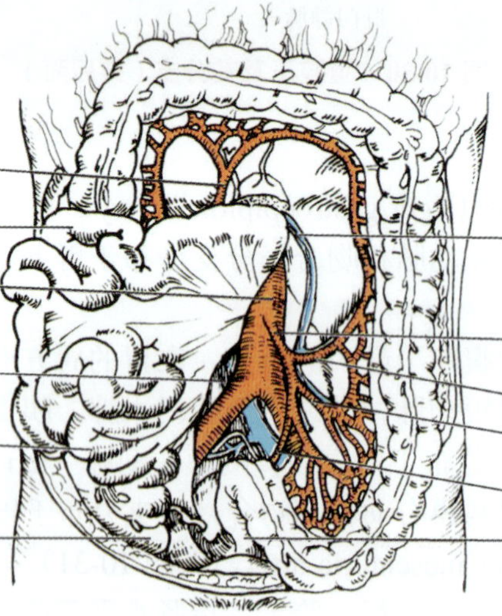

图 10-32 肠系膜下动脉及其分支

1）左结肠动脉（left colic artery） 横行向左，分支分布于降结肠，并与中结肠和乙状结肠动脉分支吻合。

2）乙状结肠动脉（sigmoid artery） 有 2～3 支，斜行向左下方进入乙状结肠系膜内，互相吻合成动脉弓，分支分布于乙状结肠。

3）直肠上动脉（superior rectal artery） 为肠系膜下动脉的终支，经乙状结肠系膜内下行至直肠后面，分为 2 支，沿直肠两侧下行，分支分布于直肠上部，并与直肠下动脉的分支吻合。

（七）盆部的动脉

髂总动脉（common iliac artery）（图 10-33）在第 4 腰椎体下缘发自腹主动脉，沿腰大肌内侧下降至骶髂关节处，分为髂内动脉和髂外动脉。

1．髂内动脉（interal iliac artery）（图 10-33，34）是盆部动脉的主干，沿盆腔侧壁下行，发出脏支和壁支。

壁支主要有：

（1）臀上动脉（superior gluteal artery） 经梨状肌上孔穿出骨盆腔至臀部，分支分布于臀中肌、臀小肌和髋关节。

（2）臀下动脉（inferior gluteal artery） 经梨状肌下孔穿出骨盆腔至臀部，分支分布于臀大肌、髋关节和股后部皮肤。

（3）闭孔动脉（obturator artery） 沿盆腔侧壁行向前下，穿闭膜管至大腿内侧，分支分布于大腿内侧群肌和髋关节等处。

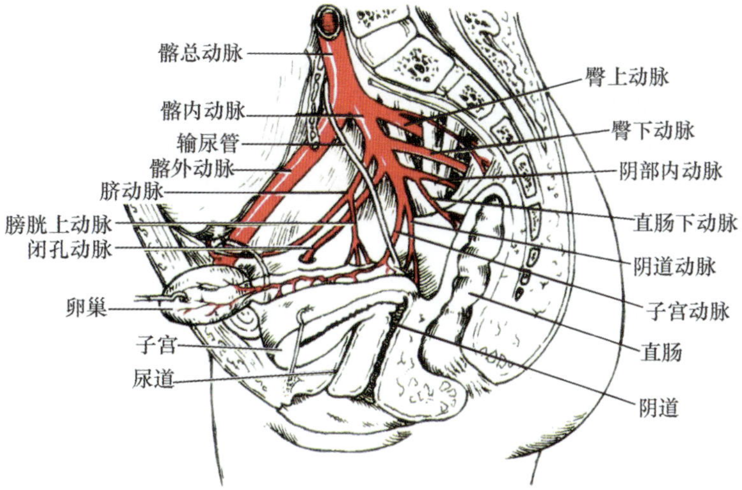

图 10-33 盆部的动脉及其分支（女性）

脏支主要有：

（1）脐动脉（umbilical artery） 为胎儿时期的动脉干，出生后远侧端闭锁形成脐内侧韧带，近侧端未闭与髂内动脉相通，发出 2 ~ 3 条膀胱上动脉（superior vesical artery），分布于膀胱尖和膀胱体。

（2）膀胱下动脉（inferior vesical artery） 男性分布于膀胱底、精囊和前列腺等。女性分布于膀胱底和阴道。

（3）子宫动脉（uterine artery） 沿盆腔侧壁下行，进入子宫阔韧带两层腹膜之间，在子宫颈外侧 2cm 处，跨过输尿管前方达子宫颈，并沿子宫颈上行，分支分布于子宫、卵巢、输卵管和阴道。在子宫切除术中结扎子宫动脉时，要注意该动脉与输尿管的关系，勿伤及输尿管。

（4）直肠下动脉（inferior rectal artery） 分布于直肠下部，并与直肠上动脉和肛动脉分支吻合。

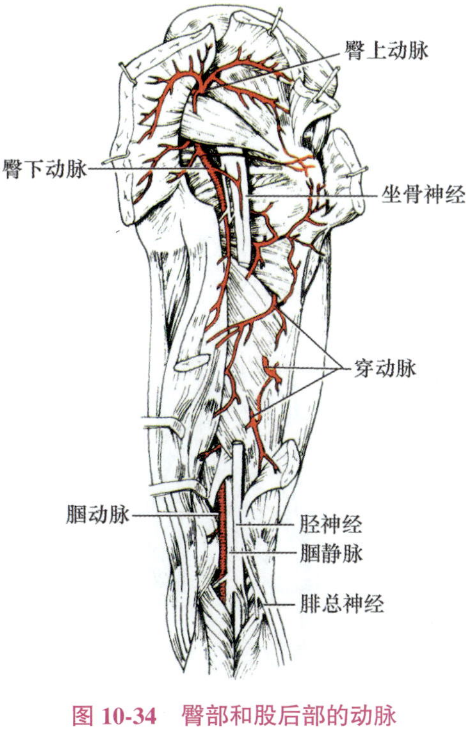

图 10-34 臀部和股后部的动脉

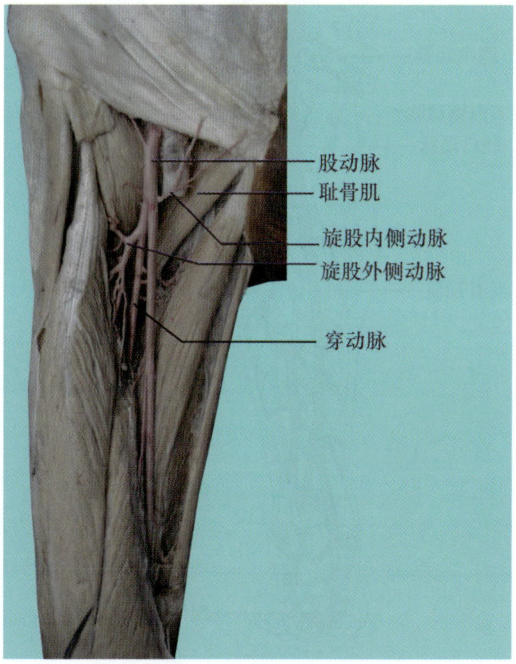

图 10-35 股动脉及其分支

（5）阴部内动脉（internal pudendal artery） 穿梨状肌下孔出骨盆腔，经坐骨小孔至坐骨肛门窝，发出肛动脉、会阴动脉和阴茎（蒂）动脉等分支，分布于肛门、会阴部和外生殖器等处。

2．髂外动脉（external iliac artery） 在骶髂关节前方由髂总动脉分出后，沿腰大肌内侧缘下行，经腹股沟韧带中点深面至股前部，移行为股动脉。髂外动脉在腹股沟韧带中点稍上方发出腹壁下动脉（inferior epigastric artery），经腹股沟管深环内侧斜向内上进入腹直肌鞘，分布于腹直肌，并与腹壁上动脉吻合。

（八）下肢的动脉

1．股动脉（femoral artery）（图 10-35） 是髂外动脉的直接延续，在股三角内下行，经收肌管出收肌腱裂孔至腘窝，移行为腘动脉。股动脉在腹股沟韧带下方 2～5cm 处，发出股深动脉（deep femoral artery），行向后内下方。股深动脉发出旋股内侧动脉分布于大腿内侧群肌；旋股外侧动脉分布于大腿前群肌；3～4 条穿动脉分布于大腿后群肌、内侧群肌和股骨。

股动脉在下行过程中，还发出腹壁浅动脉、旋髂浅动脉和阴部外动脉，分别至腹前壁下部、髂前上棘附近及外阴部皮肤和浅筋膜。

2．腘动脉（popliteal artery）（图 10-36） 在收肌腱裂孔处续于股动脉，在腘窝深部下行，至腘窝下角处分为胫前动脉和胫后动脉。腘动脉在腘窝内发出分支分布于膝关节及附近的肌肉，并参与膝关节动脉网的组成。

3．胫后动脉（posterior tibial artery）（图 10-36） 沿小腿后群浅、深层肌之间下行，经内踝后方至足底，分为足底内侧动脉和足底外侧动脉（图 10-37）。其主要分支有：

（1）腓动脉 起于胫后动脉上部，沿腓骨内侧缘下行至外踝，分布于胫、腓骨及附近肌肉。

（2）足底内侧动脉 沿足底内侧前行，分布于足底内侧。

（3）足底外侧动脉 沿足底外侧前行，并与足背动脉的分支间吻合形成足底弓，分布于足底外侧和足趾。

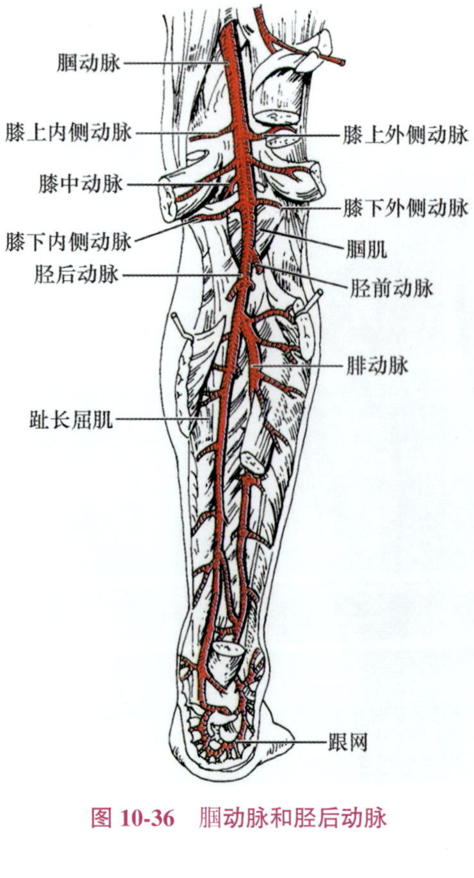

图 10-36 腘动脉和胫后动脉

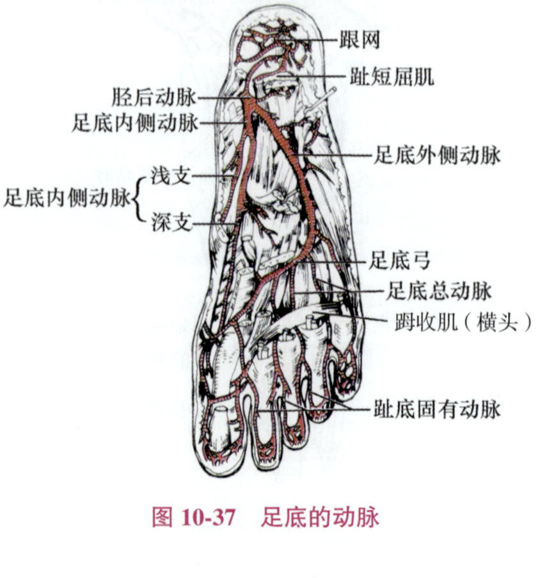

图 10-37 足底的动脉

4．胫前动脉（anterior tibial artery）（图 10-38） 向前穿小腿骨间膜至小腿前面，沿小腿前群肌之间下行，至踝关节前方移行为足背动脉。胫前动脉分支分布于小腿前群肌，并分支参与膝关节动脉网的组成。

5．足背动脉（dorsal artery of foot）（图 10-38） 为胫前动脉的延续，分支分布于足背和趾背。

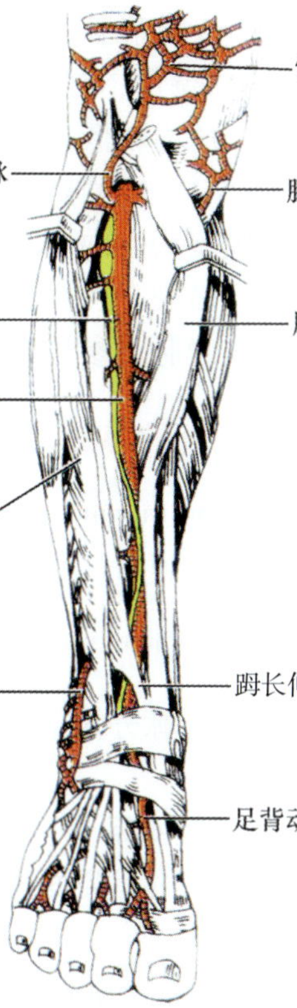

图 10-38 胫前动脉和足背动脉

（李玉芳）

第四节 静 脉

一、概述

静脉（vein） 是将血液运回心脏的血管，起始于毛细血管，终于心房。全身的静脉分为肺循环的静脉和体循环的静脉。肺静脉运输动脉血，体循环静脉运输静脉血。

体循环的静脉与动脉比较，有以下特点。

1．体循环的静脉比动脉多，分浅、深两类。浅静脉位于皮下浅筋膜内，称皮下静脉。无伴行动脉，最后注入深静脉。深静脉位于深筋膜的深面或体腔内，多数与同名动脉伴行，故称伴行静脉，其收集范围、行程、名称与伴行的动脉大致相同。

2．静脉的吻合比动脉多。浅静脉之间，深静脉之间，浅、深静脉之间有着广泛的吻合。体表的浅静脉多吻合成静脉网（弓），深静脉在某些器官周围或壁内吻合成静脉丛，如椎静脉丛，直肠静脉丛等。

3．静脉瓣（venous valve）（图 10-39），由血管内膜返折形成的半月形小袋，袋口朝向心，是防止血逆流的重要装置。瓣膜多成对，其数目的多少与静脉血受重力影响的大小有关。如四肢的静脉瓣膜

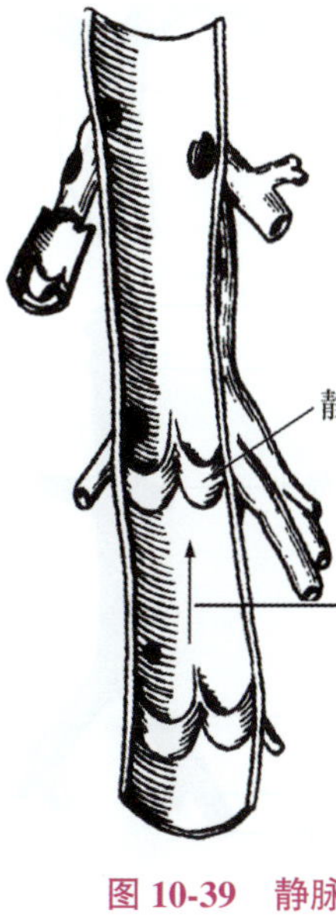

图 10-39 静脉瓣

多，而躯干较大的静脉其静脉瓣少或无瓣膜。

4．静脉管壁薄、弹性小，其管腔较同级动脉大，属支多，血管总容积大于动脉的 2 倍以上。故血流缓慢，压力较低。

5．特殊结构的静脉包括，硬脑膜窦（sinuses of dura mater）、板障静脉（diploic veins）和骨松质。硬脑膜窦为颅内硬脑膜两层之间形成的腔隙，窦壁无平滑肌层，窦腔无静脉瓣，常处于开张状态。一旦破裂，往往需开颅止血。板障静脉位于颅顶诸骨板障内，借无瓣膜的导血管连接硬脑膜窦和头皮静脉，参与调节脑血流量。骨松质是人体的巨大血库，广泛通连周围的静脉。

二、肺循环的静脉

肺静脉（pulmonary vein），无静脉瓣，每侧两条，分别称左肺上、下静脉和右肺上、下静脉。肺静脉起自肺门，向内穿心包注入左心房后部的两侧。肺静脉内为含氧量较高的动脉血。

三、体循环的静脉

体循环的静脉分为上腔静脉系、下腔静脉系（包括肝门静脉系）和心静脉系（已前述）（图 10-40）。

（一）上腔静脉系

上腔静脉系由上腔静脉及其属支组成，收集头颈、上肢、胸壁和部分胸腔器官的静脉血。其主干是上腔静脉。

上腔静脉（superior vena cava）（图 10-41），为一粗大静脉干，由左、右头臂静脉在右侧第 1 胸肋关节处后方汇合而成，在升主动脉的右侧垂直下行，于第 3 胸肋关节下缘水平注入右心房。上腔静脉入心房前还接纳奇静脉的注入。

头臂静脉（brachiocephalic vein）（又称无名静脉），左、右各一，由同侧的颈内静脉和锁骨下静脉在胸锁关节后方汇合而成。汇合处夹角称静脉角，是淋巴导管的注入部位。头臂静脉主要接纳颈内静脉和锁骨下静脉的血液，同时还收纳甲状腺下静脉、椎静脉、胸廓内静脉等。

1．头、颈部静脉　颈内静脉（internal jugular vein）（图 10-42），是颈部最大的静脉干，在颈静脉孔处续于乙状窦，在颈动脉鞘内沿颈内动脉与颈总动脉外侧下降，至胸锁关节后方与锁骨

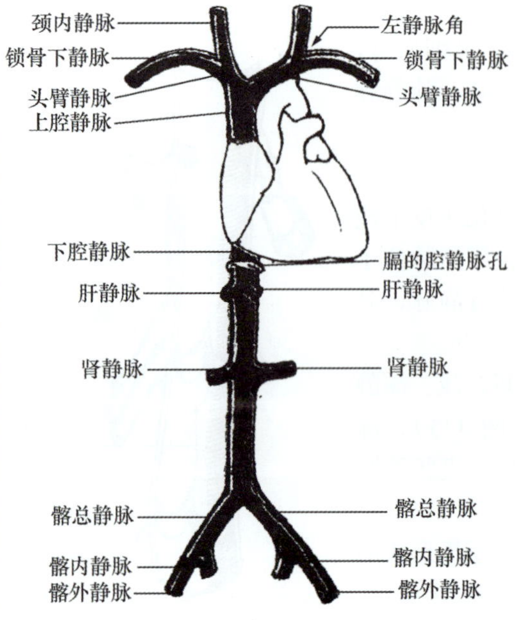

图 10-40　体循环的大静脉

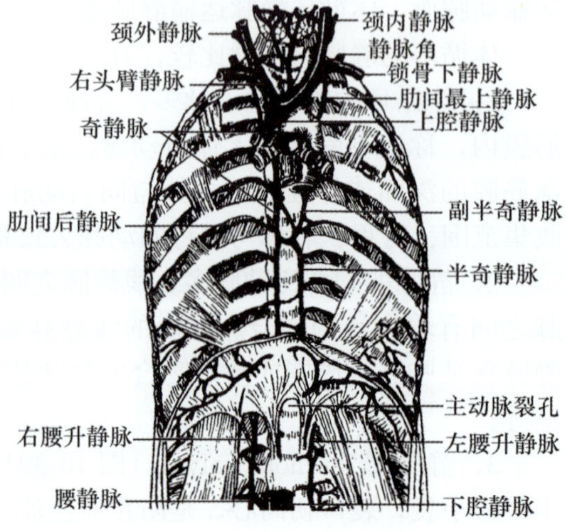

图 10-41　上腔静脉及其属支

下静脉汇合成头臂静脉，颈内静脉壁附着于颈动脉鞘，并与颈深筋膜相连，常处开放状态，利于血液回流。颈内静脉损伤时，因管腔不能闭合和胸腔负压对血液的抽吸影响可导致空气栓塞。

颈内静脉的属支包括颅内支和颅外支两种。

颅内支：由颅内静脉及硬脑膜窦收集脑膜、脑、眼及颅骨的血液（见中枢神经系统和感觉器）。

颅外支：

（1）面静脉（facial vein） 起自内眦静脉，伴面动脉向下外，至下颌角下方接受下颌后静脉的前支至舌骨高度注入颈内静脉。面静脉收纳面前部软组织的静脉血。面静脉在口角平面以上缺少静脉瓣，并借内眦静脉、眼静脉与颅内海绵窦相交通（图 10-43），亦可经面深静脉、翼静脉丛、眼下静脉与海绵窦相通。当口角以上面部感染，病菌可经上述途径蔓延至颅内，继发颅内感染。故称鼻根至两侧口角间的三角区域为危险三角。

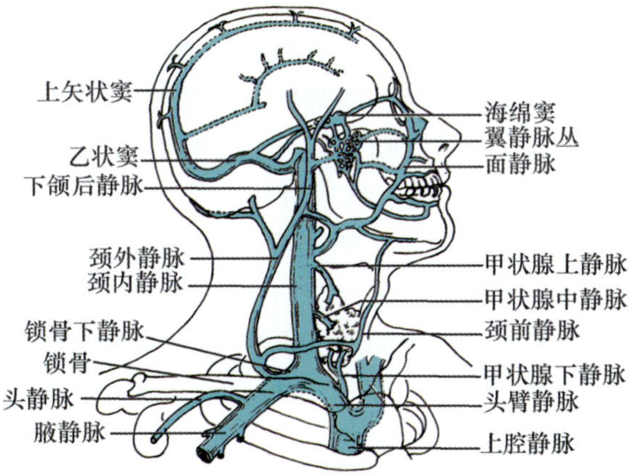

图 10-42 头颈部的静脉

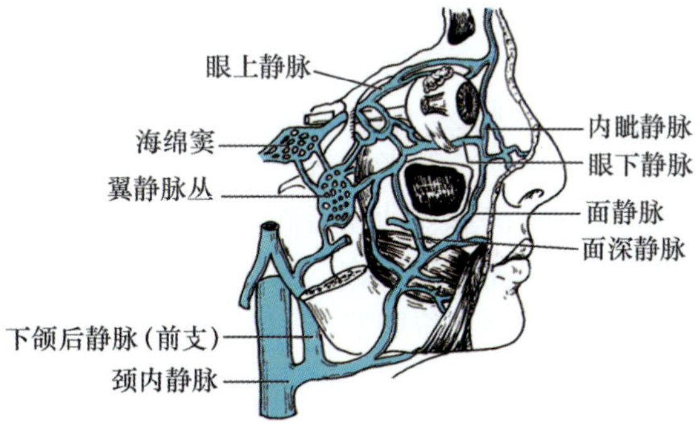

图 10-43 面静脉及其交通

（2）下颌后静脉（retromandibular vein） 由颞浅静脉和上颌静脉在腮腺内汇合而成。该静脉在腮腺下端处分前、后两支，分前支注入面静脉，后支与耳后静脉、枕静脉汇合成颈外静脉。下颌后静脉收集面侧区深层和颞区的静脉血。

2．锁骨下静脉（subclavian vein） 于第 1 肋外侧缘续于腋静脉，在胸锁关节后方与颈内静脉合成头臂静脉。其主要属支有颈外静脉。

颈外静脉（external jugular vein） 是颈部最大的浅静脉，在下颌角处由下颌后静脉的后支、耳后静脉和枕静脉汇合而成。沿胸锁乳突肌表面下行，在锁骨上方穿颈深筋膜注入锁骨下静脉，颈外静脉收集面部和头皮的静脉血。

3．上肢的静脉

（1）上肢的深静脉：与同名动脉伴行，收集同名动脉分布区域的静脉血。

（2）上肢的浅静脉（图 10-44）：起于丰富的指背浅静脉，向上汇成手背部静脉网，继而汇成以下几支浅静脉：

1）头静脉（cephalic vein） 起于手背静脉网的桡侧，转至前臂桡侧、肘部前面、肱二头肌外侧上行，经三角肌、胸大肌间沟穿深筋膜注入腋静脉或锁骨下静脉。在肘窝处，借肘正

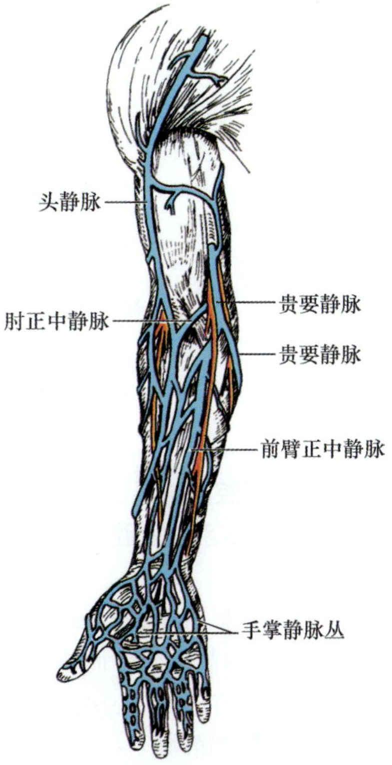

图 10-44 上肢浅静脉

中静脉与贵要静脉连通。头静脉收集手和前臂桡侧浅层结构的静脉血。

2）贵要静脉（basilic vein） 起自手背静脉网的尺侧，沿前臂尺侧上行，在肘窝处收纳肘正中静脉后，继续在肱二头肌内侧沟上行至臂中点水平，穿深筋膜注入肱静脉。该静脉较粗，位置表浅恒定，其注入处与肱静脉方向一致，临床常用此静脉作穿刺或插管等。

3）肘正中静脉（median cubital vein） 变异较多，在肘窝处连接头静脉和贵要静脉，并接受前臂正中静脉。肘正中静脉是临床静脉注射、输液或抽血的常用部位。

4．胸部的静脉 胸部的静脉主要包括头臂静脉、上腔静脉、奇静脉及其属支。其中奇静脉是胸部静脉的主干。此外，胸前壁及脐以上的腹前壁浅静脉，沿胸腹壁静脉经胸外侧静脉注入腋静脉；深层则沿胸廓内静脉注入头臂静脉。

（1）奇静脉（azygos vein）（图 10-41），起自右腰升静脉，穿膈沿脊柱右侧上行至第 4 胸椎高度，弓形向前跨右肺根上方，注入上腔静脉。奇静脉沿途接受食管静脉、支气管静脉、右侧肋间后静脉和半奇静脉的静脉血。半奇静脉起自左腰升静脉，沿脊柱左侧上行，收集左侧下部肋间后静脉及副半奇静脉的血液。在第 8～9 胸椎高度向右跨脊柱前方注入奇静脉。副半奇静脉收集左侧中、上部肋间后静脉的血液。奇静脉和半奇静脉，借腰升静脉、腰静脉与髂总静脉、下腔静脉相连。因此，奇静脉构成了上、下腔静脉系之间的侧支吻合，此吻合具有重要的临床意义。

（2）椎静脉丛（vertebral venous plexus），分布于椎管内、外，纵贯脊柱全长，分椎内静脉丛和椎外静脉丛，两者间有广泛的吻合。椎静脉丛收集脊髓、脊膜、椎骨和邻近肌的血液。椎静脉丛分别与椎静脉、肋间后静脉、腰静脉和骶外侧静脉等交通，向上与颅内硬脑膜窦相通，向下与盆腔静脉丛相连。当胸、腹、盆腔等部位的肿瘤和感染或寄生虫病时，可经椎静脉丛蔓延或转移至颅内或其他远位脏器。

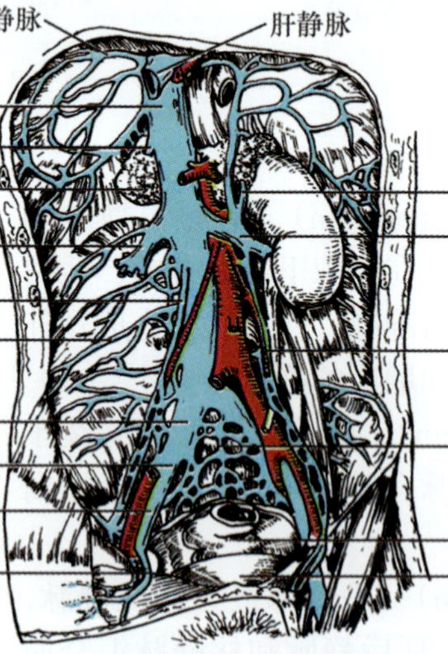

图 10-45 下腔静脉及其属支

（二）下腔静脉系

下腔静脉系由下腔静脉及各级属支构成，其主干为下腔静脉，收集下肢、盆部和腹部的静脉血。

下腔静脉（inferior vena cava）（图 10-45），是人体最大的静脉干。在第 4～5 腰椎体右前方由左、右髂总静脉汇合而成，沿脊柱右前方、腹主动脉右侧上行，经肝的腔静脉窝，穿膈的腔静脉孔入胸腔，注入右心房。

1．下肢的静脉

（1）下肢的深静脉：与同名动脉伴行，收集同名动脉分布区域的静脉血。

（2）下肢的浅静脉（图 10-46）：起自趾背静脉在跖骨远侧皮下形成的足背静脉弓，主要汇集成大隐静脉和小隐静脉：

1）大隐静脉（great saphenous vein）　是全身最长的浅静脉，起自足背静脉弓内侧，经内踝前方，伴隐神经上升，经膝关节后内方、大腿前内侧，于耻骨结节外下方 3～4cm 处，穿隐静脉裂孔注入股静脉。大隐静脉除收集小腿及大腿内侧浅静脉外，注入处还接受腹壁浅静脉、阴部外静脉、旋髂浅静脉、股内侧浅静脉和股外侧浅静脉 5 条属支。大隐静脉行程长，在内踝的前方，其位置表浅，临床上常在此作静脉切开或穿刺。大隐静脉也是静脉曲张的好发血管。

2）小隐静脉（small saphenous vein）　起于足背静脉弓外侧，经外踝后方，沿小腿后面中线上升，至腘窝处穿深筋膜入腘静脉。

2．盆部的静脉

（1）髂内静脉（internal iliac vein）　与髂内动脉伴行，短而粗，其属支分为脏支与壁支，收集各同名动脉分布区域的静脉血。脏支分布的特点是在器官周围或壁内形成广泛的静脉丛，如膀胱静脉丛、子宫静脉丛及直肠静脉丛等。直肠静脉丛（图 10-47）分布于直肠黏膜下组织及肌层的浅面。静脉丛的上部、中部、下部分别合成直肠上静脉、直肠下静脉和肛静脉。

（2）髂外静脉（external iliac vein）　是股静脉的直接延续，伴同名动脉向内上行，至骶髂关节前方与髂内静脉汇合成髂总静脉，收纳腹壁下静脉和旋髂深静脉的静脉血。

（3）髂总静脉（common iliac vein）　在骶髂关节的前方，由髂内静脉和髂外静脉汇合而成。斜向内上至第 4～5 腰椎右前方，左、右髂总静脉汇合成下腔静脉。

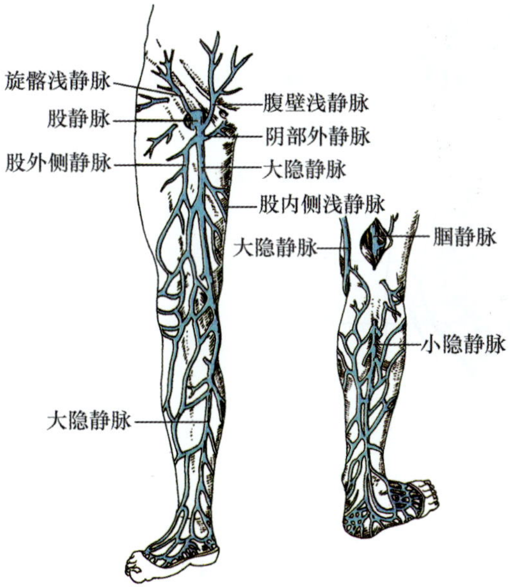

图 10-46　下肢的浅静脉

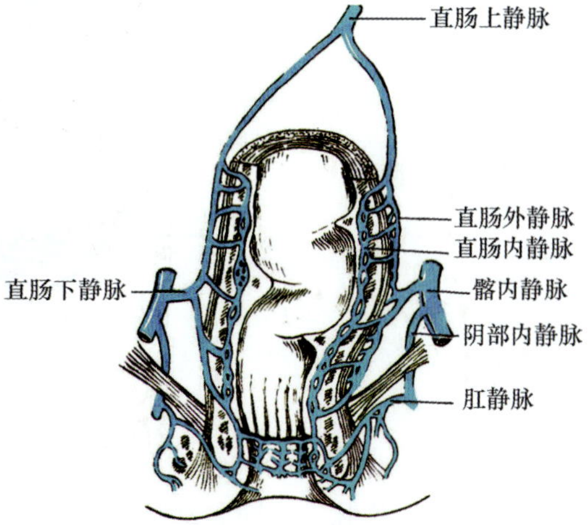

图 10-47　直肠的静脉

3．腹部的静脉

腹部的静脉分为壁支和脏支两种。成对的壁支与脏支直接或间接注入下腔静脉；不成对的脏支（除肝静脉外）先汇合成肝门静脉入肝后，经肝静脉回流入到下腔静脉。

（1）壁支　有 1 对膈下静脉和 4 对腰静脉，均与同名动脉伴行。左、右腰静脉之间各有一条腰升静脉纵行串联。左腰升静脉向上移行为半奇静脉，右腰升静脉向上移行为奇静脉，二者向下连于同侧的髂总静脉。

（2）脏支

1）肾上腺静脉（suprarenal veins）　成对，左侧者注入左肾静脉，右侧直接注入下腔静脉。

2）肾静脉（renal veins） 起自肾门，在同名动脉前方横向内侧注入下腔静脉。左肾静脉较右侧肾静脉长，越过腹主动脉前面，并接受左肾上腺静脉和左睾丸（卵巢）静脉的注入。

3）睾丸静脉（testicular veins） 起自睾丸和附睾，在精索内彼此吻合形成蔓状静脉丛，在腹股沟管深环处合成睾丸静脉，伴睾丸动脉上行。右睾丸静脉以锐角注入下腔静脉。左睾丸静脉以直角注入左肾静脉，是引发睾丸静脉曲张的原因之一。此静脉在女性为卵巢静脉（ovarian veins），起自卵巢静脉丛，经卵巢悬韧带上升，其回流途径与睾丸静脉相同。

4）肝静脉（hepatic veins） 有 2～3 支，分别称为肝右、肝中、肝左静脉，行于肝实质内，收集肝的静脉血液，在腔静脉窝上部注入下腔静脉。

4．肝门静脉系 由肝门静脉及其属支组成，收集除肝以外不成对器官的静脉血液。肝门静脉（hepatic portal vein）（图 10-48），长 6～8cm，直径约 1.25cm，由肠系膜上静脉和脾静脉在胰头后方汇合而成。向右上进入肝十二指肠韧带内，经胆总管和肝固有动脉的后方达肝门，分左、右支分别入肝左叶和肝右叶。肝门静脉在肝内反复分支最后注入肝窦，并与来自肝固有动脉分支的血液混合，经肝静脉注入下腔静脉。

肝门静脉系的结构特点：肝门静脉系的始端与末端均为毛细血管；管腔内一般无静脉瓣，当肝门静脉高压时，血液可以发生逆流。

肝门静脉的主要属支：肝门静脉的属支多数收集同名动脉分布区域的静脉血。

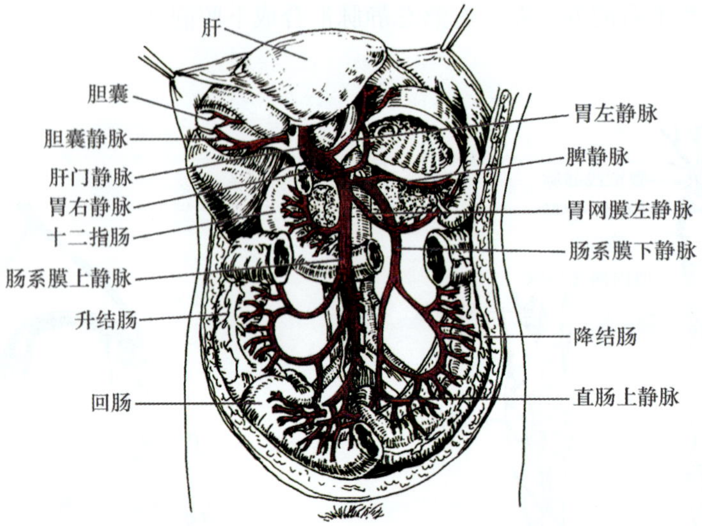

图 10-48 肝门静脉及其属支

（1）肠系膜上静脉 伴同名动脉右侧行于肠系膜内，在胰头后方与脾静脉合成肝门静脉。

（2）脾静脉 由数条脾支在脾门处汇合而成，在胰后面伴行于脾动脉下方，向右与肠系膜上静脉汇合成肝门静脉，并收纳肠系膜下静脉和胃后静脉的血液。

（3）肠系膜下静脉 起始部与同名动脉伴行，末段分离，注入脾静脉或肠系膜上静脉。

（4）胃左静脉（胃冠状静脉） 在胃小弯与胃左动脉伴行，向右汇入肝门静脉。在贲门处接受食管静脉丛的食管支。

（5）胃右静脉 与同名动脉伴行，接受幽门前静脉，向右汇入肝门静脉。

（6）胆囊静脉：起自胆囊，汇入肝门静脉主干或其右支。

（7）附脐静脉 起自脐周静脉网的数条小静脉，沿肝圆韧带入肝，注入肝门静脉左支。

肝门静脉系与上、下腔静脉的吻合主要有以下 3 处（图 10-49）：①胃左静脉的食管支与奇静脉、半奇静脉的属支在食管壁内互相吻合，形成食管静脉丛（门静脉系与上腔静脉系吻合）。

②肠系膜下静脉的直肠上静脉与髂内静脉的直肠下静脉和肛静脉在直肠壁内互相吻合，形成直肠静脉丛（门静脉系与下腔静脉系吻合）。③附脐静脉与脐以上的腹前壁浅、深静脉和脐以下的腹前壁浅、深静脉在脐周围互相吻合，形成脐周静脉网（门静脉系与上、下腔静脉的吻合，同时也是上、下腔静脉系间的吻合）。

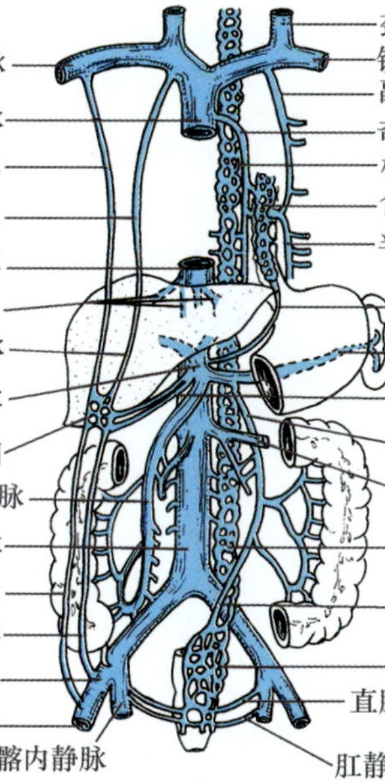

图 10-49 肝门静脉与上、下腔静脉间的吻合（模式图）

在正常情况下，上述这些吻合支细小，血流量少，均按正常方向分别回流至所属静脉系。当门静脉回流受阻（如肝硬化），血流不能畅运入肝，则通过上述侧支循环流入上、下腔静脉，由于血流量增加，吻合部位的小静脉变得粗大弯曲，于是在食管下端及胃底、直肠黏膜和脐周围出现静脉曲张，甚至血管破裂而引起呕血（食管静脉曲张破裂）、便血（直肠静脉丛曲张破裂）和腹水等。

肝门静脉主要侧支循环见表 10-1。

表 10-1 肝门静脉主要侧支循环表

侧支循环的血流方向	肝门静脉→胃左静脉→食管静脉丛→食管静脉→奇静脉→上腔静脉	肝门静脉→脾静脉→肠系膜下静脉→直肠上静脉→直肠静脉丛→直肠下静脉、肛静脉→髂内静脉→髂总静脉→下腔静脉	肝门静脉→附脐静脉→脐周静脉网→胸腹壁静脉→腹壁上静脉→胸外侧静脉→胸廓内静脉→上腔静脉	腹壁浅静脉→腹壁下静脉→大隐静脉→髂外静脉→下腔静脉
临床表现	食管静脉丛曲张与呕血	直肠静脉丛曲张，形成内痔与便血	脐周围静脉及腹壁的浅静脉以脐为中心呈放射状的静脉曲张	

（陈佑泉）

第十一章　淋巴系统

学习目标

1. 掌握：淋巴系统的组成；胸导管、右淋巴导管的组成、行程及收集范围和流注关系；脾的形态、位置及毗邻关系和功能。

2. 熟悉：全身各主要淋巴结群的位置、收集范围和流注关系。

第一节　概　　述

淋巴系统（lymphatic system）由淋巴管道、淋巴器官和淋巴组织组成。淋巴管道内流动的无色透明的淋巴液，简称为淋巴。

血液经动脉到达毛细血管后，其中部分血浆从毛细血管渗出，进入组织间隙形成组织液。组织液与细胞进行物质交换后，大部分在毛细血管静脉端被吸收入小静脉；小部分水分和大分子物质进入毛细淋巴管成为淋巴。淋巴沿淋巴管向心流动，途中经过若干淋巴结，最后归入静脉。故淋巴系统是心血管系统的辅助部分，协助静脉回收组织液。淋巴器官主要由淋巴组织构成，包括淋巴结、扁桃体、胸腺和脾等。淋巴器官具有产生淋巴细胞、过滤异物、吞噬细菌和生产抗体等作用。淋巴组织主要分布在消化管和呼吸道的黏膜内，由大量淋巴细胞和网状结缔组织共同组成，有抵御外来病菌和异物侵入机体的作用。因此，淋巴系统除有辅助静脉运输体液回心的功能外，还是人体重要的防御装置（图 11-1，2）。

第二节　淋巴管道

淋巴管道分为毛细淋巴管、淋巴管、淋巴干和淋巴导管。

一、毛细淋巴管

毛细淋巴管（lymphatic capillary）是以膨大的盲端起始于组织间隙，彼此吻合成网。管径粗细不一，一般比毛细血管粗。管壁由内皮构成，基膜不完整，内皮细胞呈叠瓦状邻接。其通透性比毛细血管大，一些大分子物质如蛋白质、癌细胞、细菌、异物等较易进入毛细淋巴管。毛细淋巴管分布甚广，除脑、脊髓、上皮、角膜、晶状体、牙釉质、软骨等处外，毛细淋巴管几乎遍

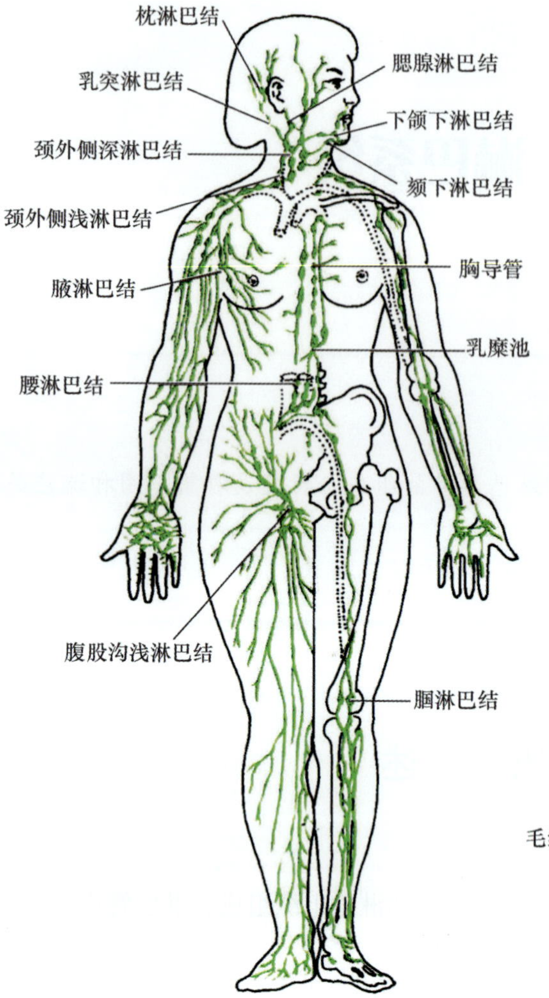

图 11-1　淋巴系模式图 A

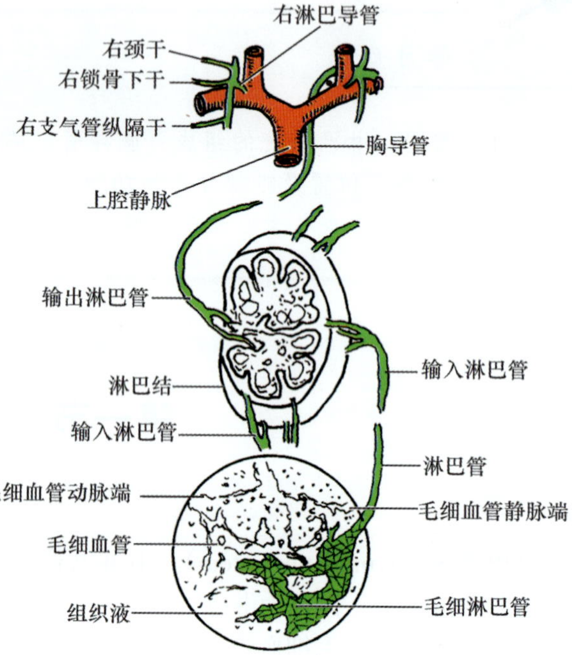

图 11-2　淋巴系模式图 B

布全身。

二、淋巴管

淋巴管（lymphatic vessel）由毛细淋巴管汇合而成。管壁较薄，结构似小静脉。淋巴管内瓣膜较多，使充盈的淋巴管外观呈串珠状。淋巴管在向心行程中要经过一个或多个淋巴结。淋巴管可分浅、深两种，浅淋巴管位于皮下，多与浅静脉伴行；深淋巴管多与深部血管神经束伴行。浅淋巴管之间、深淋巴管之间和浅、深淋巴管之间有广泛的吻合交通。

三、淋巴干

全身各部的浅、深淋巴管通过一系列的淋巴结后，其最后一群淋巴结的输出管汇合成较大的淋巴干（lymphatic trunk）。全身共有 9 条淋巴干：即左、右颈干，左、右锁骨下干，左、右支气管纵隔干，左、右腰干和 1 条肠干。

四、淋巴导管

淋巴干汇合成 2 条淋巴导管，即胸导管和右淋巴导管，分别注入左、右静脉角（图 11-3）。

（一）胸导管

胸导管（thoracic duct）是全身最大的淋巴导管，长 30～40cm。通常在第 1 腰椎体前方起于乳糜池（cisterna chyli）。乳糜池是由左、右腰干和肠干汇合膨大而成，是胸导管起始部。胸导管经膈的主动脉裂孔入胸腔，在食管后方沿脊柱右前方上行，在第 5 胸椎附近向左侧偏斜向上，出胸廓上口达颈根部，呈弓状向前下弯曲注入左静脉角。在注入静脉角之前，还收纳左颈干、左锁骨下干和左支气管纵隔干。胸导管收集下肢、盆部、腹部、左半胸壁、左肺、左半心、左上肢和左头颈部的淋巴，即人体 3/4 的淋巴回流。

（二）右淋巴导管

右淋巴导管（right lymphatic duct）为一短干，长约 1.5cm，由右颈干、右锁骨下干和右支气管纵隔干汇合而成，注入右静脉角。右淋巴导管收集右头颈部、右上肢、右半胸壁、右肺和右半心的淋巴，即人体 1/4 的淋巴回流（图 11-4）。

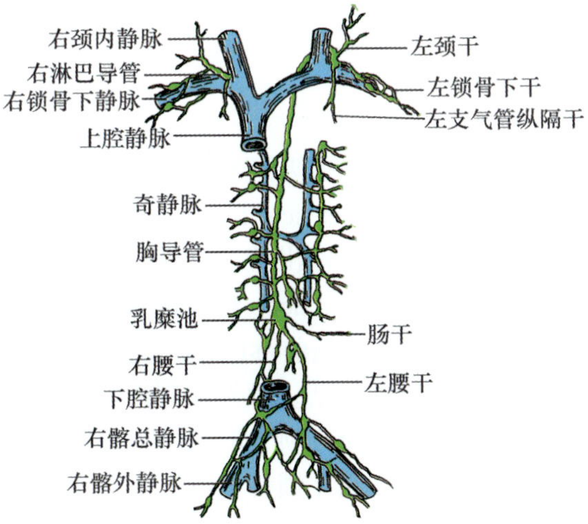

图 11-3 淋巴干及淋巴导管

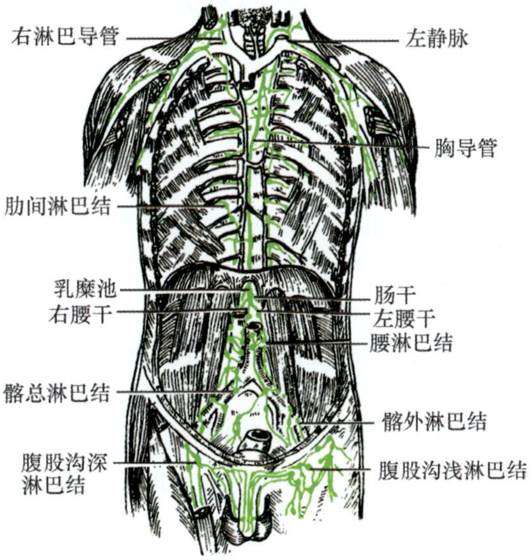

图 11-4 胸导管及腹、盆部淋巴结

第三节 人体各部的淋巴管和淋巴结

一、头颈部的淋巴引流

头部的淋巴结多分布于头、颈交界处，呈环状排列。由后向前依次有枕淋巴结、乳突淋巴结、腮腺淋巴结、下颌下淋巴结和颏下淋巴结等。收集头面部的深、浅淋巴，直接或间接引流入颈外侧深、浅淋巴结（图 11-5，6）。其中较为重要的有：

（一）下颌下淋巴结

下颌下淋巴结（mastoid lymph nodes）位于下颌下腺附近，收纳颜面、口腔和下颌下腺等处的淋巴管。颜面大部分淋巴管直接或间接先注入下颌下淋巴结，其输出管注入颈外侧深淋巴结，故颜面部炎症常引起该淋巴结肿大。

（二）颏下淋巴结

颏下淋巴结（submental lymph nodes）位于颏下部，收纳颏部、下唇内侧部和舌尖等处的淋巴管，其输出管注入下颌下淋巴结或颈外侧深淋巴结。

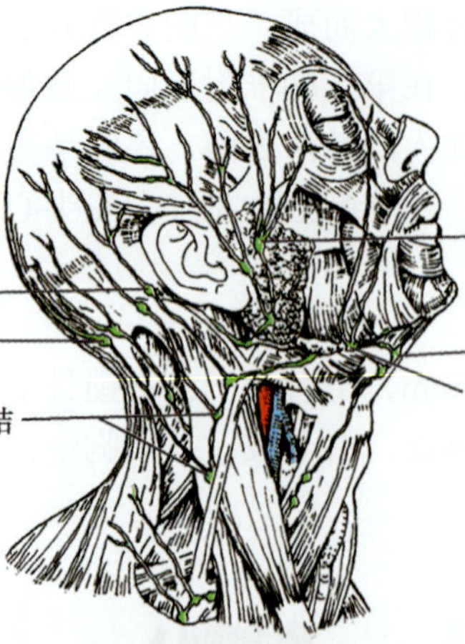

图 11-5　头颈部浅层的淋巴管和淋巴结

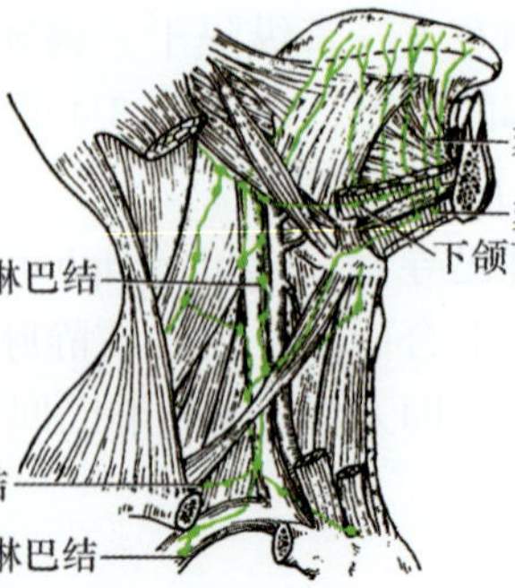

图 11-6　头颈部深层的淋巴管和淋巴结

（三）颈部淋巴结

位于颈前部，除收纳喉、甲状腺和气管颈段的颈前淋巴结以外，主要还有颈外侧浅淋巴结和颈外侧深淋巴结（图 11-5，6）。颈外侧浅淋巴结（superficial lateral cervical lymph nodes）位于胸锁乳突肌表面，沿颈外静脉排列，收纳颈部浅淋巴管和乳突淋巴结的输出管等，其输出管注入颈外侧深淋巴结。颈外侧浅淋巴结是结核的好发部位。颈外侧深淋巴结（deep lateral cervical lymph nodes）沿颈内静脉排列。它直接或间接收纳头颈部各淋巴结（包括颈前淋巴结）的输出管。颈外侧深淋巴结的下端部分淋巴结，沿锁骨下动脉排列，称锁骨上淋巴结。颈外侧深淋巴结的输出管合成颈干（jugular trunk），左侧注入胸导管，右侧注入右淋巴导管。颈干汇入淋巴导管处通常缺乏瓣膜。如胃癌或食管癌时，癌细胞可经胸导管由颈干逆行转移到左锁骨上淋巴结。常在胸锁乳突肌后缘与锁骨上缘形成的夹角处触及肿大的淋巴结。

二、上肢的淋巴引流

上肢的淋巴结主要为腋淋巴结（axillary lymph nodes）（图 11-7）。腋淋巴结位于腋腔疏松结缔组织内，沿腋血管及其分支排列，按位置分 5 群。

（一）外侧淋巴结

沿腋静脉远侧段排列，收纳上肢浅、深淋巴管。

（二）胸肌淋巴结

沿胸外侧血管排列，收纳胸外侧壁、脐以上腹前外侧壁的淋巴管和乳房外侧部的淋巴管。

（三）肩胛下淋巴结

在腋腔后壁，沿肩胛下血管排列，收纳项、背部的淋巴管。

（四）中央淋巴结

在腋腔中央的结缔组织中，收纳上述 3 群淋巴结的输出管。

（五）尖淋巴结

沿腋静脉近段排列，收纳中央淋巴结的输出管和乳房上部的淋巴管，其输出管组成锁骨下干，左侧注入胸导管，右侧注入右淋巴导管。

三、胸部的淋巴引流

（一）胸壁的淋巴引流

胸壁的浅淋巴管注入腋淋巴结，深淋巴管分别注入胸骨旁淋巴结和肋间淋巴结。

（二）胸腔脏器的淋巴引流

胸腔脏器的淋巴结主要位于肺门处的支气管肺门淋巴结（又称肺门淋巴结），收纳肺的淋巴管，其输出管注入气管杈周围的气管支气管淋巴结（图 11-8）。该淋巴结的输出管注入气管周围的气管旁淋巴结。气管旁淋巴结的输出管与纵隔前淋巴结的输出管汇合成左、右支气管纵隔干，分别注入胸导管和右淋巴导管。

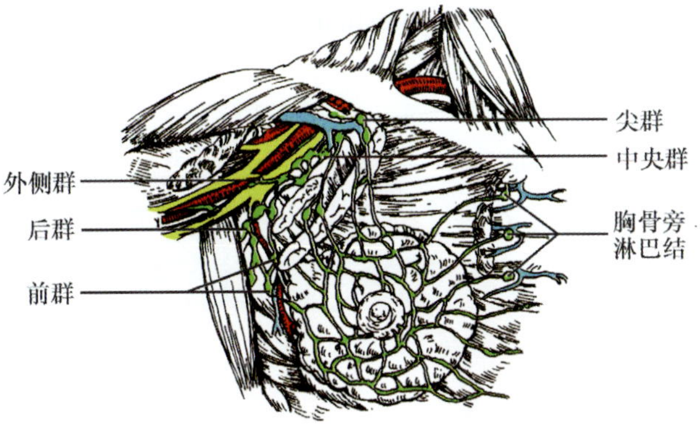

图 11-7　腋淋巴结和乳房的淋巴管

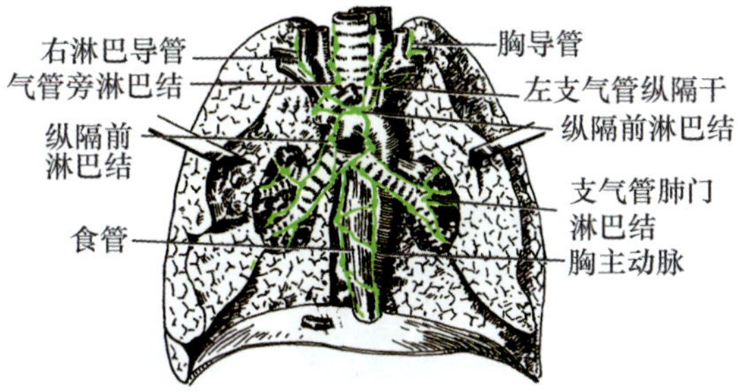

图 11-8　胸腔脏器淋巴结

四、下肢的淋巴引流

下肢的主要淋巴结有腹股沟浅淋巴结和腹股沟深淋巴结。

（一）腹股沟浅淋巴结

腹股沟浅淋巴结（superficial inguinal lymph nodes）位于腹股沟韧带下方，分上、下两组。上组与腹股沟韧带平行排列，下组位于大隐静脉末端周围，收纳腹前壁下部、臀部、会阴、外生殖器、下肢大部分浅淋巴管，其输出管大部分注入腹股沟深淋巴结，少部分注入髂外淋巴结。

（二）腹股沟深淋巴结

腹股沟深淋巴结（deep inguinal lymph nodes）位于股静脉根部周围和股管内，收纳腹股沟浅淋巴结的输出管及下肢的深淋巴管，其输出管注入髂外淋巴结（图 11-4）。

五、盆部的淋巴引流

盆部的淋巴结沿髂内、外血管及髂总血管排列，分别称髂外淋巴结、髂内淋巴结和髂总淋巴结（图 11-4）。收纳同名动脉分布区的淋巴管，最后经髂总淋巴结的输出管注入腰淋巴结。

六、腹部的淋巴引流

腹部的淋巴结主要位于腹后壁和腹腔脏器的周围，沿腹腔血管排列。

（一）腹壁的淋巴管和淋巴结

脐平面以上腹前壁的浅淋巴管注入腋淋巴结；脐平面以下者注入腹股沟浅淋巴结。腹前壁上、下部的深淋巴管分别注入胸骨旁淋巴结和腹股沟深淋巴结；腹后壁的深淋巴管注入腰淋巴结（lumbar lymph nodes）（图 11-4），其数目较多，尚收纳腹腔成对脏器的淋巴管及髂总淋巴结的输出管。腰淋巴结的输出管形成左、右腰干（lumbar trunk），注入乳糜池。

（二）腹腔脏器的淋巴管和淋巴结

腹腔成对脏器的淋巴管注入腰淋巴结。不成对脏器的淋巴管分别注入沿腹腔干、肠系膜上、下动脉及其分支排列的淋巴结。腹腔淋巴结（celiac lymph nodes）围绕腹腔干排列，收纳沿腹腔干各分支排列的淋巴结的输出管，包括胃左、胃右淋巴结，胃网膜左、胃网膜右淋巴结，幽门淋巴结，肝淋巴结，胰淋巴结，脾淋巴结等的输出管（图 11-9）。肠系膜上淋巴结（superior mesenteric lymph nodes）位于肠系膜上动脉根部周围，收纳沿肠系膜上动脉各分支排列的淋巴结的输出管，包括肠系膜淋巴结（在小肠系膜内，沿空、回肠动脉排列）、回结肠淋巴结、右结肠淋巴结和中结肠淋巴结的输出管。肠系膜下淋巴结（inferior mesenteric lymph nodes）（图 11-10），位于肠系膜下动脉根部周围，收纳沿其分支排列的淋巴结的输出管，包括左结肠淋巴结、乙状结肠淋巴结和直肠上淋巴结的输出管。

腹腔淋巴结和肠系膜上、下淋巴结的输出管组成单一的肠干（intestinal trunk），注入乳糜池。

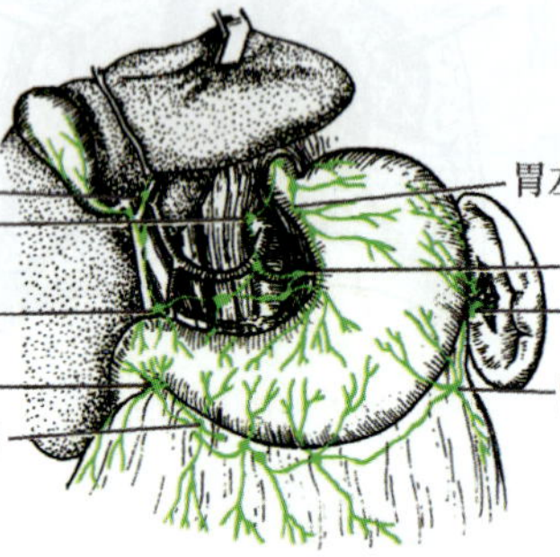

图 11-9　沿腹腔干及分支排列的淋巴结

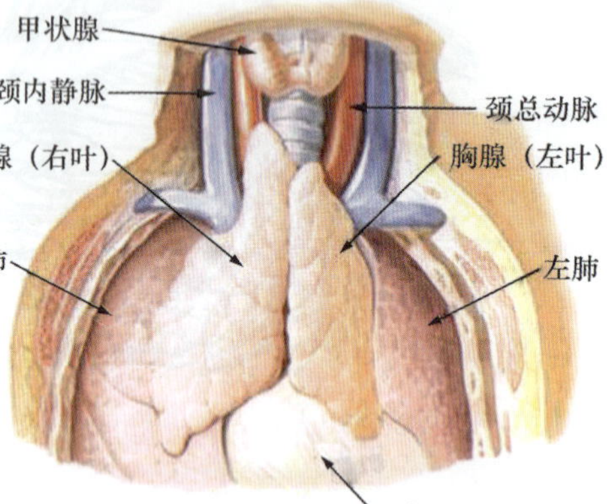

图 11-10　大肠的淋巴管和淋巴结

第四节　淋巴器官

淋巴器官包括淋巴结、脾、胸腺和腭扁桃体等。

一、淋巴结

淋巴结（lymph node） 是大小不等的圆形或椭圆形灰红色小体。淋巴结一侧隆凸，有数条输入淋巴管进入；另一侧凹陷，称淋巴结门，有 2 ~ 3 条输出淋巴管、神经、血管等出入。由于淋巴管的行程中要经过一系列的淋巴结，故一个淋巴结的输出管，又是另一淋巴结的输入管。淋巴结数目较多，常成群分布，按位置不同分为浅淋巴结和深淋巴结。多数沿血管周围配布，位于身体较隐蔽的位置，如关节的屈侧或腋窝、腘窝等处。内脏淋巴结多位于器官的门附近，如肺门淋巴结等。

人体各器官的淋巴管都汇至一定部位的淋巴结，称此淋巴结为该器官的局部淋巴结。当某器官或局部发生病变时，细菌、病毒或癌细胞等可沿其淋巴管到达相应的局部淋巴结，引起局部淋巴结肿大。如该淋巴结不能阻止其扩散，则病变可沿淋巴管向远处转移。因此，了解局部淋巴结的位置、收纳淋巴的范围及其淋巴流向，具有重要的临床的意义。

淋巴结的主要功能是产生淋巴细胞和抗体，参加人体免疫功能，对淋巴液具有滤过作用，是人体的重要防御器官之一。

二、胸腺

胸腺（thymus）是中枢淋巴器官。具有培育、选择和向周围淋巴器官及淋巴组织输送 T 淋巴细胞的功能。胸腺呈左、右不对称的两个长叶形结构。色灰红，质柔软，两侧借结缔组织相连。

胸腺大部分位于上纵隔的前份，小部分伸入前纵隔（图 11-11）。幼儿期胸腺相对较大，自青春期后开始退变萎缩，逐渐被脂肪组织代替，并失去功能，仅保留其潜能。

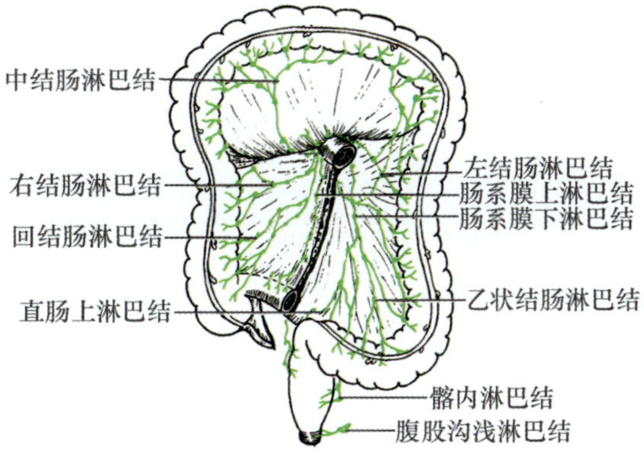

图 11-11　胸腺的形态和位置

三、脾

（一）位置和形态

脾（spleen）（图 11-12），是人体最大的淋巴器官。位于左季肋区、胃底与膈之间，第 9～11 肋的深面，其长轴与第 10 肋一致。正常时在左肋弓下触不到脾。脾呈暗红色，质较软而脆，故左季肋部受暴力打击时易造成脾破裂。

脾呈扁椭圆形，分为膈、脏两面，前、后两端和上、下两缘。膈面平滑隆凸，与膈相贴，脏面凹陷，近中央处有脾门，是血管、神经和淋巴管的出入之处。脏面与胃底、左肾上腺、左肾、胰尾和结肠左曲相邻。上缘较锐，有 2～3 个脾切迹。脾大时，脾切迹是触诊脾的标志。

10%～40% 的人在胃脾韧带或大网膜等处，存在副脾（accessory spleen），其大小和数目不定。在脾功能亢进行脾切除术时，副脾应一并切除。

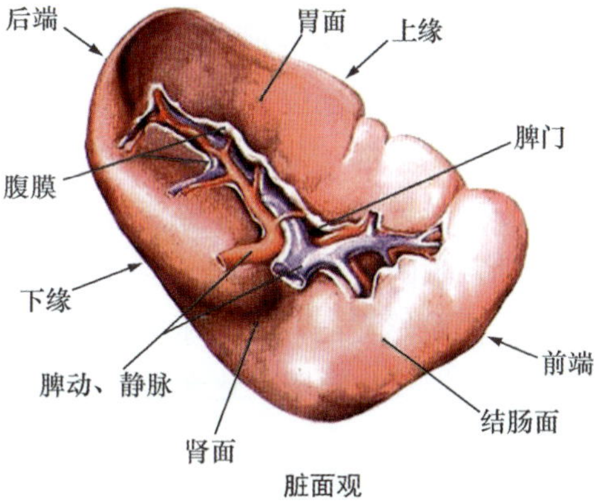

图 11-12　脾

（二）脾的功能

1．参与免疫：脾是人体中最大的周围免疫器官，脾组织中有 T 淋巴细胞、B 淋巴细胞和 NK 细胞等都参与相应的免疫应答活动。

2．造血：脾在胚胎早期具有造血功能，出生后仅含少量的造血干细胞，只有在严重失血和某些病理情况下，脾才可以恢复造血功能，平时只能产生淋巴细胞。

3．滤血：脾中有大量的巨噬细胞，可吞噬血液中的病原体和衰老死亡的血细胞等。

4．储血：在脾的血窦内可储存大约 40ml 的血液，当机体需要时，借脾内平滑肌的收缩，脾缩小将血液排入血液循环。

脾虽有较重要的功能，但成人脾切除后，脾的大多数功能可由其他淋巴器官和淋巴组织代偿。

（李　莉）

感 觉 器

感觉器（sensory organ）由特殊感受器及其附属结构组成，是机体感受刺激的装置。

感受器（receptor）是机体感受刺激产生神经冲动的感觉神经末梢装置。由感觉神经将冲动传至神经中枢，从而产生相应的感觉，建立机体与内、外环境之间的联系。根据感受器的分化程度，可分为一般感受器和特殊感受器两类。

（一）一般感受器

根据分布的部位又分三种：

1. 浅感受器　分布于皮肤、黏膜等处，是感受温、痛、触、压刺激的感受器；

2. 深感受器　即本体感受器，分布于肌肉、肌腱、关节等处，是感受机体各部的位置、运动和振动刺激的感受器。

3. 内脏感受器　分布于内脏和心血管等处，是感受来自内环境的物理或化学刺激（如压力、渗透压、温度、离子、化合物浓度等）的感受器。

（二）特殊感受器

分布于头部，是感受嗅、味、视、听和头部位置等特殊刺激的感受器。

感觉器包括视器、前庭蜗器、嗅器、味器和皮肤等。

第十二章 视　　器

学习目标

1．掌握：眼球的外形及其组成；眼球壁的组成及其各部的形态结构特点；眼球折光装置的形态结构；眼球外肌的名称、作用。

2．熟悉：房水循环途径。

视器又称眼。具有屈光和感光的功能，能将光的刺激转换成神经冲动，经视神经传给大脑皮质视觉中枢，产生视觉。视器由眼球和眼副器组成。是感受光波刺激的视觉器官。

第一节 眼　　球

眼球（eyeball）是视器的主要部分，位于眶内，借筋膜与眶相连。前面有眼睑保护，后面由视神经连于脑。眼球近似球形，前面正中点称前极；后面正中点称后极。前后极之间的连线称眼轴，长2.4cm；由瞳孔中央至视网膜中央凹的连线，称视轴。眼轴与视轴的交角为4°～7°。

眼球由眼球壁及其内容物组成（图12–1）。

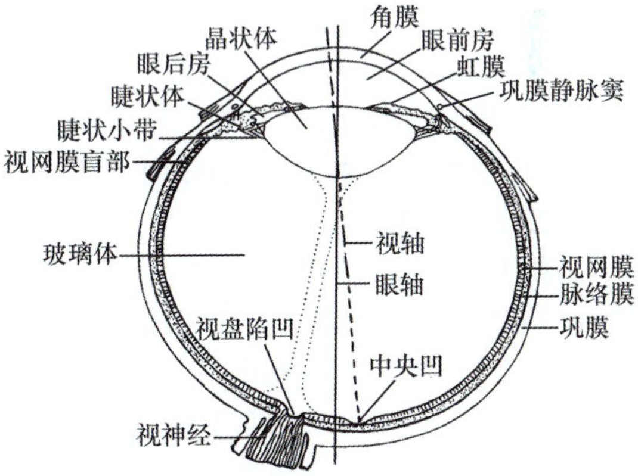

图12-1　眼球水平切面模式图

一、眼球壁

眼球壁由外向内分为纤维膜、血管膜和视网膜三层。

（一）纤维膜

纤维膜即外膜。由致密结缔组织构成，分为角膜和巩膜两部分。

1．角膜（cornea）　占纤维膜的前1/6，略向前凸，无色透明，其内无血管，但神经末梢丰富，故感觉敏锐。角膜具有屈光作用。

2．巩膜（sclera）　占纤维膜的后5/6，乳白色，厚而坚韧。前方与角膜相连，后方与视神经鞘相续。在巩膜与角膜交界处深部有一环行管道，称巩膜静脉窦，为房水流出的通道。

（二）血管膜

血管膜即中膜，又称色素膜。富含血管、神经和色素，呈棕黑色，有营养和遮光作用。由前向后分为虹膜、睫状体和脉络膜三部分。

1．虹膜（iris） 位于血管膜的前部，为冠状位圆盘状薄膜。其中央有一圆孔，称瞳孔（pupil），可随光距变化和光线强弱而缩小或扩大。在活体，透过角膜可见虹膜和瞳孔。虹膜的颜色有种族差异，黄种人多呈棕黑色，其颜色的深浅也因所含色素的多寡而有个体差异。虹膜内有两种走向的平滑肌，瞳孔括约肌环绕瞳孔周围，由副交感神经支配，司瞳孔缩小；瞳孔开大肌放射状走行，由交感神经支配，司瞳孔开大。瞳孔在强光下或看近物时缩小，在弱光下或看远物时开大（图 12-1，2）。

2．睫状体（ciliary body） 位于巩膜与角膜移行处的内面，呈环形，在眼球矢状位上呈三角形，是虹膜后方增厚部分。前部较厚，约有 60～80 个向内突出呈放射状排列的皱襞，称睫状突，其发出放射状的睫状小带连于晶状体。后部较平坦，称睫状环。睫状体内含有环形和放射状走行的平滑肌，称睫状肌，受副交感神经支配。该肌舒缩可牵动睫状小带使其紧张和松弛，从而调节晶状体的曲度，使所看物体成像清楚。（图 12-1，2）

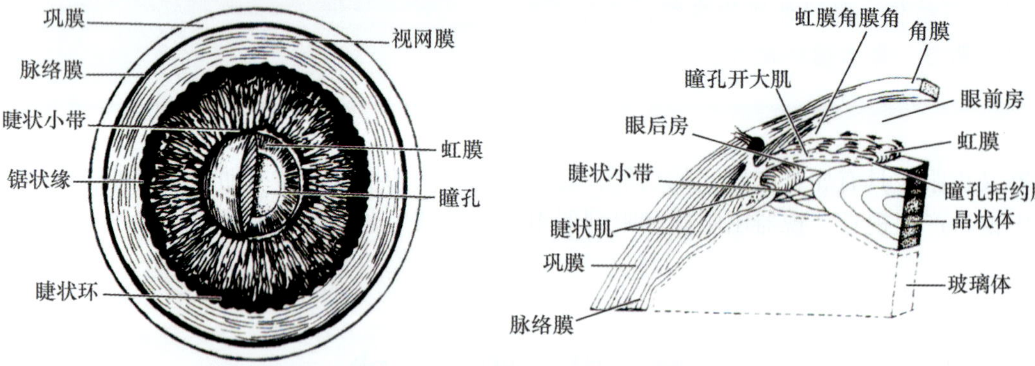

图 12–2 眼球前半后面观

3．脉络膜（choroid） 占血管膜的后 2/3，是一层柔软的薄膜。内面紧贴视网膜，外面与巩膜疏松相连，其间有淋巴间隙。脉络膜富含血管和色素，具有输送营养物质、吸收眼内分散的光线，防止光线反射干扰物像的作用。

（三）视网膜

视网膜（retina） 即内膜。位于血管膜内面，自前向后可分为两部分。视网膜盲部衬在虹膜和睫状体的内面，无感光作用；视网膜视部衬在脉络膜的内面，有感光作用。视部的后部亦称眼底，此部偏鼻侧有一圆盘形隆起，称视神经盘（optic disc）（或称视神经乳头）。该处为视神经、视网膜中央动脉和视网膜中央静脉出入部位，无视细胞，无感光作用，故称盲点。在视神经盘颞侧约 3.5mm 处有一黄色小区，称黄斑（macula lutea），其中央凹陷处称中央凹（fovea centralis），是感光和辨色最敏锐的部位（图 12–3）。

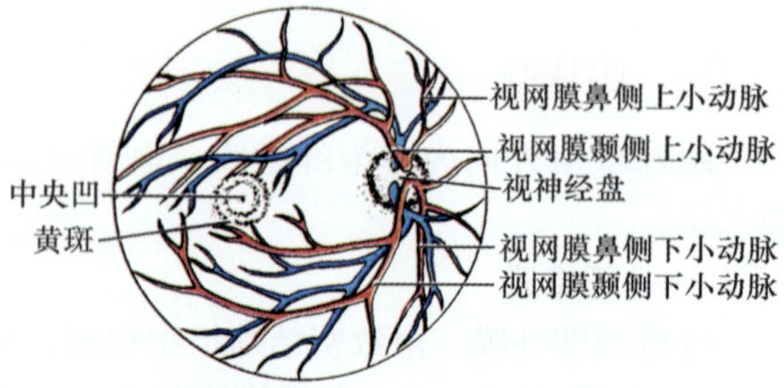

图 12–3 右侧眼底

视网膜视部的组织结构由外向内分为色素上皮层和神经层，两层间连接较疏松，视网膜剥离即由两层间脱开。色素上皮层由单层色素上皮细胞构成，内含较多色素颗粒。神经层自外向内由三层神经细胞构成（图 12–4）。①视细胞位于为色素上皮层内面，是感光细胞，包括视杆细胞和视锥细胞两种。视杆细胞只能感受弱光，视锥细胞能感受强光和有色光。②双极细胞为中间层，是联络神经元，将来自视细胞的视觉冲动传至节细胞。③节细胞为最内层，是视神经节细胞，其树突与双极细胞联系，轴突向视神经盘处集中，穿过脉络膜和巩膜后组成视神经，将视觉冲动传入脑。

二、眼球内容物

眼球内容物包括房水、晶状体和玻璃体。这些结构均透明而无血管分布，与角膜一起组成眼球的屈光系统（图 12–2）。

（一）房水

房水（aqueous humor）是无色透明的液体，充满眼房内。眼房（图 12-1）为角膜与晶状体、睫状体之间的腔隙，被虹膜分隔成前方较大的眼前房和后方较小的眼后房，二者借瞳孔相通。在前房内，虹膜与角膜交界处构成虹膜角膜角，又称前房角，此角是房水循环的必经之路。房水由睫状体产生经眼后房、瞳孔入眼前房，再经虹膜角膜角，渗入巩膜静脉窦，最后汇入眼静脉。房水具有屈光、营养角膜和晶状体以及维持眼内压的功能。

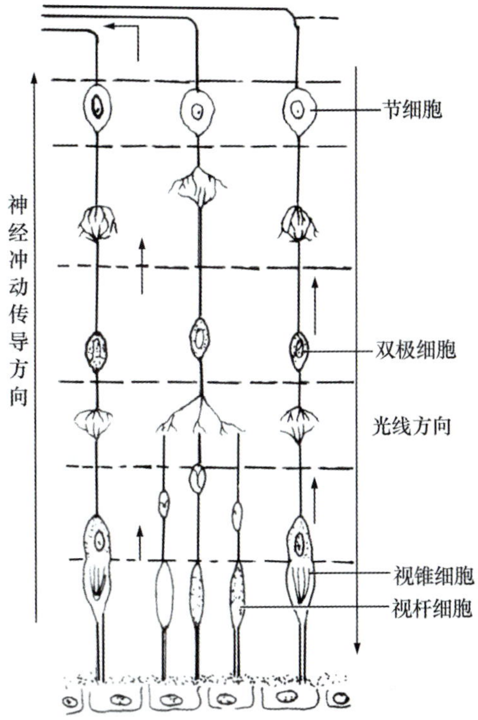

图 12–4 视网膜结构模式图

（二）晶状体

晶状体（crystalline lens）位于虹膜与玻璃体之间，无血管和神经，透明而有弹性，呈双凸透镜状，后面较前面隆凸（图 12-2）。晶状体表面包有透明而有弹性的薄膜，称晶状体囊，其周缘借睫状小带连于睫状突。晶状体实质分为周围较软的晶状体皮质和中央较硬的晶状体核。

晶状体是眼球屈光系统的主要装置，富有弹性，其曲度可随睫状肌的舒缩而改变。当看近物时，睫状肌收缩，睫状小带松弛，晶状体则由于本身的弹性回缩而变凸，特别是前面的曲度加大，屈光能力加强，使物象聚焦于视网膜上。视远物时，与此相反。

（三）玻璃体

玻璃体（vitreous body）充填于晶状体与视网膜之间，为无色透明的胶状物质。具有屈光和支撑视网膜的作用。若支撑作用减弱，可导致视网膜剥离。

临床联系

1．白内障　由于年龄、遗传或创伤等原因引起晶状体变性混浊而影响视力，临床上称为白内障。

2．青光眼　由于任何一种原因引起房水回流受阻（如虹膜与晶状体粘连，或前房角狭窄等），则可引起眼内压升高，致使视力障碍，临床上称为青光眼。

3．飞蚊症　由于玻璃体发生混浊，眼前可见晃动的黑点，临床上称为飞蚊症。

第二节 眼 副 器

眼副器包括眼睑、结膜、泪器、眼外肌和眶内结缔组织等，有保护、运动和支持眼球的功能。

一、眼睑

眼睑（eyelids）遮盖于眼球的前方，分为上睑和下睑，有保护眼球的功能。上、下睑之间的裂隙称睑裂。睑裂两侧的上下睑结合处分别称内眦和外眦。眼睑的游离缘，称睑缘。睑缘的前缘长有2～3列睫毛。睫毛根部的皮质腺称睫毛腺，其导管开口于睫毛毛囊。眼睑内含半月形硬如软骨样的睑板，是眼睑的支架。睑板内有许多分支变形的皮脂腺称睑板腺，与睑缘垂直排列，其导管开口于眼睑的后缘。睑板腺分泌油脂类物质，有润滑睑缘和阻止泪液外溢等作用（图12–5）。

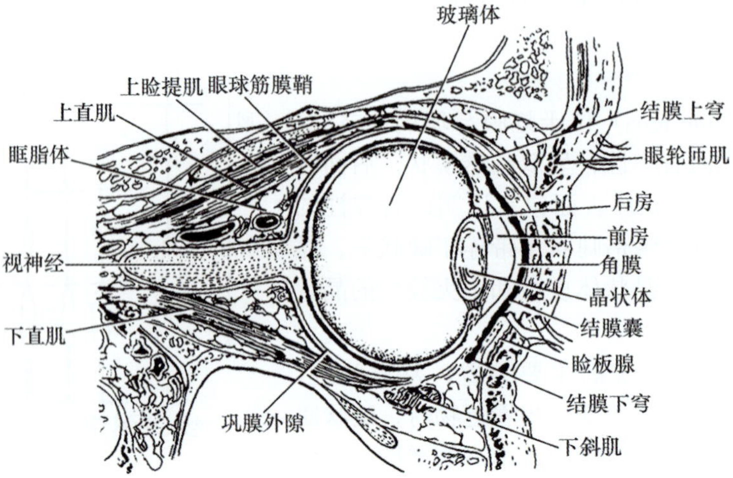

图12-5 上睑矢状结构

二、结膜

结膜（conjunctiva）为一层透明而光滑的薄膜，富含血管，衬于眼睑的内表面和覆于巩膜的前面。按其所在部位可分为睑结膜和球结膜，二者移行反折处分别形成结膜上穹和结膜下穹。眼睑闭合时，结膜围成的囊状腔隙，称结膜囊，经睑裂与外界相通。

临床联系

1．麦粒肿 睫毛根部的睫毛腺（Zeis腺）感染时，表现为眼睑特别是睑缘肿胀，形成所谓的麦粒肿，亦称睑腺炎。

2．霰粒肿 由于睑板腺导管排出不畅和分泌物滞留，可致睑板腺囊肿，表现为眼睑肿胀，即所谓的霰粒肿。

三、泪器

泪器 由泪腺和泪道组成（图 12–6）。

（一）泪腺

泪腺（lacrimal gland）位于眶上壁外侧部的泪腺窝内，有 10 ~ 20 条排泄小管，开口于结膜上穹外侧部。泪腺分泌的泪液借瞬眼活动可湿润和清洁角膜，冲刷结膜，对眼球起保护作用。泪液含有溶菌酶，有杀菌作用。泪腺上部的排泄管，均穿过泪腺下部，故手术时切除泪腺下部，在功能上等于切除全部泪腺。

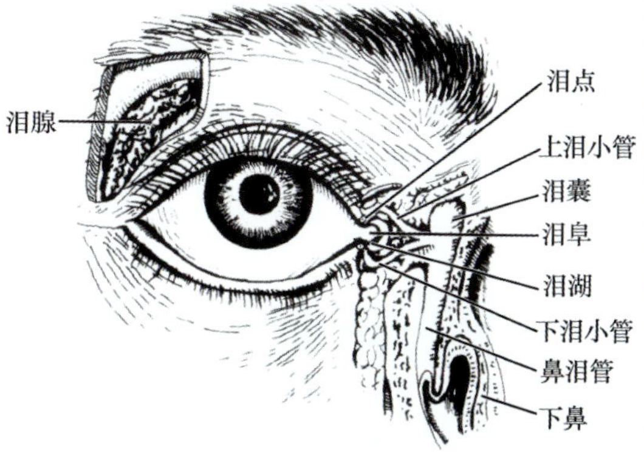

图 12–6 泪器剖视图

（二）泪道

泪道 包括泪点、泪小管、泪囊、鼻泪管。

1．泪点 上、下睑缘在近内眦处各有一小突起，突起中央有一小孔，称泪点，为上、下泪小管的入口。

2．泪小管 包括上泪小管和下泪小管，分别起始于上、下泪点，开始均垂直向上、下走行，继而呈水平方向转向内侧，通入泪囊。

3．泪囊 位于眶内侧壁前部的泪囊窝内，为一膜性囊状结构。其上端为盲端，约在内眦上方 3 ~ 5mm 处，下端移行于鼻泪管。

4．鼻泪管 为泪囊向下延伸的膜性管道，上部位于骨性鼻泪管中，下部位于鼻腔外侧壁深面，开口于下鼻道前部。

四、眼外肌

眼外肌 包括 6 块运动眼球的肌和 1 块运动眼睑的肌，均为骨骼肌（图 12–7）。

各眼外肌见表 12-1：

表 12-1 眼外肌

名称	起点	止点	位置	作用	神经支配	损伤后症状
上睑提肌	视神经孔上方	上睑	上直肌上方	提上睑，开大睑裂		眼睑下垂
上直肌		眼球前部上侧巩膜	眼球上方	眼球转向上内		眼球转向下
下直肌		眼球前部下侧巩膜	眼球下方	眼球转向下内	动眼神经	眼球转向上
内直肌	视神经孔周围总腱环	眼球前部鼻侧巩膜	眼球鼻侧	眼球转向内侧		眼球向外斜
外直肌		眼球前部颞侧巩膜	眼球颞侧	眼球转向外侧	展神经	眼球向内斜视
上斜肌		眼球赤道后方上外侧巩膜	上直肌与内直肌之间	眼球转向下外	滑车神经	眼球向外上方斜视
下斜肌	眶下壁前内侧	眼球赤道后方下外侧巩膜	下直肌与眶下壁之间	眼球转向上外	动眼神经	眼球向外下方斜视

眼球向某一方向的转动，并非是单一肌肉的收缩作用，而是由两眼数条肌协同完成。如俯视时，两眼的下直肌和上斜肌同时收缩；侧视时，一侧眼的外直肌和另一侧眼的内直肌同时收缩。

五、眶脂体与眼球筋膜

眼球、眼肌和泪器并未充满眶腔，其间隙填充大量的脂肪组织，称眶脂体（adipose body of

orbit)(图 12–8)。眶脂体可固定眶内各结构，起弹性软垫样作用。眶脂体与眼球的后外部间，隔有致密的纤维膜，称为眼球筋膜，又称眼球鞘（ sheath of eyeball)，或称 Tenon 囊。眼球鞘内面光滑，其与眼球之间的间隙称巩膜外隙（episcleral space)，内充疏松结缔组织，故眼球在囊内可灵活转动。

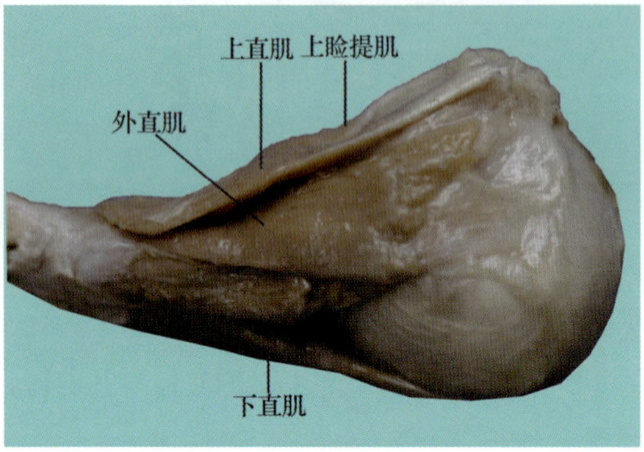

图 12–7　眼外肌(外面观)

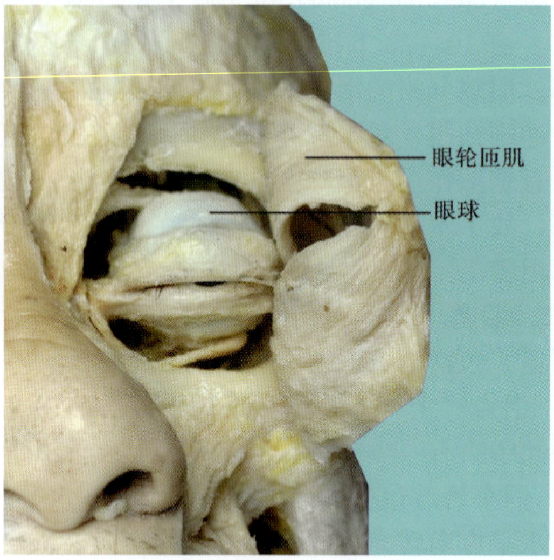

图 12-8　眼眶模式图(矢状切面)

第三节　眼的血管和神经

一、眼的动脉

分布于眼球、眼副器的动脉主要是眼动脉。

眼动脉　是颈内动脉的分支。其由颈内动脉在穿出海绵窦处分出，与视神经伴行，经视神经孔入眶，续于滑车上动脉。沿途发出分支营养眼球、眼外肌、泪腺和眼睑等。其最重要的分支是视网膜中央动脉（图 12-9)。

视网膜中央动脉在视神经下方由眼动脉发出，于眼球后方约 1cm 处穿经视神经中央至视神经盘，分出四支，即视网膜鼻侧上、下动脉和视网膜颞侧上、下动脉，营养视网膜内层，但中央凹无血管分布（图 12–3)。临床上常用眼底镜观察此动脉及视神经盘和黄斑等，以协助诊断某些疾病。

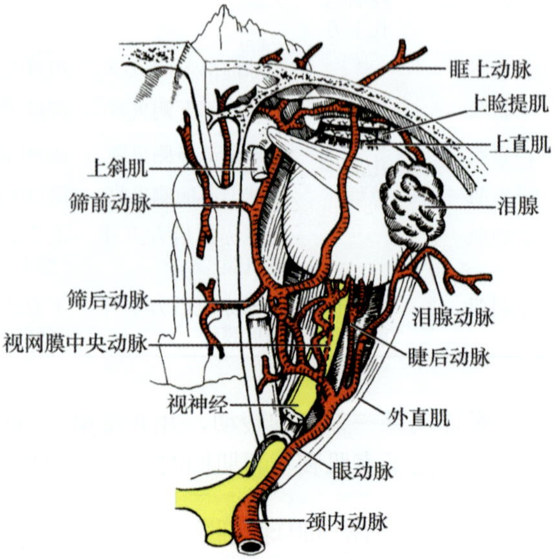

图 12–9　眼的血管

二、眼的静脉

眼球的静脉主要有视网膜中静脉和涡静脉。①视网膜中央静脉，与同名动脉伴行，收集视网膜的静脉血，穿出视神经后注入眼上静脉。②涡静脉，有 4～6 条，位于眼球壁血管膜的外层，收集虹膜、睫状体和全部脉络膜的静脉血液，穿出巩膜后注入眼上和眼下静脉。

眼上静脉起自眶的前内侧，向后经眶上裂注入海绵窦。

眼下静脉起自眶下壁和内侧壁，向后分为两支，一支经眶上裂注入眼上静脉，另一支经眶下裂注入翼静脉丛。

眼的静脉无瓣膜，向前与内眦静脉吻合，向下经眶下裂与翼静脉丛交通。因此面部的感染可经眼静脉侵入颅内，引起颅内感染。

三、眼的神经

视器的神经支配来源较多，除视神经传导视觉外，眼神经（三叉神经的分支）传导一般感觉。睫状肌和瞳孔括约肌由副交感神经（来自动眼神经）支配；瞳孔开大肌由交感神经（来自颈交感干）支配。眼外肌由动眼神经、滑车神经、展神经支配。

（蒙艳斌）

第十三章　前庭蜗器

学习目标

1. 掌握：外耳道的位置、分部、弯曲；鼓膜的形状、位置和分部；中耳的组成；鼓室的位置、六个壁及主要结构特征；听小骨的名称、位置和排列；咽鼓管的位置、分部、开口以及幼儿咽鼓管的特点；乳突小房和乳突窦的位置；内耳的位置和分部；骨迷路的分部及各部的形态结构；膜迷路的分部及其与骨迷路的位置关系；声波传导的途径。

2. 熟悉：前庭蜗器的分部及各部的功能；外耳的组成；耳郭的外形；听小骨的作用；椭圆囊、球囊、膜半规管和蜗管的形态及其功能；内耳道的形态。

前庭蜗器（vestibulocochlear organ）主要由前庭器（vestibular organ）和蜗器（cochlear organ）两部分组成。

前庭器亦称位觉器（organon status），主要是指感受头部位置变化的感受装置。蜗器亦称听器（organon auditus），主要是指声波的传导和感受听觉的感受装置。两者的功能虽然不同，但在结构上关系密切，不可分割。故将其合称前庭蜗器或位听器。

前庭蜗器俗称耳，可分为外耳、中耳和内耳三部分（图 13–1）。外耳和中耳是声波的收集和传导装置，属于前庭蜗器的附属器。内耳是接受声波和位置觉刺激的感受器，是前庭蜗器的主体结构。

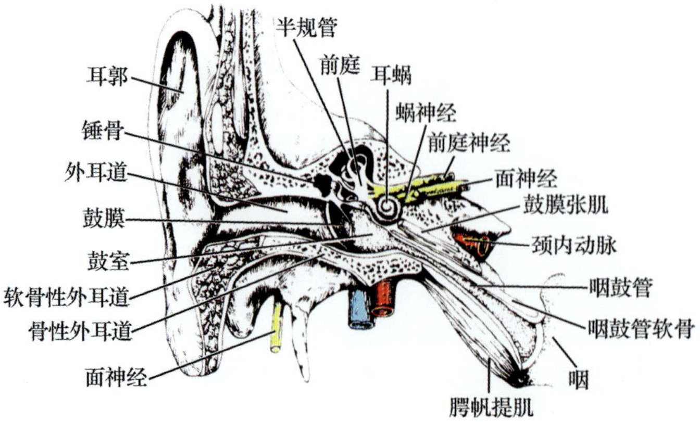

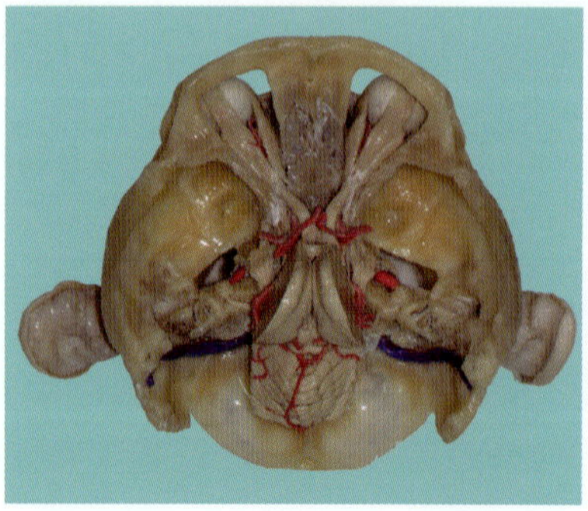

图 13–1　前庭蜗器模式图

第一节 外 耳

外耳（external ear）包括耳郭、外耳道和鼓膜三部分。

一、耳郭

耳郭（auricle）（图 13-2）位于头部两侧，凸面向后，凹面朝向前外。耳郭的上方大部以弹性软骨为支架，外覆皮肤，皮下组织很少，但血管神经丰富。耳郭的下方小部内无软骨，仅含结缔组织和脂肪，名为耳垂（auricular lobule），是临床常用的采血部位。

耳郭的前外面高低不平，卷曲的周缘称耳轮（helix），以耳轮脚起于外耳门的上方。耳轮前方有一与其平行的弓状隆起称对耳轮（antihelix），对耳轮的上端分叉，称对耳轮脚，分叉之间的凹陷部分称三角窝。耳轮与对耳轮之间的弧形凹陷称耳舟。对耳轮前方的深窝为耳甲，耳甲被耳轮脚分为上部的耳甲艇和下部的耳甲腔。耳甲腔向前通入外耳门（external acoustic pore）。外耳门前方有一突起称耳屏（tragus），形成外耳门前方的屏障。在耳屏的对侧，对耳轮下端有一小隆起，称对耳屏（antitragus）。耳屏与对耳屏之间有耳屏间切迹（intertragic notch）。该切迹的后下方为耳垂。耳郭的外部形态宛如一个倒置的胎儿，其表面形态是耳针取穴的定位标志。

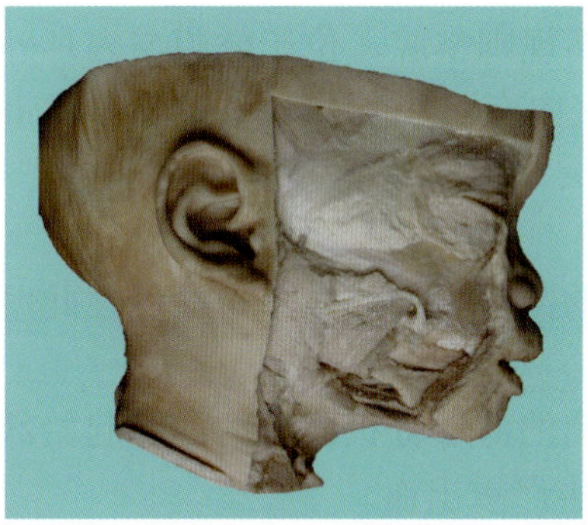

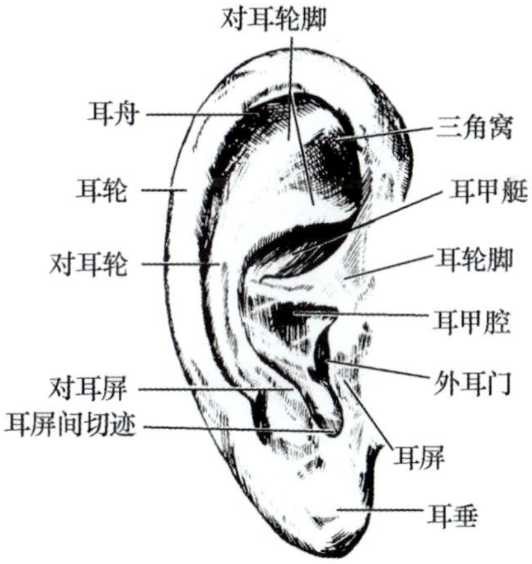

图 13-2 耳廓

二、外耳道

外耳道（external acoustic meatus）是外耳门与鼓膜之间弯曲的管道，长约 2.5cm（图 13-1）。其外 1/3 为软骨部，以软骨为基础；内 2/3 为骨部，以颞骨为基础，内面覆以皮肤。成人的外耳道略弯曲，外 1/3 朝向内后上方，内 2/3 朝向内前下方。行外耳道检查时，向后上方牵拉耳郭，使外耳道变直，方可观察外耳道深部和鼓膜。婴儿和幼儿外耳的软骨部和骨部未发育完全，故较短而狭窄，其鼓膜的位置接近水平位，故检查鼓膜时，需将耳郭向后下方牵拉。

外耳道的皮肤较薄，缺少皮下组织，皮肤与软骨膜和骨膜结合紧密，故外耳道发生疖肿时，因张力较大而疼痛剧烈。外耳道的皮肤除含有毛囊、皮脂腺外还含有丰富的耵聍腺，其分泌的黏稠液体称耵聍，干燥后成痂块，可因下颌关节的运动而向外脱落。如耵聍痂块阻塞外耳道，则称耵聍栓塞，可妨碍听力。

三、鼓膜

鼓膜（tympanic）位于外耳道与鼓室之间，为椭圆形漏斗状半透明薄膜，直径为 8～9mm。鼓膜在外耳道底呈倾斜位，其外侧面朝向外前下方，与外耳道略成 45° 角。婴幼儿鼓膜更为倾斜，几近水平位。鼓膜中心向内凹陷，称鼓膜脐，其内面为锤骨柄末端附着处。鼓膜上 1/4 的三角形区薄而松弛，为松弛部，在活体呈红色。鼓膜的下 3/4 坚实而紧张，为紧张部，在活体呈灰白色，其前下方有一三角形反光区称光锥（cone of light）。光锥消失是鼓膜内陷的主要标志（图 13–3）。

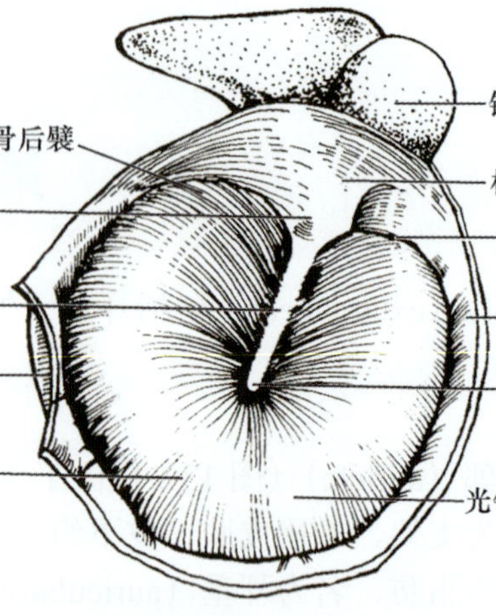

图 13–3 鼓膜（右侧外面）

第二节 中 耳

中耳（middle ear）位于外耳与内耳之间，是传导声波的主要部分，大部分位于颞骨岩部内，包括鼓室、咽鼓管、乳突窦和乳突小房。

一、鼓室

鼓室（tympanic cavity）是颞骨岩部内含气的不规则空腔，位于鼓膜与内耳外侧壁之间，向前经咽鼓管通咽，向后经乳突窦通乳突小房。鼓室内有听小骨、听小骨肌、韧带、血管和神经等。鼓室内表面衬以黏膜，与咽鼓管、乳突窦和乳突小房的黏膜相续。

（一）鼓室壁

1．上壁　称鼓室盖壁，是分隔鼓室和颅中窝的薄骨板。若鼓室炎症侵蚀此壁，可引起颅内感染。

2．下壁　称颈静脉壁，是分隔鼓室和颈静脉窝的薄层骨板。颈内静脉起始部位于颈静脉窝内，行鼓膜及鼓室手术时，易伤及颈内静脉，而发生严重出血。

3．前壁　称颈动脉壁，是分隔鼓室和颈动脉管的薄层骨板。此壁的上方有咽鼓管鼓室口。

4．后壁　称乳突壁，上部有乳突窦的开口。

5．外侧壁　称鼓膜壁，大部分由鼓膜构成（图 13– 4）。

6．内侧壁　称迷路壁，即内耳外侧壁。此壁后上方有一卵圆形孔，称前庭窗，由镫骨底封闭；后下方有圆形的孔，称蜗窗，在活体被膜状结构封闭，称第二鼓膜。前庭窗后上方有一弓形隆起，称面神经管凸，内有面神经通过。中耳炎或施行中耳手术时易侵及面神经（图 13–5）。

（二）听小骨

听小骨位于鼓室内，共三块，由外向内分别为锤骨、砧骨、镫骨（图 13– 6）。锤骨柄紧贴鼓膜内面，镫骨底周缘借韧带连于前庭窗的边缘。三块听小骨相互连结，构成听小骨链。当声波振动鼓膜时，带动听小骨链将声波振动加以放大，从而将声波振动经前庭窗传入内耳。若镫骨底与前庭窗之间有骨质增生，则镫骨活动受限，致使听力下降，即为耳硬化症。

（三）运动听小骨的肌

鼓室内有两块小肌肉与听小骨的活动有关（图 13– 4）。

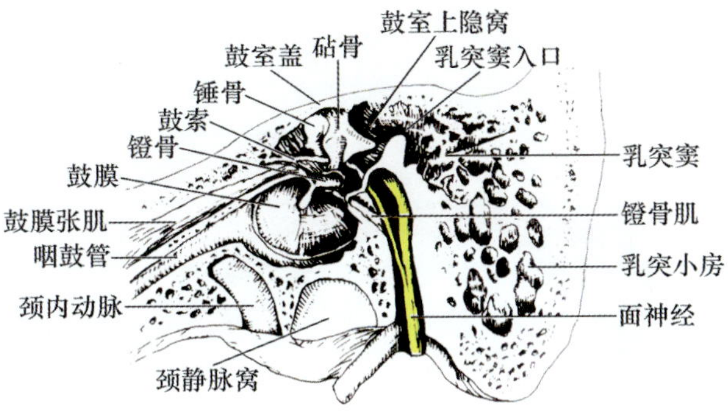

图 13-4　鼓室外侧壁（右侧）

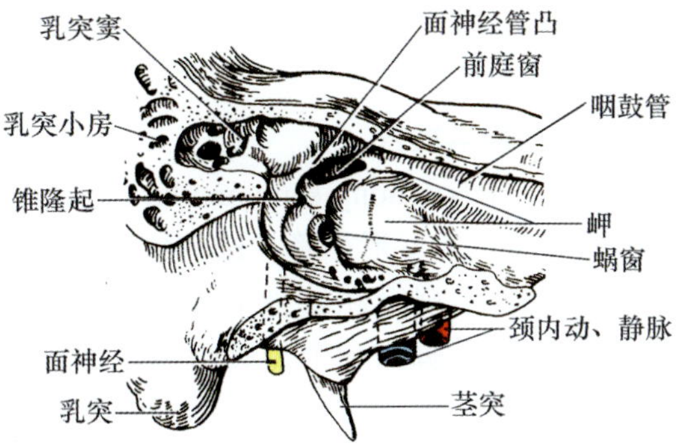

图 13-5　鼓室内侧壁（右侧）

1．鼓膜张肌（tensor tympani）　位于咽鼓管上方的鼓膜张肌半管内，止于锤骨柄的上端，作用为紧张鼓膜，由三叉神经支配。

2．镫骨肌（stapedius）　位于锥隆起内，止于镫骨，作用是牵拉镫骨底向外方，以调节声波引起的对内耳的压力。该肌由面神经支配。

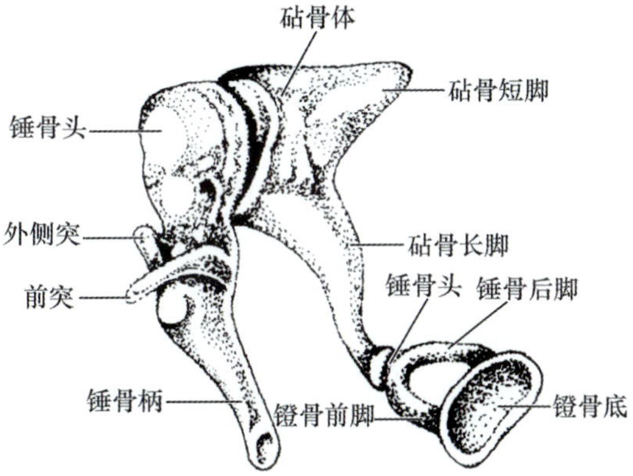

图 13-6　听小骨

二、咽鼓管

咽鼓管（auditory tube）（图 13-1）是连通咽与鼓室的管道，长约 3.5～4.0cm。近鼓室侧的 1/3 为骨部，以咽鼓管鼓室口开口于鼓室的前壁；近鼻咽侧的 2/3 为软骨部，借咽鼓管咽口开口于鼻咽侧壁。平时咽鼓管咽口呈闭合状态，当吞咽或尽力张口时开放，空气进入鼓室，使鼓室和外界的大气压相等，维持鼓膜的正常位置，并利于鼓膜的振动。幼儿的咽鼓管相对短而粗，走向较水平，故咽部感染易经咽鼓管侵入鼓室而致中耳炎症。

三、乳突窦和乳突小房

乳突小房（mastoid cell）为颞骨乳突内许多大小不等、相互连通的含气小腔，经乳突窦与鼓室相通（图 13-4）。乳突窦（mastoid antrum）是连于鼓室和乳突小房之间的空腔。中耳炎经乳突窦可蔓延到乳突小房，而引起乳突炎。

第三节　内　　耳

内耳（internal ear）又称迷路，位于颞骨岩部内，介于鼓室内侧壁与内耳道底之间，由一系列构造复杂的管道组成，是位觉器和听器的所在部位。内耳由骨迷路和膜迷路两套管道系统组成，骨迷路是颞骨岩部内的骨性管道，膜迷路套在骨迷路内，二者间的腔隙内充满外淋巴，膜迷路内充满内淋巴，内、外淋巴互不相通。

一、骨迷路

骨迷路（bony labyrinth）是一个骨性管道系统，包括骨半规管、前庭、耳蜗三部分，彼此相互连通，沿颞骨岩部的长轴由后外向前内依次排列（图 13–7）。

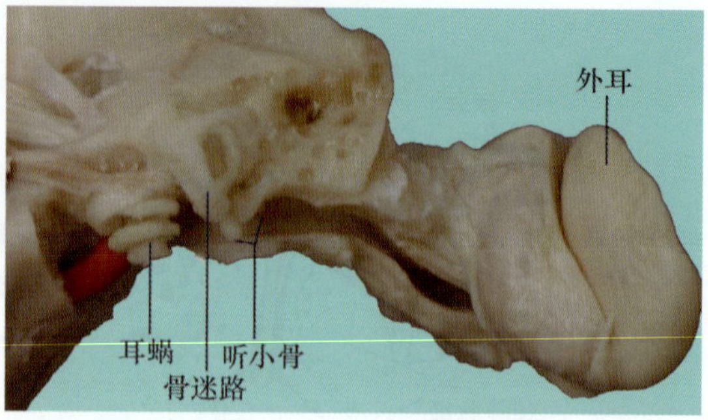

图 13–7 骨迷路

（一）骨半规管

骨半规管（bony semicircular canals）为三个相互垂直的“C”形小管。按其位置可分为前骨半规管、后骨半规管和外骨半规管。每个骨半规管各有一个单骨脚，一个壶腹骨脚。壶腹骨脚的膨大部，称骨壶腹。前、后骨半规管的单骨脚合成一个总骨脚，故三个骨半规管只有五个开口分别与前庭相通。

（二）前庭

前庭（vestibule）位于骨迷路中部，正对中耳鼓室，略呈椭圆形，直径约 4mm。其内侧壁为内耳道底，有前庭蜗神经通过；外侧壁即鼓室内侧壁，有前庭窗和蜗窗；前部有一大孔通耳蜗；后部有五个小孔通三个骨半规管。

（三）耳蜗

耳蜗（cochlea）位于前庭的前方，形似蜗牛壳。底部称蜗底，朝向后内侧，对向内耳道底；顶部称蜗顶，朝向前外侧。耳蜗由蜗轴和蜗螺旋管构成。蜗螺旋管为一螺旋形骨管，起自前庭，环绕蜗轴约两圈半，以盲端终于蜗顶。蜗轴呈水平位，为圆锥形，构成耳蜗的中轴，有血管和神经穿行其间。骨螺旋板为一环绕蜗轴的螺旋形骨板，其游离缘伸入蜗螺旋管腔内，并与蜗管相连，二者将蜗螺旋管分成上、下两部分。故耳蜗内共有三条管道，即上方的前庭阶，通到前庭，于前庭窗处被镫骨封闭；下方是鼓阶，通到前庭，终于蜗窗上的第二鼓膜；位于外侧的是蜗管。前庭阶和鼓阶在蜗顶处借蜗孔彼此相通。

二、膜迷路

膜迷路（membranous labyrinth）是套在骨迷路内封闭的膜性管道和囊，与骨迷路形态相似，但管径较小，借纤维束固定于骨迷路。膜迷路包括椭圆囊和球囊、膜半规管及蜗管等（图 13–8）。

（一）椭圆囊和球囊

椭圆囊（utricle）和球囊（saccule）位于前庭内。椭圆囊位于后上方，较大，近似椭圆形，后壁有五个开口与膜半规管相通。球囊位于前下方，较小，近似球形，以连合管与蜗管相通。两

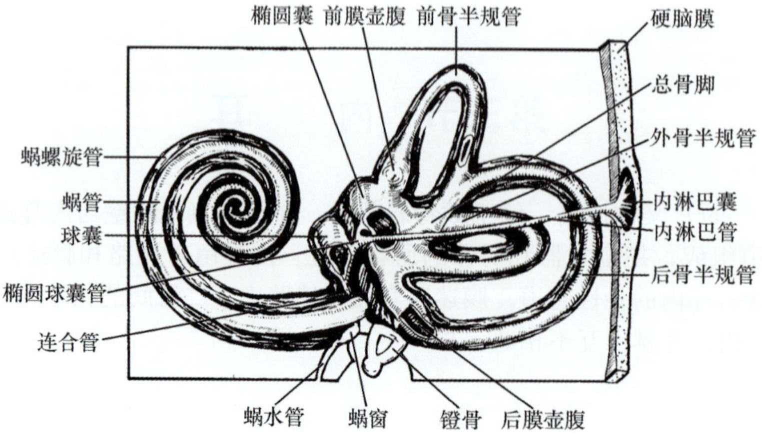

图 13–8 内耳模式图

囊之间借椭圆球囊管相连，并由此管发出内淋巴管，穿经前庭内侧壁，至颞骨岩部后面，在硬脑膜下扩大为内淋巴囊，内淋巴可经此囊渗透到周围血管丛。椭圆囊和球囊壁的内面局部上皮增厚呈斑块状，分别称为椭圆囊斑和球囊斑。椭圆囊斑和球囊斑均为位置觉感受器，能感受头部的静止位置及直线变速运动的刺激，其神经冲动沿前庭神经传入脑。

（二）膜半规管

膜半规管（membranous semicircular ducts）位于骨半规管内，与椭圆囊相通。膜半规管形状与骨半规管相似，但管径约为骨半规管的1/4。在骨壶腹内，膜半规管膨大形成膜壶腹，其管壁内面黏膜增厚形成与膜壶腹长轴垂直的嵴状隆起，称壶腹嵴。壶腹嵴是位置觉感受器，能感受头部旋转运动的刺激，其神经冲动沿前庭神经传入脑。

（三）蜗管

蜗管（cochlear duct）位于蜗螺旋管内，围绕蜗轴旋转两圈半。底端突入前庭内借连合管与球囊相通，顶端以盲端终于蜗顶。蜗管介于骨螺旋板与蜗螺旋管外壁之间，其横切面呈三角形，由上、外和下三个壁构成。上壁为蜗管前庭膜，把前庭阶和蜗管分开；外壁较厚，富含血管，贴附于蜗螺旋管的骨膜上；下壁为螺旋膜或称基底膜，把鼓阶和蜗管分开。基底膜上有螺旋器，又称Corti器，是听觉感受器，能感受声波刺激，其神经冲动沿蜗神经传入脑（图13–9）。

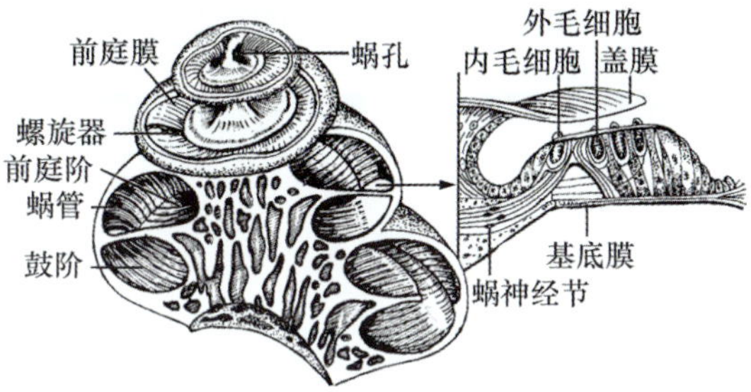

图 13–9　耳蜗切面示意图

声波传导：声波传入内耳常有两条途径：一为空气传导，一为骨传导。正常情况下以空气传导为主。

1．空气传导　声波经外耳道冲击鼓膜，引起鼓膜的振动，再由听小骨链于前庭窗处推动前庭内的外淋巴波动，波动由前庭阶经蜗孔至鼓阶，使封闭蜗窗的第二鼓膜振动。外淋巴的波动，经前庭膜和基底膜引起蜗管内淋巴的波动，内淋巴的波动刺激基底膜上的螺旋器。螺旋器将刺激转变成冲动，经蜗神经传入脑，产生听觉。其传导途径如下：

声波→耳郭→外耳道→鼓膜→听小骨链→前庭窗

空气传导　　机械传播

→前庭阶外淋巴→鼓阶外淋巴→蜗管内淋巴→基底膜螺旋器→蜗神经→听觉中枢

液体波动　　神经传导

当鼓膜或听小骨链缺损时，声波可冲击蜗窗的第二鼓膜，第二鼓膜的振动推动内耳淋巴的波动，从而刺激螺旋器产生听觉冲动。此途径亦为空气传导，但由于缺少听小骨链机械振动的放大作用，故听力显著降低。

2．骨传导　声波经颅骨传入内耳，推动内耳淋巴波动，刺激螺旋器，产生听觉冲动。骨传导的效能与正常空气传导相比，是微不足道的。临床上多用以鉴别传导性耳聋和神经性耳聋。

三、内耳道

内耳道（internal acoustic meatus）从内耳门开始，终于内耳道底。内耳道内有前庭蜗神经、面神经和基底动脉发出的迷路动脉穿行。前庭蜗神经在内耳道内分成前庭神经和蜗神经两支，分别穿行内耳道底的小孔。蜗神经和前庭神经分别将听觉和位觉感受器产生的冲动传导入脑。

内耳的血管 内耳的动脉主要来自基底动脉分出的迷路动脉，经内耳门沿前庭蜗神经入内耳，分支供应迷路。来自内耳的静脉汇成迷路静脉，汇入岩上窦、岩下窦或横窦。

知识链接

听阈 耳的适宜刺激是频率在一定范围内、并且达到一定强度的空气振动波。一个刚好能引起听觉的振动强度，称为听阈。正常人在声音频率为 1000～3000H_Z 时听阈最低，即听觉最敏感。

传导性耳聋 因外耳和中耳病变，使声波传导过程发生障碍，如耵聍栓塞、鼓膜疾病或听小骨链损伤等引起的听力下降，称为传导性耳聋。

（李金钟）

神经系统

神经系统（nervous system） 是机体内主要的功能调节系统，由颅腔内的脑、椎管内的脊髓以及与之相连并遍布全身各处的周围神经所组成。神经系统是人体结构和功能最复杂的系统，由数以亿万计的相互联系的神经细胞所组成，在人体各器官系统中处于主导地位。人体的器官与系统虽然各有其独特的结构和功能，但都是在神经系统的反射调节与控制下进行活动的，从而保证机体各器官系统功能活动的协调和统一，使机体成为一个有机的整体。同时神经系统通过与其相连的各种感受器，接受体内、外环境的各种刺激，产生相应的感觉性神经冲动，由传入神经传至中枢的不同部位，经过信息整合后发出相应的神经冲动，经传出神经将冲动传至效应器引起相应的反应，使人体的内环境与外环境保持相对的平衡，以保证生命活动的正常进行。

人类神经系统是在长期进化发展过程中逐渐形成高度发达的系统，它不但能精确地进行各种功能活动的调控，而且能大大提高机体对环境的适应能力。使人类不仅是被动地适应外界环境的变化，而且还能主动地认识和改造客观世界。

神经系统的区分

神经系统在结构与功能上都是不可分割的整体，为了叙述方便，通常按其所在部位可分为中枢神经系统（central nervous system）和周围神经系统（peripheral nervous system）。

中枢神经系统包括脑（brain）（在颅腔内）和脊髓（spinal cord）（在椎管内），二者于枕骨大孔处相连接，在功能上处于核心地位。周围神经系统指中枢神经系统以外的神经成分，根据与中枢相连的部位不同，可将其分为脑神经（cranial nerves）、脊神经（spinal nerves）和内脏神经（visceral nerves）。与脑相连的周围神经称脑神经；与脊髓相连的周围神经称脊神经；内脏神经作为脑神经与脊神经中的纤维成分则分别附于脑和脊髓，它们都自中枢向两侧呈左右对称性发出。周围神经按其功能及分布范围的不同，可区分为躯体神经（somatic nerves）和内脏神经（visceral nerves）。前者分布于皮肤和运动系统的骨、关节与肌肉等；后者则分布到内脏器官、心血管及腺体。不论是躯体神经还是内脏神经又可按神经传导冲动的性质与方向不同区分为感觉神经（sensory nerves）和运动神经（motor nerves）。感觉神经又称传入神经（afferent nerves），它将神经冲动自感

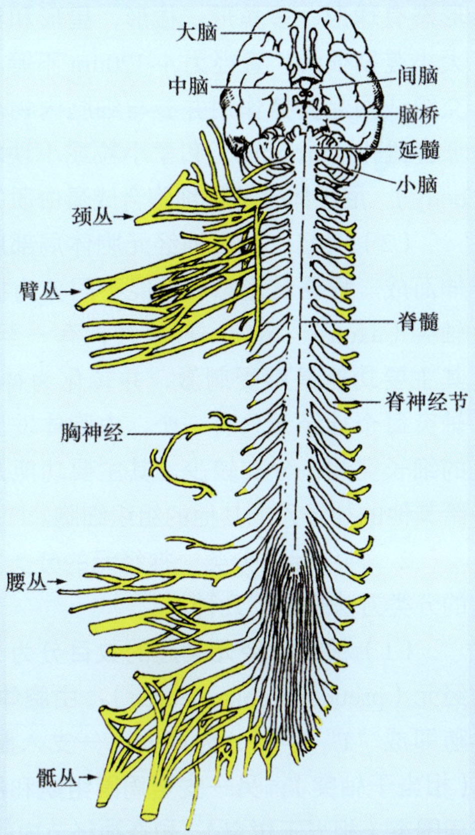

神经系统的区分

受器传至中枢神经引起感觉。运动神经又称传出神经（efferent nerves），是将神经冲动自中枢神经传向效应器，引起肌肉的收缩或腺体的分泌。

在周围神经系统中，大多数的神经都含有多种神经成分。如脑神经中既有躯体神经，也有内脏神经；躯体神经和内脏神经又都含有感觉（传入）神经和运动（传出）神经。其中内脏运动神经（visceral motor nerve）因它不受人意识的直接控制，故称之为植物性神经（vegetative nerve）或自主神经（autonomic nerve）。根据其结构和功能的不同，又可分为交感神经（sympathetic nerve）和副交感神经（parasympathetic nerve）。

神经系统的组成

神经系统主要由神经组织构成，包括神经细胞（nerve cell）和神经胶质细胞（glial cell）。神经细胞是神经系统的主要成分，神经胶质细胞是辅助成分，主要起营养、支持、保护和修复作用。

（一）神经细胞

1. 神经细胞的形态结构　神经细胞又称神经元（neuron），是构成神经系统的基本结构和功能单位，具有感受刺激和传导神经冲动的功能。其形态、大小各不相同，一般均由胞体和突起两部分构成。

（1）胞体（cell body）　是神经细胞的主要部分，其形态有球形、多角形、梭形、星形和锥体形等。胞体的大小差别很大，直径为 4~120um 不等。在细胞质内含有交织成网起支持作用并参与细胞内物质运输作用的神经原纤维（neurofibril）和呈小粒或小块状的尼氏体（Nissl body）。尼氏体是神经细胞合成蛋白质的主要场所。

（2）突起　是由神经元胞体局部胞膜与胞质共同延伸而成。根据其形态和功能不同分为树突（dendrite）和轴突（axon）。树突一般较短，有一至多个，呈树枝状，其主要功能是感受刺激，并转化为神经冲动传向胞体。轴突每个神经元只有一个，由胞体发出后成为粗细均匀的细长突起，分支较少。其主要功能是将神经冲动传递给其他的神经元或其他的组织细胞。

2. 神经元的分类　神经元的分类方法比较多，主要的分类方法有以下几种。

（1）根据神经元突起的数目分为 3 类。①假单极神经元（pseudounipolar neuron）：由胞体上发出一个突起，随即成“T”字形分为两支。一支入脑或脊髓称中枢突（相当于轴突）；另一支至周围组织和器官内的感受器称周围突（相当于树突）。如脊神经节内的神经元即属此类；②双极神经元（bipolar neuron）：从胞体两端分别各伸出一个突起，一个是轴突，另一个为树突。如视网膜内的

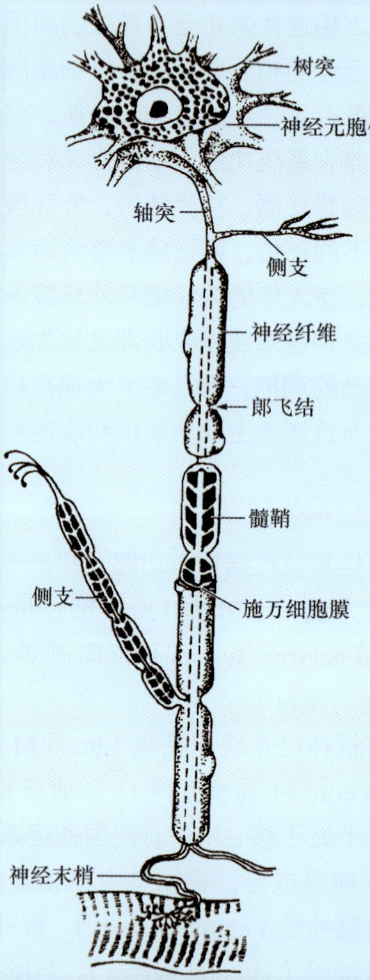

神经元模式图

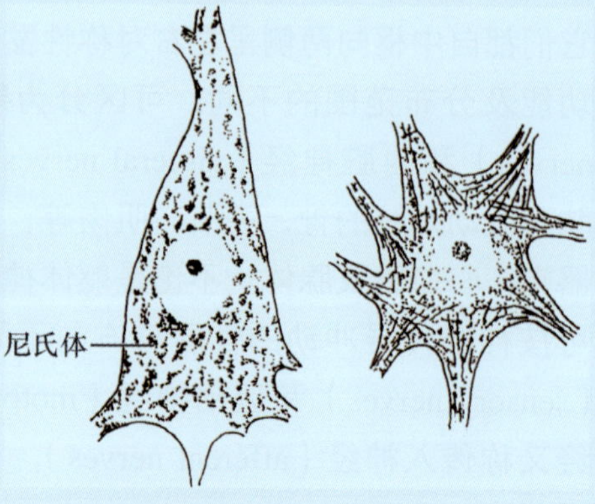

尼氏体和神经原纤维

双极细胞；③多极神经元（multipolar neuron）：胞体上发出一个轴突，多个树突。此类神经元分布最广。如中枢部的绝大部分神经元均属此类。

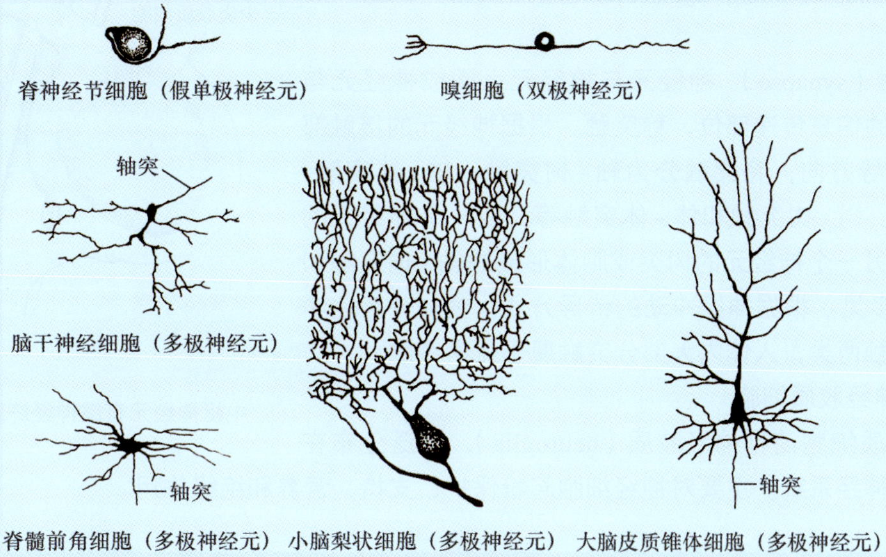

各种类型的神经元

（2）根据神经元的功能和兴奋传导方向分为 3 类。①运动神经元（motor neuron）或传出神经元：可将中枢神经的冲动传至周围的神经元或效应器，支配肌肉运动或腺体的分泌。如脊髓前角运动神经元。②感觉神经元（sensory neuron）或传入神经元：它能感受内、外环境的各种刺激并将其转化为神经冲动，再把冲动自周围传向中枢。如脊神经节内的假单极神经元。③联络神经元（association neuron）或中间神经元：介于前两种神经元之间，起联络作用。

（3）根据神经元释放的递质不同，可把神经元区分为 5 类。①胆碱能神经元：释放乙酰胆碱。②去甲肾上腺素能神经元：释放去甲肾上腺素。③胺能神经元：释放多巴胺、5- 羟色胺等。④氨基酸能神经元：释放 γ- 氨基丁酸、甘氨酸和谷氨酸等递质。⑤肽能神经元：释放脑啡肽、P 物质和神经降压素等。

3. 神经纤维　神经细胞的突起长短差异较大，短的仅数十个微米，长的可达 1 米以上。神经细胞这种较长的突起（统称轴索）和包绕在它外面的鞘状结构，称为一条神经纤维（nerve fibers）。其功能是传导神经冲动。

根据神经纤维的形态和结构不同，可将其分为有髓神经纤维和无髓神经纤维两种。

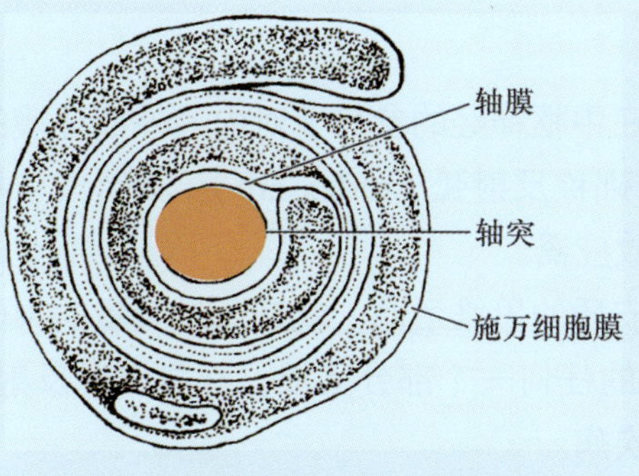

周围神经有髓神经纤维构成的模式图

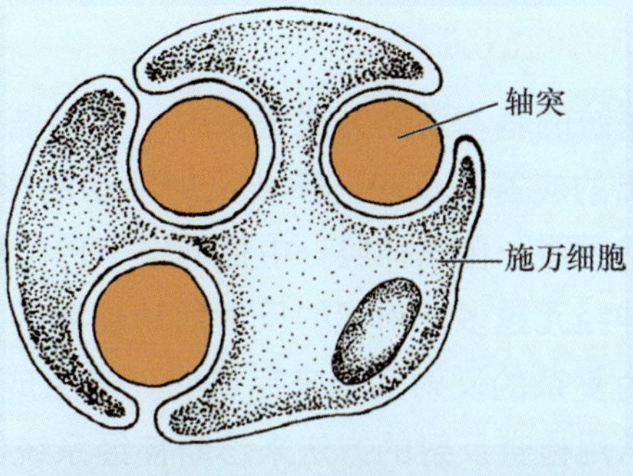

无髓神经纤维与施万细胞关系的模式图

（1）有髓神经纤维　其特点是轴索表面包绕一层髓鞘，髓鞘之外有神经膜，髓鞘呈节段性包绕轴索。

（2）无髓神经纤维　此类神经纤维无髓鞘，仅由一层神经膜包绕。

4. 突触（synapse）　神经元与神经元之间或神经元与效应器之间的信息传递部位，称突触。根据神经元的接触部位和冲动传导方向，将突触分为轴-树突触、轴-体突触、体-树突触、树-树突触和体-体突触等。以一个神经元的轴突末梢与另一个神经元的树突或胞体形成的轴-树突触和轴-体突触多见。根据神经冲动的传导方式，突触分为化学突触和电突触两类，人体内大部分突触属于化学突触。

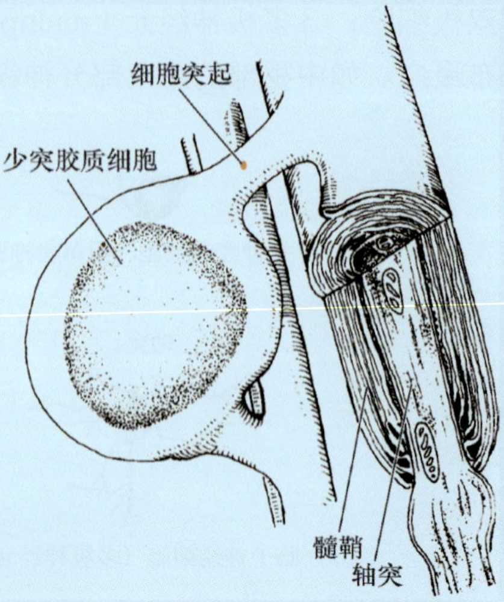

中枢神经元有髓神经纤维构成模式图

（二）神经胶质细胞

神经胶质细胞简称神经胶质（neuroglia），广泛分布在中枢和周围神经系统。主要对神经细胞起着保护、支持、营养和绝缘作用。

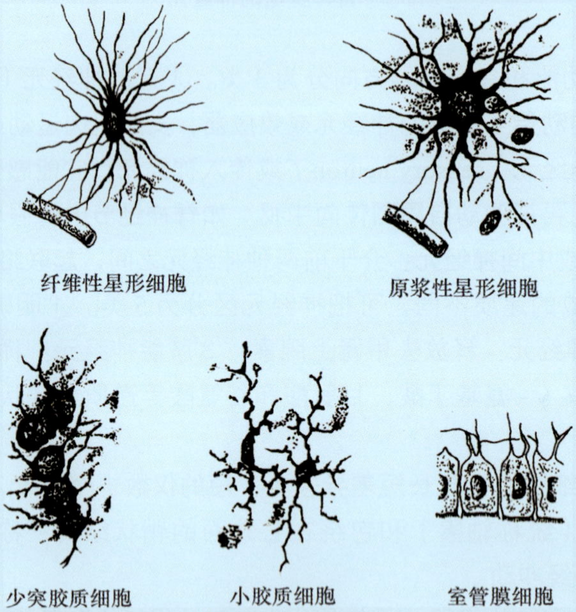

神经胶质细胞

神经系统的活动方式

神经系统的基本活动方式是反射。反射是指机体在中枢神经的参与下对内、外部环境的各种刺激所做出的应答性反应。完成反射活动的形态学基础称反射弧（reflex arc）。其组成包括5个部分，即感受器→传入神经→中枢神经→传出神经→效应器。

中间神经元越多，引起的反射活动越复杂。大脑皮质的思维活动，就是通过大量的中间神经元及其极为复杂的反射活动来完成的。若组成反射弧的任何一个部分受损，都将出现反射障碍。故临床上常用检查反射的方法来诊断神经系统的某些疾病。

神经系统的常用术语

在中枢神经系统和周围神经系统中，神经元的胞体和突起在不同部位形成不同的结构。

（一）灰质与皮质

在中枢神经系统内，功能各不相同的神经元胞体及树突聚集成团块状或板层状，在新鲜标本中色泽灰暗，称为灰质（gray matter）。位于端脑及小脑表面的薄层灰质则称皮质（cortex）。

（二）白质与髓质

在中枢神经系统内，神经纤维聚集之处，因神经纤维外面包有髓鞘，而色泽亮白称为白质（white matter）。位于端脑及小脑深面的白质则称髓质（medulla）。

（三）神经核与神经节

形态相似和功能相同的神经元胞体聚集形成的胞体集团，位于中枢神经系统内称神经核（nucleus）。位于周围神经系统内则称神经节（ganglion）。

（四）纤维束

在中枢神经系统内，起止、行程和功能相同的神经纤维聚集成束，称纤维束（fasciculus）（传导束、神经束）。

（五）神经

许多功能相同或不同的神经纤维聚集成大小不等的条索状结构，外包结缔组织被膜，位于周围神经系统内称神经（nerves）。

（六）网状结构

在中枢神经系统中，神经纤维交织成网，网眼内散布着大小不等的神经核团，这种灰、白质相互混杂结构区域称网状结构（reticular formation）。

第十四章　中枢神经系统

学习目标

1．掌握：神经系统的区分；神经元的形态结构、分类及各类神经元的功能；灰质与皮质、白质与髓质、神经核与神经节、传导束与神经及网状结构的概念；脊髓的位置、外形结构；脊髓灰质、白质的配布及分部，薄束、楔束、脊髓丘脑束、皮质脊髓束的位置及功能和临床意义；脑的位置与分部；脑干各部的主要外形结构和与其相连的脑神经根的名称；脑干灰、白质的配布规律，重要神经核的性质和分类情况；四大丘系的名称、位置及交叉部位；第四脑室的位置与通连；小脑的位置、外形与分叶；小脑的内部结构。

2．熟悉：神经纤维及突触的概念与分类；反射的概念及反射弧的组成；脊髓节段的概念，脊髓节段与椎骨序数的对应关系及临床意义；脊髓的功能；脑干各代表性横切面的特点；脑干网状结构的概念及脑干的功能；小脑的纤维联系与功能。

第一节　脊　　髓

脊髓（spinal cord）起源于胚胎时期神经管的尾部，是中枢神经系统的低级部分，它与脑的各部之间有着广泛的联系。在正常生理状况下，其许多功能活动受脑的调控。但脊髓本身也能完成许多反射活动。

一、脊髓的位置与外形

脊髓位于椎管内，上端于枕骨大孔处与延髓相连，脊髓下端成年人约平第1腰椎体下缘，4岁以下的小儿约平第2腰椎下缘，新生儿约平第3腰椎下缘（图14-1）。临床上行腰椎穿刺术时，常选择在第3～4或第4～5腰椎之间进行。

脊髓外包有被膜，呈前后略扁的长圆柱形，成人长约40～45cm，其两侧与31对脊神经根相连。全长有两处膨大，上部为颈膨大（cervical enlargement），连有分布于上肢的脊神经；下部称腰骶膨大（lumbosacral enlargement），连有分布于下肢的脊神经。脊髓下端变细呈圆锥状称脊髓圆锥（conus medullaris）。其末端连有由

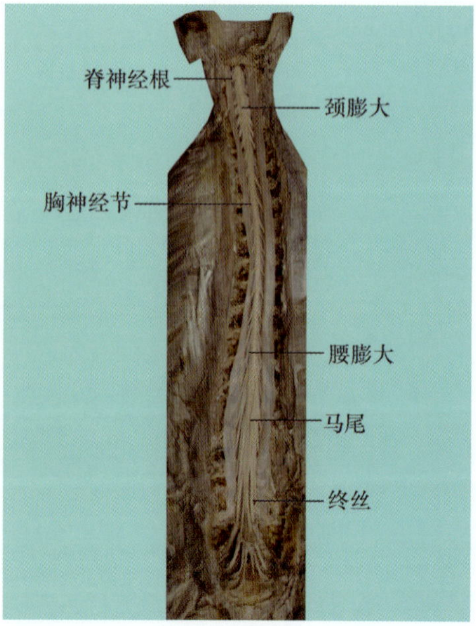

图 14-1　脊髓外形简图

软脊膜向下延续构成的细长终丝（filum terminale），终丝止于尾骨背面。在终丝周围，腰、骶、尾脊神经根垂直下降，聚集形成马尾（cauda equina）。

脊髓表面有 6 条纵行的沟或裂。前面正中的深沟称前正中裂（anterior median fissure）；后面正中线上有一浅沟称后正中沟（posterior median sulcus）。在前正中裂的两侧有 1 对浅沟，称前外侧沟，是 31 对脊神经前根穿出处。后正中沟两侧有 1 对浅沟，称后外侧沟，是 31 对脊神经后根穿入处。每条脊神经后根都有一膨大称脊神经节（spinal ganglion），节内含有假单极的感觉神经元胞体。每对脊神经的前根由传出神经纤维组成，后根由传入神经纤维组成。前根和后根在椎间孔处会合构成脊神经，并从相应的椎间孔穿出。

二、脊髓节段及其与椎骨的对应关系

每一对脊神经前、后根所连的一段脊髓称为一个脊髓节段。脊髓连有 31 对脊神经，故脊髓可分为 31 个节段，即 8 个颈节、12 个胸节、5 个腰节、5 个骶节和 1 个尾节。3 个月前的胚胎，脊髓与椎管等长。脊神经根都呈水平位伸向相应的椎间孔。自胚胎第 4 个月起，脊髓的生长速度比脊柱要慢，随着胎儿的不断生长发育，致使脊髓下端的位置则相对上移，原已被椎间孔固定了的脊神经根亦从水平位变为不同程度的倾斜位，在脊髓圆锥下方，腰骶尾神经的根丝几乎垂直下行并围绕终丝聚集构成马尾。脊髓比椎管短，即脊髓节段与相应的椎骨并不完全对应在同一平面上。其对应关系大致的推算方法如下（表 14-1，图 14-2）。

表 14-1　脊髓节段与椎骨的对应关系

脊髓节段	对应椎骨	推算举例
上颈髓节（$C_{1\sim4}$）	与同序数椎骨等高	如第 3 颈髓节平对第 3 颈椎
下颈髓节（$C_{5\sim8}$）	比同序数椎骨高 1 个椎骨	如第 7 颈髓节平对第 6 颈椎
上胸髓节（$T_{1\sim4}$）	比同序数椎骨高 1 个椎骨	如第 3 胸髓节平对第 2 胸椎
中胸髓节（$T_{5\sim8}$）	比同序数椎骨高 2 个椎骨	如第 7 胸髓节平对第 5 胸椎
下胸髓节（$T_{9\sim12}$）	比同序数椎骨高 3 个椎骨	如第 11 胸髓节平对第 8 胸椎
腰髓节（$L_{1\sim5}$）	约平对第 10～12 胸椎	
骶、尾髓节（$S_{1\sim5}$、Co_1）	约平对第 12 胸椎和第 1 腰椎	

了解脊髓节段与对应椎骨的位置关系，对脊髓损伤平面的定位和进行临床诊疗具有重要意义。

三、脊髓的内部结构

脊髓由灰质和白质两大部分组成，在横切面上，可见其中央有一圆形小孔为中央管（central canal）。围绕中央管周围的是蝶形（“H”形）的灰质，灰质的外围为白质（图 14-3，4）。

（一）灰质

位于中央管周围，横切面上呈蝶形，纵观则呈柱状，按其形态可分为 3 部分。

1．前角（柱）[anterior horn（column）]　每侧灰质向前突出的粗短部分称前角（柱）。含有躯体运动神经元的胞体，发出纤维参与组成脊神经前根，经脊神经支配骨骼肌的运动。依据位置可将其分为内、外侧两大核群。内侧核支配颈深肌及躯干固有肌；外侧核在两个膨大处最明显，支配四肢肌。根据形态和功能的不同将前角躯体运动神经元区分为大型的 α 运动神经元和小型的 γ 运动神经元。前者支配肌梭外的肌纤维，司骨骼肌的随意运动；后者支配肌梭内的肌纤维，调节肌张力。

2．后角（柱）[posterior horn（column）]　灰质向后突出的狭细部分称后角（柱）。内含联

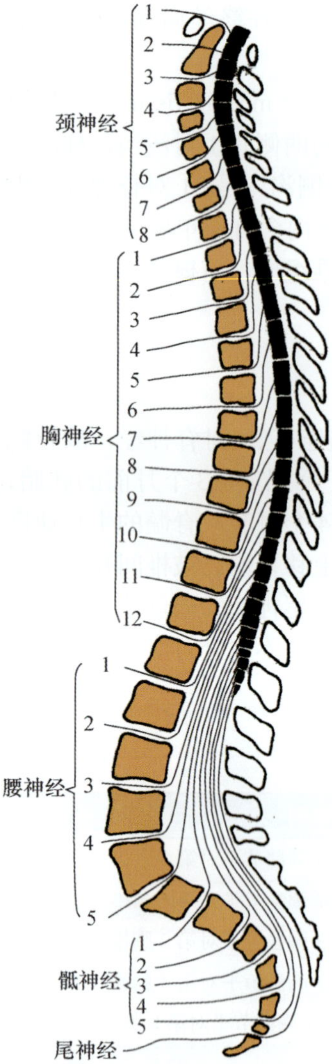

图 14-2 脊髓节段与椎骨序数的关系（模式图）

络神经元的胞体，接受脊神经节细胞传入的感觉冲动，并将其进一步上传。后角内的神经元由后向前依次排列有边缘层（marginal layer）、胶状质（substantia gelatinosa）、后角固有核（nucleus proprius）和胸核（nucleus thoracicus）等 4 个核团。

3．侧角（柱）[lateral horn（column）] 灰质前角与后角之间向外侧突出的部分称侧角（柱），仅见于第 1 胸节至第 3 腰髓节段。侧角含有内脏运动（交感）神经元的胞体，是交感神经的低级中枢。在脊髓骶段 2～4 节相当于侧角的部位有骶副交感核（sacral parasympathetic nucleus），是副交感神经在脊髓内的低级中枢。

（二）白质

位于脊髓灰质的周围。横切面上可分为 3 索，前正中裂与前外侧沟之间的白质称前索（anterior funiculus）；前、后外侧沟之间的白质为外侧索（lateral funiculus）；后外侧沟与后正中沟之间的白质则称后索（posterior funiculus）。脊髓灰质前方连结两侧白质的横行纤维，为白质前连合（anterior white commissure）。

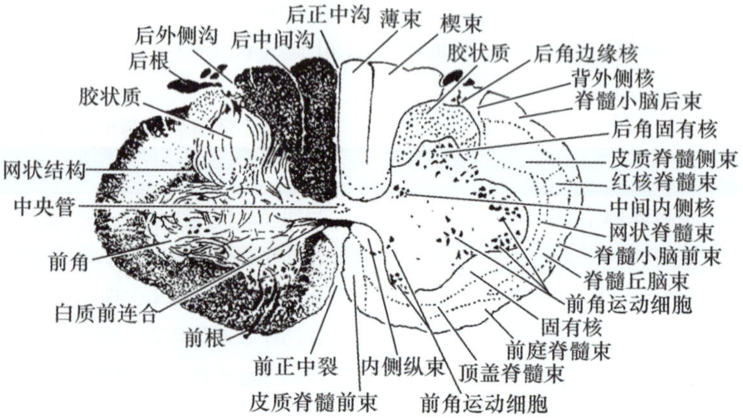

图 14-3 新生儿脊髓颈膨大部的横切面

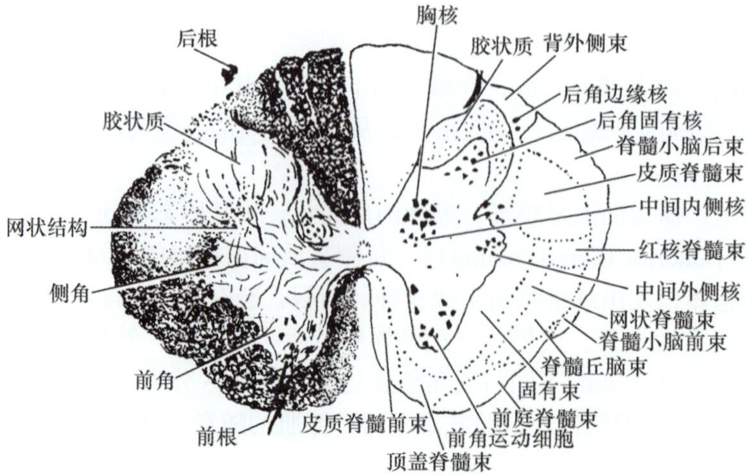

图 14-4 新生儿脊髓胸部的横切面

白质主要由许多传导束组成。传导束可分为上行传导束、下行传导束和短的固有束3类。

1．上行传导束　又称感觉传导束，将不同的感觉信息由脊髓上传至脑的不同部位。主要的有：

（1）薄束（fasciculus gracilis）和楔束（fasciculus cuneatus）（图14-5）　薄束位于后索的内侧部，纤维来自同侧第5胸节以下的脊神经节细胞的中枢突。楔束位于后索的外侧部，纤维来自同侧第4胸节以上的脊神经节细胞的中枢突。两束上行止于延髓的薄束核与楔束核。其功能是传导同侧的本体感觉和精细触觉。

（2）脊髓丘脑侧束（lateral spinothalamic tract）和脊髓丘脑前束（anterior spinothalamic tract）（图14-6）　位于外侧索的前半部和前索中，两束的纤维来自对侧后角固有核及边缘层，经白质前连合交叉后，其传导痛觉和温度觉冲动的纤维进入外侧索前部，传导粗触觉及压觉冲动的纤维进入前索内，分别构成脊髓丘脑侧束及前束上行，经脑干止于背侧丘脑。

（3）脊髓小脑后束（posterior spinocerebellar tract）和脊髓小脑前束（anterior spinocerebellar tract）（图14-4）　分别位于外侧索周边的后部和前部。脊髓小脑后束主要来自同侧胸核，上行经小脑下脚入小脑止于小脑皮质。脊髓小脑前束主要起自对侧灰质的Ⅴ到Ⅶ层，大部分纤维交叉后上行经小脑上脚入小脑，止于小脑皮质。此二束的功能是传导躯干下部和下肢的非意识性本体感觉冲动。

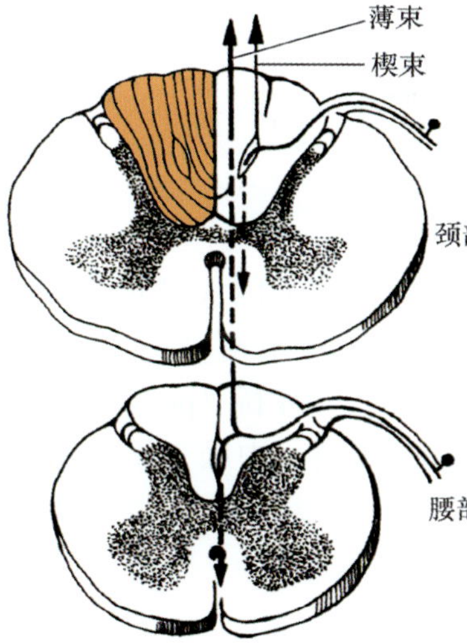

图14-5　薄束和楔束

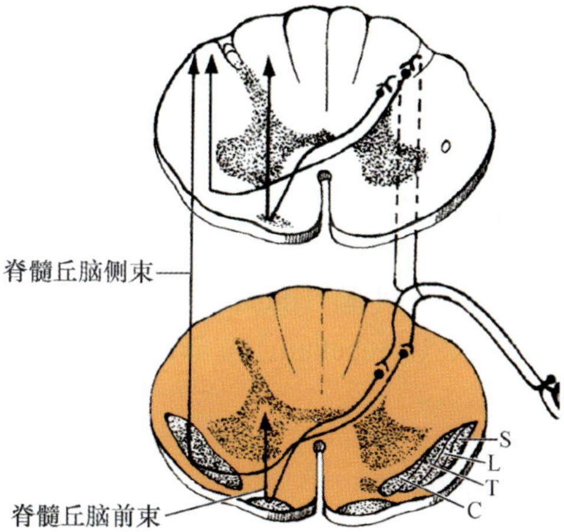

图14-6　脊髓丘脑侧束和脊髓丘脑前束

2. 下行传导束　又称运动传导束，将神经冲动从脑的不同部位下传至脊髓。主要的有：

（1）皮质脊髓束（corticospinal tract）（图14-7）　位于外侧索后部及前索内，纤维起自大脑皮质的躯体运动中枢，经内囊及脑干下行达延髓锥体下方，约4/5的纤维交叉至对侧入外侧索后部构成皮质脊髓侧束（lateral corticospinal tract），逐节终止于同侧灰质前角，司四肢骨骼肌的随意运动。小部分纤维不交叉，沿前正中裂两侧的前索内下行构成皮质脊髓前束（anterior corticospinal tract），止于脊髓上胸节段双侧前角内侧核，支配躯干肌的随意运动。

（2）红核脊髓束（rubrospinal tract）　位于皮质脊髓侧束的腹侧，纤维起自对侧中脑红核，交叉后于外侧索内下行，终止于前角运动神经元。其功能是兴奋屈肌运动神经元和抑制伸肌运动神经元。

（3）前庭脊髓束（vestibulospinal tract）　位于前索，纤维起自前庭神经核，沿前索外侧部下行，终止于同侧前角运动神经元，作用是兴奋伸肌运动神经元和抑制屈肌运动神经元。

（4）其他下行纤维束　顶盖脊髓束、网状脊髓束、内侧纵束等。其功能与调节肌张力和运动协调有关。

3. 固有束　是联络相邻几个节段的上行或下行的短距离纤维，起止均在脊髓，紧贴灰质周围行走。脊髓借固有束可完成节段内与节段间的反射活动。

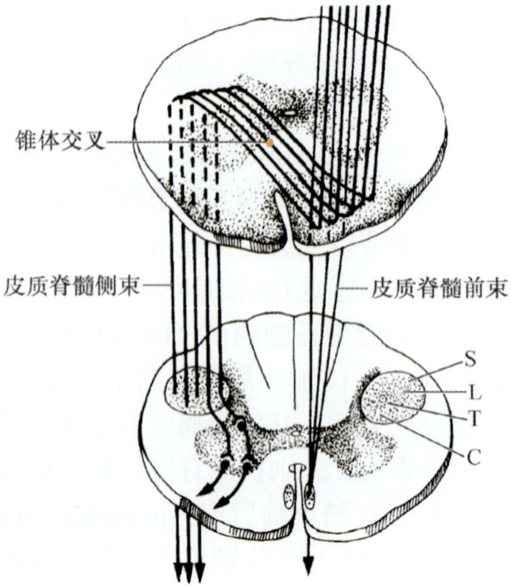

图 14-7　皮质脊髓侧束和前束

四、脊髓的功能

1. 传导功能　脊髓通过上行传导束将感觉冲动传至脑进行分析综合，同时通过下行传导束将脑的冲动传至躯干四肢的效应器。因此，脊髓是脑及脊髓内低级中枢与周围神经联系的重要通道。若脊髓横断损伤，则会出现损伤平面以下的感觉和运动功能障碍。

2. 反射功能　脊髓是反射活动的低级反射中枢，许多简单的反射通过脊髓即可完成。脊髓内有最基本的躯体运动反射中枢及简单的内脏反射中枢，前者是指骨骼肌的反射活动，如浅反射、牵张反射等；后者包括直肠排便反射与膀胱排尿反射等。通常情况下，其反射活动均受脑的调节与控制。

第二节　脑　　干

脑（brain）位于颅腔内，其形态与功能均比脊髓复杂。中国人脑的重量在性别上稍有差异，男性平均为1375g，女性平均为1305g，但不能用脑重来衡量智力的高低。脑由端脑（telencephalon）、间脑（diencephalon）、中脑（midbrain）、脑桥（pons）、延髓（medulla oblongata）和小脑（cerebellum）6部分组成。通常把延髓、脑桥、中脑3部分合称脑干（brain stem）。

一、脑干的外形

脑干位于颅后窝内，自下而上分为延髓、脑桥和中脑3部分。延髓下端于枕骨大孔处接脊髓，中脑上端与间脑相连，延髓、脑桥的背侧与小脑相接。

1. 腹侧面观（图 14-8）　延髓位于脑干的最下部，上宽下窄。其上部以横行的延髓脑桥沟（bulbopontine sulcus）与脑桥分界，腹侧正中线上有由脊髓延续而来的前正中裂，在前正中裂两侧的上部各有一纵行的隆起，称锥体（pyramid），其深面为皮质脊髓束，该束的大部分纤维在锥体下方左右交叉形成锥体交叉（decussation of pyramid）。锥体外侧的卵圆形隆起为橄榄（olive），内含下橄榄核。锥体与橄榄之间有舌下神经根，在橄榄的背侧自上而下依次连有舌咽神经、迷走神经和副神经根。

脑桥位于脑干中部。脑桥腹侧膨隆称脑桥基底部（basilar part of pons），基底部的正中线上有一浅沟称基底沟（basilar sulcus），基底部向两侧延伸的巨大纤维束为小脑中脚（middle cerebellar peduncle）。基底部与小脑中脚移行处有粗大的三叉神经根。在延髓脑桥沟内，自内侧向外侧依次连有展神经、面神经和前庭蜗神经根。延髓、脑桥和小脑交汇处称脑桥小脑三角（pontocerebellar trigone），前庭蜗神经与面神经根位于此处。故临床上的前庭蜗神经瘤则可压迫附近的神经根而产生相应的临床症状。

中脑位于脑干上部，上以视束与间脑分界。其腹侧一对纵行的柱状隆起称大脑脚（cerebral peduncle），两脚之间的凹陷称脚间窝（interpeduncular fossa），窝内有动眼神经根出脑。

2．背侧面观（图 14-9） 延髓背侧面的下部形似脊髓，其后正中沟的两侧各有一对纵行的隆起，内侧的称薄束结节（gracile tubercle），外侧为楔束结节（cuneate tubercle），其深面分别有薄束核和楔束核。楔束结节的外上方稍隆起称小脑下脚（inferior cerebellar peduncle）。延髓背面的上部及脑桥的背侧中央管敞开形成菱形窝（rhomboid fossa），为第四脑室的底。其上外侧壁是与小脑相连的粗大纤维束即小脑上脚（superior cerebellar peduncle），两侧小脑上脚之间的薄层白质称上髓帆（superior medullary velum）。菱形窝的外侧角有由蜗神经背侧核发出的纤维横行至中线而构成的髓纹（striae medullares），为延髓与脑桥背侧的分界。窝底的正中线上有纵行的正中沟（median sulcus），此沟将菱形窝分为对称的左、右两半。正中沟的两侧各有一条与之大致平行的界沟（sulcus limitans），正中沟与界沟之间的部分称内侧隆起（medial eminence）。界沟外侧的三角区称为前庭区（vestibular area），其深面有前庭神经核。前庭区外侧角处有一小隆起为听结节（acoustic tubercle），内含蜗神经核。髓纹上方的内侧隆起形成一圆形隆凸，称面神经丘（facial colliculus），其深面为展神经核。髓纹下方的内侧隆起形成两个三角区，内上方的称舌下神经三角（hypoglossal triangle），外下方的称迷走神经三角（vagal triangle），它们的深面分别有舌下神经核和迷走神经背核。

中脑的背侧面有两对圆形隆起，上方的一对称上丘（superior colliculus）（为视觉反射中枢）；下方的一对称下丘（inferior colliculus）（为听觉反射中枢）。通常将上、下丘合称为四叠体（顶盖）。在上、下丘的外侧各有一横行的隆起，分别称为上丘臂（brachium of superior colliculus）（连于后丘脑的外侧膝状体）和下丘臂（brachium of inferior colliculus）（连于后丘脑的内侧膝状体）。下丘的下方有滑车神经出脑，它是唯一从脑干背侧穿出的脑神经，也是中脑与脑桥在背侧的分界。

3．第四脑室（fourth ventricle） 位于延髓、脑桥与小脑之间，呈四棱锥形。其底为菱形窝，室顶朝向小脑，顶的前部由小脑上脚及上髓帆组成，后部由下髓帆和第四脑室脉络组织构成。第四脑室脉络组织由室管膜上皮、软脑膜及血管组成。脉络组织部分血管分支成丛，与软膜及室管膜上皮突入室腔，构成第四脑室脉络丛，能产生脑脊液。第四脑室向上经中脑水管通第三脑室，向下通脊髓中央管。并借第四脑室脉络组织两侧的外侧孔及其正中的正中孔与蛛网膜下隙相通。

二、脑干的内部结构

脑干的内部由灰质、白质和网状结构组成，但结构比脊髓复杂。一方面，脑干内的灰质不再连贯成柱，而是分散为断续的神经核；另一方面，由于中央管在延髓及脑桥背侧敞开，原来脊髓前角（运动核）和后角（感觉核）排列的腹背关系改变为内、外侧关系，以界沟为界，运动核排

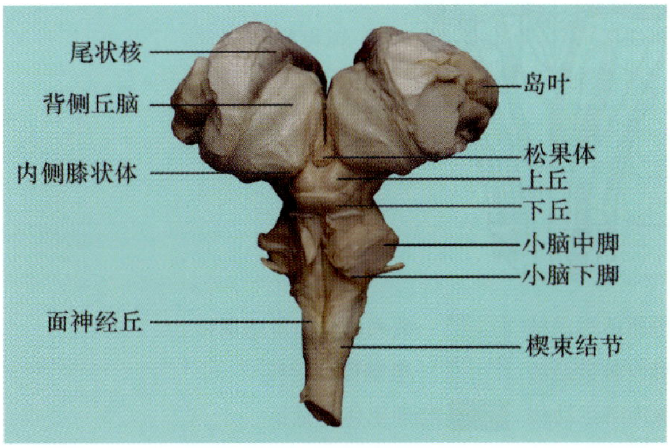

图 14-8 脑干腹侧外形

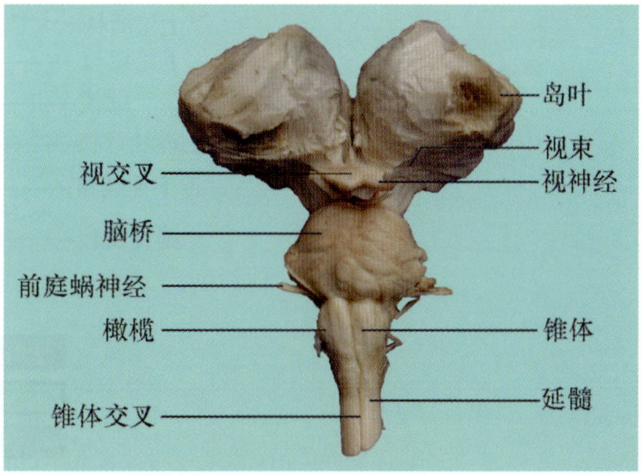

图 14-9 脑干背侧外形

列在其内侧，感觉核排列在其外侧。

（一）灰质

脑干内的灰质形成许多神经核，包括脑神经核和非脑神经核。

1. 脑神经核　按照功能可分为两类（图 14-10），即运动核（起始核）和感觉核（终止核）。前者发出轴突构成脑神经中的运动纤维，后者接受脑神经感觉神经节中枢突（相当于轴突）的传入纤维。根据其性质则可将脑神经核细分为 4 种，分别是躯体运动核、内脏运动核、内脏感觉核和躯体感觉核。

（1）躯体运动核　共 8 对，位于室底灰质最内侧，接受皮质核束纤维，发出轴突经相应脑神经至骨骼肌，支配骨骼肌的随意运动。①舌下神经核（hypoglossal nucleus）位于延髓上部舌下神经三角的深面，发出躯体运动纤维组成舌下神经，支配舌肌运动。②副神经核（accessory nucleus）位于延髓与脊髓交界部，此核发出纤维组成副神经的脊髓根，支配胸锁乳突肌和斜方肌。③疑核（ambiguous nucleus）位于延髓上部的网状结构中，发出纤维分别加入舌咽神经、迷走神经与副神经，支配咽肌与喉肌的运动。④面神经核（facial nucleus）位于脑桥中下部，展神经核的前外下方，发出纤维加入面神经，支配面肌及颈阔肌等。⑤展神经核（abducens nucleus）位于脑桥中下部、面神经丘深面，发出纤维组成展神经，支配外直肌。⑥三叉神经运动核（motor nucleus of trigeminal nerve）：位于脑桥中部、展神经核的外上方，发出纤维组成三叉神经运动根，支配咀嚼肌运动。⑦滑车神经核（trochlear nucleus）：位于中脑下丘平面，发出纤维组成滑车神经，支配上斜肌。⑧动眼神经核（oculomotor nucleus）：位于中脑上丘平面，发出纤维加入动眼神经，支配大部分眼球外肌。

（2）内脏运动核（副交感神经核）　共 4 对，位于躯体运动核的背外侧，发出轴突（节前纤维）经相应脑神经到达所支配的器官旁或器官内的神经节更换神经元，节后纤维至心肌、平滑肌和腺体，管理心肌和平滑肌的运动以及腺体的分泌活动。①迷走神经背核（dorsal nucleus of vagus nerve）：位于延髓中下部，迷走神经三角的深面，发出纤维加入迷走神经，支配颈、胸、腹部大部分脏器的活动。②下泌涎核（inferior salivatory nucleus）：位于延髓上部网状结构中，

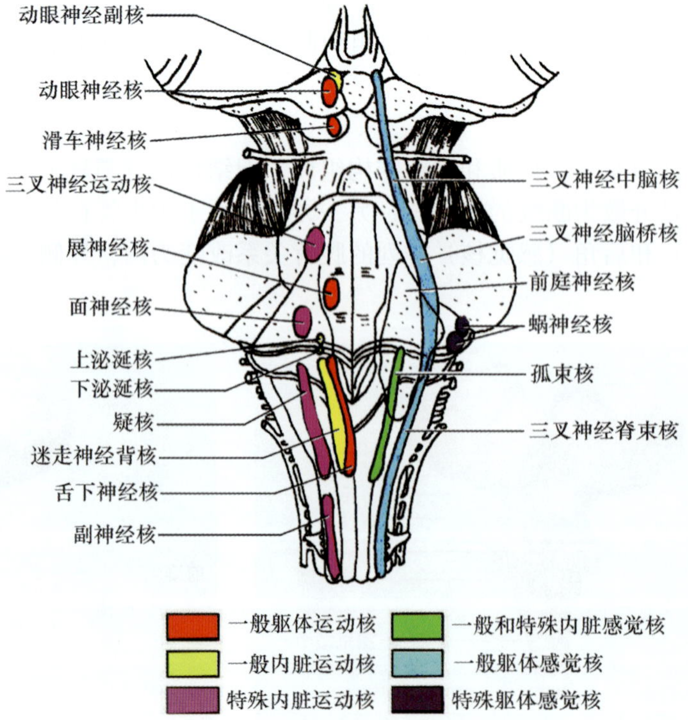

图 14-10　脑神经核在脑干背面的投影

发出纤维加入舌咽神经，管理腮腺的分泌。③上泌涎核（superior salivatory nucleus）：位于脑桥下部的网状结构中，发出纤维加入面神经，管理泪腺、下颌下腺及舌下腺的分泌。④动眼神经副核（accessory oculomotor nucleus）：位于上丘上部、动眼神经核的背内侧，发出纤维加入动眼神经，支配瞳孔括约肌和睫状肌。

（3）内脏感觉核　仅 1 对，即孤束核（solitary tract nucleus）。位于延髓迷走神经背核的腹外侧，此核接受面神经、舌咽神经和迷走神经中的内脏感觉纤维。

（4）躯体感觉核　共 5 对，位于内脏感觉核的腹外侧，接受脑神经躯体感觉神经节中枢突传入的躯体感觉冲动。①三叉神经脊束核（spinal nucleus of trigeminal nerve）：位于延髓，为一细长的灰质柱，接受三叉神经的头面部痛觉、温度觉纤维。②三叉神经脑桥核（pontine nucleus of trigeminal nerve）：位于脑桥中部，接受三叉神经的头面部触觉纤维。③三叉神经中脑核（mesencephalic nucleus of trigeminal nerve）：位于中脑，接受三叉神经的头面部本体感觉纤维。④前庭神经核（vestibular nucleus）：位于前庭区的深面，接受前庭神经传导平衡觉的纤维。⑤蜗神经核（cochlear nucleus）：位于听结节的深面，接受蜗神经的听觉纤维。

2. 非脑神经核　与脑神经无直接关联，参与组成各种神经传导通路和反射通路。

（1）薄束核（gracile nucleus）和楔束核（cuneate nucleus）：分别位于延髓薄束结节及楔束结节深面，为薄、楔束纤维的终止核。由该两核发出的纤维呈弓形走向中央管的腹侧并左、右交叉，称内侧丘系交叉（decussation of medial lemniscus）。交叉后的纤维折转紧靠中线上行，称内侧丘系。

（2）下橄榄核（inferior olivary nucleus）：位于延髓橄榄的深面，它是大脑皮质、脊髓、红核、网状结构等与小脑进行联系的中继核。

（3）脑桥核（pontine nucleus）：位于脑桥基底部，为一些散在分布的小细胞团块，是大脑皮质联系小脑皮质的重要中继核。

（4）红核（red nucleus）：位于中脑上丘平面的被盖部，呈圆球形。主要接受来自小脑和大脑皮质的传入纤维，其发出的纤维构成红核脊髓束，交叉后下行达脊髓前角运动神经元，为联系大脑皮质、小脑和脊髓的重要中继核。

（5）黑质（substantia nigra）：位于中脑被盖与大脑脚底之间的板状灰质，因细胞内含有黑色素故名黑质。它是脑内合成多巴胺（神经递质）的主要核团，该递质经其传出纤维释放至新纹状体，然后通过新纹状体影响锥体外系的活动。临床上因黑质病变，多巴胺水平降低，可引起震颤麻痹。

（二）白质

脑干内的白质主要由上行、下行传导束组成。

1. 上行传导束　包括内侧丘系（medial lemniscus）、脊髓丘系（spinal lemniscus）、三叉丘系（trigeminal lemniscus）和外侧丘系（lateral lemniscus）。

（1）内侧丘系　纤维发自对侧的薄束核与楔束核，在中央管的腹侧交叉后紧贴中线两旁上行，经脑桥、中脑，终止于背侧丘脑的腹后外侧核。传导对侧躯干和上、下肢的本体感觉与精细触觉。

（2）脊髓丘系　即脊髓丘脑前、侧束的延续，向上终止于背侧丘脑的腹后外侧核。主要传导对侧躯干和上、下肢的痛觉、温度觉、粗略触觉与压觉。

（3）三叉丘系　纤维来自对侧三叉神经脊束核和三叉神经脑桥核，交叉后在内侧丘系的外侧上行，终止于背侧丘脑的腹后内侧核。传导对侧头、面部的浅感觉。

（4）外侧丘系　纤维大部分发自对侧的蜗神经核，小部分来自同侧的蜗神经核，在内侧丘系的外侧上行。外侧丘系中的大部分纤维终止于中脑的下丘核，传导双侧的听觉冲动。

2. 下行传导束　包括锥体束（pyramidal tract）、皮质脑桥束和红核脊髓束等。

（1）锥体束　是发自大脑皮质躯体运动中枢控制骨骼肌随意运动的下行纤维束。其中一部分纤维经内囊后肢、中脑的大脑脚底、脑桥基底部下行至延髓锥体的深面聚集构成皮质脊髓束。于延髓的下部，大部分纤维交叉，小部分纤维不交叉，分别沿脊髓外侧索及前索下行，终止于脊髓灰质前角运动神经元。另一部分纤维经内囊膝下行达脑干，终止于脑神经躯体运动核，称皮质脑干（核）束（corticonuclear tract）。

（2）皮质脑桥束　纤维来自额叶（额桥束）及顶、枕、颞叶（顶枕颞桥束）皮质，经内囊前肢与后肢下行达脑桥，终止于同侧的脑桥核。皮质脑桥束是锥体外系的重要组成部分。

（3）红核脊髓束　纤维起自对侧中脑红核，交叉后经脑干下行入脊髓外侧索内，终止于脊髓灰质前角细胞。

（三）网状结构

在脑干的中央区域，神经纤维纵横交织成网，网眼中散在性分布着许多大小不等的神经元胞体，此即脑干网状结构。网状结构的纤维联系相当广泛，几乎接受中枢神经系统各部的纤维，其传出纤维也可直接或间接地到达中枢各部，形成往返的纤维联系。

三、脑干各代表性横切面特点

1．延髓平锥体交叉横切面　该平面在结构及外形上仍与脊髓相似，后索内楔束的外侧有三叉神经脊束及三叉神经脊束核；前角的背外侧有网状结构；脊髓丘脑束、脊髓小脑前、后束及红核脊髓束仍居外侧索内。其最大的变化是出现了锥体与锥体交叉。来自中央前回和中央旁小叶前部大锥体细胞的轴突聚集成锥体束沿脑干基底部下行达延髓腹侧上部形成隆起的锥体；至延髓下部，两侧皮质脊髓束中 4/5 的纤维经中央管腹侧交叉至对侧行向后外形成锥体交叉，交叉后的纤维降入脊髓组成皮质脊髓侧束。

2．延髓平内侧丘系交叉横切面　此平面的外形仍与脊髓相似。最大的变化是：①在后正中沟两侧出现了薄束核及其外侧的楔束核，自脊髓上行的薄、楔束经其背侧终止于同名核。②两核发出的纤维呈弓形绕过中央灰质腹侧交叉至对侧形成内侧丘系交叉，交叉后的纤维组成内侧丘系在中线两旁上行终止于背侧丘脑腹后外侧核。锥体束的后缘是延髓基底部与被盖部的分界线。

3．脑桥下部横切面　该平面最明显的变化是出现了斜方体。它由蜗神经核发出的轴突经被盖部前缘交叉至对侧的横行纤维构成，恰与内侧丘系的纤维相交叉。斜方体纤维行于被盖部的腹外侧折向上行成为外侧丘系。斜方体前缘为脑桥基底部与被盖部的分界线。

4．脑桥中部横切面　此平面最明显的变化是：①由于脑桥核及其发出的脑桥横纤维增多，横纤维又交叉至对侧，故使脑桥基底部明显增厚而向腹侧膨隆，锥体束亦被脑桥核和横纤维分隔成许多小束。②三叉神经和三叉神经脑桥核及运动核的出现。③内侧丘系已由原来于延髓内部沿正中线两旁的矢状向排列转为在脑桥被盖前缘的冠状向排列，并逐渐离开正中线而移向背外侧上行。

5．中脑下丘横切面　此平面的明显变化是：①在被盖腹侧与大脑脚底之间出现了纵贯中脑全长的黑质，其前缘是中脑基底部（称大脑脚底）与被盖部的分界线。大脑脚底由下行纤维束组成，脚底外侧 1/5 为顶枕颞桥束，中部 3/5 为锥体束，内侧 1/5 为额桥束。其中锥体束的纤维由内侧至外侧，分别支配头颈肌、上肢肌、躯干肌和下肢肌，掌握这种排列关系对神经系统疾病的鉴别诊断有一定帮助。②出现了下丘，使脑干自前向后形成了完整的基底部、被盖部和顶盖部。③由于两侧小脑上脚（齿状核至红核和背侧丘脑的纤维）在中脑水管腹侧交叉，将内侧丘系挤向被盖部的外侧。

在中脑水管周围灰质（中央灰质）腹侧中线的两侧为滑车神经核，脑干内 8 对脑神经躯体运动核中仅此核发出的纤维经水管周围灰质腹外侧，行向背侧左右交叉，由背侧经下丘下方出脑。

6．中脑上丘横切面　该平面最明显的变化是中央灰质的腹侧有动眼神经核和动眼神经副核，此两核发出纤维走向腹侧，经脚间窝出脑。在被盖中央可见大而圆的红核，其发出纤维经被盖腹侧交叉后下行，组成红核脊髓束。被盖与大脑脚底之间有呈半月形的黑质。红核的外侧是内侧丘系、脊髓丘系和三叉丘系。

四、脑干的功能

1．传导功能 大脑皮质、小脑与脊髓之间的相互联系均通过脑干内的上、下行传导束进行，故有传导功能。

2．反射功能 脑干有内脏反射的调节中枢。延髓是多种维持生命活动所必需的重要中枢所在部位，如心血管活动中枢、呼吸运动中枢等；脑桥有角膜反射中枢；中脑有瞳孔对光反射中枢。这些中枢损伤后可出现相应的反射消失。

3．脑干网状结构的功能 通过网状脊髓束调节肌张力；通过非特异性上行激动系统激醒大脑皮质，使之处于觉醒与警觉状态。此外，尚可参与调节内脏活动，并与睡眠有关。

第三节 小 脑

一、小脑的位置与外形

小脑位于颅后窝内、延髓和脑桥的背侧、端脑枕叶的下方。小脑两侧的膨隆部称小脑半球（cerebellum hemisphere）（图 14-11），中部缩窄的部分称为小脑蚓（vermis）。小脑上面平坦，在前 1/3 与后 2/3 交界处有一横行深沟称原裂（primary fissure），是小脑前叶与后叶的分界。小脑下面较为隆凸（图 14-12），其前份有与脑干相连的小脑上脚、小脑中脚及小脑下脚。小脑中脚的后外侧为绒球（flocculus），绒球有纤维束连于小结称绒球脚（peduncle of flocculus），小脑蚓在小脑的下面由前向后依次可见小结（nodule）、蚓垂（uvula of vermis）与蚓锥体（pyramid of vermis）。在蚓垂及蚓锥体的两侧，小脑半球的前内侧部各有一卵圆形隆起，称小脑扁桃体（tonsil of cerebellum），紧贴延髓背侧。若颅内压升高，小脑扁桃体可被挤压嵌入枕骨大孔内形成枕骨大孔疝或称小脑扁桃体疝，它将向前压迫延髓而危及生命。

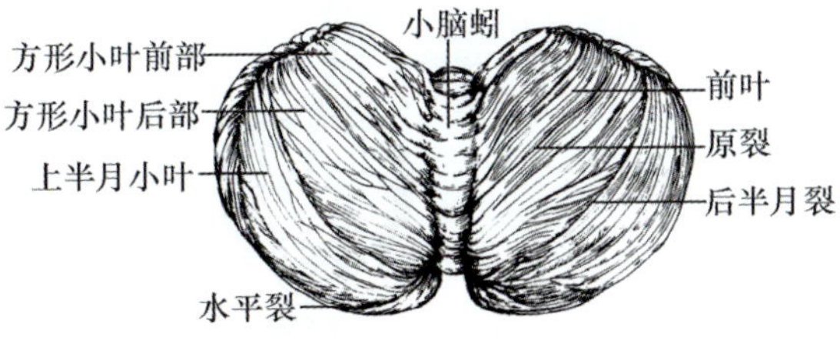

图 14-11 小脑外形（上面）

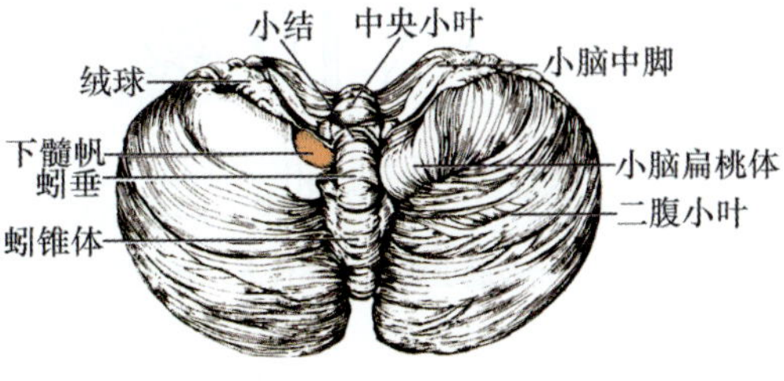

图 14-12 小脑外形（下面）

二、小脑的分叶

小脑依其表面的沟裂、纤维联系与功能可分为 3 叶。

1．绒球小结叶（flocculonodular lobe） 位于小脑下面前部，由小脑半球的绒球和小脑蚓前端的小结构成，两者之间以绒球脚相连。种系发生上最古老，故称原小脑（archicerebellum）。由于其接受来自前庭神经核及前庭神经的纤维，又称前庭小脑（vestibulocerebellum）。

2．前叶（anterior lobe） 原裂以前的部分和小脑下面的蚓垂及蚓锥体。因发生较晚，称旧小脑（paleocerebellum）。由于此叶主要接受脊髓小脑前、后束的纤维，又称脊髓小脑（spinocerebellum）。

3．后叶（posterior lobe） 原裂以后除原、旧小脑以外的其余大部分。进化过程中属最新的结构，称新小脑。此叶主要和大脑皮质的广泛区域发生联系，又称大脑小脑（cerebrocerebellum）。

三、小脑的内部结构

小脑的内部结构由小脑皮质、小脑髓及小脑核 3 部分组成（图 14-13）。

1．小脑皮质（cerebellar cortex） 为被覆在小脑表面的灰质，随着小脑的叶片延伸。

2．小脑髓质（cerebellar medulla） 是位居小脑皮质深面的白质，又称髓体。由神经纤维构成。

3．小脑核（cerebellar nuclei） 在小脑髓质内的若干灰质团块，称小脑核。包括齿状核（dentate nucleus）、顶核（fastigial nucleus）、球状核（globose nucleus）和栓状核（emboliform nucleus）4 对。其中齿状核最大，位于小脑半球的中央部，它接受新小脑皮质的纤维，也是小脑传出纤维的主要起始核。居其内侧的有球状核和栓状核，顶核位于第四脑室顶上方的中线两旁。

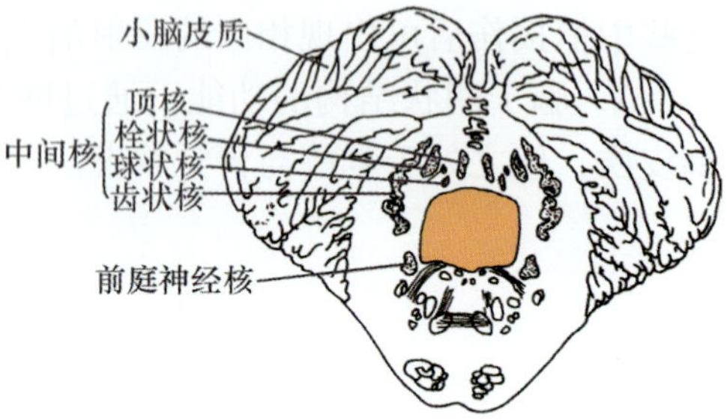

图 14-13 小脑核

四、小脑的纤维联系和功能

小脑的纤维联系是通过其 3 对脚分别与脑干和脊髓保持广泛的联系（图 14-14）。

1．传入纤维 ①前庭小脑纤维：来自前庭神经核及前庭神经的纤维，经小脑下脚进入小脑，终止于原小脑皮质；②脊髓小脑纤维：来自脊髓小脑前束（经小脑上脚进入小脑）和脊髓小脑后

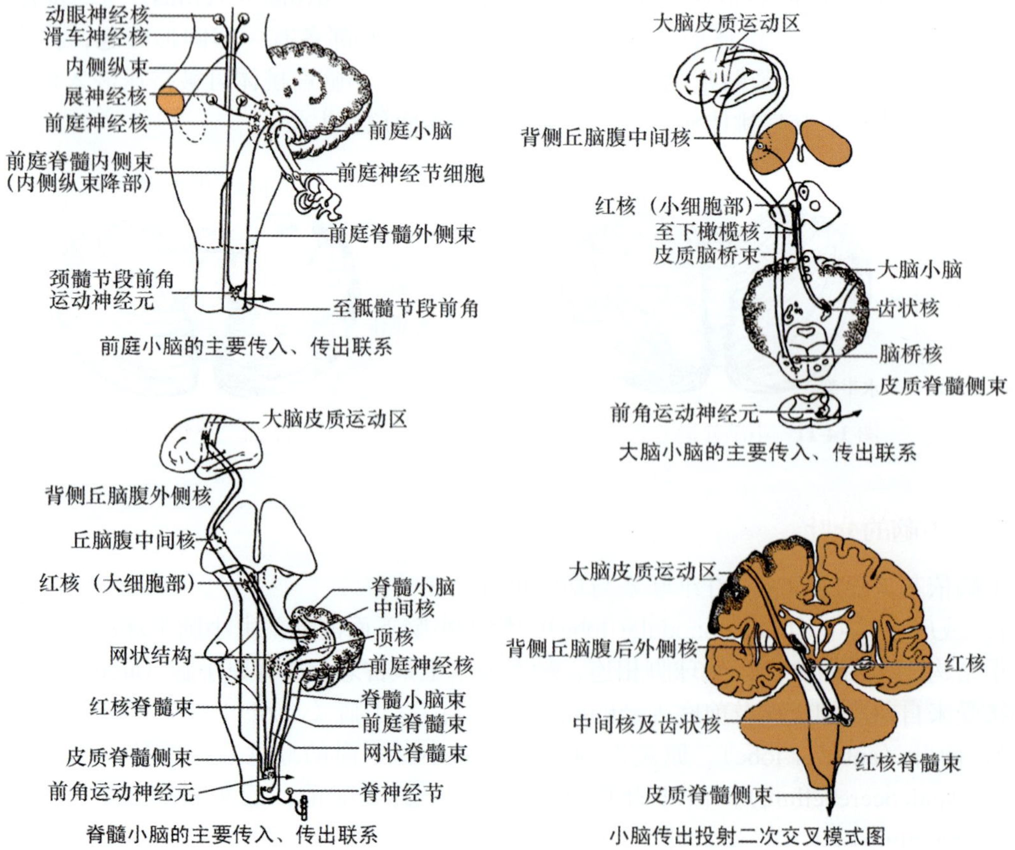

图 14-14 大脑、小脑主要的传入、传出纤维联系模式图

束（经小脑下脚进入小脑）的纤维，终止于旧小脑皮质；③大脑小脑纤维：来自大脑皮质经脑桥核中继后，由脑桥核发出的脑桥小脑纤维，经小脑中脚进入小脑，终止于新小脑皮质。

2. 传出纤维 主要是由齿状核发出的纤维，组成小脑上脚进入中脑，交叉后小部分纤维终止于红核，大部分纤维终止于背侧丘脑。

根据小脑的纤维联系可了解小脑各部的功能。小脑是一个躯体运动调节中枢，属于锥体外系的重要结构。原小脑与维持躯体的平衡和协调眼球运动有关；旧小脑调节肌肉的张力；新小脑主要是协调骨骼肌的运动，使之共济协调。

五、小脑损伤与临床联系

原小脑损伤，可出现平衡失调，患者站立时摇摆不稳，有跌倒趋势。旧小脑受损，身体失去空间定向的功能，走路时步态蹒跚如醉，并影响姿势反射。新小脑受损主要表现为肌张力的减弱和共济运动失调，如步行时过度抬腿，持物时手指过度伸开，指鼻试验阳性及轮替运动困难等。由于小脑的纤维联系大多重叠，小脑各叶的功能定位也只是粗略的和相对的，加之小脑的损伤亦并不会仅局限于某一叶，所以实际临床症状和体征往往是复杂的。

（张冬初）

第四节 间 脑

间脑（diencephalon） 位于中脑与端脑之间，人类由于大脑半球的高度发展，间脑除腹面的一小部分露于表面以外，其他部分被大脑半球所掩盖。间脑的外侧壁与大脑半球愈合，因此，间脑和端脑之间的边界不如其他脑部之间的清楚。间脑可分为背侧丘脑（dorsal thalamus）、后丘脑（metathalamus）、上丘脑（epithalamus）、底丘脑（subthalamus）及下丘脑（hypothalamus）5 部分。在左、右背侧丘脑及下丘脑正中有一矢状位的裂隙即第三脑室（third ventricle），第三脑室向后下经中脑水管通第四脑室，向前上经室间孔与侧脑室相通。

一、背侧丘脑

背侧丘脑（dorsal thalamus）又称丘脑，为两个卵圆形的灰质团块，中间被第三脑室分隔开。丘脑前端的突出部为丘脑前结节；后端膨大称丘脑枕（pulvinar）（图 14-15）。在背侧丘脑的内部有一呈“Y”形的白质板称内髓板（internal medullary lamina），它将背侧丘脑分隔为 3 个核群（图 14-16）。①前核群：位于内髓板分叉处的前上方，属边缘系统中的重要中继站。其功能与内脏活动的调节有关。②内侧核群：位于内髓板的内侧，此核群为内脏感觉和躯体感觉冲动的整合中枢。③外侧核群：位于内髓板的外侧，可分为背侧与腹侧两部。腹侧部是背侧丘脑的主要部分，又可将其分为腹前核（ventral anterior nucleus）、腹外侧核（ventral lateral nucleus）（又称腹中间核）和腹后核（ventral posterior nucleus），其中腹后核是全身浅、深感觉传导的最后一级中继站，该核尚可再分为腹后内侧核（ventral posteromedial nucleus）与腹后外侧核（ventral posterolateral nucleus）。腹后内侧核接受三叉丘系的纤维，腹后外侧核接受内侧丘系和脊髓丘系的纤维。由腹后核发出的纤维组成丘脑中央辐射（丘脑皮质束）投射至中央后回和中央旁小叶的后部。

二、后丘脑

后丘脑（metathalamus）包括位于丘脑枕的后下和后外下方的内侧膝状体（medial geniculate

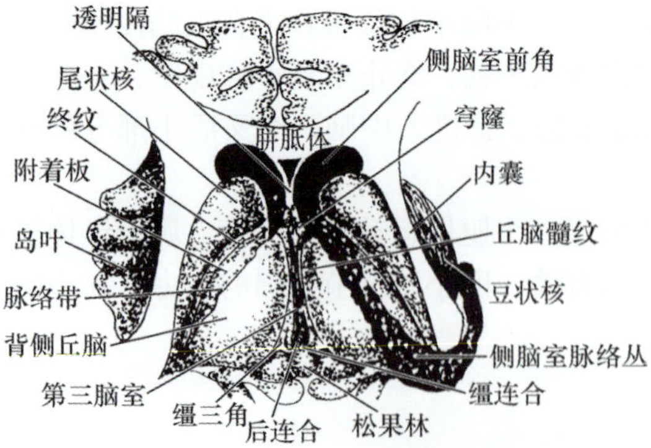

图 14-15　间脑的背面观

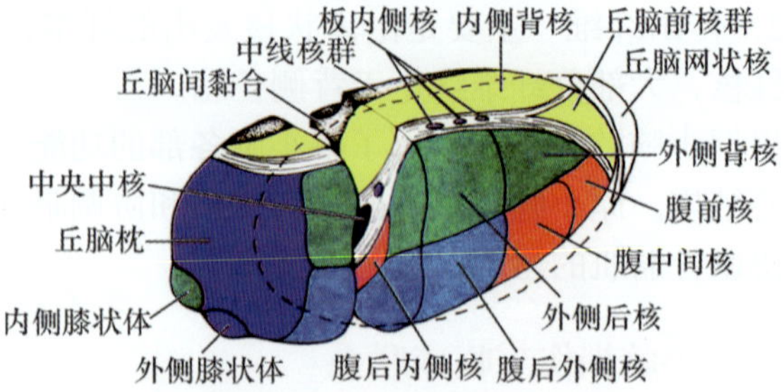

图 14-16　背侧丘脑核团模式图

body）和外侧膝状体（lateral geniculate body），分别借下丘臂和上丘臂连接下丘和上丘。内侧膝状体是听觉传导的中继站。它接受外侧丘系和下丘臂的传入纤维，发出纤维组成听辐射，与听觉形成有关。外侧膝状体是视觉传导的中继站，接受视束的传入纤维，发出纤维组成视辐射，与视觉经形成有关。

三、上丘脑

上丘脑（epithalamus）位于第三脑室顶部的周围。丘脑背侧面和内侧面交界处有一束纵行纤维，称丘脑髓纹。它向后进入缰三角，左、右缰三角间为缰连合，它的后方连有松果体（pineal body）。分别与内脏活动及内分泌活动有关。

四、底丘脑

底丘脑（subthalamus）是间脑与中脑的移行区，与红核、黑质及苍白球等有密切的纤维联系，其功能与锥体外系有关。

五、下丘脑

下丘脑（hypothalamus）位于下丘脑沟以下，构成第三脑室的底壁和侧壁的下部。从脑底面观察最前部为视交叉（optic chiasma），它向后外延为视束。视交叉的后方有灰结节（tuber cinereum），灰结节向下移行为漏斗（infundibulum），漏斗下端借垂体柄连垂体（hypophysis）。灰结节后方的一对圆形隆起称乳头体（mammillary body）。

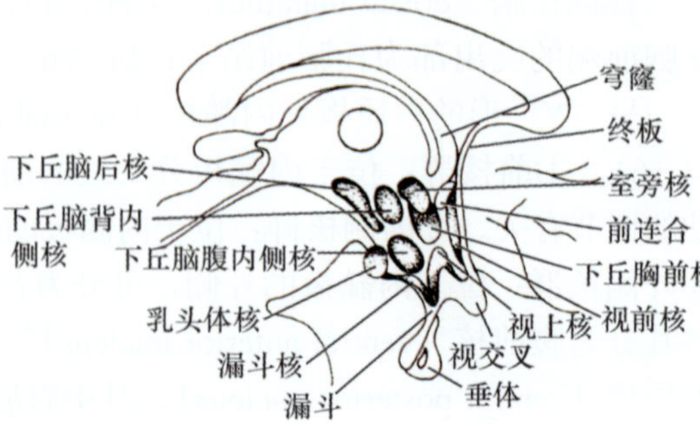

图 14-17　下丘脑内侧区的核团

下丘脑内的大量神经元多数呈弥散分布，少数聚集成边界明确的神经核团（图 14-17）。其中最重要的核团有：①视上核（supraoptic nucleus），位于视交叉的背外侧，主要分泌抗利尿激素。②室旁核（paraventricular nucleus），位于第三脑室的侧壁内，主要分泌催产素。抗利尿激素与催产素分别经视上垂体束和室旁垂体束输送至神经垂体，再由神经垂体释放入血。

下丘脑是调节内脏活动和内分泌活动的皮质下较高级中枢。它与大脑边缘系统、脑干网状结构及垂体间保持着密切的联系，共同调节内脏活动，如调节体温、摄食、生殖、水盐代谢及内分泌活动等。此外，下丘脑还参与情绪行为和机体昼夜节律的调节。

第五节　端　　脑

一、端脑的位置

端脑（telencephalon）位于颅腔内，是脑的最高级部分，包括左、右大脑半球。人类的大脑半球由于高度发展，它笼盖了间脑、中脑和小脑的上面。在左、右大脑半球之间，有一矢状位的深裂，称大脑纵裂（cerebral longitudinal fissure）。纵裂底部有连接两侧半球的横行纤维，称胼胝体（corpus callosum）。大脑半球与小脑之间有大脑横裂（cerebral transverse fissure）。

二、端脑的形态

（一）大脑半球的分叶

大脑半球表面布满深浅不同的沟，沟与沟之间为隆起的回（图 14-18）。半球表面有 3 条较为恒定的沟：①外侧沟（lateral sulcus），是半球最深的沟，起于半球前下面，在半球的上外侧面，行向后上方；②中央沟（central sulcus），起自半球上缘中点的稍后方，斜向前下，几达外侧沟；③顶枕沟（parietooccipital sulcus），位于半球内侧面的后部，自前下斜向后上，上端稍延转至半球的上外侧面。大脑半球借上述 3 条沟分为五叶，中央沟以前、外侧沟以上的部分为额叶（frontal lobe）；中央沟以后、顶枕沟以前部分是顶叶（parietal lobe）；顶枕沟以后的部分为枕叶（occipital lobe）；外侧沟以下的部分是颞叶（temporal lobe）；位于外侧沟深部，被额、顶、颞叶所掩盖的呈三角形的部分是岛叶（insular lobe）（图 14-19）。

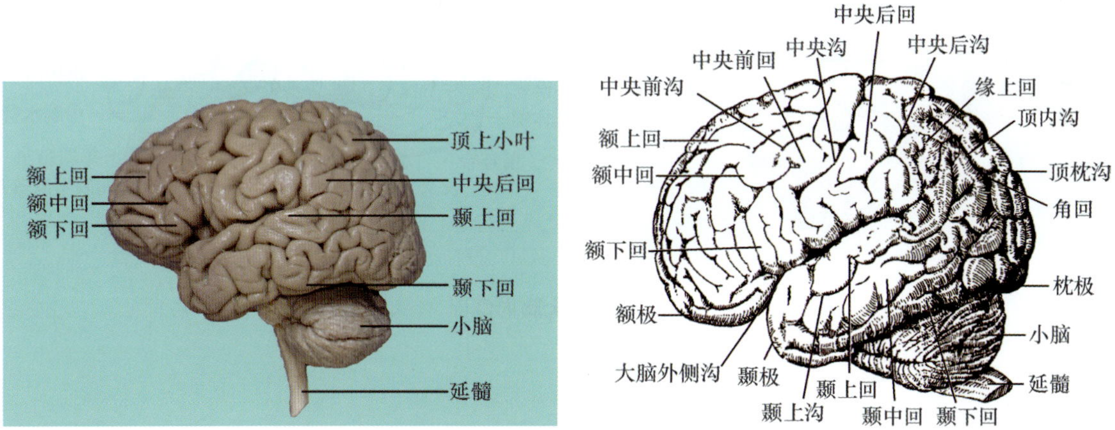

图 14-18　大脑上外侧面

（二）大脑半球各叶的重要沟回

在大脑半球的上外侧面，中央沟前方的额叶上有一条与其平行的中央前沟，两沟间为中央前回（precentral gyrus）。中央前沟的前方，有上、下两条与大脑纵裂平行走向的额上沟和额下沟，两沟将中央前回以前的部分分为额上回、额中回与额下回。在顶叶，中央沟后方有与之平行的中央后沟，两沟之间为中央后回（postcentral gyrus）。在中央后沟的后方有

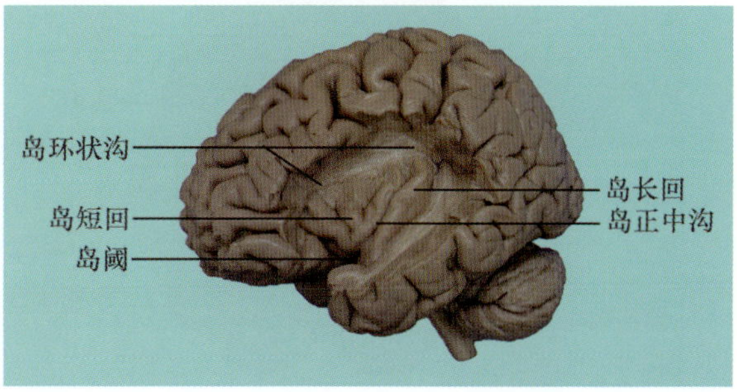

图 14-19　岛叶

一与半球上缘大致平行的顶内沟，此沟以上部分为顶上小叶，以下部分为顶下小叶。顶下小叶又分为两部，包绕外侧沟后端的缘上回（supramarginal gyrus）及围绕颞上沟末端的角回（angular gyrus）。在外侧沟下方有与之平行的脑沟，分别称颞上沟和颞下沟。颞上沟以上的脑回称颞上回，颞上、下沟之间为颞中回，颞下沟以下为颞下回。在颞上回的后部，外侧沟的下壁上，有两个短而横行的颞横回（transverse temporal gyrus）。

在大脑半球的内侧面（图 14-20），围绕胼胝体有胼胝体沟，此沟的上方有与之平行的扣带沟，两者间为扣带回（cingulate gyrus）。在扣带回中部的背侧，中央前、后回自背侧面延伸至内侧面的部分为中央旁小叶（paracentral lobule）。在胼胝体的后下方，有弓形走向枕叶后端的距状沟（calcarine sulcus）。在距状沟与顶枕沟之间为楔叶（cuneus），距状沟下方为舌回（lingual gyrus）。距状沟的前下方，自枕叶向前伸至颞叶的为侧副沟（collateral sulcus）。侧副沟的内侧为海马旁回（parahippocampal gyrus），该回前端向后弯曲的部分称钩（uncus）。扣带回、海马旁回及钩，因其位置处于大脑半球与间脑交界处的边缘，故称边缘叶（limbic lobe）。边缘叶及与其有密切联系的皮质和皮质下结构（如杏仁体、上丘脑、下丘脑、丘脑前核等）共同组成边缘系统（limbic system）。

在大脑半球的下面，额叶下面靠内侧有一对前后走行的嗅束。其前端膨大称嗅球，后端扩展为嗅三角（olfactory trigone）。上述结构与嗅觉有关（图 14-21）。

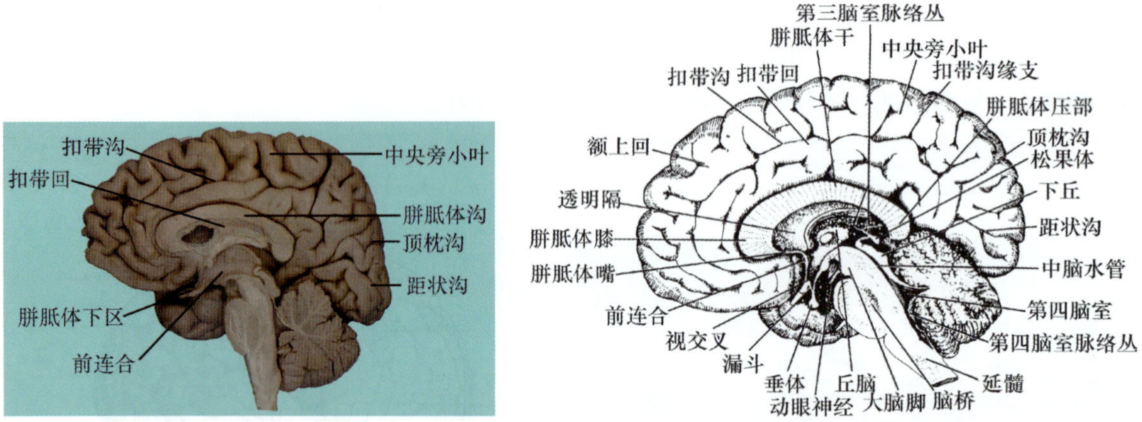

图 14-20　大脑内侧面

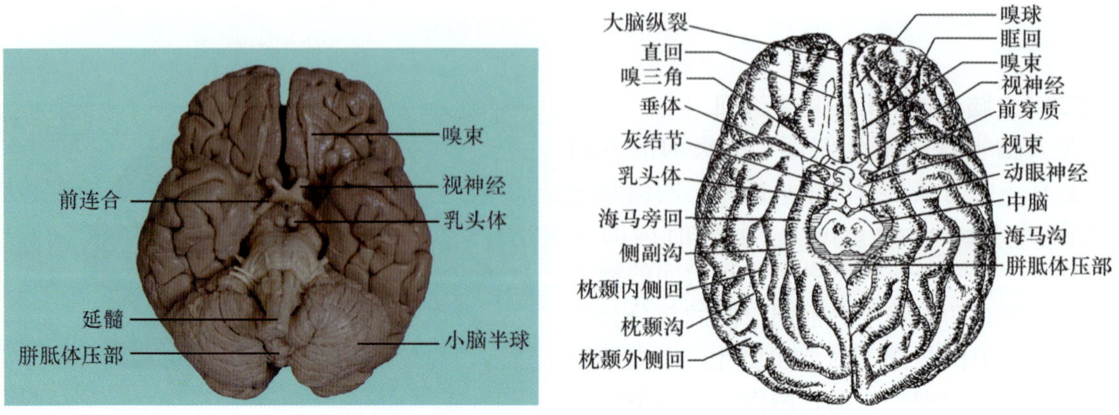

图 14-21　端脑下面

三、端脑的内部结构和功能

大脑半球表层是大脑皮质（cerebral cortex），皮质深面的白质称大脑髓质，深部髓质中包含有若干灰质团块，称基底核（basal nuclei），半球内的室腔为侧脑室（lateral ventricle）（图 14-22）。

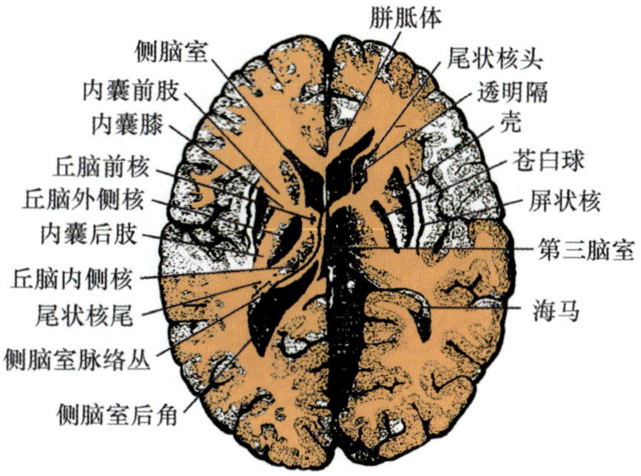

图 14-22　大脑半球水平切面

（一）大脑皮质

大脑皮质是神经系统的最高中枢。按种系发生的早晚，分为形成海马和齿状回的原皮质、嗅脑的旧皮质和其余大部的新皮质。大脑皮质神经元以分层方式排列，原、旧皮质只有 3 层细胞结构，新皮质则为 6 层结构。依据细胞和纤维构筑的不同，可将大脑皮质分为若干区，目前应用最广泛的是 Brodmann 分区法，共分为 52 区（图 14-23，24）。这对大脑皮质形态功能的研究和临床应用都有重要意义。

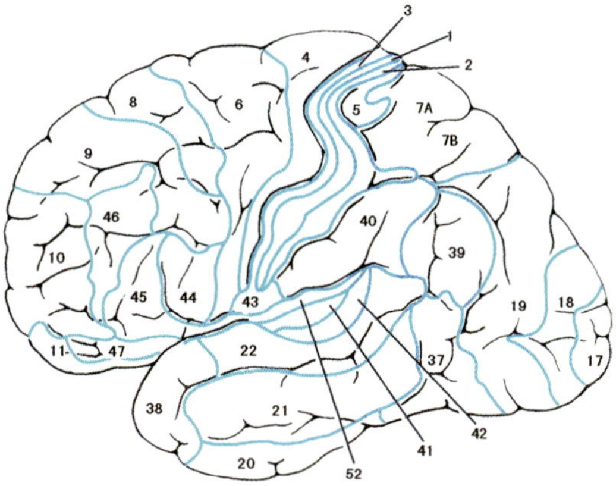

图 14-23　大脑皮质分区（外侧面）

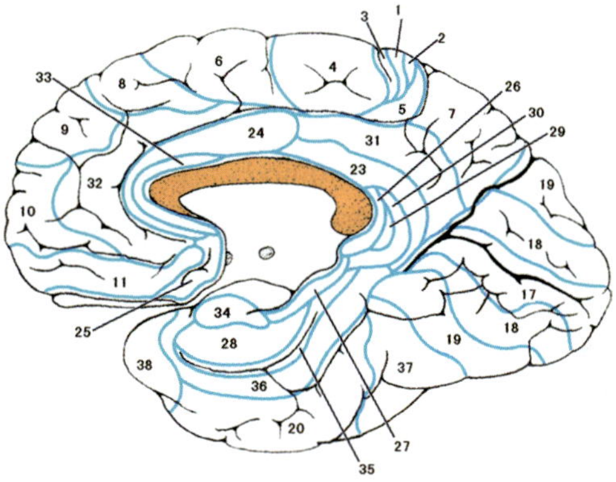

图 14-24　大脑皮质分区（内侧面）

（二）大脑髓质

是由大量神经纤维组成。纤维可分为 3 类。①联络纤维（association fibers）：为联系同侧半球内部叶与叶或回与回之间的纤维（图 14-25）。短纤维联系相邻脑回，称弓状纤维；长纤维联系相邻各叶之间，如钩束（连接额、颞两叶的前部）、上纵束（连接额、顶、枕、颞 4 个叶）、下纵束（连接枕叶与颞叶）和扣带（连接边缘叶的各部）。②连合纤维（commissural fibers）是连接左右大脑半球的纤维。最大的连合纤维束是位于大脑纵裂底部的胼胝体（图 14-26）。在脑的正中矢状切面上胼胝体呈弓形，后端增厚称胼胝体压部，中间的大部分为胼胝体干，前端弯曲为胼胝体膝，膝向下变细为胼胝体嘴。③投射纤维（projection fibers）是联系大脑皮质与皮质下各中枢间的上、下行传导束的纤维，这些纤维束绝大部分都集中经过内囊。

内囊（internal capsule）为一宽厚的白质层，位于尾状核、背侧丘脑与豆状核之间。在端脑的水平切面上，内囊呈开口向外侧的“V”字形（图 14-27）。可分 3 部分，内囊前肢（anterior limb of internal capsule）位于豆状核与尾状核头之间。内囊后肢（posterior limb of internal capsule）位于豆状核与背侧丘脑之间，有皮质脊髓束、丘脑中央辐射、顶枕颞桥束、皮质红核束、视辐射和听辐射通过。内囊前肢与后肢的汇合处形成的钝角，为内囊膝（genu of internal capsule），有皮质核束通过。内囊损伤（多由于供应此区的血管的栓塞或出血），患者可出现对侧半身感觉障

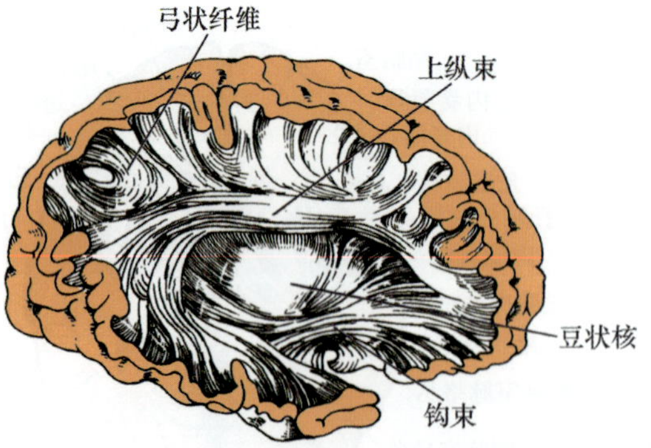

图 14-25 大脑半球的联络纤维

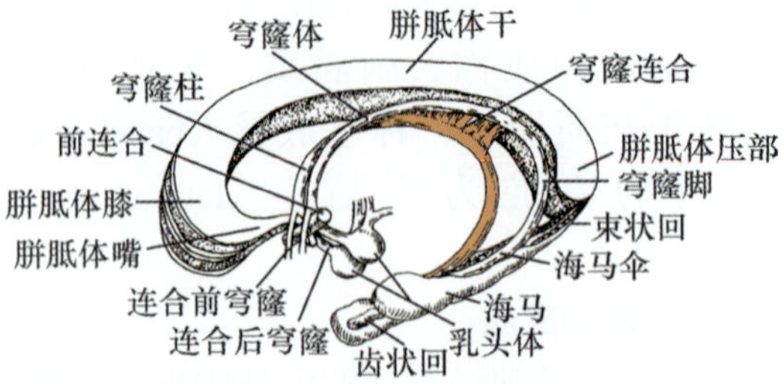

图 14-26 胼胝体、前连合和穹隆连合

碍（偏麻：丘脑中央辐射受损），对侧半身瘫痪（偏瘫：皮质脊髓束及皮质核束受损）和偏盲（双眼对侧视野偏盲：视辐射受损），即“三偏征”。

（三）基底核

包括尾状核、豆状核、屏状核和杏仁体（图 14-22，25，27）。

尾状核（caudate nucleus） 像条弯曲的尾巴，全长与侧脑室相邻，分头、体、尾 3 部，头部膨大，突向侧脑室前角，向后逐渐变细称体，沿背侧丘脑的背外侧缘向后延伸，尾在侧脑室下角的顶上，末端接杏仁体。豆状核（lentiform nucleus）位于尾状核及背侧丘脑的外侧，豆状核均呈尖向内侧的楔形，并被两个白质板分隔为 3 部分，外侧部最大，称壳（putamen），内侧两部分合称苍白球（globus pallidus）。尾状核与豆状核合称纹状体（corpus striatum），其中尾状核和豆状核的壳发生较晚，称新纹状体，苍白球较为古老，称旧纹状体。纹状体是锥体外系的重要组成部分，其功能是调节肌张力、协调骨骼肌的运动。屏状核（claustrum）是位于岛叶皮质与豆状核之间的薄层灰质，其功能不明。杏仁体（amygdaloid body）位于海马旁回的深面，与尾状核尾相连，属边缘系统，其功能与内脏活动有关。

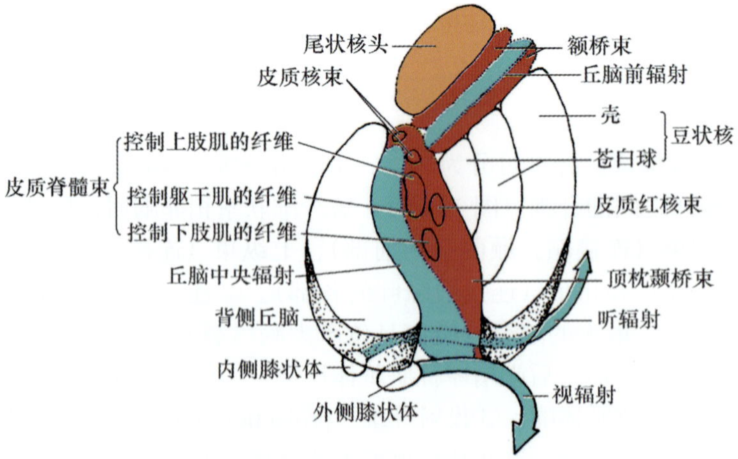

图 14-27 内囊模式图

（四）侧脑室

内含脉络丛组织和脑脊液，左、右各一。侧脑室可分 4 部分（图 14-28）。位于顶叶内的部分称中央部，向前伸入额叶内的部分称前角，向后伸入枕叶内的称后角，向前下伸入颞叶内的部分称下角，中央部及下角内有脉络丛，产生脑脊液。侧脑室经左、右室间孔与第 3 脑室相通。

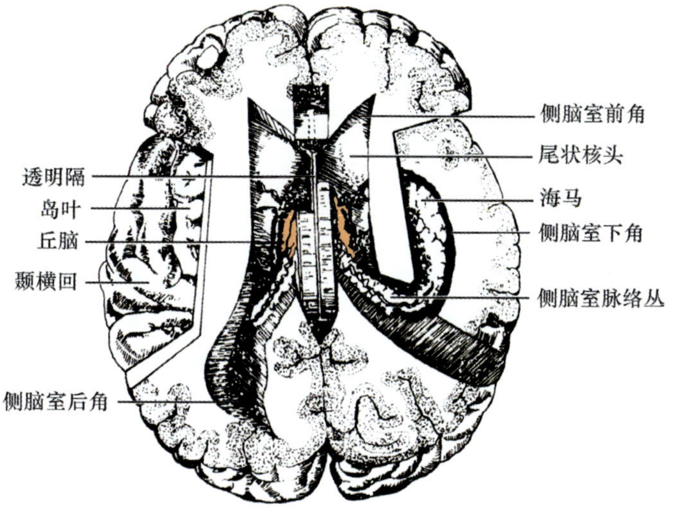

图 14-28　侧脑室上面观

（五）大脑皮质的功能定位

大脑皮质是脑的最重要部分，皮质各区各有其不同的主要功能。人类在长期进化过程中，大脑皮质的不同区域逐渐形成了接受某些刺激、完成某些反射活动的相对集中区，称大脑皮质的功能定位。大脑皮质不同的区域具有不同的功能，通常将比较集中管理一定功能的皮质区称为中枢。但这些中枢只是执行某种功能的核心部位，相邻的皮质或其他部位也有类似的功能，因此，大脑皮质的功能定位是相对的。具有临床实用意义的重要中枢如下（图 14-29，30）。

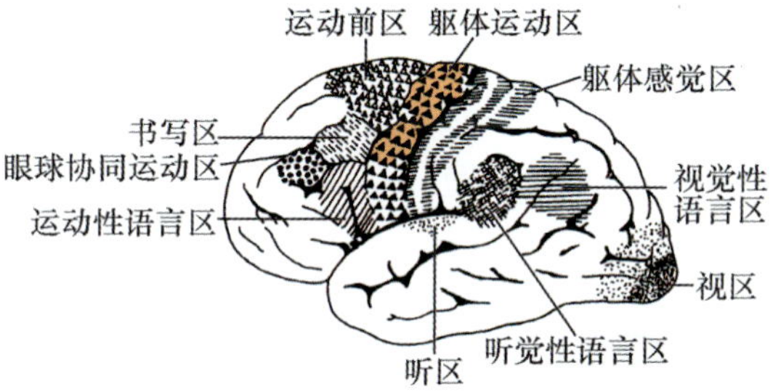

图 14-29　大脑半球上外侧面重要的皮质区

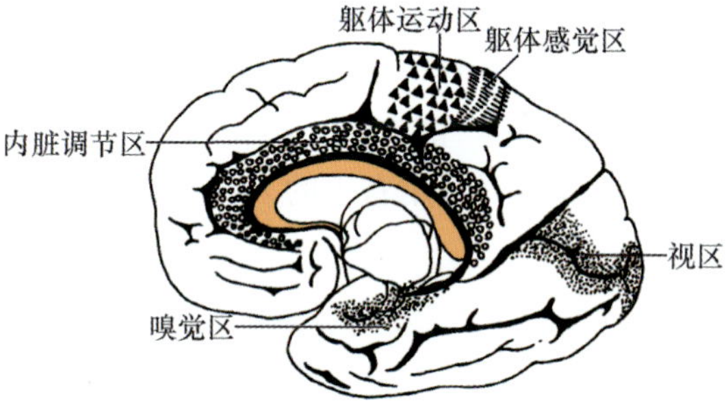

图 14-30　大脑半球内侧面重要的皮质区

1. 躯体运动中枢（第Ⅰ躯体运动区）　主要位于中央前回和中央旁小叶前部，包括是 Brodmann 第 4 区和第 6 区。此区对骨骼肌运动的管理有一定的局部定位关系，其特点为：①交叉支配，即一侧大脑半球皮质支配对侧半身的骨骼肌，但头面部多数肌（面下部面肌及舌肌除外）是双侧性的。②人体各部在躯体运动中枢的投影宛如倒立的人形（图 14-31），中央前回下部为头面部代表区，但头部是正立的，中部为躯干和上肢的代表区，上部及中央旁小叶的前部为下肢骨骼肌的代表区。③身体各部骨骼肌在皮质区所占代表区域面积的大小与其形体大小无关，而取决于功能的重要性和复杂程度。

2. 躯体感觉中枢（第Ⅰ躯体感觉区）　位于中央后回和中央旁小叶后部。接受背侧丘脑腹后核传来的对侧半身痛、温、触、压觉、位置觉和运动觉。该中枢对感觉管理的特点是：①交叉管理，即一侧大脑皮质躯体感觉中枢接受对侧半身的感觉。②倒置投射（图 10-32），即头在下，足在上，但头面部是正立的。③身体各部在感觉中枢所占投影面积的大小与其形体大小无关，而与该部感觉的灵敏程度相关。

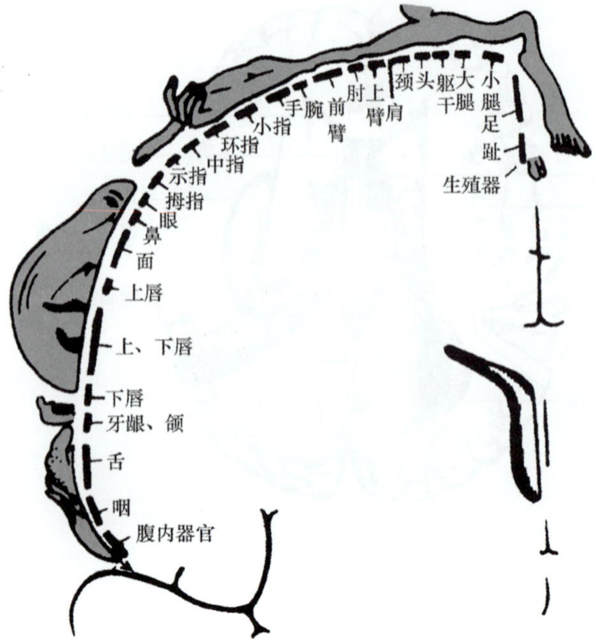

图 14-31 人体各部在躯体运动中枢的定位

3．视觉中枢 位于枕叶内侧面距状沟周围的皮质。一侧视觉中枢接受同侧视网膜颞侧半和对侧视网膜鼻侧半的视觉冲动，若一侧视觉中枢损伤可引起双眼对侧视野同向性偏盲。

4．听觉中枢 位于颞横回。一侧听觉中枢接受来自两耳的听觉冲动，若一侧听觉中枢受损，不致引起全聋。

5．内脏活动中枢 一般认为位于边缘叶。

6．语言中枢 语言是人类特有的功能，管理语言功能的中枢通常位于一侧大脑半球，称优势半球。右利者（善用右手的人）语言中枢在左侧半球，左利者（善用左手的人）其语言中枢也

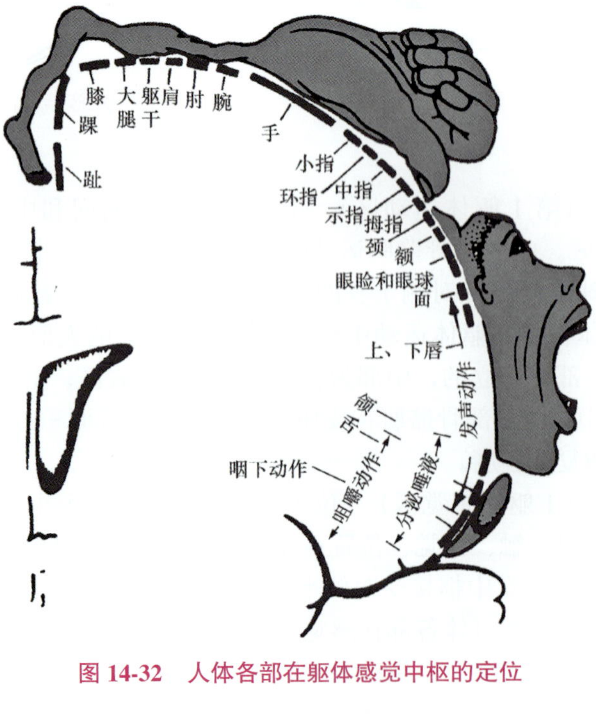

图 14-32 人体各部在躯体感觉中枢的定位

在左侧半球，只有一小部分人在右侧半球。人类大脑皮质上相应的语言中枢有说话、书写、听话和阅读等中枢（图 14-37）。①运动性语言中枢（说话中枢），位于额下回的后部。此区受损，患者则丧失说话的能力，称运动性失语症。②书写中枢（写字中枢），位于额中回的后部。若此区受损，患者手部运动无障碍，但不能写出正确的文字，称失写症。③听觉性语言中枢（听话中枢），位于缘上回。此区受损，患者听力正常，但听不懂别人说话的意思，也不能理解自己讲话的含意，称感觉性失语症。④视觉性语言中枢（阅读中枢），位于角回。此区受损，患者视觉无障碍，但不能理解文字、符号的意义，称失读症。

临床联系

脑的智力储备

研究表明，大脑约有 140 亿个神经细胞。人脑每小时约有上千个神经细胞凋亡，如果勤用脑则凋亡减少，依此类推，人活到一百岁时才损失约十亿个神经细胞。因此，人脑拥有丰富的尚未启用的“智力储备”，人类真正使用的脑储备和运算功能估计不到其全部的 5%。脑的潜力巨大，开展人脑的研究和开发人类智力，是现代科学的一项重大课题。

（化冰）

第十五章　周围神经系统

学习目标

1. 掌握：膈神经的分布；臂丛的位置和组成，正中神经、尺神经、桡神经分布；股神经、闭孔神经的行程、主要分支和分布；坐骨神经、胫神经、腓总神经的行程分支和分布；内脏神经概念和区分；交感神经、副交感神经低级中枢的部位；交感干的组成。

2. 熟悉：脊神经的组成及性质；肌皮神经、腋神经的行程、分支和分布；动眼神经、滑车神经、展神经的分布；三叉神经的主要分支和分布；面神经的（鼓索、表情肌支）的分布；舌咽神经、迷走神经、副交感神经和舌下神经的分布。

周围神经系统是指脑和脊髓以外的神经成分，按其与中枢神经的连接部位的不同，可分为脑神经和脊神经两部分。为了讲述方便，通常又把周围神经系统分为脊神经、脑神经、内脏神经3部分。

第一节　脊　神　经

一、概述

脊神经（spinal nerves）与脊髓相连，主要分布于躯干和四肢，共31对，左、右对称，包括8对颈神经（cervical nerves）（$C_{1\sim8}$），12对胸神经（thoracic nerves）（$T_{1\sim12}$），5对腰神经（lumbar nerves）（$L_{1\sim5}$），5对骶神经（sacral nerves）（$S_{1\sim5}$），1对尾神经（coccygeal nerve）（C_0）。31对脊神经根出椎间孔的部位如下：第1对颈神经在寰椎与枕骨之间出椎管，第2～7对颈神经分别通过同序数颈椎上方的椎间孔穿出椎管，第8对颈神经在第7颈椎下方的椎间孔穿出，胸、腰神经分别从同序数椎骨下方的椎间孔穿出，第1～4对骶神经从相应的骶前、后孔穿出，第5对骶神经和尾神经从骶管裂孔穿出。在椎间孔内，脊神经有重要的毗邻关系，其前方为椎体和椎间盘，后方为关节突关节和黄韧带。邻近结构病变如椎间盘脱出、椎骨骨折、骨质或黄韧带增生都可累及脊神经，出现运动和感觉障碍。

每对脊神经由与脊髓相连的前根（anterior root）和后根（posterior root）在椎间孔处合并形成，后根在椎间孔附近有一椭圆形膨大，称脊神经节（spinal ganglia）该节主要由假单极神经元胞体聚集而成。前、后根均由许多根丝构成，前根属运动性，后根属感觉性。因此，脊神经都是混合性神经，每对脊神经均含有以下4种神经纤维成分：

（1）躯体感觉纤维　分布于皮肤、肌、腱和关节，将皮肤的浅部感觉（痛、温、触觉等）和肌、腱、关节的深部感觉（运动觉和位置觉等）冲动传入中枢。

（2）内脏感觉纤维　分布于内脏、心血管和腺体，传导来自这些结构的感觉冲动。

（3）躯体运动纤维 分布于骨骼肌，支配其运动。

（4）内脏运动纤维 分布于内脏、心血管和腺体，支配平滑肌和心肌的运动，控制腺体的分泌。

脊神经干很短，均为混合性质，出椎间孔后立即分为前支、后支、脊膜支和交通支（图15-1）。

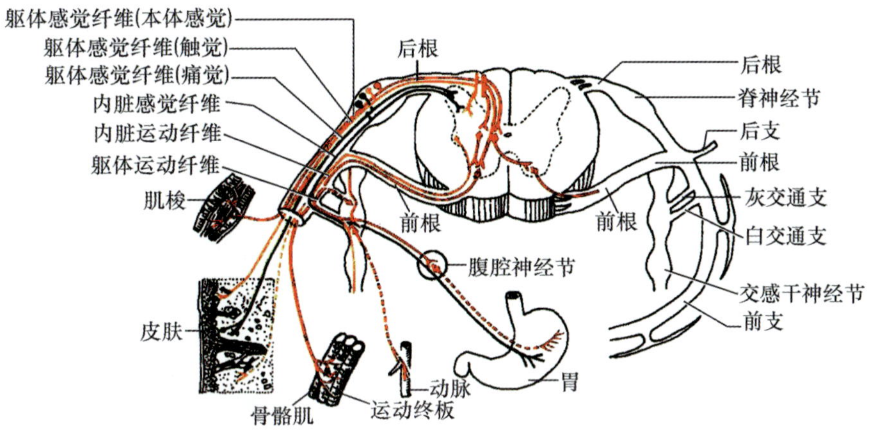

图 15-1 脊神经的组成和分布模式图

（1）脊膜支（meningeal branch） 细小，从脊神经发出后经椎间孔返回椎管，分布于脊髓的被膜和脊柱的韧带等。

（2）交通支（communicating branch） 为连于脊神经与交感干之间的细支，其中发自脊神经、连于交感干的为白交通支，发自交感干、连于脊神经的为灰交通支（详见内脏神经）。

（3）后支（posterior branch） 较细小，为混合性神经，经相邻椎骨横突间向后行走（骶神经后支出骶后孔），肌支分布于项、背及腰骶部深层肌，皮支分布于枕、项、背、腰、臀部皮肤，后支的分布有明显的节段性。

（4）前支（anterior branch） 粗大，为混合性神经，主要分布于颈部、躯干前外侧和四肢的皮肤和肌。除胸神经前支保持明显的节段性外，其余脊神经前支先交织成丛，再由丛发出分支分布于相应的区域。脊神经前支形成的神经丛有颈丛、臂丛、腰丛和骶丛等。

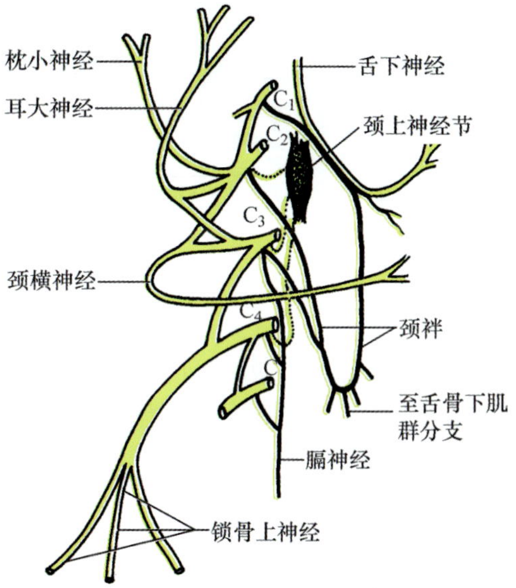

图 15-2 颈丛的组成及颈袢示意图

二、颈丛

（一）颈丛的组成和位置

颈丛（cervical plexus）（图 15-2） 由第 1～4 颈神经前支组成，位于胸锁乳突肌上部的深面。

（二）颈丛的分支

颈丛的分支有皮支和肌支（图 15-3）。皮支由胸锁乳突肌后缘中点附近穿出深筋膜至皮下，呈放射状分布于耳后、枕部、颈部和肩部的皮肤，其浅出位置是颈部皮肤浸润麻醉的一个阻滞点。主要分支如下：

1．枕小神经（lesser occipital nerve）(C_2) 沿胸锁乳突肌后缘上行，分布于枕部及耳郭背面上部的皮肤。

2．耳大神经（great auricular nerve）($C_2 \sim C_3$) 沿胸锁乳突肌表面行向前上，分布于耳郭、乳突及腮腺区的皮肤。

3．颈横神经（transverse nerve of neck）($C_2 \sim C_3$) 发出后横过胸锁乳突肌表面向前行，分布至颈部皮肤。

4．锁骨上神经（supraclavicular nerves）($C_3 \sim C_4$) 有2~4支，行向前外下方、分布于颈侧区、胸壁上部和肩部的皮肤。

颈丛肌支主要支配颈部深层肌、肩胛提肌、舌骨下肌群和膈等。

5．膈神经（phrenic nerve） 是颈丛最重要的分支。发出后沿前斜角肌前面下行至该肌内侧，经锁骨下动、静脉之间经胸廓上口进入胸腔，再经肺根前方，在纵隔胸膜与心包间下行，在膈的中心腱附近进入膈。膈神经中的运动纤维支配膈的运动，感觉纤维分布于心包、纵隔胸膜、膈胸膜和膈下面中央部的腹膜。一般认为，右膈神经的感觉纤维还分布到肝、胆囊和肝外胆道的浆膜等（图15-4）。

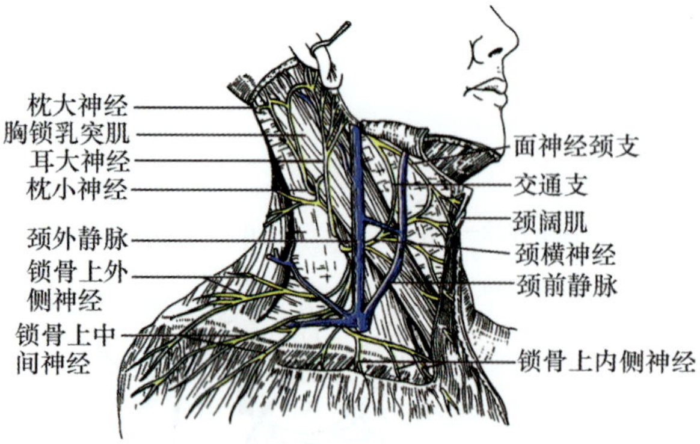

图15-3 颈丛的皮支

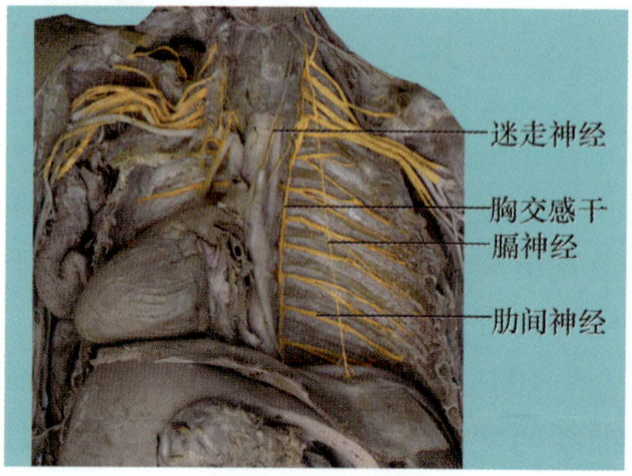

图15-4 膈神经

膈神经受到刺激时可产生呃逆。一侧膈神经受损后同侧半膈肌的功能受影响，表现为腹式呼吸减弱或消失、呼吸困难、严重者可有窒息感。

三、臂丛

（一）组成和位置

臂丛（brachial plexus）（图15-5） 由第5~8颈神经前支和第1胸神经前支的大部分组成。在锁骨下动脉后上方，经斜角肌间隙入腋腔。臂丛的5个神经根反复分支、组合，最后围绕腋动脉中段形成3个束，即内侧束、外侧束和后束，由束再发出分支。臂丛在锁骨中点后方较集中，位置较浅，做上肢手术时可在此进行臂丛阻滞麻醉，在腋窝内，臂丛包绕腋动脉，也比较集中，也是阻滞麻醉常选用的部位，但前者应注意勿损伤胸膜顶而导致气胸。

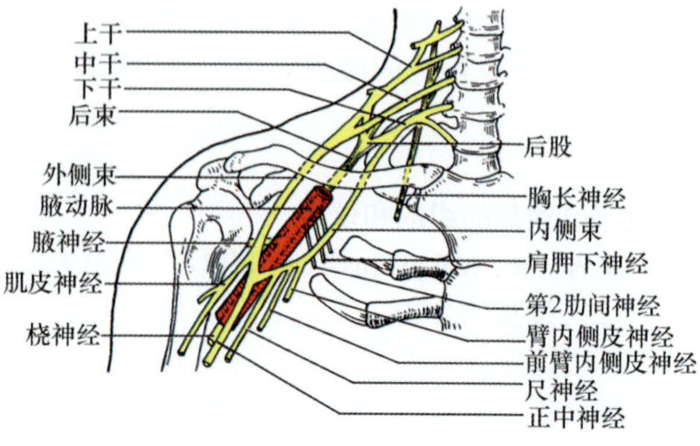

图15-5 臂丛的组成模式图

（二）臂丛的分支

臂丛分支较多，主要分布于上肢的肌和

皮肤，也支配部分背部浅层肌（斜方肌除外）和胸上肢肌。

1．胸长神经（long thoracic nerve）（$C_5 \sim C_7$）（图 15-6）　沿前锯肌表面下行，支配前锯肌。此神经损伤可引起前锯肌瘫痪，肩胛骨脊柱缘和下角离开胸廓而翘起出现“翼状肩”，上肢上举困难。

2．胸背神经（thoracodorsal nerve）（$C_6 \sim C_8$）（图 15-6）　沿肩胛骨外侧缘下行，支配背阔肌。在乳腺癌根治术中，清除腋淋巴结时，应注意勿伤此神经。

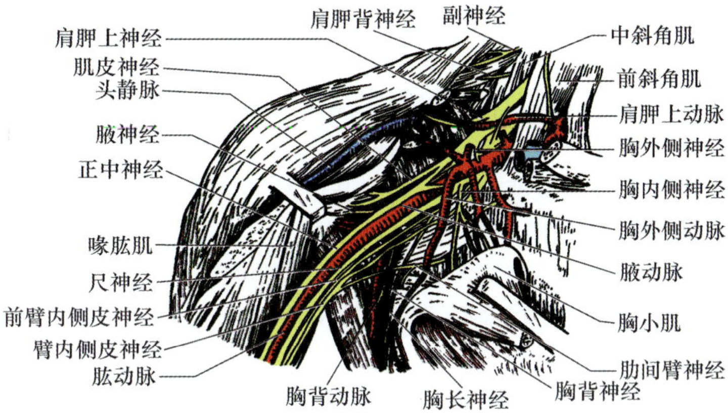

图 15-6　右臂丛及其分支

3．腋神经（axillary nerve）（C_5、$_6$）（图 15-7，8）　伴旋肱后动脉穿四边孔，绕肱骨外科颈后方行至三角肌深面，其肌支支配三角肌和小圆肌，皮支分布于肩部和臂外侧上部的皮肤。肱骨外科颈骨折、肩关节脱位或不恰当使用腋杖，都可能损伤腋神经而导致三角肌瘫痪。主要表现为臂不能外展，患者不能做梳头、戴帽等动作，三角肌区和臂外侧面上部皮肤感觉丧失。由于三角肌萎缩，肩部失去圆隆的外观，肩峰突出，形成“方形肩”。

4．肌皮神经（musculocutaneous nerve）（$C_5 \sim C_7$）（图 15-6，图 15-7）　向外向斜穿喙肱肌，经肱二头肌和肱肌之间下行。并发出肌支支配上述 3 块肌，其终支在肘关节稍上方穿出臂部深筋膜，沿前臂外侧面下行改名为前臂外侧皮神经，分布于前臂外侧皮肤。

5．正中神经（median nerve）（$C_6 \sim T_1$）（图 15-6，7）　与肱动脉伴行，沿肱二头肌内侧沟下降至肘窝，穿旋前圆肌后在指浅屈肌和指深屈肌之间沿前臂前面正中下行，在桡侧腕屈肌腱和掌长肌腱之间的深部进入腕管，在掌腱膜深面到达手掌。正中神经在臂部无分支，在肘部和前臂发出许多肌支，支配除肱桡肌、尺侧腕屈肌和指深屈肌尺侧半以外所有前臂前群肌。在手掌返支，支配除拇收肌以外的鱼际肌群，另有肌支支配第 1、2 蚓状肌。皮支分布于手掌桡侧半和桡侧 3 个半指的掌面及其中节和远节指背面的皮肤。正中神经损伤可导致前臂不能旋前、屈腕力减弱、皮支分布区感觉障碍等，如鱼际肌萎缩，手掌变平坦可出现“猿手”（图 15-11）。

6．尺神经（ulnar nerve）（$C_8 \sim T_1$）（图 15-7，图 15-9，图 15-10）　先在肱二头肌内侧沟内肱动脉内侧下行至臂中份，继而向后下，至肘关节背面的尺神经沟伴尺动脉行于前臂尺侧。

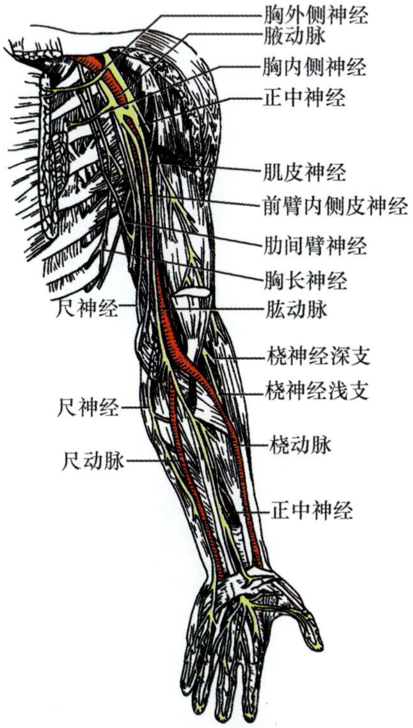

图 15-7　上肢前面的神经

尺神经在臂部无分支；在前臂发出肌支，支配尺侧腕屈肌和指深屈肌尺侧半；在手部，尺神经肌支分布于小鱼际肌群、拇收肌、全部骨间肌及第3、4蚓状肌，皮支分布于手掌尺侧1/3及尺侧一个半手指掌面和手背尺侧半及尺侧两个半指背面皮肤。尺神经损伤后可导致屈腕力减弱、拇指不能内收，其他各指不能内收与外展、小鱼际平坦、骨间肌和蚓状肌萎缩，各掌指关节过伸、第4、5指间关节屈曲，表现为“爪形”手（图15-11）。

7．桡神经（radial nerve）（$C_5 \sim T_1$）（图15-8，10）先在腋动脉后方，继而伴肱深动脉向后，在肱二头肌深面紧贴肱骨体背面的桡神经沟向下外行，至肱骨外上髁前上方至前臂背侧和手背。肱桡肌支配整个上肢背侧的肌和皮肤以及手背桡侧半及桡侧两个半指背面的皮肤。肱骨中段或中、下1/3交界处骨折时，易损伤桡神经，表现为不能伸肘、伸腕和伸指、“虎口”区皮肤感觉丧失以及“垂腕”征（图15-11）。

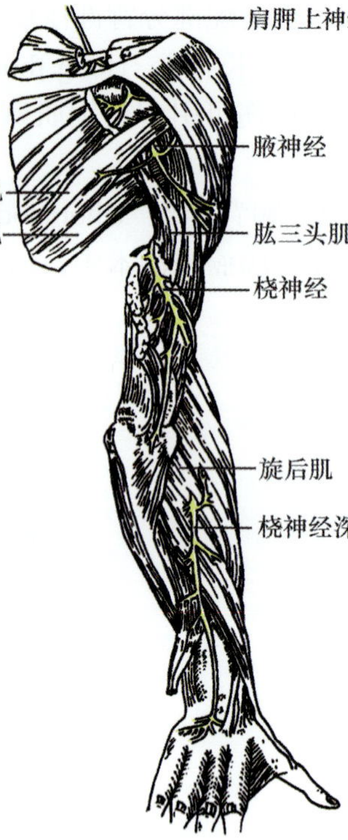

图15-8　上肢后面的神经

四、胸神经前支

胸神经前支共12对，除第1对大部分参加臂丛和第12对小部分参加腰丛外，其余均不形成丛。第1～11对胸神经前支各自位于相应的肋间隙，称肋间神经（intercostal nerve），第12对位于第12肋下方，称肋下神经（subcostal nerve）（图15-12）。肋间神经在肋间内肌和肋间最内肌之间，肋间后血管的下方沿肋沟前行，在腋前线附近离开肋骨下缘，在胸腹

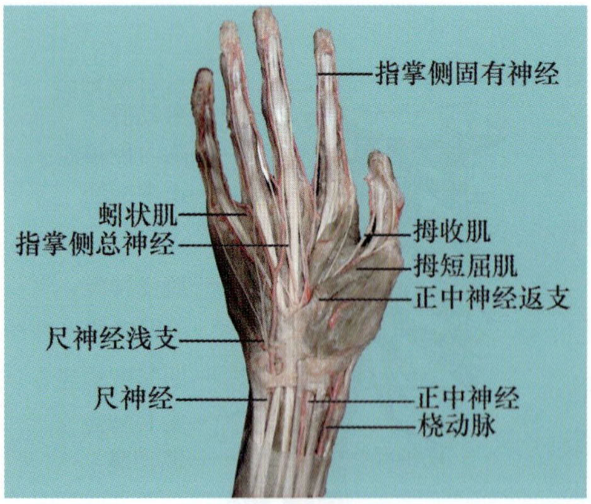

图15-9　手掌面的神经

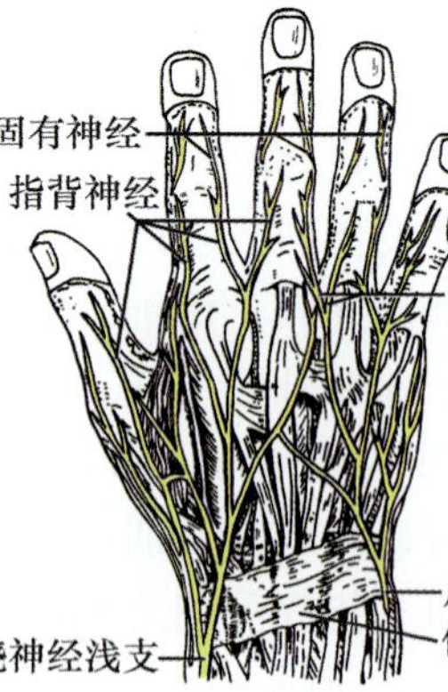

图15-10　手背面的神经

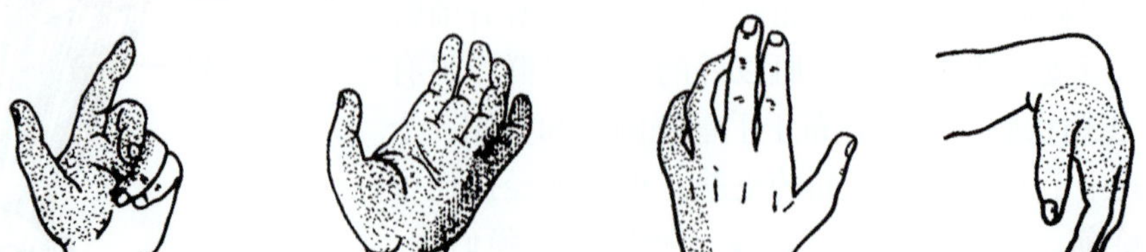

图15-11　桡、尺、正中神经损伤时的手形及皮肤感觉丧失区

壁侧面发出外侧皮支，本干继续前行。上 6 对肋间神经到达胸骨侧缘处穿至皮下，称前皮支。下 5 对肋间神经和肋下神经斜向下前，行于腹内斜肌与腹横肌之间，并进入腹直肌鞘，至白线附近穿至皮下，成为前皮支。肋间神经的肌支支配肋间肌和腹肌的前外侧群，皮支分布于胸、腹壁的皮肤，以及壁胸膜和壁腹膜（图 15-13）。

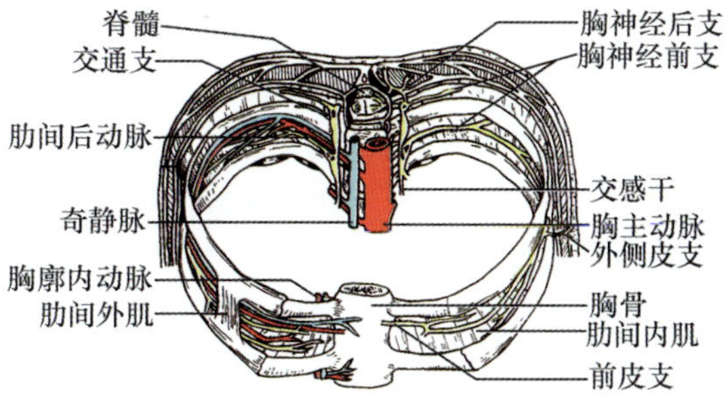

图 15-12　肋间神经模式图

胸神经前支的分布保持明显的节段性，每对前支的皮支分布区呈环带状自上而下按神经顺序依次排列。一般 T_2 分布区相当于胸骨角平面，T_4 相当于乳头平面，T_6 相当于剑突平面，T_8 相当于肋弓平面，T_{10} 相当于脐平面，T_{12} 则分布于脐与耻骨联合连线中点平面。临床常以节段性分布区皮肤的感觉障碍来判断麻醉平面的高低和检查感觉障碍的节段或推断脊髓损伤的平面。

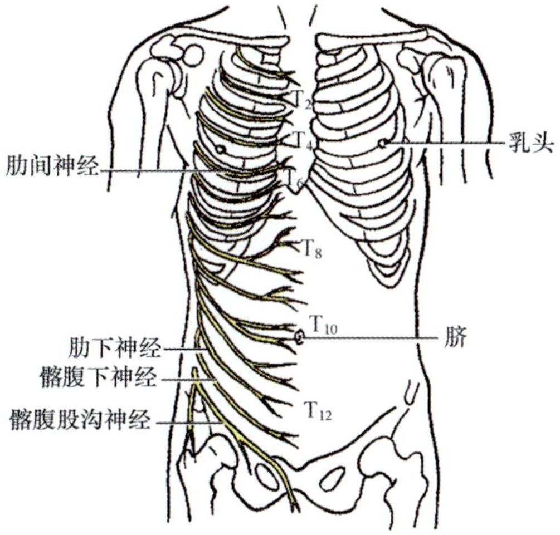

图 15-13　肋间神经在胸腹壁的分布

五、腰丛

（一）组成和位置

腰丛（lumbar plexus）（图 15-14）由第 12 胸神经前支的一部分、第 1～3 腰神经前支和第 4 腰神经前支的一部分组成，位于腰大肌的深面。

（二）腰丛的主要分支

腰丛除就近发出分支支配腰方肌和髂腰肌外，其主要分支分布于腹股沟区及大腿的前部和内侧部。

1．髂腹下神经（iliohypogastric nerve）（T_{12}～L_1）（图 15-15）　自腰大肌外侧缘穿出，在腰方肌前面向外下行，在髂嵴上方，穿入腹内斜肌和腹横肌之间前行，约在腹股沟管浅环上方 2cm 穿腹外斜肌腱膜至皮下。沿途发出肌支分布于腹壁诸肌，皮支分布于臀外侧区、腹股沟区及下腹部的皮肤。

2．髂腹股沟神经（ilioinguinal nerve）（L_1）（图 15-15）　在髂腹下神经的下方，行走方向与

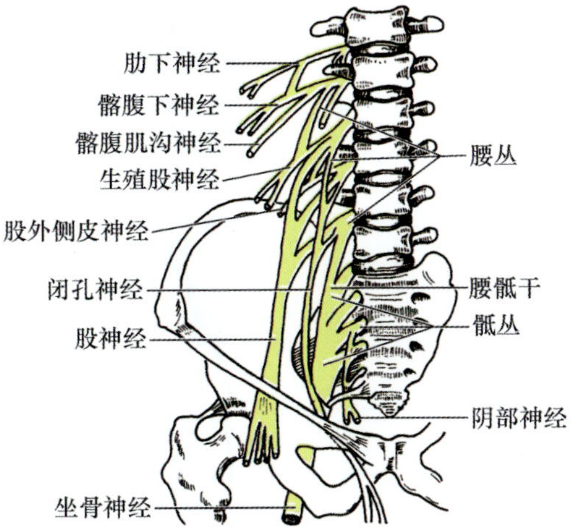

图 15-14　腰丛、骶丛组成示意图

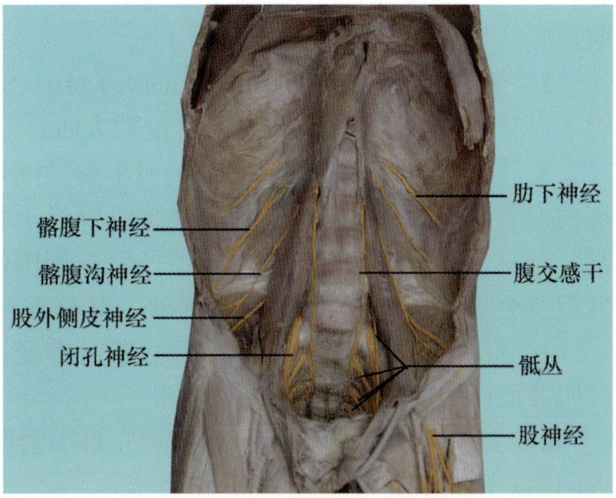

图 15-15　腰丛及其分支

它略同，在髂前上棘处穿入腹内斜肌与腹横肌之间前行至腹股沟管皮下环浅出。肌支支配腹壁肌，皮支分布于腹股沟部和阴囊前部（或大阴唇前部）的皮肤。

3．生殖股神经（genitofemoral nerve）(L_{1-2})（图 15-15） 自腰大肌前面穿出后，沿该肌的前面下行，至腹股沟韧带上方分为两支。皮支分布于阴囊（大阴唇）、股部及其附近的皮肤；肌支支配提睾肌。

在腹股沟疝修补术或盲肠后位的阑尾手术时，应注意保护髂腹下神经、髂腹股沟神经和生殖股神经。

4．股神经（femoral nerve）($L_{2\sim4}$)（图 15-15，16） 是腰丛中最大的分支。发出后先在腰大肌与髂肌之间下行，约在腹股沟韧带中点稍外侧处穿腹股沟韧带深方于股动脉外侧进入大腿部。①肌支：主要支配大腿肌前群。②皮支：分布于大腿前面和小腿内侧面皮肤，其中最长的皮支为隐神经（saphenous nerve），伴大隐静脉下行至足内侧缘，分布于小腿内侧面及足内侧缘皮肤。股神经损伤可致大腿前群肌功能障碍、行走时抬腿困难，坐位时不能伸膝关节、膝跳反射消失，大腿前面及小腿内侧面和足内侧缘皮肤感觉障碍。

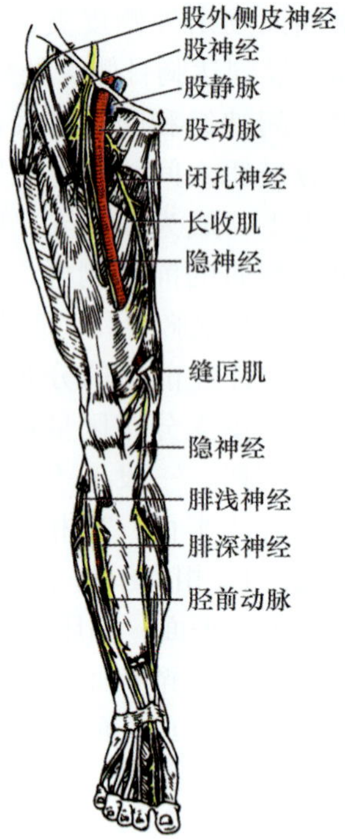

图 15-16 下肢前面的神经

5．闭孔神经（obturator nerve）($L_{2\sim4}$)（图 15-15，16） 自腰大肌内侧缘穿出，伴闭孔动脉沿骨盆侧壁下行，穿闭孔至大腿内侧，肌支支配大腿内侧群肌，皮支分布于大腿内侧面皮肤。闭孔神经损伤可致大腿内收力减弱，仰卧时患肢不能置于健侧大腿之上，大腿内侧皮肤感觉障碍。

六、骶丛

(一)组成和位置

骶丛（sacral plexus）(图 15-14） 由第 4 腰神经前支余部和第 5 腰神经前支合成的腰骶干（lumbosacral trunk）、全部骶神经前支和尾神经前支组成。是全身最大的脊神经丛。位于盆腔内、骶骨及梨状肌的前面。其主要分支经坐骨大孔入盆部。

(二)骶丛的分支

骶丛的分支较多，主要分布于盆壁、臀部、会阴、大腿后部、小腿和足的肌及皮肤。主要的分支有：

1．臀上神经(superior gluteal nerve)（$L_{4\sim5}$，S_1）（图 15-14） 伴臀上血管经梨状肌上孔出骨盆，支配臀中肌、臀小肌和阔筋膜张肌。

2．臀下神经（inferior gluteal nerve）(L_5，$S_{1\sim2}$)（图 15-17）伴臀下血管经梨状肌下孔出骨盆，支配臀大肌。

3．阴部神经（pudendal nerve）($S_{2\sim4}$)（图 15-17，18） 伴阴部内血管经梨状肌下孔出骨盆，绕坐骨棘经坐骨小孔入坐骨直肠窝，分支分布于会阴部、外生殖器及肛门周围的肌和皮肤。在行肛门及会阴手术时，常需麻醉此神经。其分支有：

1）肛神经（anal nerve） 也称直肠下神经，分布于肛门外括约肌及肛门周围的皮肤。

2）会阴神经（perineal nerve） 分布于会阴诸肌和阴囊（或大阴唇）的皮肤。

3）阴茎（阴蒂）背神经［dorsal nerve of penis）（clitoris）］ 走

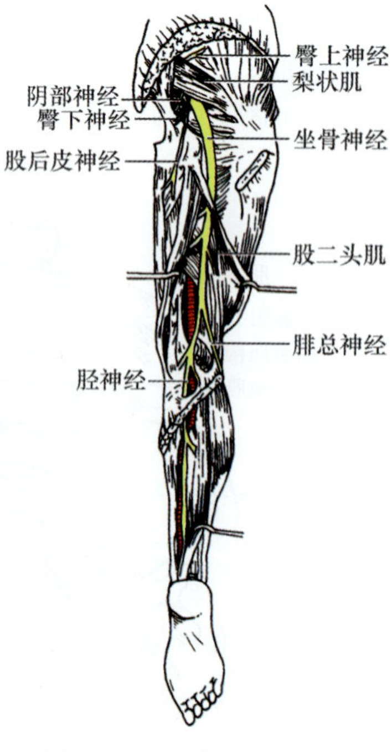

图 15-17 下肢后面的神经

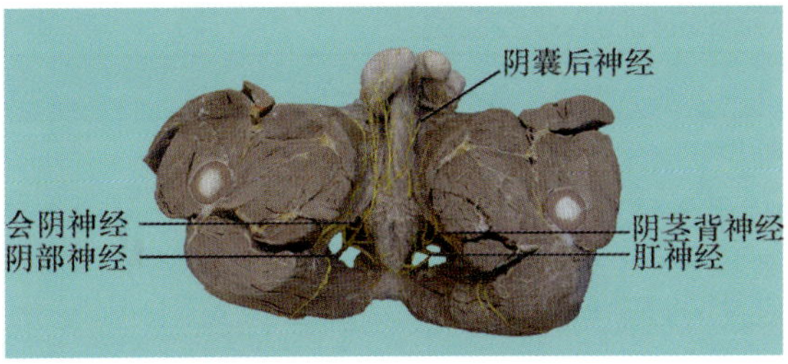

图 15-18 男性会阴部的神经

在阴茎（阴蒂）的背侧，主要分布于阴茎（阴蒂）的皮肤。

4．坐骨神经（sciatic nerve）（$L_{4、5}\sim S_{1\sim3}$）（图 15-17）是全身最粗大的神经。经梨状肌下孔出骨盆，在臀大肌深面，经坐骨结节与股骨大转子之间下降至大腿后面，沿股二头肌深面下降至腘窝上方分为胫神经和腓总神经。坐骨神经在大腿后面发出肌支，支配大腿后群肌。

（1）胫神经（tibial nerve）（$L_{4、5}\sim S_{1\sim3}$）（图 15-17，图 15-19） 为坐骨神经本干的直接延续，在腘窝内与腘血管伴行，在小腿经比目鱼肌深面伴胫后动脉下降，在内踝后方分为足底内侧神经（medial plantar nerve）和足底外侧神经（lateral plantar nerve）进入足底。胫神经的肌支支配小腿后群肌和足底肌；皮支支配小腿后面和足底的皮肤。胫神经损伤时可导致足不能跖屈、不能屈趾和足内翻，致使足呈背屈和外翻位，呈现“钩状足”畸形，小腿后面及足底感觉迟钝或丧失。（图 15-20）。

（2）腓总神经（common peroneal nerve）（$L_{4、5}\sim S_{1、2}$）（图 15-16，图 15-17） 自坐骨神经发出后沿股二头肌内侧走向外下，绕过腓骨颈，穿腓骨长肌达小腿前面分为腓浅神经和腓深神经。腓浅神经（superficial peroneal nerve）在腓骨长肌和腓骨短肌之间下行，肌支支配腓骨长、短肌，皮支分布于小腿外侧、足背及第 2～5 趾背皮肤；腓深神经（deep peroneal nerve）与胫前动脉伴行，在小腿前群肌之间下行至足背，分布于小腿前群肌和足背肌及第 1、2 趾背相对缘的皮肤。腓总神经损伤表现为足不能背屈，致使足跖屈，行走时呈“跨阈步态”以及分布区皮肤感觉迟钝或消失，呈现“马蹄”内翻足和足下垂（图 15-20）。

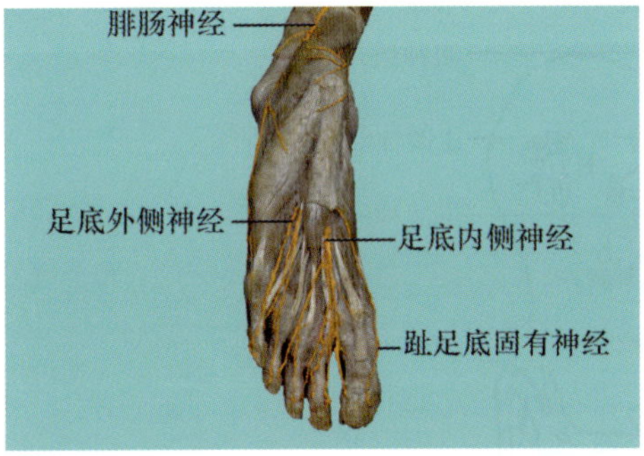

图 15-19 足底神经

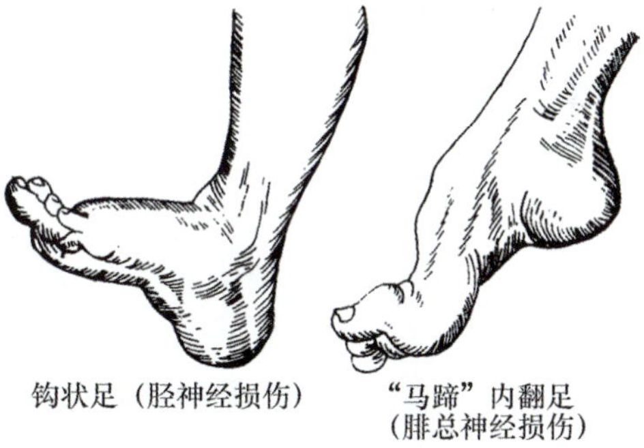

图 15-20 胫神经、腓总神经损伤后足的畸形

第二节 脑 神 经

脑神经（cranial nerves）（图 15-21）是连于脑的周围神经，共 12 对，主要分布于头颈部，也可远至胸、腹腔脏器。通常按其与脑相连的顺序编码，用罗马数字表示（表 15-1）。

表 15-1 脑神经的名称、性质、连脑部位和出入颅腔部位

顺序及名称	性质	连脑部位	出入颅腔部位
Ⅰ 嗅神经	感觉性	端脑	筛孔
Ⅱ 视神经	感觉性	间脑	视神经管
Ⅲ 动眼神经	运动性	中脑	眶上裂
Ⅳ 滑车神经	运动性	中脑	眶上裂
Ⅴ 三叉神经	混合性	脑桥	眼神经：眶上裂 上颌神经：圆孔 下颌神经：卵圆孔
Ⅵ 展神经	运动性	脑桥	眶上裂
Ⅶ 面神经	混合性	脑桥	内耳门→茎乳孔
Ⅷ 前庭蜗神经	感觉性	脑桥	内耳门
Ⅸ 舌咽神经	混合性	延髓	颈静脉孔
Ⅹ 迷走神经	混合性	延髓	颈静脉孔
Ⅺ 副神经	运动性	延髓	颈静脉孔
Ⅻ 舌下神经	运动性	延髓	舌下神经管

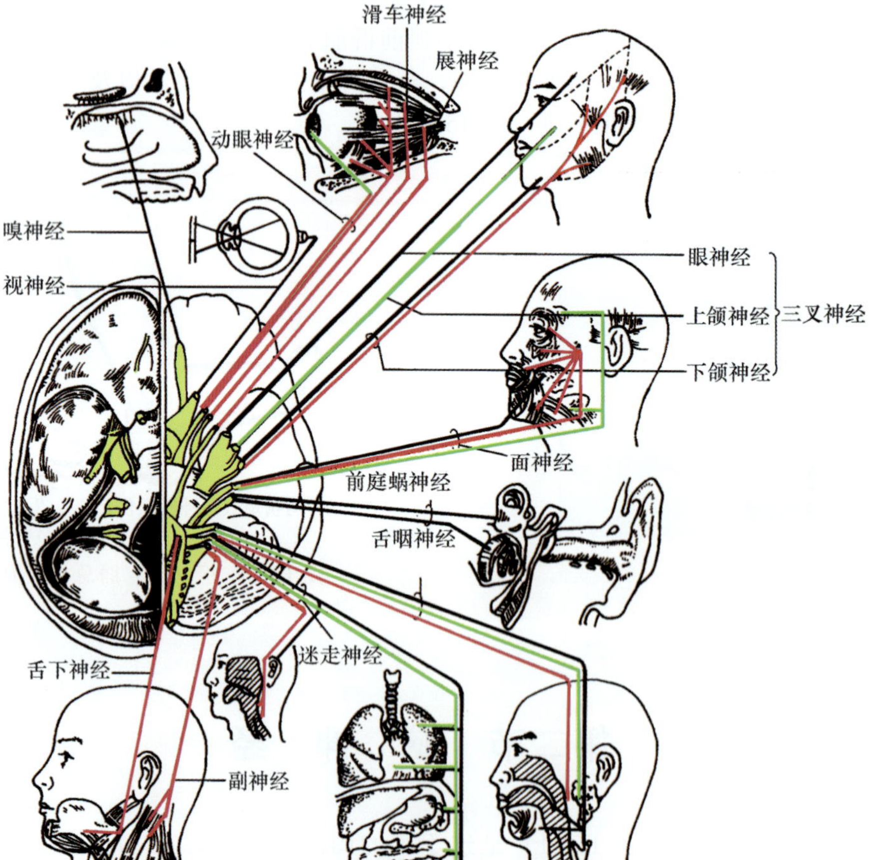

图 15-21 脑神经概观

红色为运动纤维；绿色为副交感纤维；黑色为感觉纤维

脑神经的纤维成分较脊神经复杂，每对脊神经均含有 4 种纤维成分，而每对脑神经所含纤维成分不尽相同。根据功能特点等可简单归类为 4 种纤维成分：

1．躯体感觉纤维　将来自头面部浅、深感觉冲动，传入脑干内的躯体感觉核。

2．内脏感觉纤维　将来自头、颈、胸、腹部的脏器以及味蕾和嗅黏膜的感觉冲动，传入脑干内的内脏感觉核。

3．躯体运动纤维　为脑干内躯体运动核发出的轴突，支配头颈部骨骼肌，如眼球外肌、舌肌、咀嚼肌、面肌和咽喉肌等。

4．内脏运动纤维　为脑干内的内脏运动核发出的轴突，分布于心肌、平滑肌和腺体。

根据每对脑神经内所含神经纤维的种类不同，少则一、两种，多则三、四种，因而可将 12 对脑神经分为感觉性神经（Ⅰ、Ⅱ、Ⅷ）、运动性神经（Ⅲ、Ⅳ、Ⅵ、Ⅺ、Ⅻ）和混合性神经（Ⅴ、Ⅶ、Ⅸ、Ⅹ）。

一、嗅神经

嗅神经（olfactory nerve）（图 15-21）为感觉性神经，传导嗅觉。起自鼻腔嗅区黏膜的嗅细胞，嗅细胞为双极神经元，其周围突分布于嗅区黏膜上皮，中枢突聚集成 20 多条嗅丝，合称嗅神经，穿筛孔入颅前窝，终止于端脑的嗅球。颅前窝骨折累及筛板时，可损伤嗅神经，导致嗅觉障碍和脑脊液鼻漏。

二、视神经

视神经（optic nerve）（图 15-22）为感觉性神经，传导视觉冲动。视网膜节细胞的轴突在视神经盘处汇集，然后穿过视神经盘处的脉络膜和巩膜形成视神经。经视神经管入颅中窝，连于视交叉，再经视束，止于外侧膝状体。

三、动眼神经

动眼神经（oculomotor nerve）（图 15-23，24）为运动性神经，含有两种纤维成分，即由动眼神经核发出的躯体运动纤维和动眼神经副核发出的内脏运动纤维组成。动眼神经自中脑的脚间窝出脑，经海绵窦外侧壁向前，经眶上裂入眶。躯体运动纤维支配上睑提肌、下斜肌、内直肌、上直肌和下直肌。而内脏运动纤维（副交感纤维）进入位于视神经外侧的睫状神经节，其节后纤维

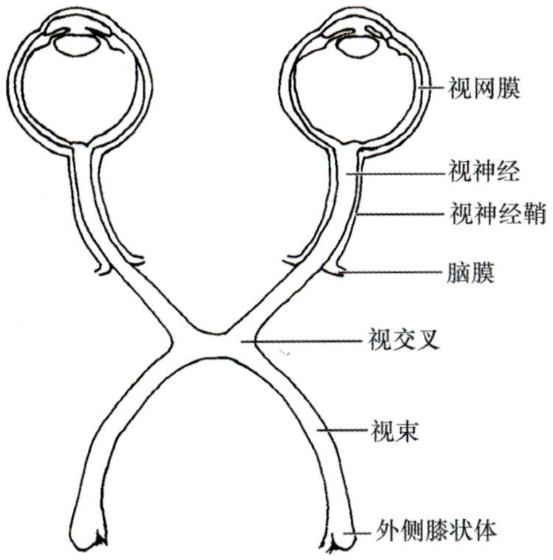

图 15-22　视神经、视交叉、视束及视神经鞘示意图

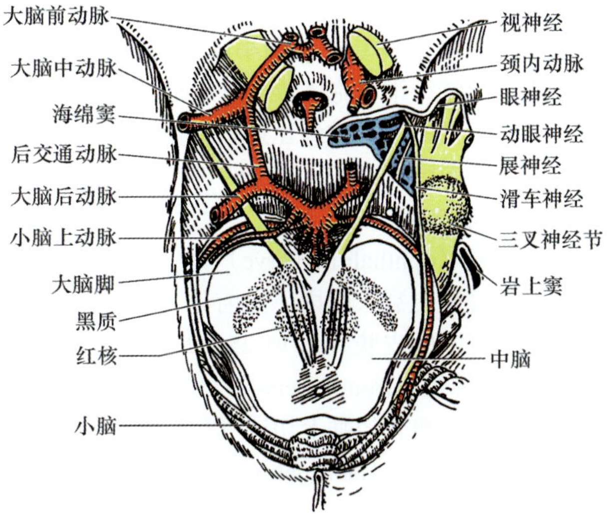

图 15-23　出入眶的神经与海绵窦的关系

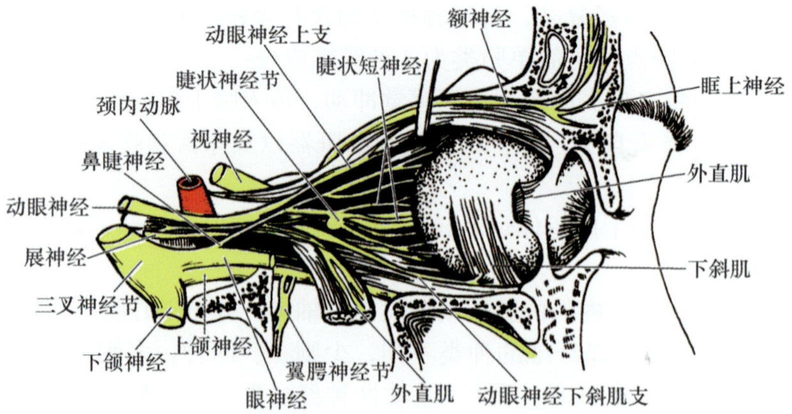

图 15-24 眶内神经侧面观

支配睫状肌和瞳孔括约肌，调节晶状体的屈度和使瞳孔缩小。一侧动眼神经损伤，可致患侧除外直肌、上斜肌外的全部眼外肌的瘫痪，出现上睑下垂、眼外斜视、瞳孔散大和对光反射消失等症状。

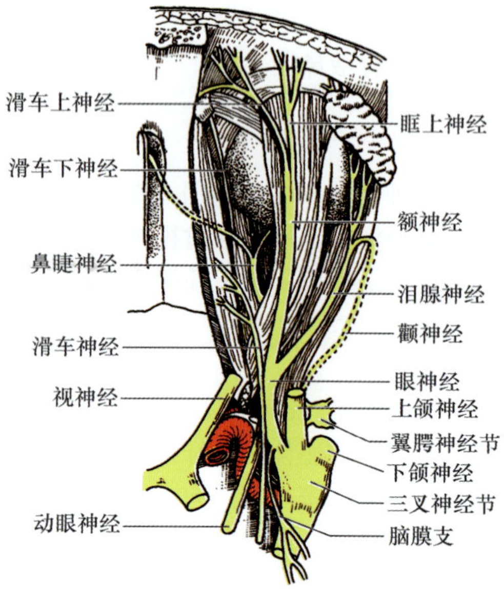

图 15-25 眶内神经上面观

四、滑车神经

滑车神经（trochlear nerve） 为运动性神经，由躯体运动纤维组成。起自中脑下丘平面的滑车神经核，由下丘下方出脑，绕过大脑脚外侧向前，穿海绵窦外侧壁，自眶上裂进入眶，支配上斜肌（图 15-23，25）。滑车神经损伤，可致上斜肌瘫痪，患侧瞳孔不能转向外下方，俯视时出现轻度内斜视和复视。

五、三叉神经

三叉神经（trigeminal nerve） 为混合性神经，含有终止于三叉神经脊束核、三叉神经脑桥核和三叉神经中脑核的躯体感觉纤维，以及起自三叉神经运动核的躯体运动纤维。它们组成粗大的感觉根和细小的运动根，两根在脑桥基底部和小脑中脚交界处与脑桥相连。躯体感觉纤维，胞体位于三叉神经节内。三叉神经节（trigeminal ganglion）又称半月神经节，位于颞骨岩部的三叉神经压迹处，由假单极神经元胞体组成，其中枢突组成粗大的三叉神经感觉根，而其周围突组成三叉神经的 3 大分支，即眼神经、上颌神经和下颌神经（图 15-25，26）。

（一）眼神经

眼神经（ophthalmic nerve）为感觉性神经，向前穿海绵窦外侧壁，在动眼神经和滑车神经下方前行，经眶上裂入眶内，向前分为 3 支分布于硬脑膜、眼眶、眼球、泪腺、结膜、部分鼻黏膜以及睑裂以上的皮肤（图 15-25，26）。

1．额神经（frontal nerve） 较粗大，在眶顶骨膜与上睑提肌之间前行，分 2～3 支，其中眶上神经伴同名血管经眶上切迹（孔）穿出，分布于上睑及额顶部皮肤。

2．泪腺神经（lacrimal nerve） 细小，沿眶外侧壁、外直肌上方行向前外，分布于泪腺、结膜及上睑皮肤。

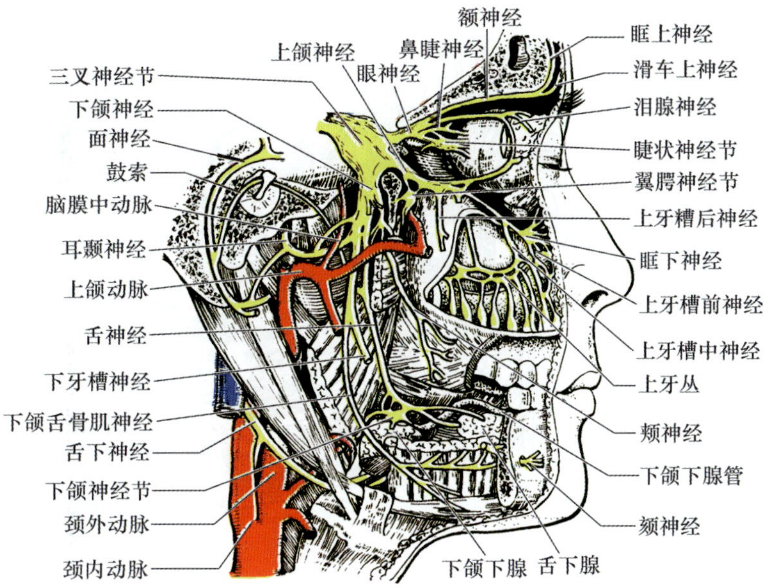

图 15-26　三叉神经侧面观

3．鼻睫神经（nasociliary nerve）　在上直肌和视神经之间前行至眶内侧壁，分支分布于鼻背、泪囊、鼻腔黏膜（嗅黏膜除外）、眼睑皮肤和眼球壁。

（二）上颌神经

上颌神经（maxillary nerve）为感觉性神经，自三叉神经节发出后，水平向前，穿海绵窦外侧壁，经圆孔出颅进入翼腭窝，再经眶下裂入眶，续为眶下神经。上颌神经分布于睑裂与口裂之间的皮肤、部分硬脑膜、上颌牙与牙龈、上颌窦、鼻腔、口腔腭部和鼻咽部的黏膜等。其主要分支有（图 15-26）：

1．眶下神经（infraorbital nerve）　为上颌神经主干的终支，向前经眶下裂入眶，再经眶下沟、眶下管出眶下孔分为数支，分布于下睑、鼻翼和上唇的皮肤和黏膜。临床上做上颌手术时，常在眶下孔进行麻醉。

2．上牙槽神经（superior alveolar nerves）　分为上牙槽前、中、后 3 支，其中上牙槽神经前支、中支分别在眶下沟和眶下管内自眶下神经分出，上牙槽神经后支在翼腭窝内由上颌神经主干发出，在上颌骨体后方穿入骨质。3 支在上颌骨内相互吻合形成上牙槽神经丛，再分支分布于上颌窦、上颌牙齿及牙龈。

3．颧神经（zygomatic nerve）　细小，在翼腭窝处发出，经眶下裂入眶，分两支向上穿经眶外侧壁，分布于颧、颞区皮肤。

（三）下颌神经

下颌神经（mandibular nerve）为混合性神经，是三叉神经 3 大分支中最粗大的一支。下颌神经自卵圆孔出颅至颞下窝，其运动纤维支配咀嚼肌，感觉纤维分布于硬脑膜、下颌牙与牙龈、舌前 2/3 和口腔底的黏膜、耳颞区及口裂以下的皮肤等。下颌神经的主要分支有（图 15-26，27）：

1．耳颞神经（auriculotemporal nerve）　以两根夹持脑膜中动脉向后合成一干，经下颌关节后方转折向上，伴颞浅血管穿腮腺上行，分支分布于腮腺、耳屏、外耳道及颞区的皮肤。

2．颊神经（buccal nerve）　沿颊肌外侧面前行，继而穿此肌，分布于颊部皮肤及口腔侧壁黏膜。

3．舌神经（lingual nerve）　在下颌支内侧下行，继而弓形转向前内侧，越过下颌下腺上方，

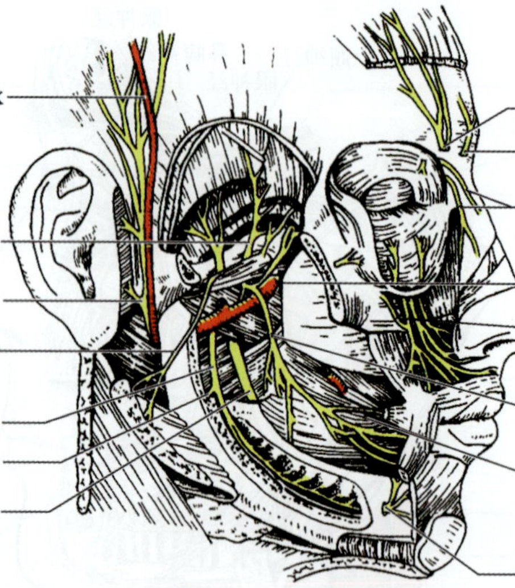

图 15-27　下颌神经

至口底黏膜深面，分支分布于口腔底和舌前 2/3 的黏膜，传导一般感觉。

4．下牙槽神经（inferior alveolar nerve）穿下颌孔入下颌管，在管内分支构成下牙槽神经丛，分布于下颌牙和牙龈。其终支自颏孔穿出，称颏神经，分布于颏部及下唇的皮肤和黏膜。拔下颌牙时，常在下颌孔等处麻醉下牙槽神经。

5．咀嚼肌神经（masseteric nerve）为运动性神经，分支有咬肌神经、颞深神经、翼内肌神经和翼外肌神经，支配全部咀嚼肌。

三叉神经在头部皮肤的分布范围大致以睑裂和口裂为界。眼神经分布于鼻背中部、睑裂以上至矢状缝中点外侧区域的皮肤，上颌神经分布于鼻背外侧、睑裂与口裂之间、向后上至翼点处的狭长区域的皮肤，下颌神经分布于口裂与下颌底之间、向后上至耳前上方一带的皮肤（图 15-28）。三叉神经的常见病是三叉神经痛，临床上检查三叉神经时，常在眶上切迹、眶上孔和颏孔部位按压。一侧三叉神经损伤时出现同侧面部皮肤及眼、口和鼻黏膜一般感觉丧失，角膜反射消失，张开时下颌偏向患侧。

六、展神经

展神经（abducent nerve）（图 15-23，24）为运动性神经，起自脑桥的展神经核，自延髓脑桥沟中点的两侧出脑，穿经海绵窦，经眶上裂入眶内，支配外直肌。展神经损伤后可致外直肌瘫痪，患侧眼球不能转向外侧，出现内斜视。

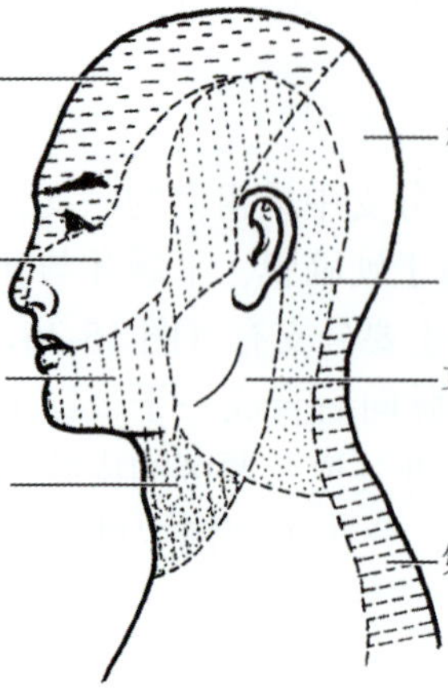

图 15-28　三叉神经皮支与颈丛皮支分布区示意图

七、面神经

面神经（facial nerve）（图 15-29，30，31）为混合性神经，含有 4 种纤维成分：①躯体运动纤维，起自脑桥的面神经核，主要支配面肌（表情肌）的运动；②内脏运动纤维，起自脑桥的上泌涎核，控制泪腺、下颌下腺、舌下腺及鼻、腭的黏膜腺的分泌；③内脏感觉（味觉）纤维，分布于舌前 2/3 黏膜的味蕾，止于脑干内的孤束核上部；④躯体感觉纤维，传导耳部皮肤的

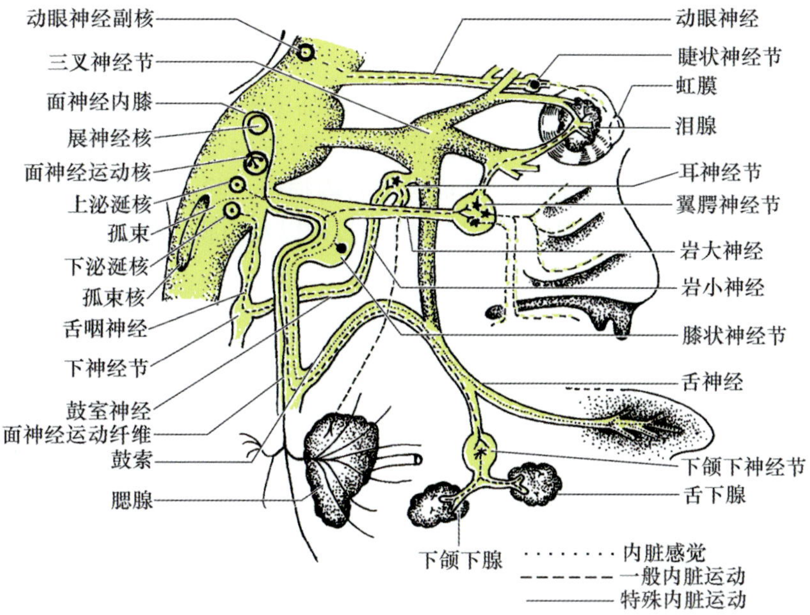

图 15-29　面神经的纤维来源与分布

躯体感觉和面肌的本体感觉，终止于三叉神经感觉核群。

面神经由较大的运动根和较小的中间神经组成，自延髓脑桥沟外侧部出脑，入内耳门经内耳道底进入面神经管，自茎乳孔出颅后，主干前行进入腮腺实质，在腮腺内分为数支并交织成丛，在腮腺前缘呈放射状发出 5 大分支，即颞支、颧支、颊支、下颌缘支和颈支。支配面部表情肌和颈阔肌等。面神经在面神经管内的分支主要有（图 15-31）：

1．鼓索（chorda tympani）　在面神经出茎乳孔前约 6 mm 处发出，穿过鼓室至颞下窝并以锐角从后方加入舌神经，并随其走行分布。鼓索内含有两种纤维，内脏感觉纤维分布于舌前 2/3 的味蕾，传导味觉；内脏运动纤维在下颌下神经节内换神经元，其节后纤维支配下颌下腺和舌下腺的分泌。

2．岩大神经（greater petrosal nerve）　含副交感纤维，在面神经管起始部由面神经分出，经颞骨岩部尖端，穿破裂孔出颅，与来自颈内动脉丛的岩深神经合成翼管神经，穿翼管向前至翼腭

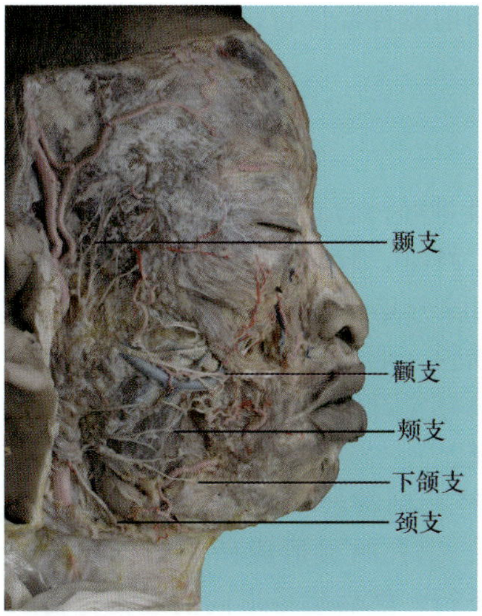

图 15-30　面神经在面部的分支

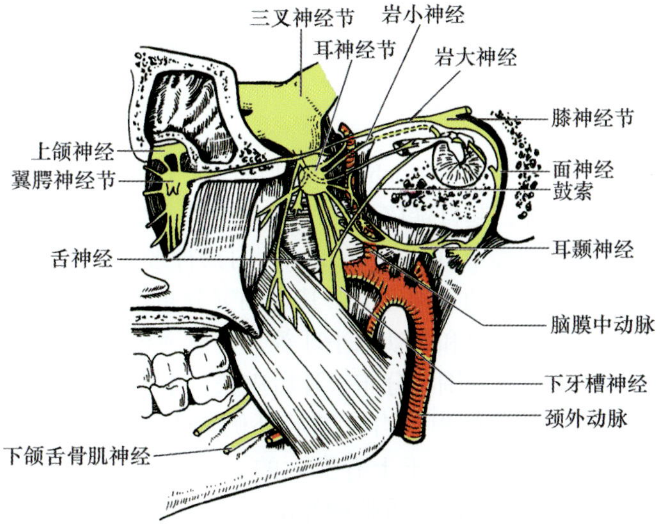

图 15-31　鼓索、翼腭神经节与耳神经节

窝，在翼腭神经节内换神经元，节后纤维控制泪腺和鼻、腭部黏膜腺体的分泌。

3．镫骨肌神经（stapedial nerve） 支配镫骨肌。

根据面神经行程，因损伤部位不同，可出现不同的临床表现：①面神经管外损伤，主要是患侧表情肌瘫痪，表现为患侧额纹消失、不能闭眼皱眉、鼻唇沟变浅、口角歪向健侧、不能鼓腮、说话时唾液自口角流出、角膜反射消失；②面神经管内损伤，除上述表现外，还可出现舌前2/3味觉障碍，泪腺、舌下腺、下颌下腺分泌障碍，听觉过敏以及角膜、鼻腔、口腔黏膜干燥等现象。

八、前庭蜗神经

前庭蜗神经（vestibulocochlear nerve） 又称位听神经，为感觉性神经，含躯体感觉纤维，由前庭神经和蜗神经组成（图15-32）。

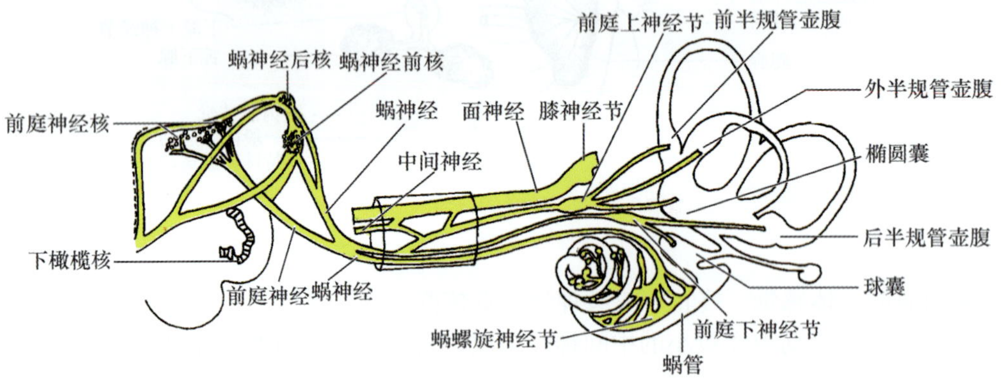

图15-32 前庭蜗神经示意图

（一）前庭神经

前庭神经（vestibular nerve）传导平衡觉冲动。起自内耳道底的前庭神经节（vestibular ganglion），此节的双极神经元周围突穿过内耳道底，分布于椭圆囊斑、球囊斑和壶腹嵴的毛细胞；中枢突组成前庭神经，与蜗神经伴行，经内耳道、内耳门、延髓脑桥沟外侧端入脑，终于前庭神经核和小脑等处。

（二）蜗神经

蜗神经（cochlear nerve）传导听觉冲动。起自蜗轴内的蜗神经节（cochlear ganglion），此节的双极神经元周围突分布于内耳螺旋器；中枢突组成蜗神经，与前庭神经伴行，经内耳道、内耳门、延髓脑桥沟外侧端入脑，终于蜗腹侧、背侧核。

九、舌咽神经

舌咽神经（glossopharyngeal nerve）（图15-33，34）为混合性神经，含有4种纤维成分：①躯体运动纤维，起自疑核，支配茎突咽肌；②内脏运动（副交感）纤维，起自下泌涎核，在卵圆孔下方的耳神经节（otic ganglion）内换神经元，节后纤维控制腮腺分泌；③内脏感觉纤维，胞体位于舌咽神经的下神经节，其周围突分布于舌后1/3的味蕾和黏膜、咽、咽鼓管、鼓室等处的黏膜以及颈动脉窦和颈动脉小球等，中枢突至孤束核下部；④躯体感觉纤维，胞体位于舌咽神经的上神经节，其周围突分布于耳后皮肤，中枢突至三叉神经脊束核。

舌咽神经的根丝自延髓后外侧沟上部出脑，并与迷走神经和副神经三者共同穿颈静脉孔出颅，在孔内神经干上有膨大的上神经节（superior ganglion），出孔时又形成稍大的下神经节（inferior ganglion）。舌咽神经出颅后，先在颈内动、静脉之间下行，然后呈弓形向前经舌骨舌肌内侧达舌根。其主要分支如下：

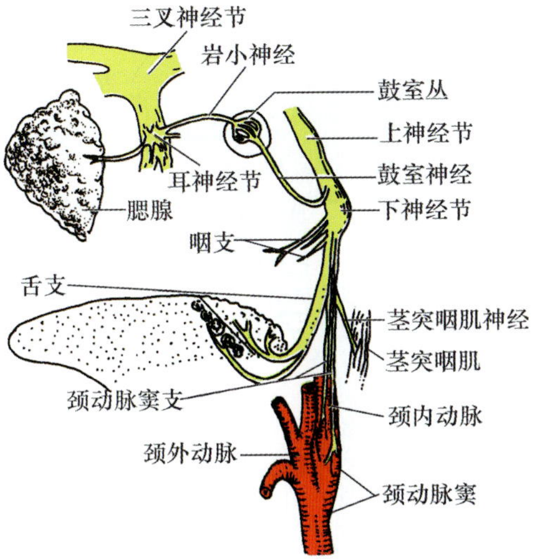

图 15-33　舌咽神经分布示意图

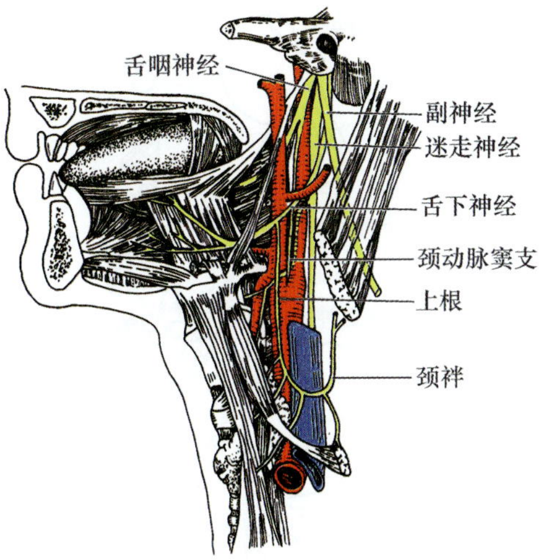

图 15-34　舌咽神经与舌下神经

1．舌支（lingua branch）　为舌咽神经终支，向前下经舌骨舌肌深面分布于舌后 1/3 的黏膜与味蕾，传导一般感觉和味觉。

2．鼓室神经（tympanic nerve）　发自下神经节，入鼓室与交感神经纤维共同形成鼓室丛，由丛分支分布于鼓室、乳突小房和咽鼓管的黏膜，其终支为岩小神经（lesser petrosal nerve），含有来自下泌涎核的副交感纤维，在耳神经节内换神经元，节后纤维随耳颞神经分布于腮腺，支配腮腺分泌。

3．咽支（pharyngeal branches）　3～4 条细支，与迷走神经和交感神经交织成丛，由丛分支分布于咽肌及咽黏膜，与咽反射有关。

4．颈动脉窦支　1～2 支，在颈静脉孔下方发出，沿颈内动脉下降，分布于颈动脉窦和颈动脉小球，将动脉压力变化和血液中二氧化碳浓度变化的刺激传入中枢，反射性地调节呼吸和血压。

一侧舌咽神经损害可出现患侧舌后 1/3 味觉丧失、舌根与咽峡区痛觉障碍以及患侧咽肌肌力减弱。

十、迷走神经

迷走神经（vagus nerve）（图 15-35，36，37）　为混合性神经，是行程最长、分布最广的脑神经，含有 4 种纤维成分：①内脏运动（副交感）纤维，起自迷走神经背核，分布于颈、胸、腹部的器官，并在器官旁或壁内的副交感神经节换神经元，其节后纤维控制心肌、平滑肌和腺体的活动；②内脏感觉纤维，胞体位于迷走神经下神经节，其周围突伴随迷走神经分布于颈、胸、腹部的器官，传导一般内脏感觉，中枢突终止于孤束核；③躯体运动纤维，起自疑核，支配咽喉肌；④躯体感觉纤维，胞体位于迷走神经上神经节，其周围突分布于硬脑膜、耳郭和外耳道的皮肤，传导一般感觉，中枢突终止于三叉神经脊束核。

迷走神经根丝自延髓后外侧沟中部出脑，经颈静脉孔出颅。迷走神经干出颅后走行于颈动脉鞘内，在颈内静脉与颈内动脉或和颈总动脉之间的后方下行至颈根部，经胸廓上口入胸腔。在胸腔内，左迷走神经在左颈总动脉与左锁骨下动脉之间下行，越过主动脉弓前方，经左肺根后方下行至食管前面，构成左肺丛和食管前丛，继续下行延续为迷走神经前干；右迷走神经经右锁骨下动、静脉之间，沿气管右侧下降，经右肺根后方转至食管后面，构成右肺丛和食管后丛，继续下行延续为迷走神经后干。迷走神经前、后干向下伴食管穿膈的食管裂孔进入腹腔。迷走神经在颈部、胸部、腹部的主要分支如下：

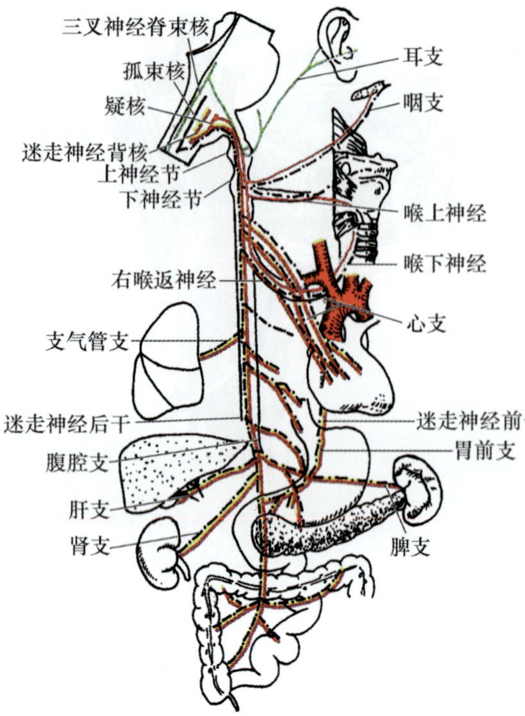

图 15-35 迷走神经纤维成分与分布

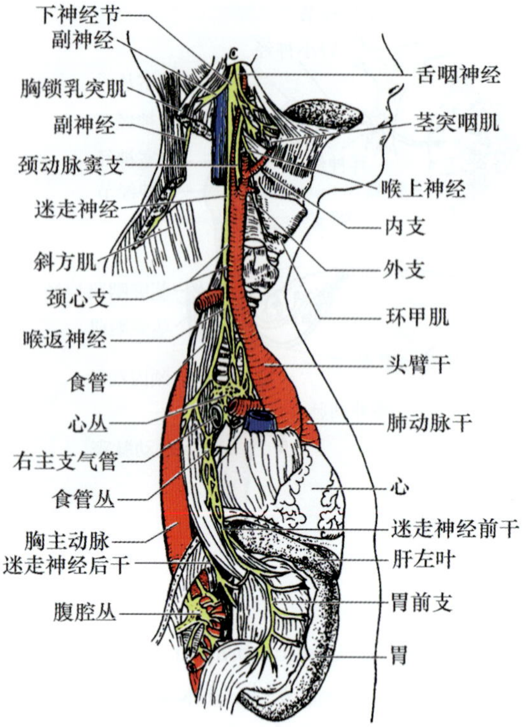

图 15-36 迷走神经与副神经

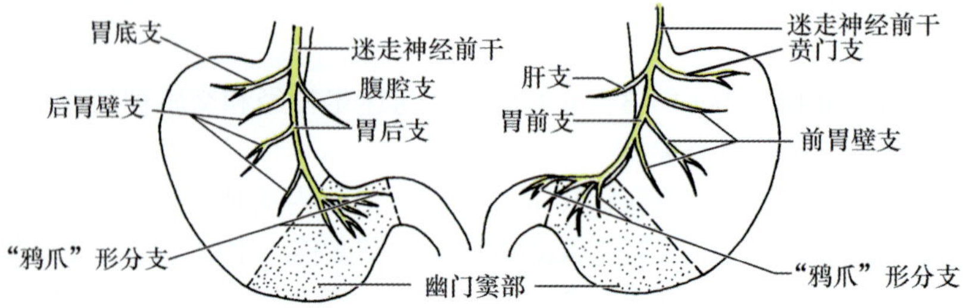

图 15-37 迷走神经在胃部分支示意图

1．喉上神经（superior laryngeal nerve） 沿颈内动脉内侧下行，于舌骨大角处分为内支和外支：内支伴喉上动脉穿甲状舌骨膜入喉腔，分布于声门裂以上的喉黏膜；外支支配环甲肌。

2．颈心支 有上、下两支，分别在喉上神经起点下方和第 1 肋上方分出。两支与交感神经一起构成心丛。由心丛分支分布于心传导系统、心肌和冠状动脉。上支有一支称主动脉神经或称减压神经，分布于主动脉弓壁内的压力感受器和化学感受器，感受血压变化和化学刺激。

3．喉返神经（recurrent laryngeal nerve） 左、右喉返神经均由迷走神经在胸部发出后返回至颈部，但二者返回部位有所不同。左喉返神经发自左迷走神经绕主动脉弓返回颈部；右喉返神经发自右迷走神经，勾绕右锁骨下动脉返回颈部。左、右喉返神经返回颈部均沿气管与食管间沟上行，其终支称喉下神经（inferior laryngeal nerve）。喉返神经的感觉纤维分布于声门裂以下的喉黏膜，运动纤维支配除环甲肌以外的全部喉肌。喉返神经在行程中还发出心支、气管支和食管支，分别参与心丛、肺丛、食管丛的构成。

喉返神经是支配喉肌的重要运动神经，在其入喉前与甲状腺下动脉及其分支互相交错，关系密切。在甲状腺手术钳夹或结扎甲状腺下动脉时，应避免损伤此神经。如喉上神经损伤，表现为误吞、发呛和声调降低；喉返神经一侧损伤可使声音嘶哑或发音困难；若两侧同时损伤，可引起失音、呼吸困难，甚至窒息。

4. 胃前支和肝支　为迷走神经前干的终支，在贲门附近发自迷走神经前干。胃前支沿胃小弯向右分布于胃前壁、幽门及十二指肠上部及胰头；肝支向右行于小网膜内，随肝固有动脉分布于肝、胆囊和胆道。

5. 胃后支和腹腔支　为迷走神经后干的终支，分布于胃后壁，腹腔支向右行至腹腔干附近与交感神经分支共同构成腹腔丛，此丛随腹腔干、肠系膜上动脉和肾动脉的分支分布于肝、胆、胰、脾、肾及结肠左曲以上的消化管。

十一、副神经

副神经（accessory nerve）（图 15-34，36）为运动性神经，由颅根和脊髓根两根汇合而成，分别发自副神经核和疑核，经颈静脉孔出颅，颅根加入迷走神经，支配咽喉肌；脊髓根支配胸锁乳突肌和斜方肌。一侧副神经损伤可导致同侧胸锁乳突肌和斜方肌瘫痪，出现头屈向健侧、面转向患侧、患侧不能耸肩；双侧瘫痪则不能仰头。

十二、舌下神经

舌下神经（hypoglossal nerve）（图 15-34）为运动性神经，由躯体运动纤维组成，起自舌下神经核，自延髓前外侧沟出脑，经舌下神经管出颅后，在颈内动、静脉之间下行至舌骨上方，呈弓形转向前内侧，沿舌骨舌肌的外侧进入舌内，支配全部舌内肌和舌外肌。一侧舌下神经损伤时，患侧舌肌瘫痪并萎缩，伸舌时，舌尖偏向患侧。

（杜淑华）

第三节　内脏神经

内脏神经（visceral nerves）主要分布于内脏、心血管和腺体，按性质可分为内脏运动神经和内脏感觉神经。内脏运动神经支配平滑肌、心肌的运动和腺体的分泌，以控制和调节人体的新陈代谢活动，因它不受人的意志支配，故又称自主神经（autonomic nerve）或植物神经（vegetative nerve）。内脏感觉神经将来自内脏、心血管等处的感觉冲动传入中枢，通过反射调节这些器官的活动，从而维持机体内、外环境的动态平衡，保障机体正常生命活动。

一、内脏运动神经

内脏运动神经（visceral motor nerve）和躯体运动神经都受大脑皮质和皮质下各级中枢的控制和调节，但二者在结构、功能和分布范围等方面存在较大差异：

1. 支配器官不同　躯体运动神经支配骨骼肌并受意志支配，而内脏运动神经支配平滑肌、心肌和腺体，不受意志直接控制。

2. 纤维成分不同　躯体运动神经只有一种纤维成分，内脏运动神经则有交感和副交感两种纤维成分，且多数内脏器官同时接受交感神经和副交感神经双重支配。

3. 神经元数目不同　躯体运动神经自低级中枢到骨骼肌只有一个神经元，而内脏运动神经由低级中枢到效应器需要经过二级神经元。第一级神经元称节前神经元（preganglionic neurons），胞体位于脑干和脊髓内，其轴突称节前纤维（preganglionic fiber）；第二级神经元称节后神经元（postganglionic neurons），胞体位于内脏运动神经节内，其轴突称节后纤维（postganglionic fiber），一个节前神经元可与多个节后神经元构成突触。

4．分布形式不同　躯体运动神经以神经干的形式分布，具有明显的节段性，而内脏运动神经的节后纤维常攀附于脏器或血管形成神经丛，由丛分支再至效应器。

5．神经纤维种类不同　躯体运动神经是比较粗的有髓纤维，而内脏运动神经是较细的薄髓（节前纤维）和无髓（节后纤维）纤维。

（一）交感神经（图 15-38，39，40，41）

交感神经（sympathetic nerve）分中枢部及周围部。

中枢部：低级中枢位于第 1 胸髓至第 3 腰髓节段的灰质侧柱内，因此交感神经也称为内脏神经的胸腰部。

周围部：由交感神经节、交感干和交感神经丛等组成。

1．交感神经节（sympathetic ganglia）　根据所处位置不同，分为椎旁神经节和椎前神经节。

椎旁神经节（paravertebral ganglia）即交感干神经节（ganglia of sympathetic trunk），位于脊柱两侧，每侧总数约 19～24 个，大小不等，形态不规则。

椎前神经节（prevertebral ganglia）位于脊柱前方、腹主动脉脏支的根部，包括成对的腹腔神经节、主动脉肾神经节以及单个的肠系膜上神经节、肠系膜下神经节。

2．交感干（sympathetic trunk）（图 15-40，41）位于脊柱两侧，由同侧椎旁神经节借节间支连成左右两条交感干，呈串珠状。交感干上达颅底，下至尾骨，于尾骨前面两干会合于单一的奇神经节（ganglion impar）。

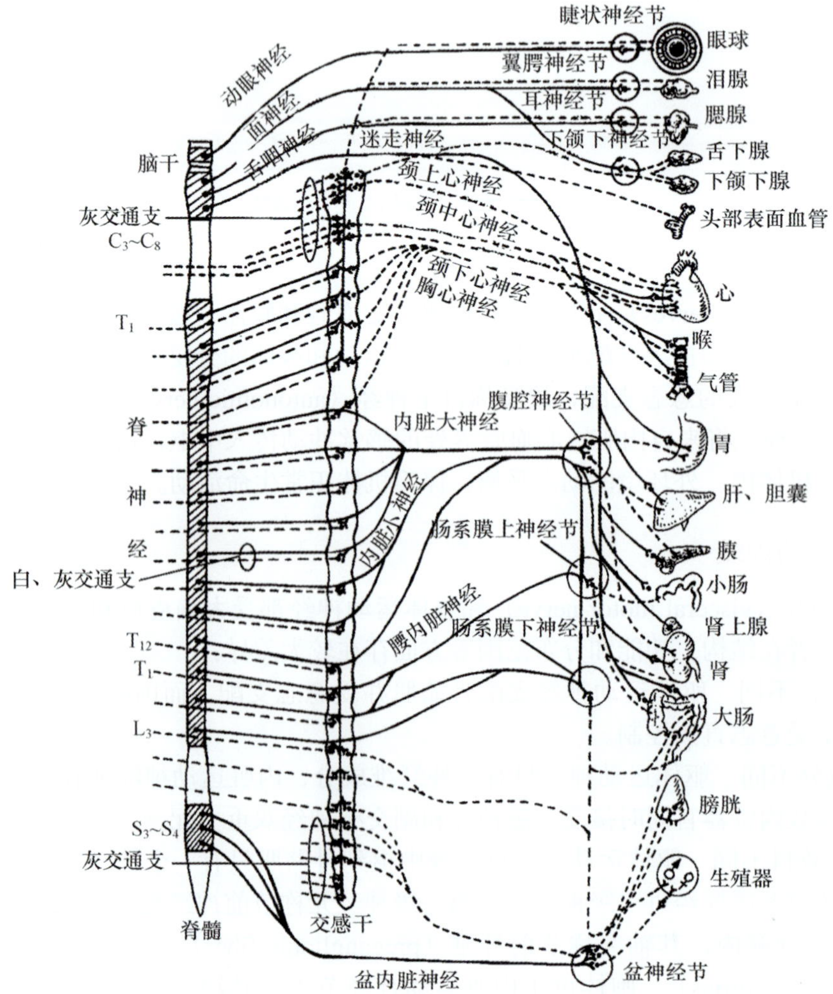

图 15-38　内脏运动神经概况

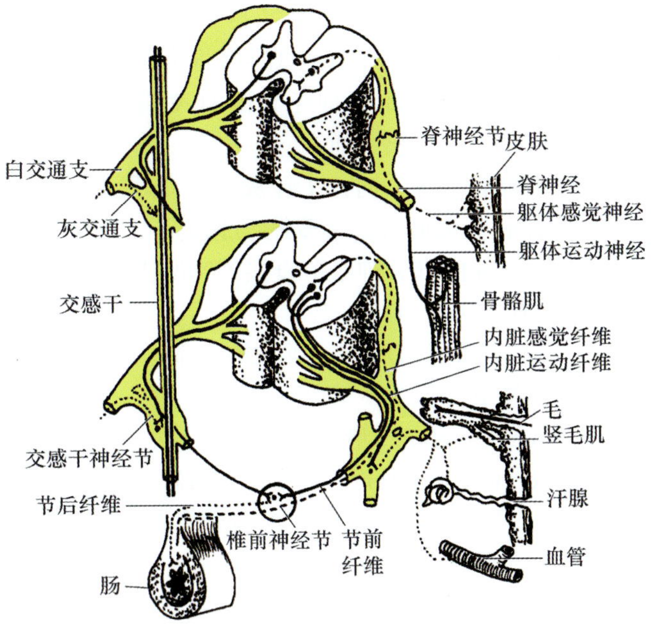

图 15-39　交感神经纤维走行模式图

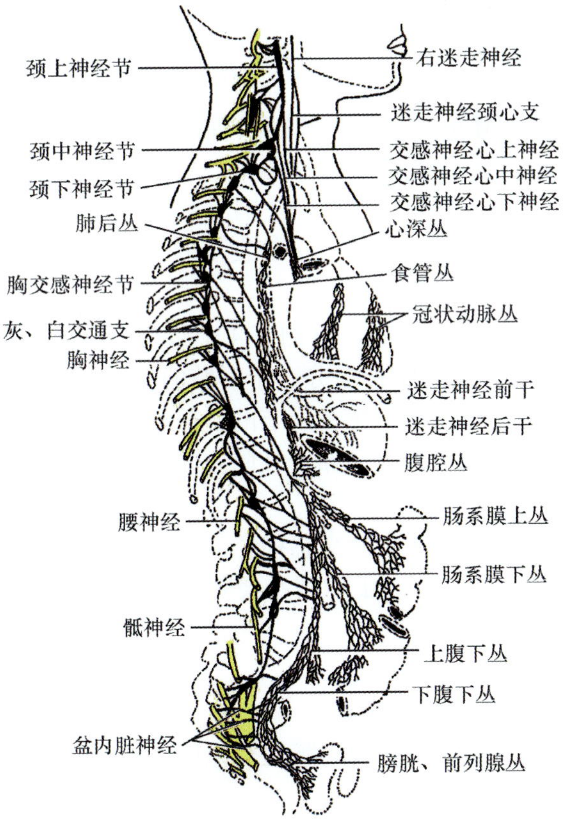

图 15-40　交感干及其分布模式图

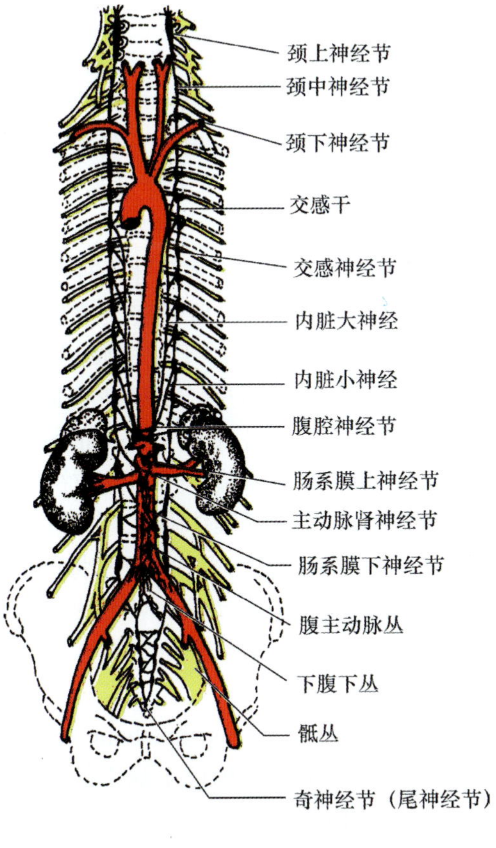

图 15-41　交感干全貌

3. 交通支（communicating branches）　椎旁神经节借交通支与相应的脊神经相连，交通支分白交通支和灰交通支：

（1）白交通支　仅存在于第 1 胸髓至第 3 腰髓各脊神经前支与相应的椎旁神经节之间，主要由脊髓灰质侧角发出的具有髓鞘的节前纤维构成，因髓鞘色亮发白，故称白交通支。

白交通支内的节前纤维，进入交感干后有 3 种去向：①终于相应的椎旁神经节；②在交感干内上行或下降，终止于上方或下方的椎旁神经节；③穿经椎旁神经节终于椎前神经节。

（2）灰交通支　灰交通支存在于全部椎旁神经节和 31 对脊神经之间，由椎旁神经节发出的节后纤维组成，多无髓鞘，色灰暗，故称灰交通支。

椎旁神经节发出的节后纤维也有 3 种去向：①经灰交通支返回脊神经，并随脊神经分布于头颈部、躯干和四肢的血管、汗腺和竖毛肌等；②攀附动脉走行，在动脉表面形成相应的神经丛，并随动脉分支到达所支配的器官；③由椎旁神经节直接到达所支配的器官。

4．交感神经的分布概况（图 15-40，41）

（1）颈部　颈交感干位于颈动脉鞘的后方、颈椎横突前方，一般每侧有 3 个神经节，即颈上神经节、颈中神经节和颈下神经节。

颈上神经节（superior cervical ganglion）最大，呈梭形，位于颈内动脉后方，第 1 ~ 3 颈椎横突前方。颈中神经节（middle cervical ganglion）最小，有时缺如，位于第 6 颈椎横突处。颈下神经节（inferior cervical ganglion）位于第 7 颈椎横突前方，常与第 1 胸神经节合并成颈胸神经节（cervicothoracic ganglion）（亦称星状神经节 stellate ganglion）。

颈交感干神经节发出的节后纤维分布如下：①经灰交通支返回 8 对颈神经，并随颈神经分支分布至头颈及上肢的血管、汗腺和竖毛肌等；②攀附于邻近动脉表面，随动脉分支而分布于头颈部的腺体（泪腺、唾液腺、口腔和鼻黏膜内的腺体）、瞳孔开大肌、竖毛肌和血管等；③颈上、中、下神经节分别发出心上、心中、心下神经和咽支至相应器官参与构成心丛和咽丛。

（2）胸部　胸交感干位于肋头的前方，每侧有 10 ~ 12 个胸交感神经节。胸交感干发出以下分支：①经灰交通支返回 12 对胸神经，并随其分布于胸腹壁血管、汗腺和竖毛肌等；②由上 5 对胸交感干神经节发出节后纤维，加入心丛、胸主动脉丛、食管丛和肺丛等；③内脏大神经（great splanchnic nerve）由穿过第 5 或第 6 ~ 9 胸交感干神经节的节前纤维组成，向下合成一干终于腹腔神经节；④内脏小神经（lesser splanchnic nerve），由穿过第 10 ~ 12 胸交感干神经节的节前纤维组成，主要终于主动脉肾神经节。由腹腔神经节、主动脉肾神经节等发出的节后纤维，分布于肝、胆、胰、脾、肾等实质性脏器和结肠左曲以上的消化管。

（3）腰部　腰交感干位于腰椎体前外侧与腰大肌内侧缘之间，每侧有 4 个腰交感神经节。腰交感干发出以下分支：①经灰交通支返回 5 对腰神经，并随腰神经分布于下肢的血管、汗腺、竖毛肌等；②腰内脏神经（lumbar splanchnic nerves），由穿经腰交感神经节的节前纤维组成，终于腹主动脉丛和肠系膜下丛的椎前神经节，换神经元后，节后纤维分布于结肠左曲以下的消化管及盆腔脏器，并有纤维伴随血管分布至下肢（图 15-42）。

（4）盆部　盆交感干位于骶骨前面、骶前孔内侧，有 2 ~ 3 个骶交感神经节和 1 个奇神经节（图 15-41，44）其分支有：①经灰交通支连于骶、尾神经，分布于下肢及会阴部的血管、汗腺及竖毛肌等；②一些小支加入盆丛，分布于盆腔器官。

（二）副交感神经

副交感神经（parasympathetic nerve）分为中枢部和周围部。

中枢部：低级中枢位于脑干的副交感神经核和骶髓第 2 ~ 4 节段的骶副交感核，所以说副交感神经也称内脏神经的颅骶部。

周围部：由副交感神经节和进出此节的节前、节后纤维等组成。副交感神经节（parasympathetic ganglia）多位于器官附近或器官壁内，故称器官旁节或器官壁内节。位于颅部副交感神经节较大，有睫状神经节、翼腭神经节、下颌下神经节及耳神经节等，位于其他部位的副交感神经节一般均较小。

1．颅部副交感神经（图 15-43）

（1）由中脑的动眼神经副核发出的节前纤维随动眼神经入眶，在睫状神经节换元后，节后

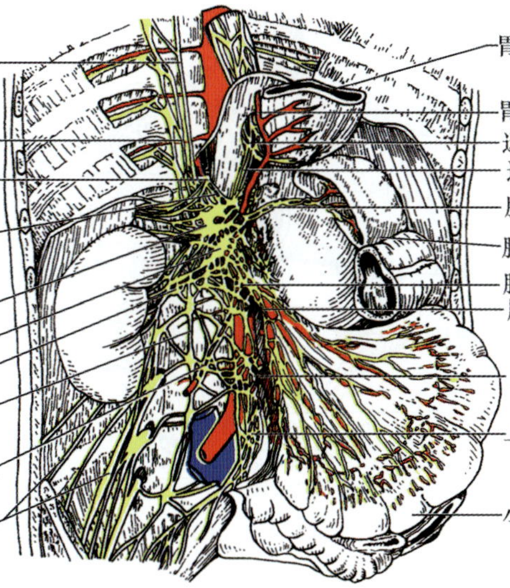

图 15-42　腹腔内的内脏神经丛

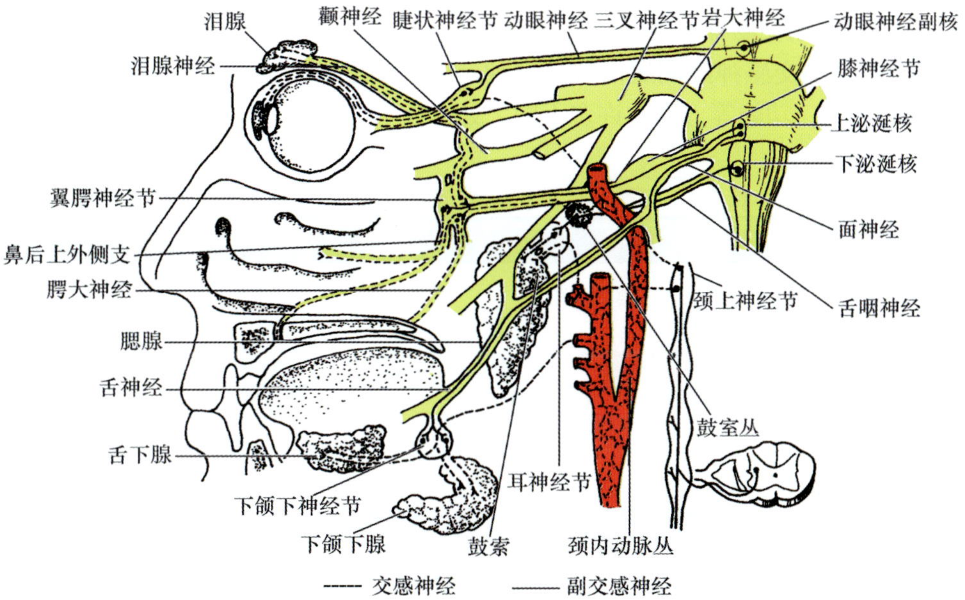

图 15-43　头部的自主神经

纤维支配瞳孔括约肌和睫状肌。

（2）由脑桥的上泌涎核发出的节前纤维加入面神经，一部分在翼腭神经节换元后，节后纤维分布于泪腺，另一部分节前纤维经鼓索，加入舌神经，至下颌下神经节换神经元，节后纤维分布于下颌下腺和舌下腺。

（3）由延髓的下泌涎核发出的节前纤维加入舌咽神经，并随其分支至耳神经节换神经元，其节后纤维分布于腮腺。

（4）由延髓的迷走神经背核发出的节前纤维加入迷走神经，并随其分支至胸、腹腔脏器附近的器官旁节或器官壁内节换神经元，节后纤维分布于胸、腹腔脏器（降结肠、乙状结肠和盆腔脏器除外）。

2．骶部副交感神经　由骶髓第 2～4 节段的骶副交感核发出的节前纤维加入骶神经，出骶前孔后离开骶神经，组成盆内脏神经（pelvic splanchnic nerves）加入盆丛，随盆丛分支至所支配脏器的器官旁节或器官壁内节换神经元，其节后纤维支配结肠左曲以下的消化管和盆腔脏器（图 15-44）。

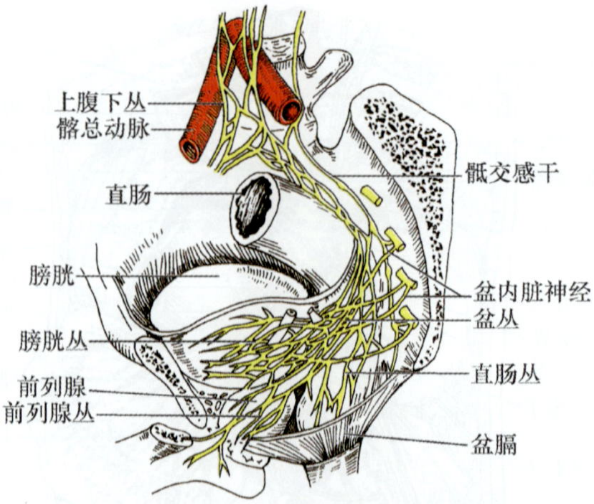

图 15-44 盆部的内脏神经丛

（三）交感神经与副交感神经的比较

1．交感神经和副交感神经同属内脏运动神经，它们常共同支配一个器官，但两者在来源、形态结构、分布范围、功能等方面有许多不同之处（表 15-2）。

表 15-2 交感神经和副交感神经的结构、分布比较

项目	交感神经	副交感神经
低级中枢位置	脊髓第 1 胸节至第 3 腰节侧角	脑干的内脏运动神经核，第 2 ~ 4 骶髓节段的骶副交感神经核
神经节的位置	脊柱两侧（椎旁节）	器官附近（器官旁节）
	脊柱前方（椎前节）	器官壁（壁内节）
节前纤维	短	长
节后纤维	长	短
分布范围	广泛（心肌、全身血管、腺体，胸、腹、盆内脏平滑肌，皮肤汗腺、竖毛肌，瞳孔开大肌）	局限（通常认为大部分血管、竖毛肌、汗腺和肾上腺髓质等均无副交感神经）

2．交感神经和副交感神经对绝大多数内脏是共同支配，但二者对同一器官所起的作用不同，交感神经的活动加强时，副交感神经的活动则减弱，机体表现为应激，出现心跳加快、血压升高、支气管扩张、瞳孔开大、消化活动受抑制等现象，表明机体的代谢加强、能量消耗加快，以适应环境的剧烈变化。相反，副交感神经的活动加强时，而交感神经却受抑制，机体处于安静或睡眠状态，因而出现心跳减慢、血压下降、支气管收缩、瞳孔缩小、消化活动增强，减少能量消耗，有利于体力的恢复和能量的储备，并促进生殖活动。交感和副交感神经互相协调统一，便于机体及时反应，以适应内、外环境的变化。交感神经和副交感神经对各系统的作用比较如表 15-3 所示。

二、内脏感觉神经

内脏器官除交感和副交感神经支配外，也有感觉神经分布。内脏感觉神经接受内脏的感觉冲动，并传到中枢，中枢通过内脏运动神经或通过神经-体液调节内脏器官的活动。

表 15-3 交感神经与副交感神经对各器官作用的比较

系统	器官	交感神经	副交感神经
消化系统	胃肠平滑肌	抑制蠕动	增强蠕动
	胃肠括约肌	收缩	舒张
呼吸系统	支气管平滑肌	舒张	收缩
泌尿系统	膀胱	壁内平滑肌舒张、括约肌收缩（排尿）	壁内平滑肌、收缩括约肌舒张（贮尿）
脉管系统	心脏	心率加快、收缩力加强	心率减慢、收缩力减弱
	冠状动脉	舒张	轻度收缩
	躯干、四肢的动脉	收缩	无作用
视器	瞳孔	散大	缩小
	泪腺	抑制分泌	增强分泌
皮肤	汗腺	促进分泌	无作用
	竖毛肌	收缩	无作用

（一）内脏感觉神经的传入途径

内脏感觉神经的胞体位于脑神经节或脊神经节内，其中枢突一部分随面神经、舌咽神经、迷走神经进入脑干，终止于孤束核；另一部分随交感神经及盆内脏神经进入脊髓，终于脊髓灰质后角，其周围突随面神经、舌咽神经、迷走神经分布于内脏器官和血管。

（二）内脏感觉神经的特点

1．内脏感觉纤维数目较少，直径较细，痛阈较高，正常内脏活动一般不引起主观感觉，较强烈的内脏活动才能引起内脏感觉。

2．内脏感觉传入途径较分散，即一个脏器的感觉纤维经过多个节段的脊神经进入中枢，而一条脊神经又包含来自几个脏器的感觉纤维。因此，内脏痛定位是模糊的，内脏痛呈弥散，定位不准确。

3．内脏对牵拉、膨胀、化学刺激、痉挛缺血刺激较敏感，而对切割、烧灼和冷热等刺激不敏感。

三、牵涉性痛及其发生机制

当机体某些内脏发生病变时，常在体表的一定区域产生感觉过敏或疼痛，这种现象称牵涉性痛。牵涉性痛可发生在患病器官附近的皮肤，也可发生在与患病器官相距较远的皮肤。如心绞痛时，常在左胸前区及左臂内侧皮肤感到钝痛；肝、胆疾患时，常在右颈部和右肩部有疼痛或感觉过敏（图 15-45，46）。了解各器官病变时牵涉性痛的发生部位，对内脏疾病的临床诊断有一定意义。

牵涉性痛的发生机制目前尚不清楚。一般认为，病变内脏和发生牵涉性痛的体表部位往往受同一节段脊神经支配，体表部位和病变内脏的感觉神经分别进入同一脊髓节段后角的内脏感觉接受区和躯体感觉接受区，并在脊髓后角内密切联系，从患病内脏传来的冲动可扩散或影响到邻近的躯体感觉神经元，从而产生牵涉性痛。一个脊神经节神经元的周围突分叉到躯体部和内脏器官，是牵涉性痛机制的形态学基础。

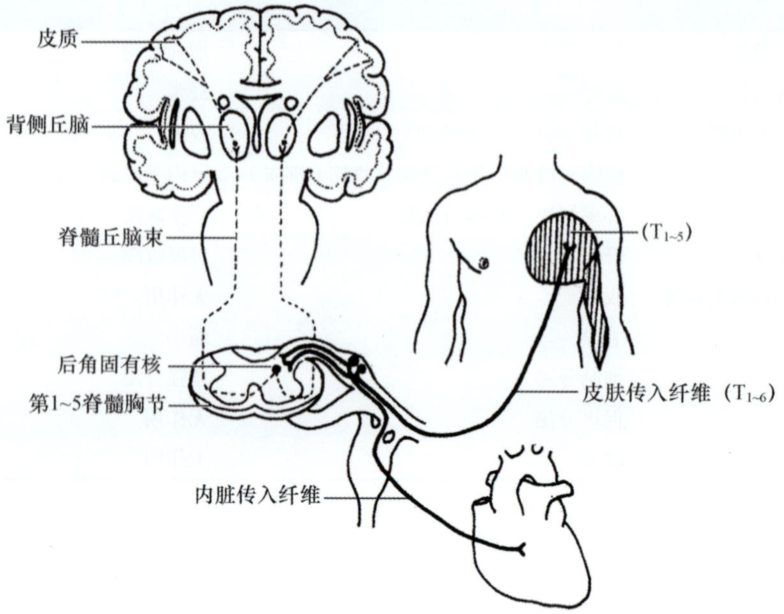

图 15-45 心传入神经与皮肤传入神经的关系

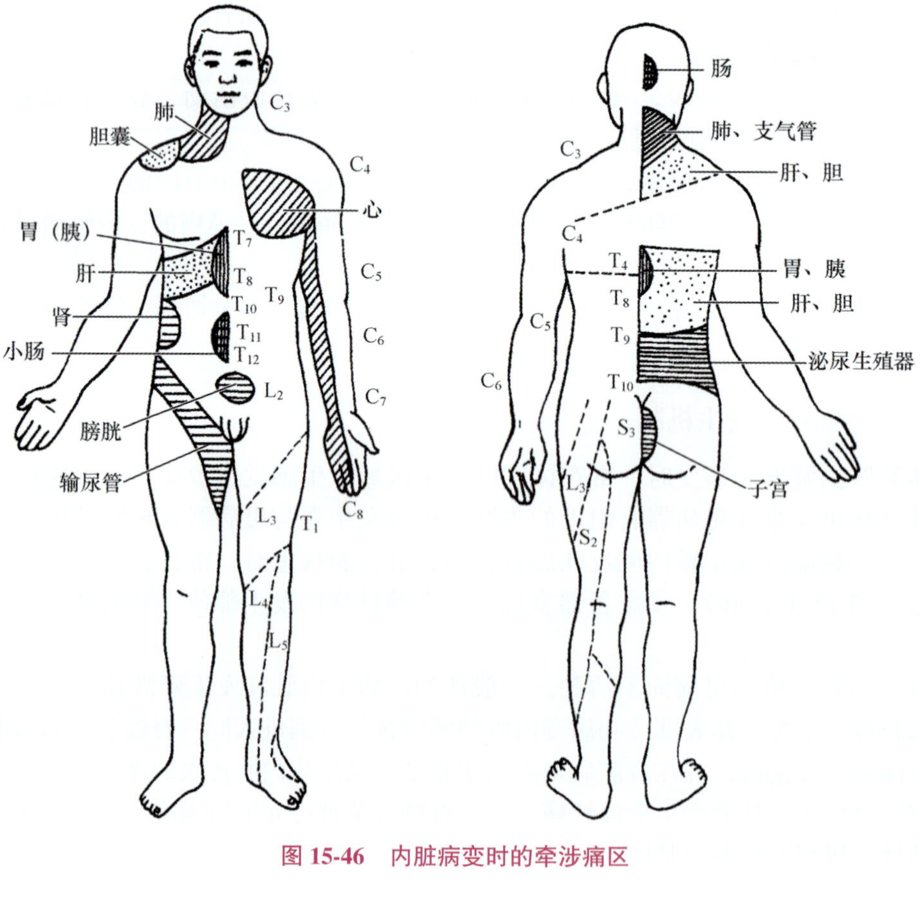

图 15-46 内脏病变时的牵涉痛区

知识链接

1．**三叉神经痛**　三叉神经痛是指三叉神经分布区域内阵发性剧烈疼痛，包括前额、头皮、眼、鼻、唇、脸颊、上颌、下颌在内的面部神经痛。病人面部某个区域可能特别敏感，稍加触碰即引起疼痛发作，如上下唇、鼻翼外侧、舌侧缘等，这些区域称之为“触发点”。此外，在三叉神经的皮下分支穿出骨孔处，常有压痛点。发作期间面部的机械刺激，如说话、进食、洗脸、剃须、刷牙、打呵欠、甚至微风拂面皆可诱致疼痛发作，病人因而不敢大声说话、洗脸或进食，严重影响病人生活，甚至导致营养状况不良，有的产生消极情绪。临床上对症状严重、药物控制无效的患者，可考虑三叉神经阻断术。

2．**神经纤维瘤**　是源发于神经主干或末梢的神经纤维髓鞘细胞及神经束膜细胞的良性肿瘤。呈圆或梭状硬性肿物，或呈多发性小结节、局限性脂肪瘤样包块等。该病多见于皮肤组织，也可发生在胸、腹腔和颅腔内。多发性是其最常见的病理特点，如多发性皮肤纤维瘤。表浅的神经纤维瘤有包膜，不发生恶变，属良性肿瘤。然而，由于该病可使多系统、多器官受累，尤其是发生在中枢神经系统时，常可导致严重而复杂的临床表现。如双侧听神经瘤、胶质瘤等。目前对该病的治疗方法只有依靠手术切除，但是往往难以彻底根治。

（王焕文）

第十六章　神经系统的传导通路

学习目标

1．掌握：躯干、四肢深感觉和精细触觉传导通路的组成，各级神经元胞体的位置和纤维束的名称，丘系交叉的水平和皮质投射区；躯干、四肢及头面部浅感觉传导通路的组成，各级神经元胞体的位置和纤维束的名称，丘系交叉的水平和皮质投射区；皮质脊髓束的发起及终止越边的情况；皮质核束的发起及对脑神经核的控制概况；视觉传导路的组成，瞳孔对光反射通路的组成及检查；上、下运动神经元的概念及损伤后的临床表现。

2．熟悉：传导听觉传导通路的概况；锥体外系的概念及功能。

神经系统的传导通路是指大脑皮质与周围感觉器或效应器之间的联系通路，简称传导通路。自感受器经周围神经传入至大脑皮质的感觉中枢的神经通路称感觉（上行）传导通路 [sensory (ascending) pathway]；自大脑皮质运动中枢将神经冲动传出至效应器的神经通路称运动（下行）传导通路 [motor (descending) pathway]。感觉或运动传导通路均是复杂反射弧的一部分。

第一节　感觉传导通路

一、本体感觉传导通路

躯干四肢本体感觉又称深感觉，是指肌、腱、关节所处的位置觉、运动觉和震动觉。与深感觉一同传导的属于浅感觉的精细触觉（辨别两点间距离及物体纹理的粗细等）。该传导通路由三级神经元组成（图 16-1）。

第一级神经元胞体在脊神经节内，其周围突分布于肌、腱、关节等深感受器及皮肤的精细触觉感受器，中枢突经脊神经后根的内侧部入脊髓后索。其中，来自第 4 胸节以上的纤维行于后索的外侧部形成楔束；来自第 5 胸节以下的纤维于后索的内侧部形成薄束。两束分别终止于延髓的薄束核和楔束核。

第二级神经元的胞体在薄束核及楔束核内。此两核发出的第二级纤维在延髓中央灰质的腹侧，在中线上与对侧的纤维交叉，称为内侧丘系交叉，交叉后的纤维折转向上，形成内侧丘系，止于背侧丘脑的腹后外侧核。

第三级神经元的胞体在背侧丘脑腹后外侧核，它发出第三级纤维参与组成丘脑中央辐射（丘脑皮质束），经内囊后肢投射到中央后回的中、上部和中央旁小叶后部。

此通路若在脊髓受损，患者闭眼时，不能确定同侧各关节的位置和运动方向（身体易倾倒）及皮肤的两点距离等；若在内侧丘系或其以上部位受损，则功能障碍在对侧。

二、痛、温度觉和粗触觉传导通路

浅感觉一般是指皮肤的感觉，包括痛觉、温度觉与触觉（精细触觉传导通路已于前述，此处仅指粗触觉），其传导通路也由三级神经元组成（图 16-2）。

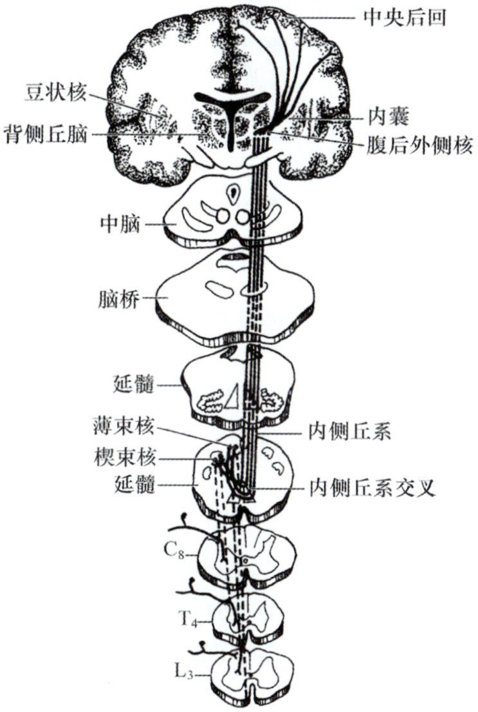

图 16-1　本体感觉传导通路

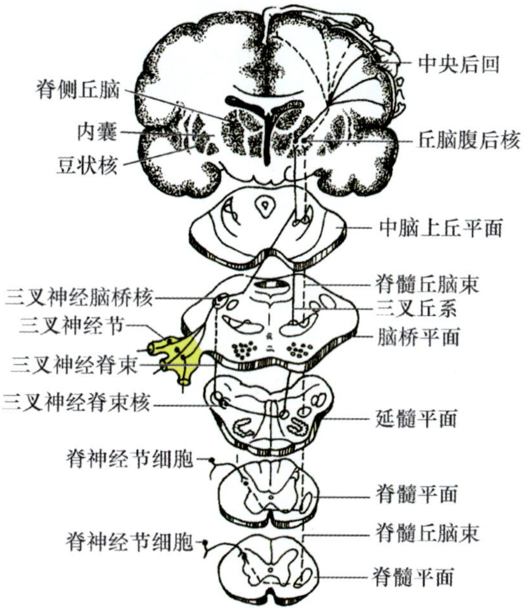

图 16-2　痛、温度觉和粗触觉传导通路

第一级神经元为脊神经节细胞。其周围突随脊神经分布于躯干和四肢皮肤内的浅感受器，中枢突经脊神经后根进入脊髓后索，上升 1～2 个脊髓节段后终止于灰质后角固有核。

第二级神经元的胞体主要位于脊髓灰质后角固有核。由此发出的纤维经白质前连合交叉至对侧的外侧索和前索内，其中传导痛觉与温度觉的纤维组成脊髓丘脑侧束，传导粗触觉、压觉冲动的纤维组成脊髓丘脑前束。两束分别经脊髓白质的外侧索及前索上行至脑干后合成脊髓丘系，终止于背侧丘脑的腹后外侧核。

第三级神经元的胞体位于背侧丘脑的腹后外侧核。其发出的纤维参与组成丘脑中央辐射（丘脑皮质束），经内囊后肢投射到大脑皮质中央后回的中、上部和中央旁小叶后部。

若脊髓半横断损伤，则出现损伤平面下 1～2 个节段的对侧肢体浅感觉丧失。

三、视觉传导通路

1．视觉传导通路（图 16-3）　视觉感受器是位于眼球视网膜上的视锥细胞和视杆细胞。视觉传导的第一级神经元是视网膜上的双极细胞，第二级神经元为视网膜的节细胞。节细胞的轴突在视神经盘处集中形成视神经，经视神经管入颅后形成视交叉，交叉后延为视束。在视交叉中，来自两眼视网膜鼻侧半的纤维交叉，来自两眼视网膜颞侧半的纤维不交叉，因此，一侧视束含有来自两眼视网膜的纤维，即左侧视束含有来自左眼视网膜颞侧半及右眼视网膜鼻侧半的纤维；右侧视束则含有来自右眼视网膜颞侧半及左眼视网膜鼻侧半的纤维。视束大部分纤维终止于外侧膝状体。小部分纤维经上丘臂终止于上丘和顶盖前区。上丘发出的纤维构成顶盖脊髓束，用以完成视觉反射。顶盖前区则参与完成瞳孔的对光反射。第三级神经元的胞体在外侧膝

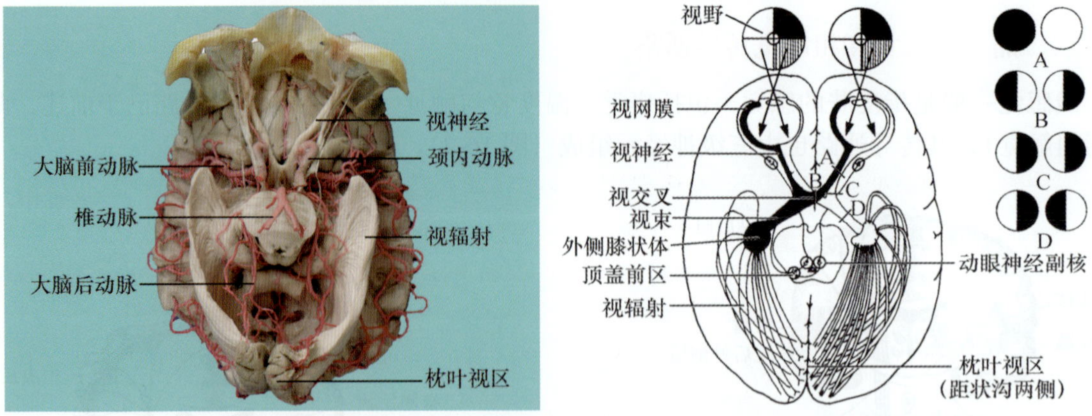

图 16-3 视觉传导通路和瞳孔对光反射通路

状体核，发出纤维组成视辐射（optic radiation），经内囊后肢后部投射到枕叶距状沟周围的皮质视觉区，产生视觉。

当眼球固定向前平视时，所能看到的空间范围叫视野。由于眼球屈光装置对光线的折射作用，鼻侧半视野的光线投射至颞侧半视网膜上，颞侧半视野的光线投射至鼻侧半视网膜上，上半视野的光线投射到下半视网膜上，下半视野的光线则投射到上半视网膜上。

视觉传导通路的不同部位发生损伤时，其视野缺损也各不相同。①一侧视神经损伤，可致患侧眼视野全盲；②视交叉中间部交叉纤维损伤（如垂体瘤），出现双眼视野颞侧偏盲；③一侧视交叉外侧部（不交叉纤维）损伤（如颈内动脉瘤），引起视野鼻侧偏盲；④一侧视束及以上部位（外侧膝状体、内囊、视觉中枢）损伤，表现为患侧眼视野鼻侧偏盲，健侧眼视野颞侧偏盲，称双眼视野对侧同向性偏盲。

2．瞳孔对光反射通路　光照一侧瞳孔时，引起两侧瞳孔同时缩小的反应称为瞳孔对光反射。对光反射通路是由视网膜起始，经视神经、视交叉、视束（小部分纤维），再经上丘臂到达顶盖前区（为位于上丘与间脑交界处的小区域灰质），此区发出纤维止于两侧的动眼神经副核。动眼神经副核发出副交感神经节前纤维经动眼神经到睫状神经节更换神经元，节后纤维支配瞳孔括约肌和睫状肌，引起双侧瞳孔缩小。

当一侧动眼神经受损时，由于反射通路的传出部分中断，光照不能引起患侧眼的瞳孔缩小，即患侧眼的对光反射消失。当一侧视神经受损时，由于反射通路的传入部分中断，光照患侧眼球时，不能引起双侧瞳孔缩小；但当光照健侧眼球时，双侧瞳孔缩小。

四、听觉传导通路

听觉传导通路（图 16-4）的第一级神经元为蜗神经节的双极细胞，其周围突分布于内耳螺旋器，中枢突组成第Ⅷ对脑神经中的蜗神经根，在延髓、脑桥交界处入脑止于蜗神经核。第二级神经元胞体在蜗神经核。它发出的纤维中大部分在脑桥内交叉，组成斜方体，然后折向上行称外侧丘系。小部分不交叉的纤维进入同侧的外侧丘系。外侧丘系中的大部分纤维止于下丘（其深面

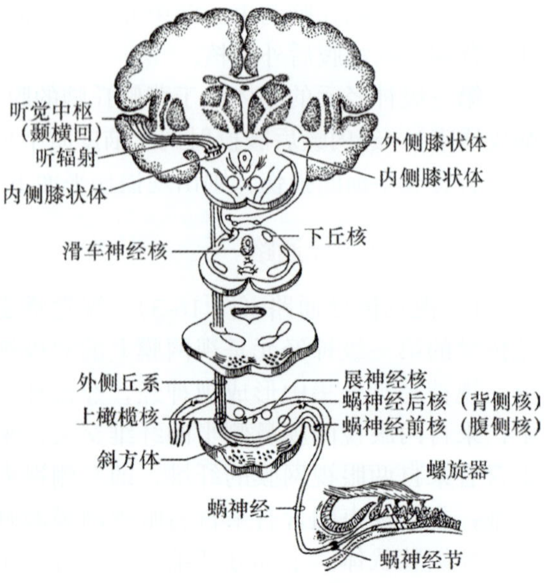

图 16-4 听觉冲动传导通路

的下丘核为第三级神经元）。下丘发出的纤维经下丘臂至内侧膝状体（其深面的内侧膝状体核即为第四级神经元）。内侧膝状体发出的纤维组成听辐射（acoustic radiation），经内囊后肢后方投射到颞横回。

由于外侧丘系传递左、右两耳的听觉信息，所以一侧外侧丘系及其以上的听觉传导通路受损，不会引起明显的听觉障碍，但损伤蜗神经或蜗神经核或内耳，则引起患侧听觉障碍。

第二节　运动传导通路

运动传导通路是指大脑皮质发出的神经冲动传至骨骼肌的神经通路。包括锥体系（pyramidal system）和锥体外系（extrapyramidal system）两部分，锥体系起着主导作用，锥体外系对锥体系起辅助作用，两者在功能上相互协调，共同完成各种复杂的随意运动。

一、锥体系

主要包括上运动神经元（upper motor neurons）和下运动神经元（lower motor neurons）。上运动神经元的胞体位于中央前回和中央旁小叶前部皮质内的巨型锥体细胞和其他类型的锥体细胞以及额、顶叶部分区域的锥体细胞，它们发出的轴突经内囊下行达脑干，大部分纤维在延髓腹侧聚集于锥体，故称锥体束。锥体束中的部分纤维先后终止于脑干内的脑神经躯体运动核，这些纤维称皮质脑干（核）束；大部分纤维下行入脊髓，逐节终止于脊髓前角躯体运动核，这些纤维称皮质脊髓束。

下运动神经元的胞体位于脊髓前角躯体运动核和脑干内的脑神经躯体运动核，脊髓前角躯体运动核与脑神经躯体运动核发出的轴突分别构成脊神经和脑神经中的躯体运动纤维，随脊神经和脑神经的分支布于躯干、四肢及头面部的骨骼肌，司骨骼肌的随意运动。

（一）皮质脊髓束

由中央前回中、上部和中央旁小叶前部的锥体细胞轴突聚集而成，经内囊后肢的前部、中脑大脑脚底、脑桥基底部达延髓形成锥体。于锥体下部，约 4/5 的纤维交叉到对侧，形成锥体交叉。交叉后的纤维下行于对侧脊髓外侧索内，形成皮质脊髓侧束，此束沿途发出侧支终止于同侧脊髓前角外侧核，支配四肢肌。小部分未经交叉的纤维在脊髓前索内下行，至上胸节脊髓灰质前角，称皮质脊髓前束，该束中的大部分纤维仍逐节经白质前连合交叉至对侧前角内侧核，小部分纤维不交叉逐节终止于同侧前角内侧核，支配躯干肌的运动。故躯干肌受双侧大脑皮质支配，而四肢肌只受对侧支配（图 16-5）。

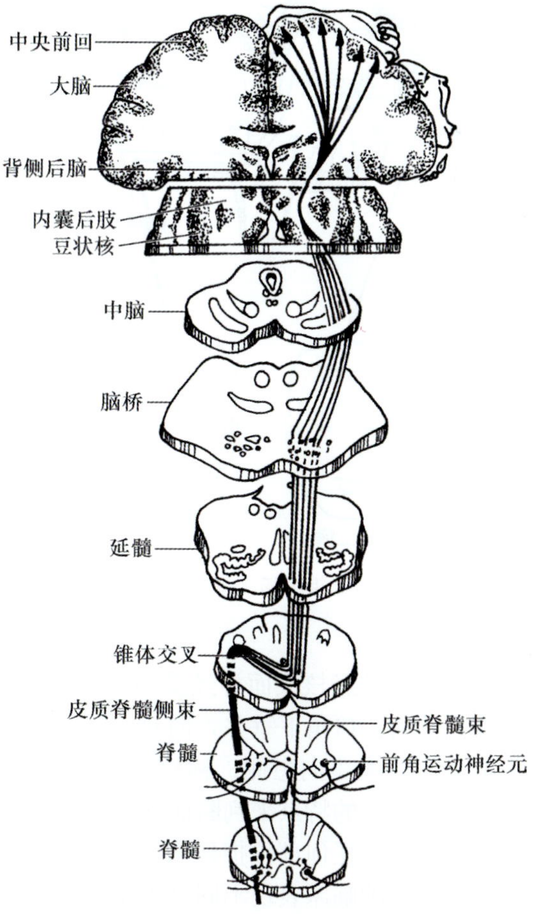

图 16-5　皮质脊髓束

（二）皮质核束

主要由中央前回下部的锥体细胞轴突聚集组成皮质核束，经内囊膝下行至脑干，沿途分出纤维先后终止于各脑神经躯体运动核。大多数脑神经躯体运动核（包括面神经核上部）接受双侧皮质核束的纤维支配，仅面神经核下部（支配面下部面肌）和舌下神经核（支配舌肌）只接受一侧（对侧）皮质核束的纤维支配（图 16-6）。

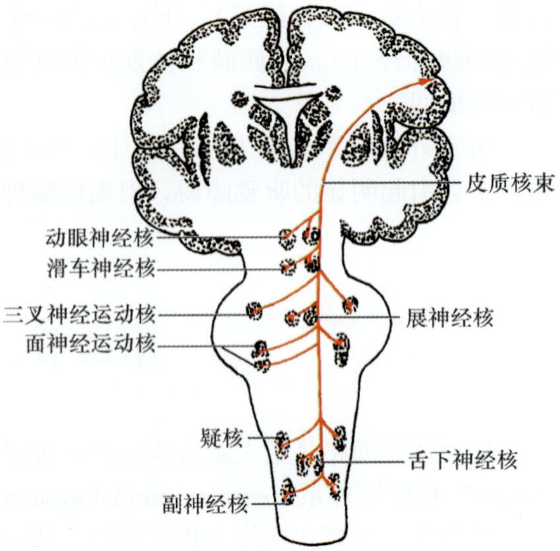

图 16-6　皮质核束

皮质核束损伤引起的骨骼肌瘫痪称核上瘫（supranuclear paralysis）。由于大多数的脑神经躯体运动核接受两侧皮质核束的纤维，其所支配的骨骼肌并不瘫痪，仅出现对侧面下部（睑裂以下）的面肌与对侧舌肌瘫痪。表现为病灶对侧鼻唇沟变浅或消失、口角低垂并向病灶侧偏斜、伴有流涎、不能做鼓腮、露齿及吹口哨等动作（图 16-7）。伸舌时舌尖偏向病灶对侧（图 16-8）。

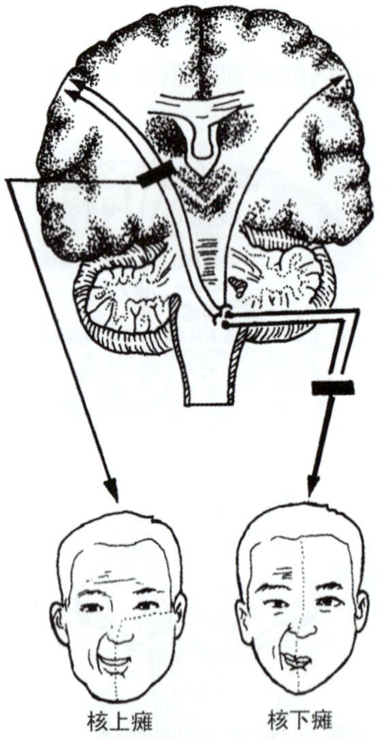

图 16-7　面神经核上瘫与核下瘫

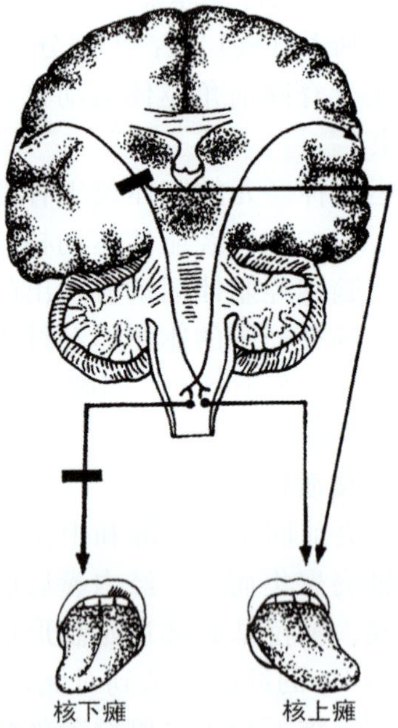

图 16-8　舌下神经核上瘫与核下瘫

一侧面神经核或面神经受损，可致病灶侧所有面肌瘫痪，表现为患侧额纹消失、不能闭眼、鼻唇沟消失、口角下垂并歪向对侧。一侧舌下神经核或舌下神经损伤，可致患侧舌肌瘫痪，表现为伸舌时舌尖歪向患侧，称核下瘫（infranuclear paralysis）。因此，临床上可根据面肌瘫痪范围结合舌肌瘫痪的特点来判断面肌与舌肌的核上瘫或核下瘫。

锥体系的任何部位损伤均可引起其支配区的骨骼肌随意运动障碍，即瘫痪。但上、下运动神经元损伤后的临床表现不同（表 16-1）。

表 16-1　上、下运动神经元瘫的比较

项　目	上运动神经元瘫	下运动神经元瘫
损伤部位	皮质运动区、锥体系	脊髓灰质前角、脑干躯体运动核及二者的轴突
瘫痪范围	较广泛，全肌群瘫	较局部，单一或几块肌瘫
肌张力	增高	减退
肌萎缩	无或废用性肌萎缩	明显，早期可出现
反　射	腱反射亢进，浅反射消失	腱反射、浅反射均消失
病理反射	有	无

二、锥体外系

锥体系以外影响和控制躯体运动的一切传导通路统称为锥体外系。在种系发生上较为古老，结构远较锥体系复杂。锥体外系涉及许多结构，如大脑皮质、纹状体、背侧丘脑、底丘脑、中脑顶盖、红核、黑质和其他脑干神经核团、网状结构以及小脑等。在复杂的神经通路中，主要有皮质 - 纹状体 - 苍白球系和皮质 - 脑桥 - 小脑系两个环路。

（一）皮质 - 新纹状体 - 苍白球 - 皮质环路

由大脑皮质额、顶叶发出的纤维经内囊直接或间接通过背侧丘脑终止于新纹状体，后者发出的纤维终止于苍白球，苍白球发出纤维分别止于背侧丘脑腹前核、腹外侧核以及红核、黑质和网状结构等处。背侧丘脑腹前核和腹外侧核发出的纤维经内囊前肢投射到额叶皮质的躯体运动中枢，以修正大脑皮质对运动的调节。由红核和网状结构发出的纤维分别组成红核脊髓束与网状脊髓束下行至脊髓，终止于脊髓灰质前角，再由脊神经将神经冲动传递给骨骼肌，主要用于调节肌张力（图 16-9）。

（二）皮质 - 脑桥 - 小脑 - 皮质环路

起自大脑皮质额叶及顶、枕、颞叶的纤维分别组成额桥束与顶枕颞桥束经内囊的前肢和后肢下行终止于脑桥核，脑桥核发出纤维交叉至对侧组成小脑中脚终止于新小脑皮质。由小脑皮质发出纤维经齿状核换元，后者发出纤维经小脑上脚出小脑，交叉后小部分纤维终止于红核，大部分纤维止于背侧丘脑腹前核与腹外侧核，此两核再发出纤维投射到额叶皮质，借此环路小脑对大脑皮质发出的运动冲动进行调整。由红核发出的纤维参与组成红核脊髓束，经交叉后到达脊髓前角，再由脊神经将神经冲动传递给躯干、四肢的骨骼肌，以调节其张力（图 16-10）。

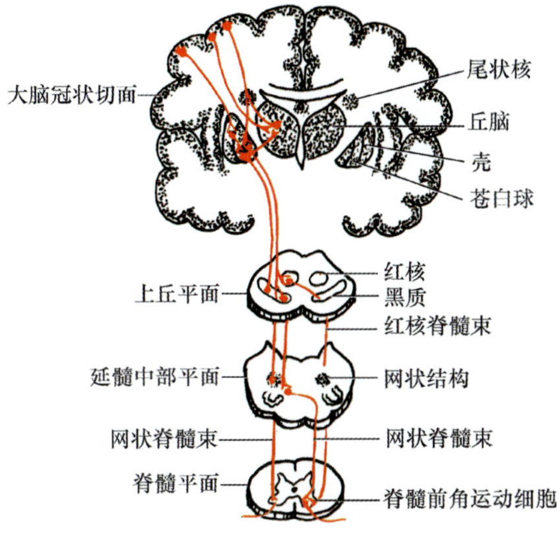

图 16-9　皮质 - 新纹状体 - 苍白球 - 皮质环路

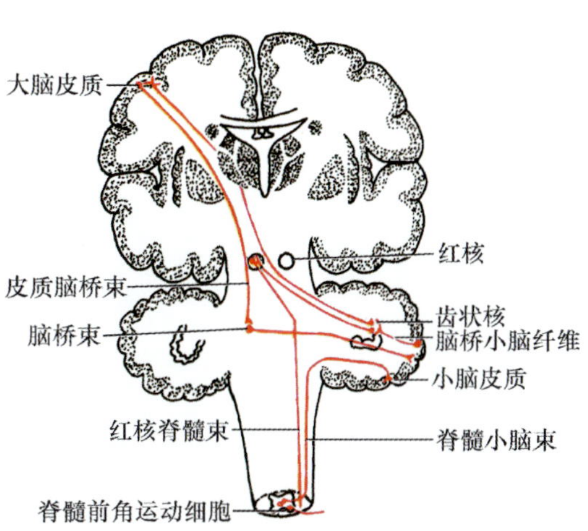

图 16-10　皮质 - 脑桥 - 小脑 - 皮质环路

锥体外系的主要功能是调节肌张力，协调肌肉活动，维持和调整体态姿势，进行习惯性、重复性或节律性的动作以及反馈调节锥体系所发动的随意运动。

知识链接

1. **脑神经核上瘫** 如果一侧上运动神经元（皮质核束或其起始区锥体细胞）受损，可产生对侧眼裂以下的面肌和对侧舌肌瘫痪，表现为对侧鼻唇沟变浅或消失、口角低垂，嘴歪向病灶侧，流口水，不能做鼓腮、露齿和吹哨等动作，伸舌时舌尖偏向病灶对侧。此种瘫痪，因损伤发生在脑神经核以上，所以又叫核上瘫。其余的面肌、眼肌、咀嚼肌、咽喉肌、胸锁乳突肌和斜方肌因还能接受健侧的神经冲动，故不发生瘫痪。

2.**脑神经核下瘫** 如果下运动神经元（脑神经运动核及其轴突组成的脑神经运动纤维）损伤引起的瘫痪为核下瘫。面神经核下瘫的特点是损伤的同侧所有面肌瘫痪，表现为额横纹消失，眼不能闭，口角下垂，鼻唇沟消失等。舌下神经核下瘫的特点是病灶侧全部舌肌瘫痪，表现为伸舌时，舌尖偏向病灶侧。

（廖建军）

第十七章　脑和脊髓的被膜、血管及脑脊液循环

学习目标

1. 掌握：硬脑膜的结构特点及其形成的结构和功能；蛛网膜下隙的概念；硬脊膜的附着及硬脊膜外隙的位置、特点及临床意义；脑脊液及其循环途径和功能；脑和脊髓的动脉来源和分布概况；大脑动脉环的组成及意义；颈内动脉、基底动脉的主要分支和分布。

2. 熟悉：软脑膜和软脊膜的概况；脑静脉的回流。

第一节　脑和脊髓的被膜

脑和脊髓的表面包有3层被膜，由外向内依次是硬膜（dura mater）、蛛网膜（arachnoid mater）和软膜（pia mater），它们对脑和脊髓起着保护和支持作用。

一、硬膜

厚而坚韧，由致密结缔组织构成，包裹脊髓的称硬脊膜（spinal dura mater），包被脑外面的称硬脑膜（cerebral dura mater）。

（一）硬脊膜

呈管状包裹脊髓及脊神经根（图17-1），上端附着于枕骨大孔的边缘，向上与硬脑膜相延续。向下在第2骶椎水平管腔变细，包裹终丝，末端附于尾骨。硬脊膜与椎管内面的骨膜之间有一窄腔，称硬膜外隙（epidural space）。腔隙内除有脊神经根通过外，还充填疏松结缔组织、脂肪和椎内静脉丛，腔隙略呈负压。临床上可将麻醉药注入此隙行硬膜外麻醉以阻滞脊神经根的神

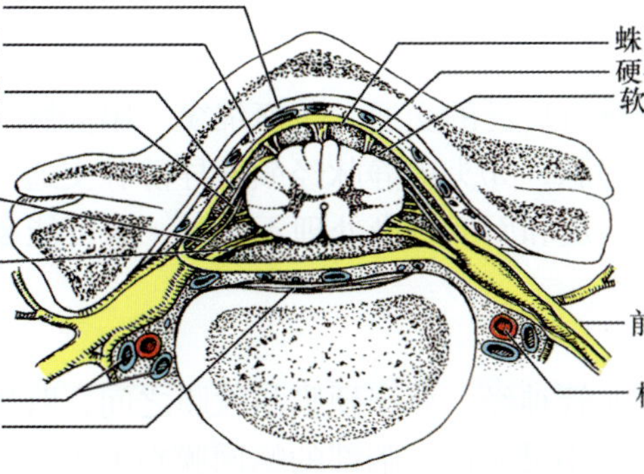

图17-1　脊髓的被膜

经传导。硬脊膜在椎间孔处移行于脊神经外膜。

（二）硬脑膜

由颅骨内面的骨膜与硬膜紧密结合构成（图 17-2）。其与颅盖的连接较疏松，易于剥离，当颅顶外伤时，易形成硬膜外血肿而压迫脑。硬脑膜与颅底骨结合紧密，故颅底骨折时，硬脑膜易被撕裂，若同时伴有蛛网膜破裂及血管断裂，脑脊液或血液可经鼻腔或耳流出，形成鼻漏或耳漏。

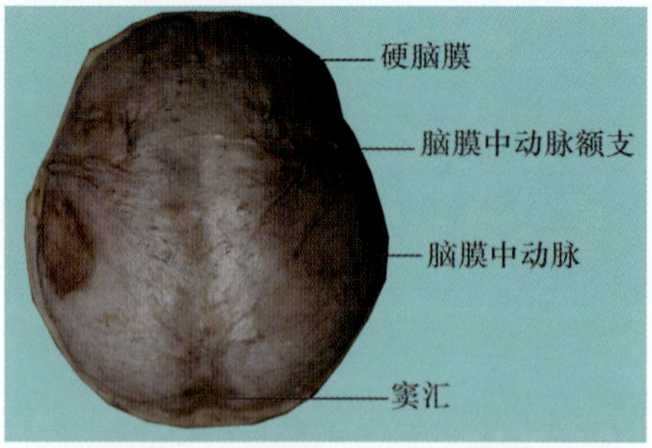

图 17-2　硬脑膜及硬脑膜窦

硬脑膜的内层在某些部位折叠形成双层板状结构（称隔幕），伸入到脑的各部之间，对脑具有保护、固定和承托作用。重要的隔幕结构有：①大脑镰（cerebral falx）呈镰刀形，伸入大脑纵裂内，其下缘游离于胼胝体的上方，前端附于鸡冠，后端连于小脑幕的上面。②小脑幕（tentorium of cerebellum）形似幕帐，伸入大脑横裂内。其后外侧缘附于枕骨内面的横窦沟及颞骨岩部上缘，小脑幕的前内侧缘游离凹陷形成小脑幕切迹。切迹与鞍背之间形成一环形孔，称小脑幕裂孔，孔内有中脑通过。当颅内压增高时，位于小脑幕切迹上方的海马旁回和钩可能被挤入小脑幕切迹下方，形成小脑幕切迹疝或称颞叶钩回疝而压迫中脑的大脑脚与动眼神经，引起一侧瞳孔散大、眼球外斜等相应体征。

硬脑膜在某些部位内、外两层分开，内面衬以内皮细胞，形成含有静脉血液的封闭管道称硬脑膜窦（sinuses of dura mater）。主要的硬脑膜窦有：①上矢状窦（superior sagittal sinus）：位于大脑镰的上缘，向后汇入窦汇。②下矢状窦（inferior sagittal sinus）：位于大脑镰的下缘，向后开口于直窦。③直窦（straight sinus）：位于大脑镰与小脑幕相接处的深面，由大脑大静脉和下矢状窦汇合而成，向后通窦汇。④窦汇（confluence of sinuses）：位于横窦、上矢状窦和直窦连接处。⑤横窦（transverse sinus）：成对，位于小脑幕后外侧缘附着处的枕骨横窦沟内。⑥乙状窦（sigmoid sinus）：成对，位于乙状窦沟内，为横窦的延续，乙状窦向前下经颈静脉孔续接颈内静脉。⑦海绵窦（cavernous sinus）：位于蝶骨体的两侧（图 17-3），为硬脑膜两层之间的不规则腔隙，腔内有许多小梁，形似海绵。颈内动脉及展神经于窦腔内侧壁穿过，在窦的外侧壁内，自上而下有动眼神经、滑车神经、眼神经及上颌神经通过。因此海绵窦的病变，可累及上述诸结构而出现相应的临床症状（海绵窦综合征）。硬脑膜窦血流向如下：

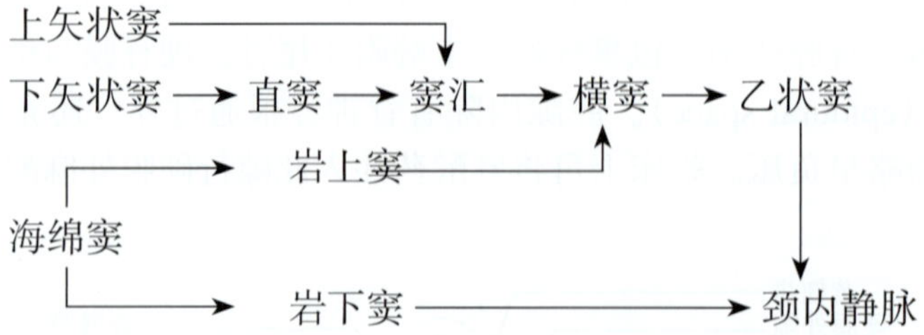

硬脑膜静脉窦与颅外静脉有广泛的交通。①海绵窦→眼静脉→内眦静脉→面静脉。②海绵窦→翼静脉丛→面深静脉→面静脉。③头皮静脉经颅顶导静脉交通上矢状窦。④头皮静脉经导静脉和髁导静脉交通乙状窦。若头皮和面部感染处理不当时，有可能蔓延至颅内。

二、蛛网膜

是一层半透明薄膜，无血管神经，介于硬膜与软膜之间，跨越脑和脊髓表面的沟裂。它与深面的软膜之间有许多结缔组织小梁相连。脑部的蛛网膜在上矢状窦附近形成蛛网膜粒（arachnoid granulations）（图 17-4）突入上矢状窦内，脑脊液通过蛛网膜粒渗入硬脑膜窦内。在蛛网膜与软

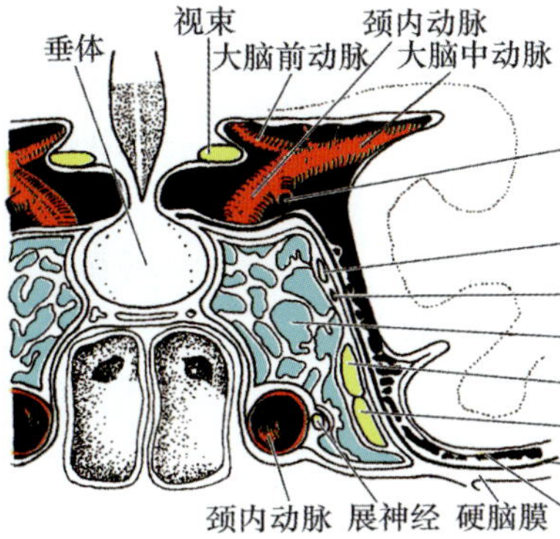

图 17-3　海绵窦（冠状切面）

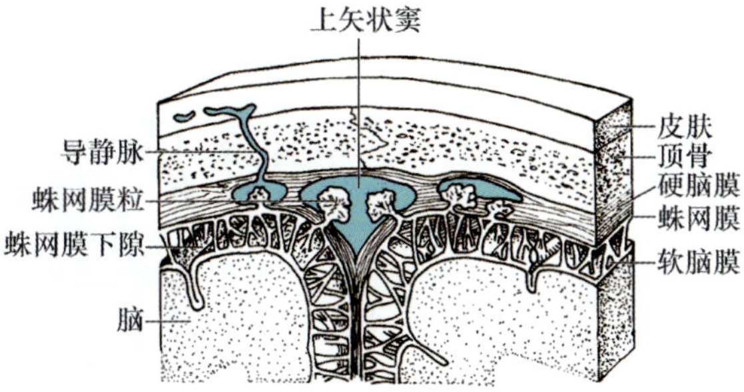

图 17-4　蛛网膜粒和硬脑膜窦

膜之间有蛛网膜下隙（subarachnoid space），此隙内充满脑脊液。脑和脊髓的蛛网膜下隙在枕骨大孔处相连通。

蛛网膜下隙在某些部位扩大称蛛网膜下池（subarachnoid space）。重要的蛛网膜下池有：①终池（terminal cistern）：位于脊髓下端第 1 腰椎下缘至第 2 骶椎水平，马尾及终丝均浸浮于终池的脑脊液中。临床上常在第 3、4 或第 4、5 腰椎之间行蛛网膜下隙穿刺，以抽取脑脊液或注入药物。②小脑延髓池（cerebellomedullary cistern）：位于小脑与延髓之间。临床上也可经枕骨大孔进针行小脑延髓池穿刺。

三、软膜

薄而富含血管，紧贴于脑及脊髓实质的表面，并随脑和脊髓的沟裂延伸。可分为软脊膜和软脑膜。软脊膜在脊髓下端延续为终丝，在脊髓的两侧，脊神经前、后根之间形成齿状韧带，对脊髓及脊神经根起固定作用。在脑室的某些部位，软脑膜及其血管与脑室壁的室管膜上皮共同构成脉络组织，脉络组织中的血管反复分支成丛，连同其表面的软脑膜与室管膜上皮形成脉络丛（choroid plexus），能产生脑脊液。

第二节　脑和脊髓的血管

一、脑的血管

人脑的血液供应非常丰富，脑重只占体重的 2 %，但脑的耗氧量却占全身耗氧量的 20 %，脑细胞对缺氧非常敏感，当供应脑的血管发生病变时，相应部位的脑组织会因缺血发生坏死或软化。

（一）脑的动脉

脑的动脉来源于颈内动脉和椎动脉（图 17-5）。颈内动脉供应大脑半球前 2/3（顶枕沟以前）及间脑前部的血液，椎动脉供应大脑半球后 1/3、间脑后部、脑干和小脑的血液。两者的分支均可分为皮质支和中央支，前者营养大脑皮质及其深面的髓质，后者供应基底核、内囊及间脑等。

1．颈内动脉　由颈总动脉发出，经颅底的颈动脉管入颅，穿经海绵窦的内侧壁至视交叉外侧发出眼动脉布于视器外，主干分为大脑前动脉和大脑中动脉等布于脑（图 17-6）。

（1）大脑前动脉（anterior cerebral artery）在视神经上方向前内进入大脑纵裂，于大脑纵裂底部，两侧大脑前动脉借前交通动脉相连。其主干继沿胼胝体沟向后行，皮质支分布于顶枕沟以前的半球内侧面及半球上缘和额叶底面，中央支供应尾状核、豆状核前部和内囊前肢。

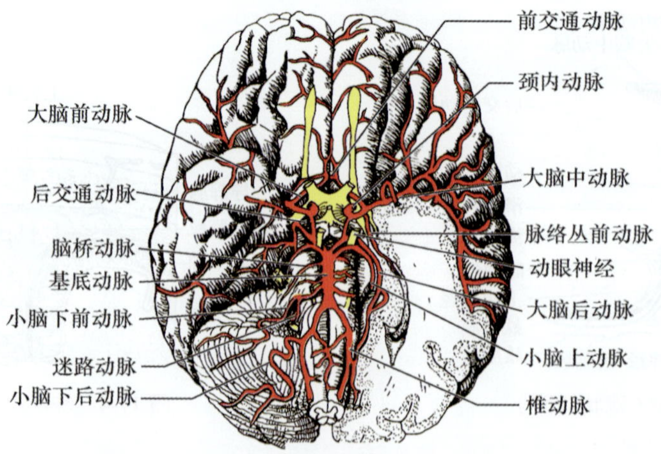

图 17-5　脑底的动脉

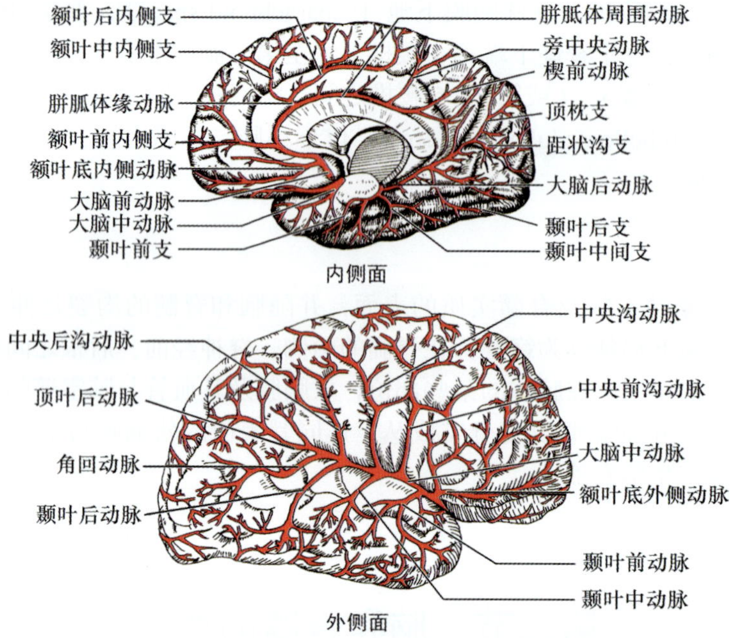

图 17-6　大脑前、中、后动脉在大脑半球表面的分布

（2）大脑中动脉（middle cerebral artery）为颈内动脉的直接延续，沿大脑外侧沟行向后上，分成数条皮质支，布于大脑半球上外侧面的大部分和岛叶。在其起始段发出一些细小的中央支（又称豆纹动脉），垂直向上穿入脑实质，主要供应尾状核、豆状核、内囊膝及内囊后肢的前部。豆纹动脉行程呈“S”形弯曲，在动脉硬化和高血压时容易破裂（故又名出血动脉）而导致脑溢血，出现严重的功能障碍。

（3）后交通动脉（posterior communicating artery）经视束下方向后行，与大脑后动脉吻合，是颈内动脉和椎-基底动脉之间的吻合支。

（4）脉络丛前动脉（anterior choroid artery）经视束腹侧后行入侧脑室下角终于侧脑室脉络丛，沿途发支供应外侧膝状体、内囊后肢的后下部、大脑脚脚底的中 1/3 和苍白球等结构。

2．椎动脉　起自锁骨下动脉，穿第 6～1 颈椎横突孔，经枕骨大孔入颅腔，左、右椎动脉至延髓脑桥沟处汇合成基底动脉（basilar artery），沿脑桥腹侧面的基底沟上行，达脑桥上缘分为左、右大脑后动脉两终支。

椎动脉的主要分支有：①脊髓前、后动脉（见脊髓的血管）。②小脑下后动脉（inferior posterior cerebellar artery）是椎动脉的最大分支，约平橄榄下端附近发出，布于小脑下面后部及延髓的后外侧部。

基底动脉的主要分支有：①小脑下前动脉（inferior anterior cerebellar artery）由基底动脉起始段发出，分布于小脑下面的前部。②小脑上动脉（superior cerebellar artery）在近基底动脉的末端处发出，绕经大脑脚向后，分支布于小脑上部。③大脑后动脉（posterior cerebral artery）是基底动脉的终末支，绕大脑脚向后，沿海马旁回钩转至颞叶和枕叶的内侧面，其皮质支分布于颞叶底面与内侧面以及枕叶，中央支自起始部发出，由脚间窝穿入脑实质，供应背侧丘脑、内、外侧膝状体和下丘脑等。

大脑动脉环（cerebral arterial circle）又称 Willis 环，由前交通动脉、左右大脑前动脉、颈内动脉、后交通动脉和两侧大脑后动脉吻合而成。该环围绕在视交叉、乳头体和灰结节周围。大脑动脉环主要对脑血液供应起调节和代偿作用。

（二）脑的静脉

脑的静脉无瓣膜，不与动脉伴行，可分浅、深两组静脉，全部注入硬膜静脉窦。①浅静脉（图 17-7），收集大脑皮质和髓质浅层的静脉血，在脑表面汇合成大脑上、中、下静脉，分别注入附近的硬脑膜窦。②深静脉（图 17-8），收集大脑髓质深层、基底核、内囊、间脑和脑室脉络丛等处的静脉血，最后汇合成大脑大静脉（great cerebral vein），于胼胝体压部的后下方向后注入直窦。

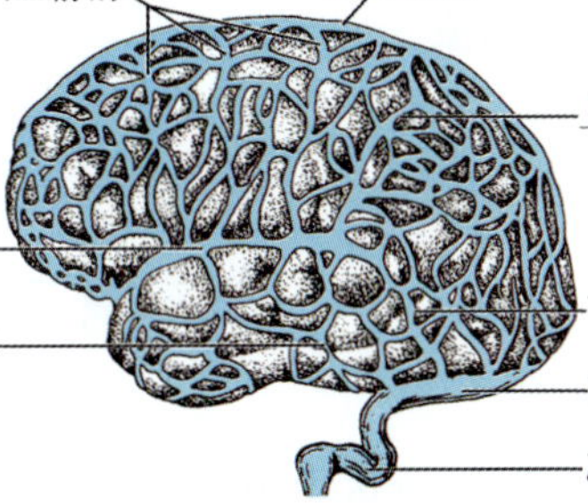

图 17-7　大脑浅静脉

二、脊髓的血管

脊髓的动脉有两个来源（图 17-9）：一是来源于左、右椎动脉发出的脊髓前动脉（anterior spinal artery）和脊髓后动脉（posterior spinal artery）。二是节段性动脉（如肋间后动

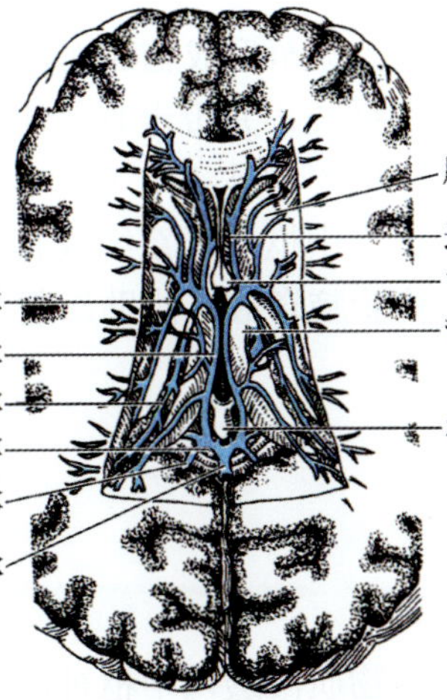

图 17-8　大脑大静脉及其属支

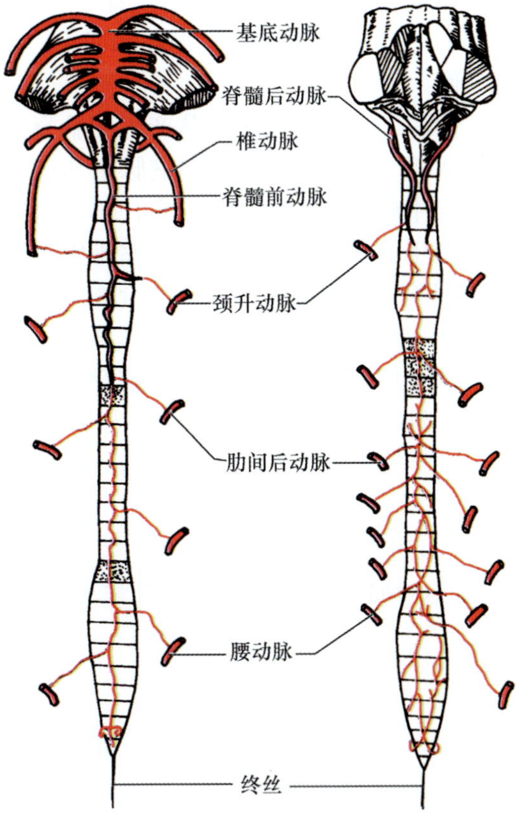

图 17-9　脊髓的动脉

脉、腰动脉等）发出的脊髓支。

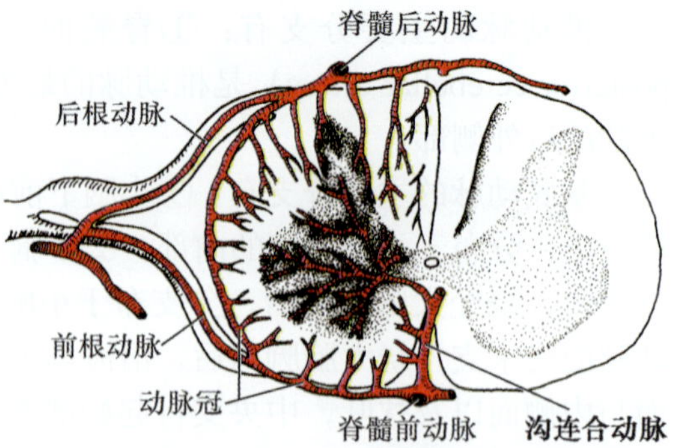

图 17-10　脊髓内部的动脉分布

左、右脊髓前动脉自椎动脉发出后，沿延髓腹侧下行达枕骨大孔上方处汇成一干，继续沿脊髓前正中裂下降至脊髓末端。脊髓后动脉由椎动脉发出后，行向后，沿脊髓后外侧沟下降至脊髓末端。脊髓前、后动脉在下行的过程中，不断与节段性动脉的分支吻合而获得补充。脊髓前、后动脉之间借环绕脊髓表面的吻合支互相交通，形成动脉冠（图 17-10），由动脉冠分支进入脊髓内部。但脊髓的第 1 ~ 4 胸节段（特别是第 4 胸节段）和第 1 腰节段处正好是两个来源动脉的过渡带，血液供应不充分，易发生横断性缺血坏死，常称为“危险区”。

脊髓的静脉与动脉伴行，但较动脉多而粗。汇集成脊髓前、后静脉，注入椎内静脉丛，再经椎外静脉丛回流入心。

第三节　脑脊液及其循环

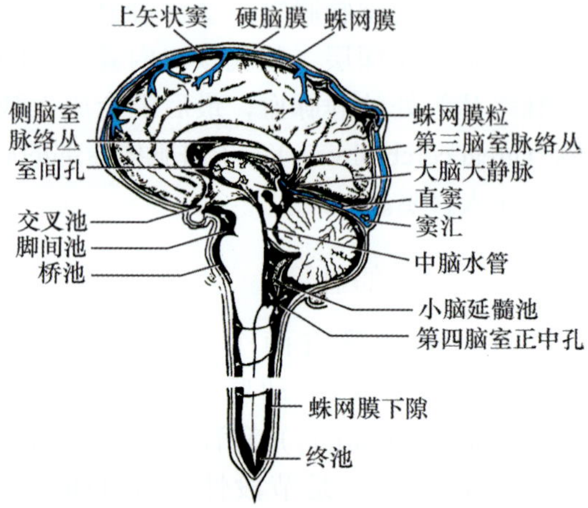

图 17-11　脑脊液循环模式图

脑脊液（cerebral spinal fluid）是充满于脑室系统、蛛网膜下隙及脊髓中央管内的无色透明液体。内含无机盐离子、葡萄糖、微量蛋白及少量淋巴细胞。脑脊液由各脑室脉络丛产生，其总量成人约 150ml，并处于不断产生、循环和回流的动态平衡状态（图 17-11）。

由左、右侧脑室脉络丛产生的脑脊液，经室间孔流入第 3 脑室，与第 3 脑室脉络丛产生的脑脊液一道经中脑水管流至第 4 脑室，再汇合第 4 脑室脉络丛产生的脑脊液通过第 4 脑室正中孔及外侧孔流入蛛网膜下隙。然后，脑脊液沿蛛网膜下隙流向大脑背面，经蛛网膜粒渗透入上矢状窦，最后经横窦及乙状窦回流入颈内静脉。若脑脊液在其循环径路中发生阻塞，可导致脑积水和颅内压升高，进而使脑组织受压移位，甚至形成脑疝而危及生命。

脑脊液相当于外周组织中的淋巴液，运送营养物质至中枢神经系统，并带走其代谢产物；维持正常的颅内压力；脑脊液充满于蛛网膜下隙，使脑、脊髓及神经根等均被浸泡于其中而成为脑和脊髓的水垫，起着缓冲外力、减少震荡和保护脑及脊髓的作用。当中枢神经系统或其被膜发生病变时，脑脊液的成分及压力都会发生相应的改变，因此临床上检验脑脊液以协助诊断。

第四节　血 - 脑屏障

位于血液与脑和脊髓的神经细胞之间，用以阻止血液中的某些物质渗透入中枢神经系统的结构称血 - 脑屏障（blood-brain barrier）。其结构基础是：①无孔的毛细血管内皮；②内皮细胞之间的紧密连接；③毛细血管的基膜；④神经胶质细胞突起形成的胶质膜。

血-脑屏障的意义是维持中枢神经系统内环境的相对稳定，保证神经细胞生理活动的正常进行，并能有效地阻止有害物质损伤脑细胞，对其起到保护作用。临床选用药物治疗脑部疾患时，应考虑它能否通过血-脑屏障，以达到预期的疗效。

知识链接

脑动脉瘤

是脑动脉气球样的扩张，常因血管壁缺损造成。脑动脉瘤常发生于脑动脉环，靠近颈内动脉终末端的动脉瘤可以压迫视交叉而造成视野的变化。后交通动脉、小脑上动脉或基底部动脉瘤，因其靠近动眼神经常可导致动眼神经压迫症状。

（陈侠）

第十八章 内分泌系统

学习目标

1. 掌握：甲状腺、甲状旁腺、肾上腺的位置、形态，脑垂体的位置、形态和分部。
2. 熟悉：松果体、胸腺的位置和功能。

第一节 概 述

内分泌系统（endocrine system）是神经系统以外机体的另一重要的调节系统，由内分泌腺、内分泌组织和散在全身多个器官组织中的内分泌细胞构成，（图18-1）。其主要功能是参与调节机体各器官的新陈代谢、生长发育、生殖等活动，保持机体内环境的平衡和稳定。

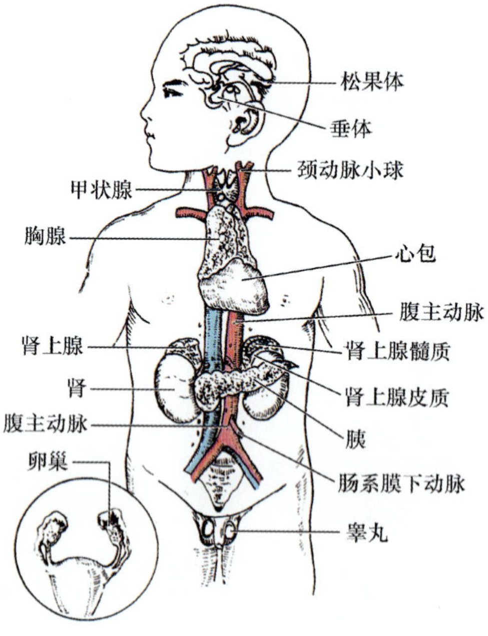

图 18-1 内分泌概观

内分泌腺（endocrine gland）又称无管腺。如甲状腺、甲状旁腺、肾上腺、垂体、胸腺和松果体等，它们的特点是腺体无导管，体积小，血液供应丰富。内分泌组织（endocrine tissue）以细胞团的形式分散存在于人体的多个器官或组织内，如胰腺内的胰岛、睾丸内的间质细胞和卵巢内的卵泡和黄体等。内分泌腺和内分泌组织的分泌物称为激素（hormone），作用于特定的器官或组织。激素的特点是微量、作用大、具有特异性，即某种激素只针对特定的器官或细胞发挥作用。

内分泌腺的结构和功能活动有显著的年龄变化。内分泌腺或内分泌组织结构的变化、激素的分泌异常，导致内分泌功能紊乱，严重者形成内分泌疾病。

本章仅讲述内分泌器官（如：甲状腺、甲状旁腺、肾上腺、垂体、胸腺和松果体），内分泌组织及其功能将在组织学和生理学中叙述。

第二节　内分泌器官

一、甲状腺

甲状腺（thyroid gland）（图 18-2），位于颈前部，紧贴于喉和气管的上部，略呈“H”形，质地柔软，呈棕红色，分为左、右两个侧叶，中间以峡部相连。侧叶贴于喉下部和气管上部的两侧，上达甲状软骨中部，下至第 6 气管软骨环，峡部多位于第 2～4 气管软骨环的前面，从峡部向上伸出一个长短不一的锥状叶（有时缺如）。甲状腺表面包有纤维囊，囊外尚有颈筋膜包绕。甲状腺借其韧带固定于喉软骨上，故吞咽时甲状腺可随喉的活动而上下移动。甲状腺体积的大小依年龄、性别和功能状态而不同，青春期和妊娠期略有增大。

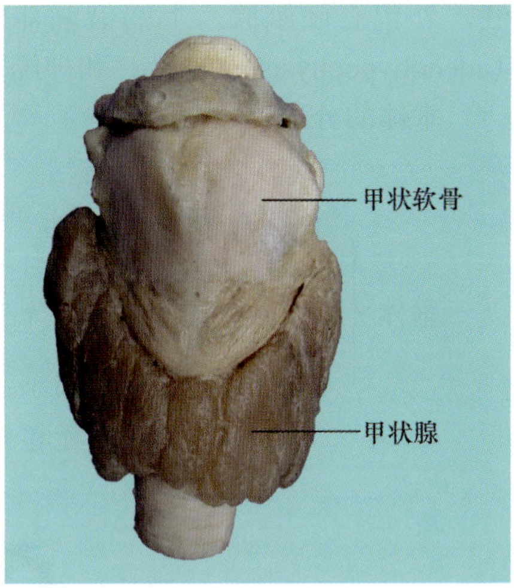

图 18-2　甲状腺（前面观）

甲状腺分泌甲状腺素，可调节机体的基础代谢，维持机体正常生长发育，尤其对骨骼和神经系统的发育更为重要。甲状腺素分泌不足（功能低下），成人则患黏液性水肿，婴幼儿则患呆小症；若甲状腺素分泌过多（功能亢进），表现为基础代谢异常和突眼性甲状腺肿。缺碘时，可引起甲状腺的组织增生而导致腺体增大，称地方性甲状腺肿。

二、甲状旁腺

甲状旁腺（parathyroid gland）（图 18-3），有上、下两对，呈棕黄色，形似黄豆大小的扁椭圆形小体。上一对位置比较恒定，多位于甲状腺侧叶后面的上、中 1/3 交界处，下一对常位于甲状腺下动脉入腺体的附近。甲状旁腺多附着于甲状腺侧叶后面的纤维囊上，有时亦可包埋于甲状腺组织内。

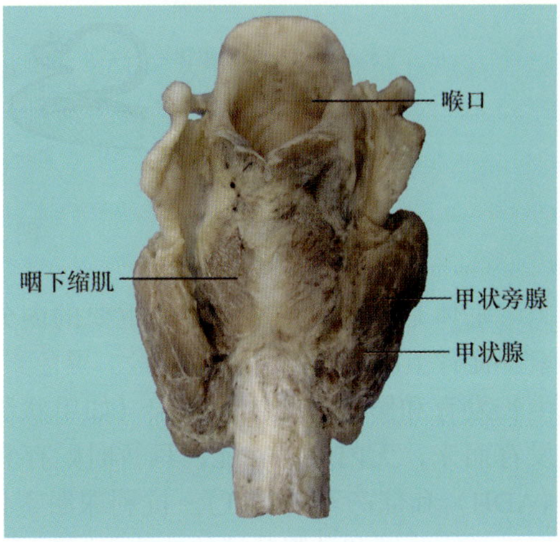

图 18-3　甲状腺和甲状旁腺（后面观）

甲状旁腺分泌甲状旁腺素，主要功能是调节体内钙和磷的代谢，维持血液中钙离子浓度的平衡。甲状旁腺功能亢进，则可导致骨质疏松，易发生骨折；甲状旁腺素分泌不足时，可引起血钙浓度降低。故甲状腺切除术时，要保留甲状腺侧叶的后部，避免一并切除甲状旁腺，否则会引起血钙浓度下降，出现手足抽搐等。

三、肾上腺

肾上腺（suprarenal gland）（图 18-1），位于肾的内上方，左、右各一，为腹膜外位器官，呈黄色，包被于肾筋膜内，但有独立的纤维囊和脂肪囊，当肾下垂时，不随肾下降。左侧肾上腺呈半月形，右侧呈三角形。肾上腺实质可分为浅部的皮质和深部的髓质两部分。

肾上腺皮质分泌肾上腺皮质激素，能调节水、盐代谢和糖、蛋白质的代谢。此外，还可分泌性激素。肾上腺髓质分泌肾上腺素和去甲肾上腺素，能使心跳加快、心肌收缩力加强、小动脉收缩，血压升高。肾上腺是人体的应急器官。

四、垂体

垂体（hypophysis）（图 18-4），居垂体窝内，是单一的器官，呈椭圆形，色灰红，外包有硬脑膜。上端借漏斗连于下丘脑。因胚胎发生及结构和功能不同，分为腺垂体（adenohypophysis）（前叶）和神经垂体（neurohypophysis）（后叶）两部分。

垂体的分部：

- 垂体
  - 腺垂体
    - 远侧部 ⎫ 前叶
    - 结节部 ⎭
    - 中间部 ⎫ 后叶
  - 神经垂体
    - 神经部 ⎭
    - 漏斗部 ⎫ 漏斗
    - 正中隆起 ⎭

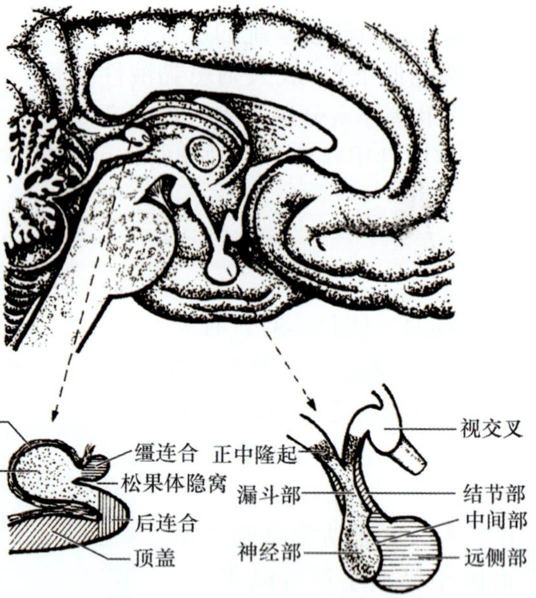

图 18-4　垂体和松果体

垂体是机体内最复杂、最重要的内分泌腺，可以分泌多种激素，如生长激素、促甲状腺激素、促肾上腺皮质激素、催乳素、黑色素细胞刺激素、促性腺激素等，其主要功能是促进机体的生长发育和影响其他内分泌腺（如甲状腺、肾上腺和性腺等）的活动；神经垂体由下丘脑延伸发育而来，无内分泌功能，只暂时贮存和释放由下丘脑内的视上核、室旁核分泌的抗利尿激素（ADH）和催产素（OXT）。抗利尿激素作用于肾，增加肾对水的重吸收，升高血压。催产素有促进子宫收缩和乳腺分泌的功能。

五、胸腺

胸腺（thymus）（图 18-1），位于胸骨柄的后方，上纵隔的前部，贴附心包的上方及出入心脏的大血管前面，有时可向上突至颈根部。胸腺为锥体形，分为不对称的左、右两叶。色灰红，质地柔软。婴幼儿时期胸腺体积相对较大，随着年龄的增长，胸腺继续发育增大，青春期以后，胸腺开始萎缩退化。成人的胸腺多被结缔组织和脂肪组织取代。

胸腺是中枢淋巴器官，兼有内分泌功能，能分泌胸腺素，可使骨髓产生的淋巴干细胞转化成具有免疫活性的 T 淋巴细胞，参机体的免疫反应。

六、松果体

松果体（pineal body）（图 18-4）又称脑上腺，位于背侧丘脑的后上方，以细柄附于第三脑室顶的后部，为一淡红色的椭圆形小体。儿童期较发达，一般 7 岁以后开始退化，结缔组织增生，成年后可有钙盐沉积，甚至钙化形成脑砂，可作为 X 线颅片诊断定位的标志。

松果体分泌褪黑激素，主要是控制机体的发育和性腺成熟的作用。

知识链接

脑垂体肿瘤

是颅内常见肿瘤之一，其发病率仅次于胶质瘤和脑膜瘤而位居第三位，约占颅内肿瘤的 10%；据统计，近年来发病有增多趋势，特别是育龄妇女。脑垂体肿瘤中最常见的是腺瘤，其危害主要表现在以下几个方面：①垂体激素分泌过量引起代谢紊乱和脏器损害；②肿瘤压迫使垂体分泌功能低下，引起相应靶腺体的功能低下；③压迫蝶鞍区结构如视交叉、视神经、海绵窦（动眼神经、展神经等）、脑底动脉、下丘脑、第三脑室，甚至累及额叶，颞叶、脑干等导致相应功能的一系列严重障碍。垂体瘤初期一般没有明显症状，但应遵循“早发现、早治疗”的原则；治疗方法首选早期手术，对一些患者也可采用放射治疗或药物治疗，但是往往不能根本治愈。

（刘伏祥）

第二篇

局部解剖学

局部解剖学（regional anatomy）是在系统解剖学的基础上，按照人体的各局部分区，横向联系，着重研究人体各局部的层次结构以及器官间相互位置关系的科学。它是基础医学与临床医学之间的桥梁课程，是外科学、妇产科学等手术学和影像诊断学的重要基础，具有很强的实际应用意义。

局部解剖学除研究各局部的层次结构、器官的位置和毗邻关系之外，还强调体表标志，以便确定脏器的体表位置和体表投影，有利于对临床疾病的诊断和治疗。

通常将人体可分为头部、颈部、胸部、腹部、脊柱区、上肢、下肢、盆部与会阴八个区。

第十九章　头　　部

学习目标

掌握：额顶枕区的层次结构与临床的关系和该区的主要血管、神经的分布概况；面部血管、神经分布情况；腮腺的位置、形态及穿过结构。

第一节　概　　述

头部（head）是人体重要部分，以颅骨为基础，外被皮肤、筋膜和肌等软组织，内容纳脑、视、听、嗅、味觉器官，它亦是消化、呼吸道的起始部分。

一、头部的境界和分区

头部以下颌体下缘、下颌角、乳突、上项线和枕外隆突的连线与颈部分界。以眶上缘、颧弓和外耳门上缘的连线为界，将头部分后上方的颅部和前下方的面部两个区。

二、表面解剖

（一）体表标志

1．眉弓（superciliary arch）为眶上缘上方的弓状隆起，适对大脑额叶的下缘，其内侧份深部有额窦。

2．颧弓（zygomatic arch）由外耳门向前至颧骨的骨梁，由颞骨的颧突和颧骨的颞突共同组成，其深面有颞肌穿行。颧弓上缘相当于大脑颞叶前端的下缘，颧弓下缘与下颌切迹间的半月形中点为咬肌神经封闭和上、下颌神经阻滞麻醉的进针点。

3．眶上切迹（眶上孔）位于眶上缘的中、内 1/3 交界处，眶上血管和神经由此通过。

4．眶下孔 位于眶下缘中点的下方 0.5 ~ 1cm 处，眶下血管及神经由此穿出。此处可进行眶下神经阻滞麻醉。

5．颏孔　通常位于下颌第二前磨牙根下方，下颌体上、下缘连线的中点，距正中线约 2.5cm 处。此孔多向后、上、外方开口，孔内有血管和神经穿过，为颏神经麻醉的穿刺部位。

6．下颌角（angle of mandible）位于下颌支与下颌体的结合部，此角向前 2cm 有面动脉跨过。

7．翼点（pterion）位于颧弓中点上方 4cm 处，多呈“H”形、有时可呈“N”形，为额、顶、颞、蝶四骨交汇处，骨质薄，内有脑膜中动脉前支穿过，易损伤破裂，形成硬膜外血肿。

8．乳突（mastoid process）位于外耳门的后下方，其根部前内侧有茎乳孔，后部深面有乙状窦。

9．枕外隆凸（external occipital protuberance） 位于头后正中，枕骨向后下的隆起，其深面有窦汇。枕外隆凸的下方有枕骨导血管，颅内压增高时此导血管扩张。施行颅后窝开颅术若沿枕外隆凸做正中切口时，注意勿伤及导血管和窦汇，以免导致大出血。

10. 上项线（superior nuchal line） 是枕外隆凸向两侧延伸至乳突的骨嵴，其深面有横窦，也是大脑和小脑的体表分界线。

（二）体表投影

1．头部体表投影常以头部表面 5 条投影线为依据（图 19-1）：①下水平线，自眶下缘至外耳门上缘的连线；②上水平线，自眶上缘向后划一与下水平线平行的线；③前垂直线，通过颧弓中点的垂线；④后垂直线，自乳根部后缘与前纵线平行的线；⑤矢状线，自鼻根沿颅顶正中线到枕外隆突的弧线。

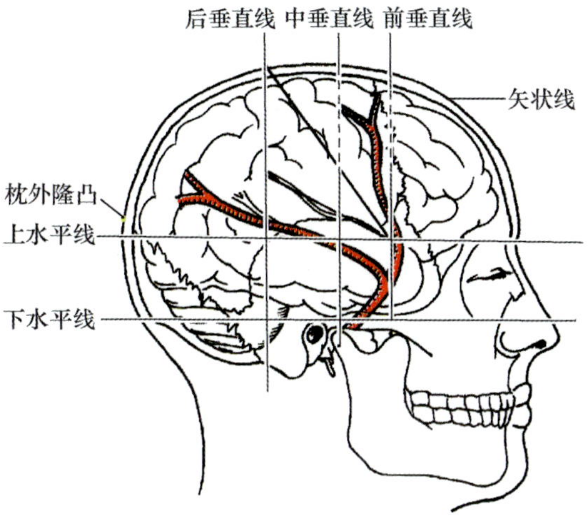

图 19-1 头部的体表投影

主要体表投影如下：

（1）中央沟 前垂直线与上水平线交点与后垂直线与矢状线交点的连线上。

（2）外侧沟 相当于中央沟与上水平线的分角线。

（3）翼点 相当于前垂直线与上水平线交点，其深面为脑膜中动脉的前支。

（4）脑膜中动脉 相当于前垂直线与上水平线的交点，由此向上经翼点。为脑膜中动脉前支的体表投影，此处骨折多伴有血管断裂而形成硬膜外血肿。

2．面部的体表投影

（1）面动脉（facial artery） 下颌骨体下缘和咬肌前缘交点，为面动脉进入面部的起点，若面部损伤出血时，在此点压迫面动脉有止血作用。交点处至内眦的连线为面动脉体表投影。

（2）腮腺管（parotid duct） 自耳垂根部至上唇中点连线的中 1/3 段，即为腮腺管体表投影。

第二节 颅　　部

颅部包括颅顶、颅底和颅腔及其内容物组成。

一、颅顶

颅顶（calvaria）又称颅盖，由软组织和深部的颅盖骨构成，按其结构特点和位置又分为额顶枕区和颞区两部分（图 19-2）。

（一）额顶枕区

1．境界 额顶枕区（fronto-parieto-occipitial region）的前界为眶上缘，后界为枕外隆突和上项线，两侧界为颞肌的上缘。

2．解剖层次 由浅入深依次是皮肤、浅筋膜、枕额肌及帽状腱膜、腱膜下疏松结缔组织和颅骨外膜等 5 层。其中浅部 3 层临床上视为 1 层，称“头皮”；深部 2 层连接疏松，较易分离。

（1）皮肤 额部皮肤较薄，顶枕部皮肤厚而致密。其特点是：含有丰富的血管和淋巴管，故外伤时易于出血，创口愈合也较快；也含有大量毛囊、汗腺和皮脂腺，为疖、皮脂腺囊肿的好发

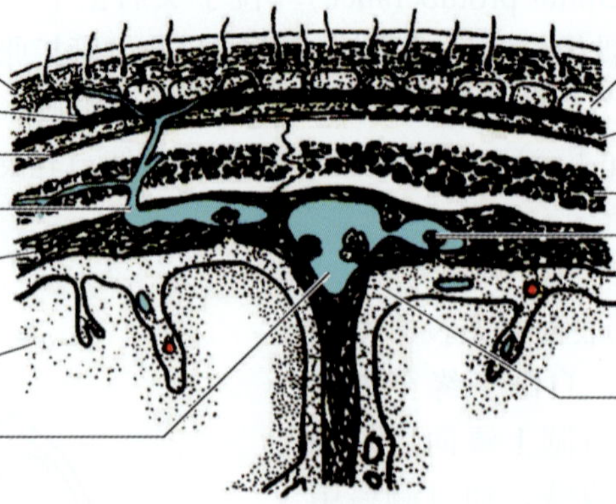

图 19-2 额顶枕区的层次（额状切面）

部位。

（2）浅筋膜　由致密结缔组织和脂肪组织构成。大量致密结缔组织形成的纤维小隔，将皮肤与枕额肌及帽状腱膜紧密相连，小隔间有丰富的脂肪、血管、淋巴管和神经（19-3）。

浅筋膜内感染时炎症不易扩散，在炎症早期渗出物即可压迫神经末梢而引起剧痛。外伤时血管壁不易收缩，因此出血多，需要加压才能达到止血的目的。浅筋膜内的血管、神经按其来源和分布可分为前、后、外 3 组。

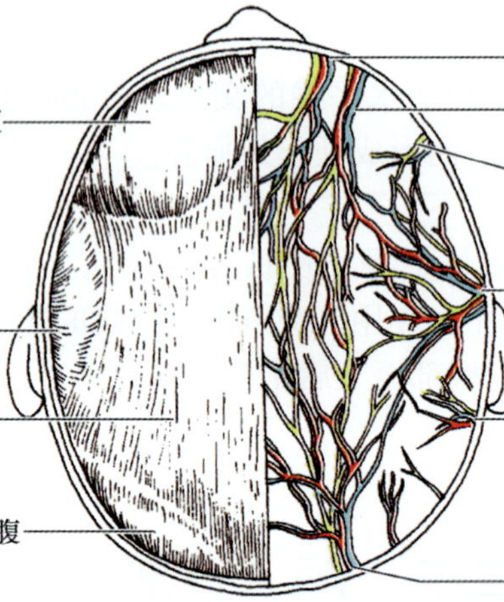

图 19-3 颅顶的血管、神经

（3）枕额肌及帽状腱膜　枕额肌前以额腹附于鼻根及眶上缘附近的皮肤，后以枕腹附于上项线，中部为帽状腱膜。头皮外伤若未伤及帽状腱膜，创口裂开不明显；如横行伤及此腱膜，由于枕额肌的牵拉则创口裂开较大。需缝合头皮才利于创口愈合和止血。

（4）腱膜下疏松结缔组织　由帽状腱膜和颅骨外膜之间的薄层疏松组织构成。是一较大的潜在间隙，有导静脉穿过此层。如此层出血或化脓，可迅速弥散到整个颅顶，并通过导静脉向颅内蔓延，因此，此层被称为颅顶的“危险区”。

（5）颅骨外膜　由致密结缔组织构成，薄而致密，与颅骨外表面连接疏松，但与颅缝紧密结合。因此，骨膜下发生积液常局限于一块颅骨的范围内，不向四周扩散。借此可与腱膜下积液相区别。

3．颅顶骨　额顶枕区的颅骨，由前向后由额骨、顶骨和枕骨构成。颅顶骨的结构分为 3 层，即外板、内板及其间的板障。外板较内板厚，承受张力大，内板较脆弱，有“玻璃样板”之称。

所以外伤时可出现外板完整，而内板却发生骨折，或外板线形骨折，内板则粉碎性骨折，骨刺可刺伤脑膜、血管、硬膜窦或脑实质而引起严重的并发症。内、外板之间的松质为板障，内含板障静脉，如手术出血，不能进行结扎，需用骨蜡等堵塞止血。

（二）颞区

1．境界　上界为上颞线，下界为颧弓上缘，前界为额骨与颧骨的结合部，后界为上颞线的后下段。

2．层次　此区由由浅入深的层次是：皮肤、浅筋膜、颞浅筋膜、颞深筋膜、颞肌和颅骨外膜。

（1）皮肤　较薄，可移动。手术后切口愈合瘢痕不明显。

（2）浅筋膜　前部较薄，后部较厚，此层脂肪组织和纤维小隔少。在耳郭前方的浅筋膜内有颞浅动、静脉和耳颞神经，耳郭后方有耳后动、静脉和枕小神经，呈放射状向额顶枕区走行分布。因此，经此区行开颅术时，其皮瓣的基部应在下方，以保证皮瓣的存活和感觉的存在。

（3）颞筋膜浅层　为帽状腱膜向颞区的延续，筋膜薄，向下到面部逐渐消失。

（4）颞筋膜深层　起于上颞线，近颧弓处分为浅、深两层附着于颧弓的内、外面。两层之间的间隙为颞筋膜间隙，内含脂肪组织和颞中血管。

（5）颞肌　起自颞窝的颅骨外膜和颞筋膜深层的深面，前中部肌束向下集中，后部肌束向前下集中，经颧弓深面止于下颌骨冠突和下颌支的前缘。颞肌与颞深筋膜相连，厚实坚韧，即使部分颅骨缺损，仍可较好地保护颅内结构，故颞区是理想的开颅手术入路。颞肌与颞深筋膜之间有脂肪组织充填，称颞浅间隙。

（6）颅骨外膜　较薄，紧贴颞区骨面。在颞窝下部、颅骨外膜与颞肌之间的间隙内，含脂肪组织和颞深神经和血管，称颞深间隙。

二、颅顶部的结构特点及临床意义

颅顶部的血管、神经走行于浅筋膜内，按其位置可分为前、后、外侧 3 组（图 19-3）。

1．前组　滑车上动、静脉及滑车神经由眶上缘内侧至额部，分布于额顶部软组织。滑车神经和眶上神经是眼神经的分支，对三叉神经痛患者静息期，压迫眶上神经，可诱发三叉神经痛。对三叉神经痛的诊断有一定的临床意义。

2．后组　有枕动、静脉和枕大神经。枕大神经是第 2 颈神经的后支，穿过项深部肌群后，于上项线平面距离正中线约 2cm 处浅出斜方肌腱膜，与枕动脉伴行，行向颅顶。临床上行枕大神经封闭术时，可在枕外隆凸下一横指处向两侧约 2cm 处进针。

3．外侧组　包括耳前组和耳后组。耳前组有颞浅动、静脉、耳颞神经；耳后组有耳后动、静脉、面神经的耳后支、耳大神经后支和枕小神经。

知识链接

颞浅动脉的临床应用

颞浅动脉是颈外动脉的终支之一，其位置恒定而表浅，临床上可用来监测脉搏和压迫止血，并且可用来逆行插管，注入化疗药物治疗颌面部恶性肿瘤。大多数颞浅动脉与颈外动脉成一直线，仅少数有一定的角度（70°~120°）。老年人的颞浅动脉多迂曲，以致与颈外动脉之间常呈一定角度。颞骨颧突根部上缘与颈总动脉分叉点（平甲状软骨上缘水平）之间相距 8~9cm，是决定插管长度的重要指标。颞浅动脉的顶支或额支的管径和长度，适宜在颅内、外搭桥术中使用。

三、颅底

颅底内面可分出颅前、中、后3窝（图19-4）。此区特点是硬脑膜与颅底骨紧密相连；颅底各部骨质厚薄不一，某些骨内又形成空腔性结构。因此，颅底薄弱处易骨折，多伴有脑膜撕裂，损伤血管及神经，并可引起脑脊液外漏。

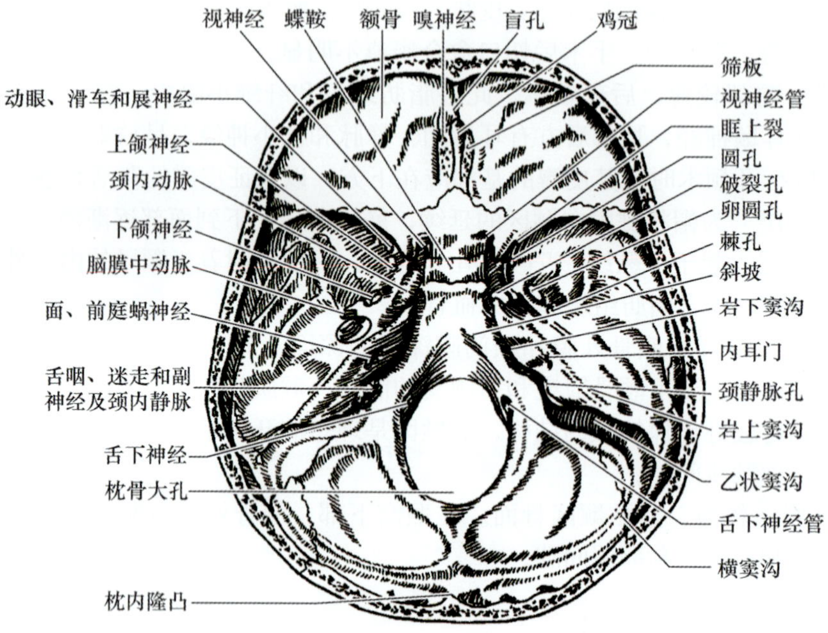

图19-4 颅底内面

（一）颅前窝

颅前窝（anterior cranial fossa）容纳大脑额叶。颅前窝骨板较薄，筛板和眶板尤为薄弱，筛板上有许多筛孔，外伤时易造成鼻腔出血和脑脊液鼻漏，同时可出现嗅觉障碍等。

（二）颅中窝

颅中窝（middle cranial fossa）中间部分是蝶鞍，鞍体上面为垂体窝，容纳垂体。颅中窝内容纳大脑颞叶，前壁有眶上裂通向眼眶，其中有4条神经通过。在眶上裂内侧后方，由前内向后外依次有圆孔、卵圆孔、棘孔，分别有上颌神经、下颌神经和脑膜中动脉通过．垂体窝和鼓室盖骨质较薄，如果鼓室盖骨折，血液和脑脊液可流入鼓室，并可经咽鼓管流入咽腔。如鼓膜破裂，还可从外耳道流出。骨折伤及垂体窝时，血液与脑脊液可经蝶窦流入鼻腔。如伤及眶上裂内的神经，可发生患侧眼球固定，上睑下垂，瞳孔扩大，角膜反射丧失，额部皮肤感觉丧失等体征，即“眶上裂综合征”。

（三）颅后窝

颅后窝（posterior cranial fossa）骨质较厚，由颞骨和枕骨组成，容纳小脑、脑桥和延髓，中央的枕骨大孔与椎管相通，枕骨大孔的前外侧有舌下神经管，有舌下神经穿过。颞骨岩部中份后面有内耳门和内耳道，在内耳门的后下方有颈静脉孔，其内有颈内静脉、舌咽神经、迷走神经和副神经通过。枕骨大孔的后外侧有乙状窦沟，沟内有乙状窦，经颈静脉孔续于颈内静脉。乙状窦与乳突小房仅隔一层薄板，故乳突根治术时，勿伤及乙状窦。枕骨大孔后方有枕内隆凸，其前方为窦汇，两侧为横窦沟，沟内有横窦。颅后窝骨折，后果较为严重，血肿可压迫延髓危及生命。

第三节　面　　部

面部位于脑颅的前下方，由软组织和面颅骨等构成。并容纳眼、耳、鼻、舌等器官。面部分为眶区、鼻区、口区和面侧区。后者又分颊区、腮腺咬肌区和面侧深区。本节仅叙述面部浅层结构和腮腺咬肌区。

一、面部浅层软组织的结构特点

由浅入深为皮肤、浅筋膜、血管神经层、深筋膜和面肌（图 19-5）。

（一）皮肤

面部皮肤薄而柔软，富有弹性，易于伸展。上睑部皮肤最薄，此处易于水肿。皮肤血管丰富，有利于切口愈合，但创伤时出血较多。皮肤表面有方向不同的自然皮纹，选择手术切口时，原则上应与皮纹方向一致，则愈合后瘢痕不明显。皮肤内富有皮脂腺、汗腺和毛囊，是皮脂腺囊肿和疖肿的好发部位。

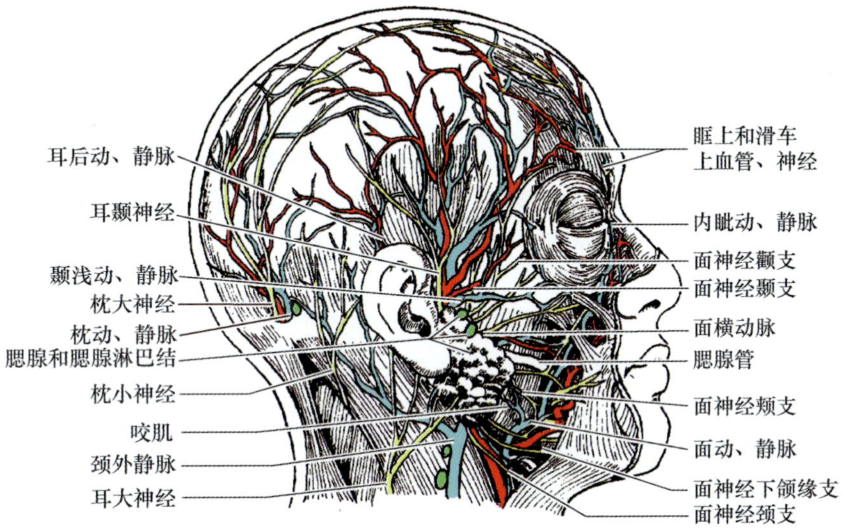

图 19-5　头面部浅层结构

（二）浅筋膜

由疏松结缔组织构成，其中颊部脂肪较多，形成颊脂体，眼睑处脂肪较少，心、肾疾患时易较早形成水肿。浅筋膜内有表情肌以及神经、血管和腮腺管等穿行。

（三）面肌

属于皮肌，面肌位置表浅，薄而纤细，起于面颅骨膜，止于面部皮肤，主要分布于眼裂、口裂、鼻孔和耳周围，有开大或闭合上述裂孔的作用，同时牵动面部皮肤产生各种表情。如面神经损伤可使口、鼻歪向健侧，同时额纹和鼻唇沟变浅或消失。

（四）深筋膜

面部深筋膜不明显。

（五）血管、淋巴和神经

1．面动脉　自颈外动脉发出后，上行至咬肌前缘处斜向内上方，再上行至眶下缘水平移行为内眦动脉。沿途分支主要有颏下动脉、下唇动脉、上唇动脉及鼻外侧动脉。面动脉与其他动脉之间有较多吻合，故面部的血液供应非常丰富。

2．面静脉　起于内眦静脉，内眦静脉经眼静脉与颅内海绵窦交通。面部静脉一般无瓣膜，因此，当鼻根部至两口角之间的三角区有感染时，细菌和脓栓可经上述途径向颅内扩散，导致海绵窦炎症，所以临床将此区称“危险三角”。

3．面部浅层的淋巴管　非常丰富，常吻合成网，通常注入下颌下淋巴结，这些淋巴结引流面部的淋巴，其输出管均注入颈外侧深淋巴结。

4．面部的神经　主要为面神经（facial nerve）和三叉神经（trigeminal nerve）。面神经主要支配面部表情肌，自茎乳孔出颅后向前外侧进入腮腺，在腮腺内分为 2～3 支主干，再吻合成丛，发出分支在腮腺前缘穿出，由上向下分为颞支、颧支、颊支、下颌缘支和颈支。①颞支：由腮腺上缘穿出，行向前上方支配额肌和眼轮匝肌上部。②颧支：由腮腺前缘穿出，支配颧肌、眼轮匝肌下部和提上唇肌。③颊支：由腮腺前缘穿出，支配颊肌及口裂周围诸肌。④下颌缘支，由腮腺下缘穿出后行于颈阔肌深面，越过面动、静脉的浅面，沿下颌骨下缘前行，支配下唇诸肌及颏肌。⑤颈支：由腮腺下端穿出，在下颌角附近至颈部，行于颈阔肌深面并支配该肌。

三叉神经管理面部感觉和咀嚼肌运动。感觉神经分布以眼裂和口裂为界，其中眼神经分布于眼裂以上的皮肤和眶腔内结构。上颌神经分布于眼裂与口裂之间的皮肤和鼻腔及腭部的黏膜。下颌神经分布于口裂以下及颞区的皮肤和口腔黏膜。下颌神经的运动支支配咀嚼肌。

二、腮腺咬肌区

腮腺咬肌区的境界：上界为颧弓与外耳道，下界为下颌骨下缘，前界为咬肌前缘，后界为乳突和胸锁乳突肌上部的前缘。该区的主要内容物有腮腺、咬肌、上颌动脉、面神经、面后静脉和颈外动脉等。此区的层次由浅入深为：皮肤、浅筋膜，浅层的血管、神经分支，腮腺管、腮腺咬肌筋膜、腮腺浅部及穿行于腮腺内部和深面的血管、神经，咬肌、下颌支及腮腺深部等。

（一）腮腺

腮腺（parotid gland）位于外耳道的前下方，大部分位于下颌后窝内，其深面为咽周间隙。质软，色淡黄，腮腺包被于腮腺咬肌筋膜（鞘）内。该筋膜分深、浅两层包绕腮腺，浅层致密并发出许多小隔深入腮腺实质内，将腮腺分为若干的腮腺小叶。当腮腺发炎化脓时，应彻底切开引流。深层较薄弱，因而脓液易向深部扩散形成咽旁脓肿。

（二）穿经腮腺的结构

腮腺内有颈外动脉，颞浅动、静脉，下颌后静脉和耳颞神经。腮腺的深面有很多重要的神经、血管，如舌咽、迷走、副、舌下神经和颈内动、静脉等。上述结构总称为“腮腺床”。其外

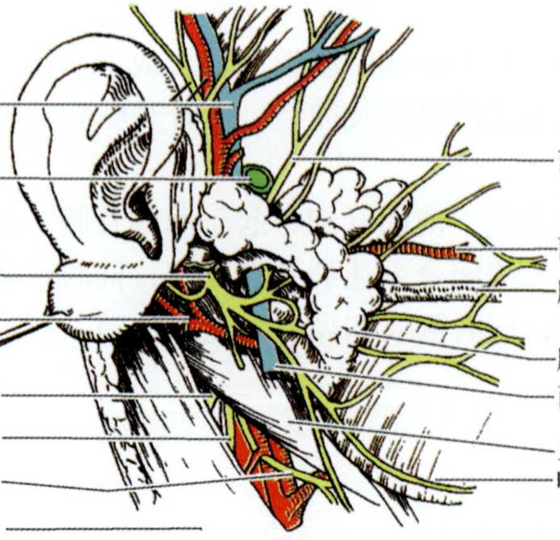

图 19-6　穿经腮腺的血管和神经

侧面有面神经及分支穿越前行（图 19-6）。腮腺淋巴结位于腮腺表面和腺实质内。浅淋巴结引流耳郭、颅顶前部和面上部的淋巴，深淋巴结收集外耳道、中耳、鼻、腭和颊深部的淋巴，其输出管均注入颈深上淋巴结。

（三）腮腺管

腮腺管（parotid duct）由腮腺小叶内各级小管汇合而成，在腮腺前缘发出，与颧弓下方约 1.5cm 处前行，至咬肌前缘急转向内穿颊肌开口于与上颌第 2 磨牙相对处的颊黏膜上的腮腺乳头。临床上可经此乳头插管行腮腺管造影。与腮腺伴行的有面神经颊支、面横动脉和静脉。副腮腺多居腮腺管起始部的上方，其导管汇入腮腺管。副腮腺的出现率约为 20%，有时误认为腮腺淋巴结。用力咬合时，可在咬肌前上部触及腮腺管。

（谢正兰）

第二十章　颈　　部

学习目标

1. 掌握：甲状腺前面的层次以及各层次的形态结构特点及临床意义；甲状腺的位置、毗邻、变异和甲状腺的被膜，甲状腺的血管及其邻近的神经关系和临床意义；气管颈部的位置、毗邻。

2. 熟悉：颈深筋膜中层的位置，包绕的结构、形成的筋膜鞘（甲状腺鞘和颈血管鞘）及其临床意义；颈深筋膜深层（椎前筋膜）的位置，移行关系及腋鞘；气管前方的结构层次关系。

第一节　概　　述

一、境界和分区

(一)境界

颈部（neck）位于头、胸和上肢之间，与头部分界已如前述，下界为胸骨上（颈静脉）切迹、胸锁关节、锁骨和肩峰至第 7 颈椎棘突的连线。

(二)分区

颈部分为固有颈部和项部两部分。固有颈部是指两侧斜方肌前缘之间和脊柱颈部前方的区域，即通常所指的颈部；项部是指两侧斜方肌前缘之间和脊柱颈部后方的区域。固有颈部以胸锁乳突肌前沿为界分颈前区和颈外侧区（图 20-1）。颈前区又以舌骨平面为界分为舌骨上区和舌骨下区，舌骨上区又以二腹肌为界，从前向后分为颏下三角、下颌下三角和下颌后窝。舌骨下区又以肩胛舌骨肌上腹为界分为上方的颈动脉三角和下方的肌三角。颈外侧区以肩胛舌骨肌下腹为界，分为上方的枕三角和下方的锁骨上大窝（锁骨上三角）。

二、表面解剖

(一)体表标志(图 20-2)

1. 舌骨（hyoid bone）　位于颈前区第 3 颈椎水平，沿舌骨向两侧可扪到舌骨大角，是寻找舌动脉的标志。

2. 甲状软骨（thyroid cartilage）　位于舌骨下方，甲状软骨在正中线上突起为喉结，男性突出，女性不显著。其上缘约平第 4 颈椎，颈总动脉在此高度分为颈内、外动脉。

3. 环状软骨（cricoid cartilage）　居甲状软骨下方，平对第 6 颈椎水平，此水平是咽与食管、喉与气管的分界。在环状软骨后外侧，胸锁乳突肌前缘，可触到颈总动脉的搏动。在环状软

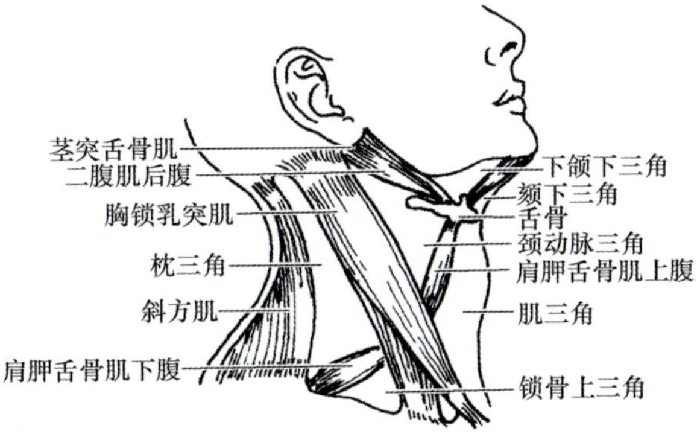

图 20-1 颈部的分区

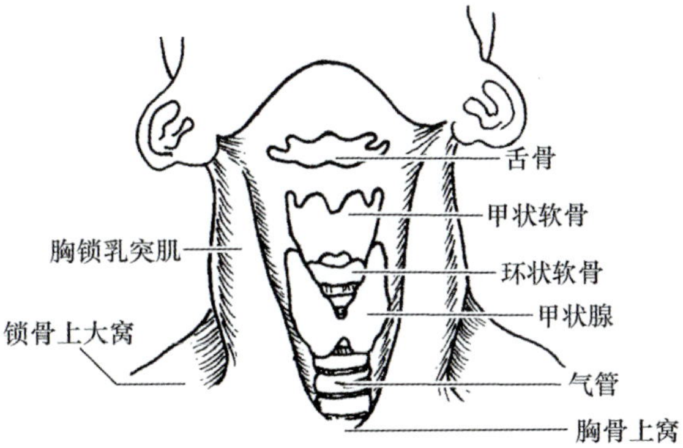

图 20-2 颈部体表标志

骨与甲状软骨下缘之间有环甲膜，当急性喉阻塞时，可先在此行环甲膜穿刺切开进行急救。

4．胸锁乳突肌（sternocleidomastoid muscle） 是颈部的重要肌性标志，其后缘中点是颈丛皮神经阻滞麻醉的常采用的部位。

5．锁骨上大窝（greater supraclavicular fossa） 是锁骨中部上方的凹窝，窝底有臂丛通过。在吸气性呼吸困难时此窝加深，此窝中部可摸到锁骨下动脉的搏动，也是锁骨上臂丛阻滞麻醉常采用的部位。

6．胸骨上窝（suprasternal fossa） 是胸骨上切迹上方的凹陷，临床上常在此处触诊气管。

7．气管（tachea） 自环状软骨下缘到胸骨上窝可触及气管颈部。

（二）体表投影

1．颈总动脉（common carotid artery）与颈外动脉（external carotid artery） 由下颌角与乳突连线的中点至胸锁关节的连线，该线以甲状软骨上缘为界，下段为颈总动脉的体表投影，上段为颈外动脉的体表投影。

2．颈外静脉（external jugular vein）的体表投影 在下颌角至锁骨中线的连线上，该静脉位置表浅、恒定，是小儿静脉穿刺的常用部位之一。

3．锁骨下动脉（subclavian artery）的体表投影 是锁骨内侧半上方的弧形线，其最高点距锁骨上缘 1cm。

4．胸膜顶（cupula of pleura）及肺尖（apex of lung） 由胸腔突出胸廓上口至颈根部，最高点在锁骨内侧 1/3 段上方 2～3cm。

5．神经点（punctum nervosum） 是颈丛皮支浅出颈筋膜的集中处，在胸锁乳突肌后缘中点处，为颈部皮肤浸润麻醉的阻滞点。

6．臂丛（branchial plexus） 体表投影在胸锁乳突肌后缘中、下 1/3 交点至锁骨中、外 1/3 交点稍内侧的连线。臂丛在锁骨中点后较集中，位置表浅，常作为臂丛神经阻滞麻醉的部位。

第二节 颈筋膜和筋膜间隙

颈部的层次结构比较复杂，由浅入深大致可分为皮肤、浅筋膜、深筋膜三层及其包裹的肌与脏器（图 20-4）。

一、皮肤

颈部前外侧皮肤较薄，活动性大，皮纹呈横向，手术时宜作横切口，以利愈合和术后美观。

二、颈筋膜

颈筋膜分层围绕颈、项部诸肌和器官，并形成血管神经鞘和筋膜间隙。

（一）浅筋膜

颈浅筋膜内含有不定量的脂肪，在颈前部脂肪中有颈阔肌及其筋膜鞘。浅筋膜内有皮神经、浅静脉和淋巴结。在颈部手术横切口时，须将已切断的颈阔肌及其筋膜鞘缝合，以减少瘢痕（图20-3）。

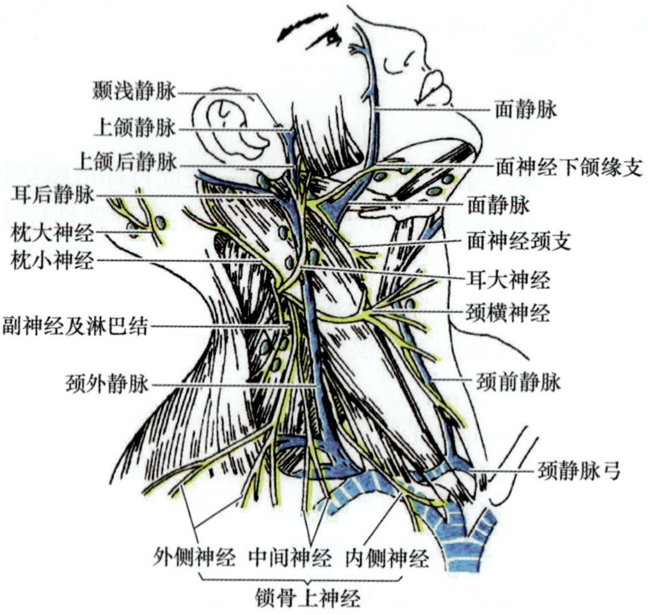

图 20-3　颈部浅层结构

（二）颈深筋膜

颈深筋膜又可分为浅、中、深3层，各层之间的疏松结缔组织构成筋膜间隙。

1．颈深筋膜浅层　上方附于下颌骨下缘、乳突、上项线及枕外隆突；下方附于胸骨柄、锁骨、肩峰和第7颈椎棘突；前方两侧相互延续；后方附于项韧带，此层较致密，封闭全部颈项部，称为封套筋膜（superficial layer）（图20-4）。其间包绕斜方肌、胸锁乳突肌、舌骨下肌群。

2．颈深筋膜中层　又称气管前筋膜（pretracheal fascia）紧贴舌骨下肌群后面，包绕甲状腺，形成甲状腺鞘（也称甲状腺假被囊）。两侧包绕颈总动脉、颈内动脉、颈内静脉、迷走神经，形成颈动脉鞘（carotid sheath）。颈内静脉壁与颈动脉鞘紧密相连，当静脉受损时，其管壁不易塌陷，易进入空气而导致空气栓塞。

3．颈深筋膜深层　又称椎前筋膜（prevertebral fascia）包绕颈深肌群，上附着于颅底，下续为胸内筋膜。此筋膜向外下方包绕锁骨下动、静脉和臂丛，形成腋鞘（axillary sheath）。

三、颈筋膜间隙

（一）气管前间隙

气管前间隙（pretracheal space）位于气管前筋膜与气管颈部之间，内有气管前淋巴结、甲状腺下静脉、甲状腺最下动脉、头臂干及左头臂静脉；小儿有胸腺上部。向下至胸腔上纵隔。

（二）咽后间隙

咽后间隙（retropharyngeal space）位于咽后壁与椎前筋膜之间，其外侧为颈动脉鞘，向下通后纵隔，内有淋巴结及疏松结缔组织。此间隙感染多来自咽后淋巴结的炎症。

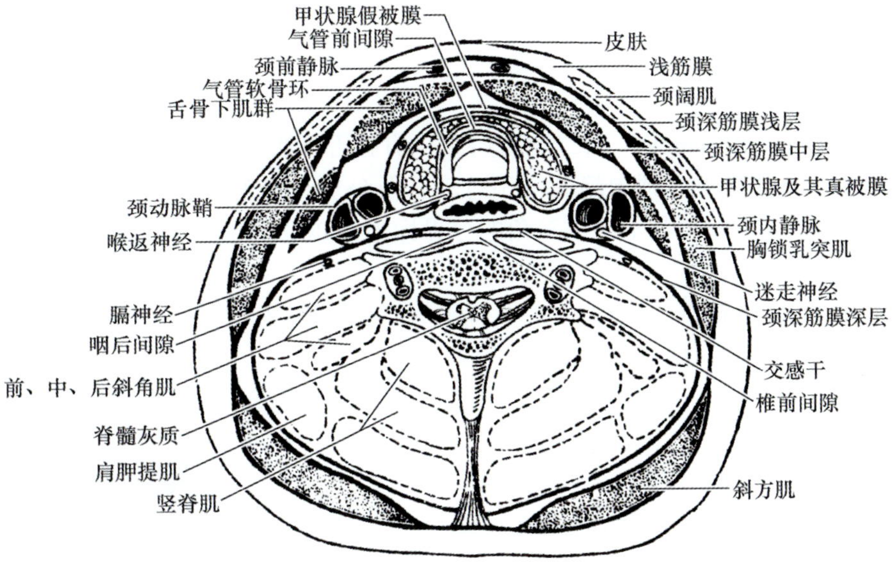

图 20-4 颈筋膜和筋膜间隙

（三）椎前间隙

椎前间隙（prevertebral space）位于椎前筋膜与脊柱颈部之间。向外经腋鞘延伸至腋窝，向下通后纵隔。颈椎结核脓液多积于该间隙并可扩散至后纵隔和腋窝等处。

第三节 颈 前 区

颈前区以舌骨为界分舌骨上区和舌骨下区

一、舌骨上区

包括单一的颏下三角和两侧的下颌下三角。

（一）颏下三角

颏下三角（submental triangle）位于左、右二腹肌前腹与舌骨体之间，三角内有少数颏下淋巴结，可收纳下唇和舌尖部的淋巴，其输出管主要注入下颌下淋巴结。舌尖癌或唇癌时，癌细胞可直接转移至此淋巴结。

（二）下颌下三角

下颌下三角（submandibular triangle）位于下颌下缘与二腹肌前、后腹之间，上壁由前向后依次为下颌舌骨肌、舌骨舌肌和茎突舌肌，下壁为颈筋膜浅层。三角内的主要结构有下颌下腺、淋巴结及血管、神经等。

1．下颌下腺 位于颈深筋膜浅层的筋膜鞘内，此腺以下颌舌骨肌为界分浅、深两部。下颌下腺管由腺的深部前端发出，开口于口腔底的舌下阜。

2．下颌后静脉 在下颌下腺表面与面静脉汇合。

3．下颌下淋巴结 位于下颌下腺周围，有 4～6 个，收集面部、鼻腔和口腔的淋巴，此淋巴结最易感染，是体格检查的必检项目。

4．腺体深层有面动脉、舌神经、舌下神经、舌动脉及伴行静脉。这些结构可沿下颌下间隙进入舌下间隙和咽周间隙，感染或脓肿时可相互蔓延。

二、舌骨下区

（一）颈动脉三角

颈动脉三角（carotid triangle）由二腹肌后腹、肩胛舌骨肌上腹和胸锁乳突肌上部前缘围成。三角内有舌下神经及其降支、颈内静脉、颈总动脉及分支、迷走神经及分支，以及颈深淋巴结等。二腹肌后腹是颈动脉三角与下颌下三角的分界标志，亦是颈部手术的重要标志。

（二）肌三角

肌三角（muscular triangle）由前正中线、胸锁乳突肌前缘和肩胛舌骨肌上腹围成。三角内主要有喉、气管、食管颈段、甲状腺和甲状旁腺等。

1．气管颈部（图 20-5） 位于舌骨下区正中，位置表浅，平第 6 颈椎体下缘接环状软骨，下方平颈静脉切迹处移行为气管胸部。成人长 6.5cm。由 6～8 个气管软骨环构成。气管周围有疏松结缔组织包绕，故活动性较大。当仰头或低头时，气管可上、下移动 1.5cm 左右。其中上段位置较浅，下段位置较深。头转向一侧时，气管亦转向同侧。行常规气管切开术时，头应严格保持正中位，并尽量后仰，使气管接近体表，以利手术的进行。切开位置常选在第 3～4 或第 4～5 气管软骨环，由浅入深的层次是：皮肤、浅筋膜、颈深筋膜浅层、胸骨上间隙及颈静脉弓、舌骨下肌群和气管前筋膜。气管切开时，不宜用力过猛或切入过深，以免伤及食管。

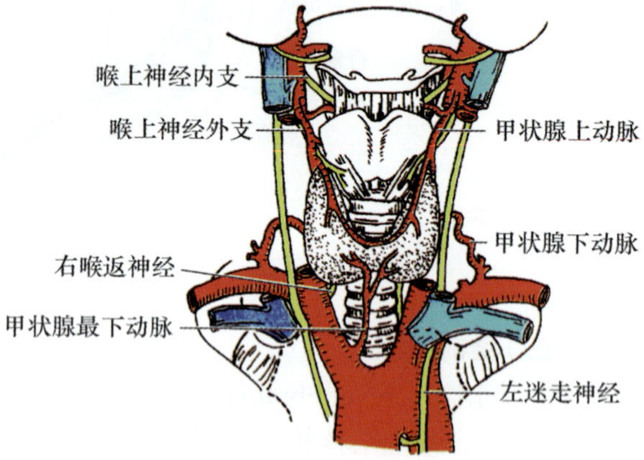

图 20-5 颈前区结构（前面观）

2．甲状腺

（1）浅层结构 甲状腺前面由浅入深依次为皮肤、浅筋膜及颈阔肌、颈深筋膜浅层、舌骨下肌群和气管前筋膜（颈深筋膜中层）。

（2）甲状腺的被膜 分内、外两层，内层为纤维囊（甲状腺真被囊）。外层为气管前筋膜包绕甲状腺形成的甲状腺鞘（甲状腺假被囊）。外层增厚形成甲状腺悬韧带，固定甲状腺于喉和气管软骨上。故甲状腺可随吞咽时喉的活动而上、下移动，临床上常借此判断颈部肿块是否在甲状腺上。

（3）甲状腺的毗邻 甲状腺前面为其浅层结构，后内侧与喉、气管、咽、食管及喉返神经和颈交感干相邻；后外侧与颈动脉鞘内的颈总动脉、颈内静脉和迷走神经相邻。

（4）甲状腺的动脉和喉的神经（图 20-5，6） 营养甲状腺的动脉主要有 3 条：甲状腺上、下动脉和甲状腺最下动脉（出现率约 10%）。喉的神经主要是迷走神经分出的喉上神经和喉返神经。其中喉上神经的喉外支伴甲状腺上动脉行至甲状腺侧叶上极约 1cm 处，两者才分离。左、右喉返神经分别勾绕主动脉弓和右锁骨下动脉至其后方，再沿食管气管旁沟上行，

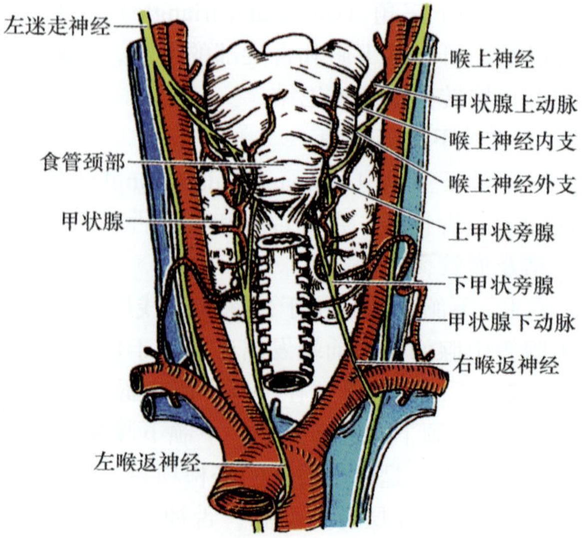

图 20-6 气管颈部的毗邻（后面观）

常见在甲状腺下动脉的前方、后方相互交叉或穿行于动脉两支之间。故在行甲状腺次全切除时，结扎甲状腺上动脉应紧贴腺体上极处进行，以免伤及喉上神经喉外支。结扎甲状腺下动脉时，应远离腺体的下极，以免伤及喉返神经。

（5）甲状腺的静脉　有甲状腺上、中、下静脉，并与同名动脉伴行，注入颈内静脉和锁骨下静脉。

第四节　颈前外侧区

颈外侧区（或颈后三角）是由胸锁乳突肌后缘、斜方肌前缘和锁骨中 1/3 上缘之间的三角区。

一、枕三角

枕三角（occipital triangle）（图 20-7）位于胸锁乳突肌后缘、斜方肌前缘与肩胛舌骨肌下腹之间。其浅面依次为皮肤、浅筋膜和颈深筋膜浅层，深面为头夹肌、肩胛提肌、中斜角肌等。内容主要有：副神经、颈丛皮支、臂丛和颈横动脉。副神经在胸锁乳突肌前缘穿入并分支支配该肌，其本干在该肌深面下降，并在其后缘进入枕三角，斜行向下外进入斜方肌。该神经周围有淋巴结排列，手术中应防止损伤副神经。颈丛神经皮支多集中在胸锁乳突肌后缘中点附近浅出，称神经点，是颈丛皮支浸润麻醉的阻滞点。

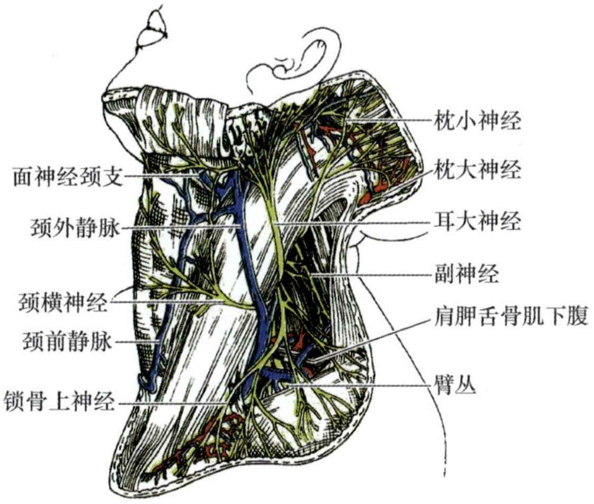

图 20-7　枕三角

二、锁骨上大窝

锁骨上三角位于锁骨上方，前界为胸锁乳突肌后缘，后界为肩胛舌骨肌下腹，下界为锁骨中 1/3 上缘。此窝内有膈神经跨前斜角肌前方，锁骨下静脉在第 1 肋骨外缘续于腋静脉，锁骨下动脉经斜角肌间隙向外下行向腋窝。窝内有颈外侧深淋巴结，其中锁骨上淋巴结输出管形成颈干，右颈干注入右淋巴导管，左颈干注入胸导管。食管癌和胃癌晚期，癌细胞可沿胸导管或颈干逆流转移至左锁骨上淋巴结。

三、颈根部

颈根部（root of neck）（图 20-8）位于胸廓上口平面，结构复杂，左右亦不相同，且有胸膜顶及肺尖经胸廓上口凸入此部。颈根部可以前斜角肌为重要标志，其后方有锁骨下动脉和臂丛的一部分，其前方有锁骨下静脉及其属支等，其内后方有胸膜顶、肺尖和胸导管。

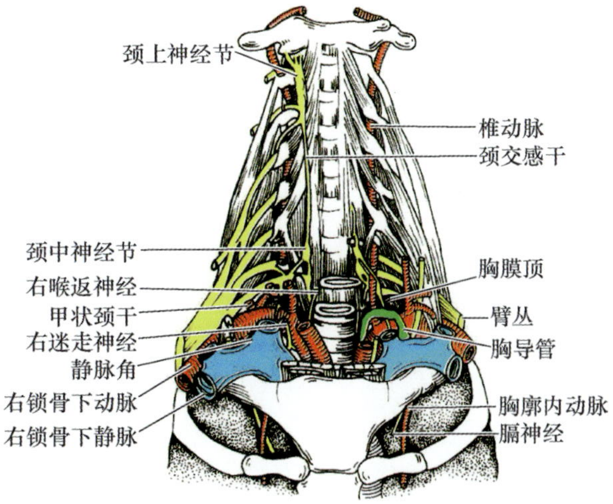

图 20-8　颈根部

第五节　胸锁乳突肌区

胸锁乳突肌区是指该肌在颈部所在区域，浅层有颈外静脉、颈丛的皮支和颈外侧浅淋巴结，深层有颈袢、颈动脉鞘和颈交感干等。

颈袢一般位于颈动脉鞘浅面，由第 1～3 颈神经前支的分支与舌下神经降支交织而形成，发出的分支支配舌骨下肌群。临床上行甲状腺手术时，多平环状软骨水平切断舌骨下诸肌，可避免伤及上述神经。颈动脉鞘上起自颅底，下续纵隔，鞘内有颈总动脉、颈内静脉和迷走神经，鞘周围有多个颈外侧深淋巴结。颈交感干由颈上、中、下交感神经节及其节间支组成，位于椎前间隙内，颈上节最大，中节较小，颈下节多与第 1 胸神经节融合成颈胸神经节（星状神经节），上述神经节均发出心支入胸腔参与心丛组成。

（杨懿农）

第二十一章 胸　　部

学习目标

1. 掌握：胸部的体表标志；肋间血管、神经的走行、位置关系及临床意义；胸膜的配布，脏胸膜、壁胸膜分别与胸壁及脏器的关系及其移行特点；胸膜腔的概念、特点，胸膜隐窝的形成及临床意义；肺与胸膜的关系；肺尖与胸膜顶的体表投影；肺前界与胸膜前界返折线的体表投影；肺下界与胸膜下界的体表投影；胸膜腔穿刺的部位及临床意义；纵隔的界限和分区。

2. 熟悉：胸部浅动脉、静脉和皮神经的一般分布概况；心包裸区和心脏的体表投影；心包的结构，心包腔、心包斜窦和横窦的位置；心包腔穿刺及心内注射的部位及临床意义；食管、胸导管、胸主动脉、交感干、奇静脉和半奇静脉的位置关系。

第一节 概　　述

胸部位于颈部和腹部之间，它由胸壁、胸腔及其内容物组成。胸壁以骨性胸廓为支架，外部覆以皮肤、肌肉和筋膜，内面衬贴胸内筋膜而成。胸壁和膈围成胸腔，胸腔为一底凸向上、前后稍扁的锥形腔隙，向上经胸廓上口通颈部，向下借膈与腹腔分隔，内有心、肺、气管、食管和出入心的大血管等重要器官。

一、境界和分区

（一）境界

胸部上界是胸骨颈静脉切迹、锁骨上缘、肩峰至第7颈椎棘突的连线；下界相当于胸廓下口。胸廓下口被膈所封闭，由于膈穹隆向上突入胸廓，因此，胸腔的实际范围比胸廓表面的界线要小，胸廓下部有腹腔上部的器官。

（二）分区

1．胸壁　胸壁以腋前线和腋后线为界分为胸前壁、胸外侧壁、胸后壁3部分。界于两侧腋前线之间的部分为胸后壁；腋前线与腋后线之间的部分为胸外侧壁，两腋后线之间的部分为胸后壁。

2．胸腔　胸腔以纵隔为界，可分为中部和左、右两侧部。中部为纵隔，左、右两部分的肺和胸膜腔。

二、表面解剖

（一）体表标志

1．颈静脉切迹　为胸骨柄上缘的切迹，平对第 2 胸椎体下缘。女性则稍低。

2．胸骨角　两侧接第 2 肋软骨，是计数肋的标志。胸骨角平对主动脉弓起始部、气管杈和左主支气管与食管交叉处及第 4 腰椎体下缘。

3．剑突　位于胸骨体的下部，两侧与第 7 肋软骨相连，向后平第 9 胸椎，相当于食管与胸主动脉交叉的高度。

4．乳头　男性乳头在锁骨中线与第 4 肋间隙交界处，女性乳头偏低，偏外下方。

5．锁骨和锁骨下窝　颈静脉切迹至肩峰，可触及锁骨全长，其上缘是颈、胸分界的标志。锁骨外侧 1/3 下方有一凹陷称锁骨下窝，窝底深处有臂丛、腋动脉和腋静脉通过。

6．肋弓　自剑突两侧斜向外下方，由第 8～10 肋前端依次与上位肋软骨相连而成。是肝、脾等器官的触诊标志。

7．胸骨下角　两侧肋弓与剑胸结合共同围成胸骨下角，角内有剑突。剑突与肋弓之间的角称剑肋角。左剑肋角是心包腔穿刺进针的常选部位。

8．肩胛下角　两臂下垂时，肩胛下角平对第 7 肋。

三、体表投影

心瓣膜及听诊部位：心瓣膜的投影位置并不代表临床听诊的部位，听诊部位是在心音传导的最佳位置（表 21-1，图 21-1）。

表 21-1　瓣膜的投影位置与听诊部位

名称	投影位置	听诊部位
肺动脉瓣	左第 3 胸肋关节处	胸骨左缘第 2 肋间隙
主动脉瓣	胸骨左缘第 3 肋间隙	胸骨右缘第 2 肋间隙
左房室瓣	左第 4 胸肋关节处	左第 5 肋间隙锁骨中线内 1～2cm（心尖搏动处）
右房室瓣	前正中线与第 4 肋间隙交点处	胸骨下端偏右（第 6 胸肋关节处）

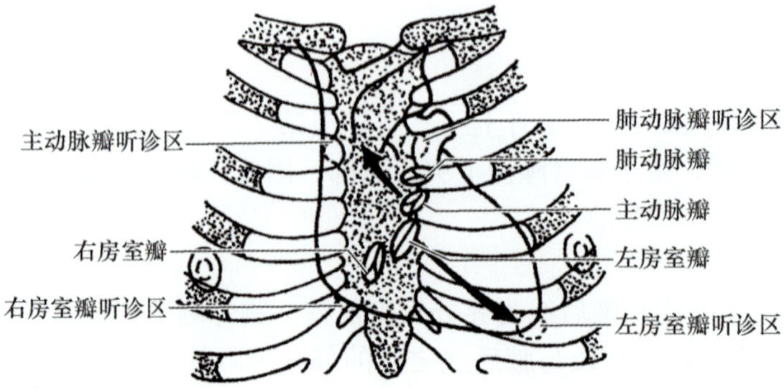

图 21-1　心和心瓣膜的体表投影

第二节 胸 壁

一、层次结构

胸壁的层次由浅入深为：皮肤、浅筋膜、深筋膜和肌层、肋和肋间隙、胸内筋膜和壁胸膜（图 21-2）。

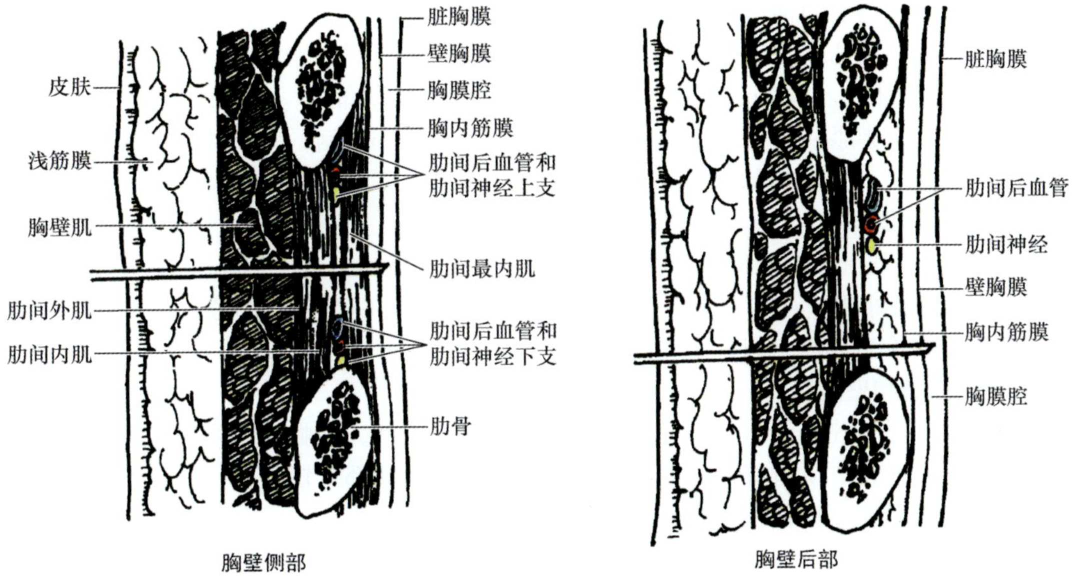

图 21-2 胸壁层次及胸膜腔穿刺部位

（一）皮肤

胸前壁、胸前外侧壁的皮肤较薄，除胸骨表面皮肤外，其余均有较大的移动性；胸后壁的皮肤较厚，是疖、痈的好发部位。

（二）浅筋膜

内含脂肪、皮神经、浅血管、浅淋巴管和乳腺。

1．皮神经 胸前外侧区的皮神经有锁骨上神经和肋间神经的前皮支和外侧皮支。锁骨上神经分布于胸前壁上部和肩部皮肤（图 21-3）；第 2～7 肋间神经的前外侧皮支在腋前线和胸骨旁线浅出到皮下，分布于胸外侧壁和胸前壁的皮肤。肋间神经的皮支分布有两个特点：

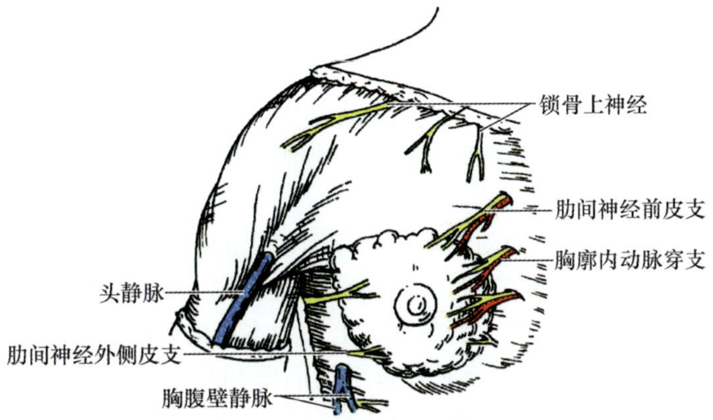

图 21-3 胸前、外侧区浅层结构

（1）明显的节段性呈环形条带状分布　自上而下按神经序数排列。

（2）重叠分布　相邻皮神经互相重叠，共同管理一带状区的皮肤感觉。如第6肋间平面的皮肤除接受第6肋间神经的皮支外，还接受来自第5、第7肋间神经的皮支。因此1条肋间神经受损，其分布区的感觉障碍不明显，只有相邻两条肋间神经同时受损时，才出现这一共同管理带状区的感觉障碍。

2．血管

（1）动脉　主要有胸廓内动脉、肋间后动脉和腋动脉的分支。胸廓内动脉的穿支在距胸骨外侧缘约1cm处穿出，与肋间神经前皮支伴行，分布于胸前区内侧部。女性第2～4穿支较粗大，分支分布于乳房。肋间后动脉的分支与肋间神经外侧皮支伴行，分布于胸前壁和胸前外侧壁及乳房。

（2）静脉　静脉汇入胸腹壁静脉、胸廓内静脉和肋间后动静脉。胸廓内静脉和肋间后静脉与同名的动脉伴行；胸腹壁静脉位于胸前外侧壁，起自脐周静脉网，斜向外上经胸外侧静脉注入腋静脉。此静脉是上、下腔静脉之间的重要交通之一。

（三）深筋膜和肌层

1．深筋膜　分浅、深两层覆盖于胸肌表面，并分层包绕各肌。

2．肌层　胸前外侧壁有胸大肌、胸小肌、肋间肌和腹外斜肌的一部分，胸侧壁主要有前锯肌，背侧肌较多，有背阔肌、斜方肌和菱形肌等。

（四）胸内筋膜和壁胸膜

胸内筋膜是一层致密结缔组织薄膜，衬于肋和肋间隙内面。壁胸膜居胸内筋膜深面，两层之间借疏松结缔组织相隔。除脊柱两侧的胸内筋膜较薄外，其他部分较发达，并与壁胸膜之间的结缔组织较多，易于分离，以便在胸膜外施行手术。

二、肋与肋间隙

（一）肋骨

肋骨共12对，弯曲而有弹性。第1～4肋骨有锁骨和肩胛骨保护，下位肋骨活动性较大，不易骨折；第5～8肋曲度大，且相对固定，缺乏保护，是肋骨骨折易发部位。肋骨骨折后，如断端向内，可刺伤肋间血管、神经、胸膜，甚至穿破肺，引起血胸、气胸和肺不张等。

（二）肋间隙

肋与肋之间的间隙为肋间隙，内有筋膜、肋间肌、血管、神经等结构。肋间隙的宽窄不一，一般上部较宽，下部较窄，前部较宽，后部较窄。由于第6、7肋软骨相互靠拢，故在胸骨旁的第6肋间隙很窄。肋间肌有肋间外肌、肋间内肌和肋间最内肌。肋间外肌位于肋间隙浅层，其肌纤维自后上方斜向前下方。肋间内肌位于肋间外肌深面，肌纤维走行方向与肋间外肌相反。临床上做肋骨切除术时，剥离肋骨骨膜应按肋间肌的肌纤维方向进行。当剥离肋骨上缘骨膜时，骨膜剥离器应由后向前推进；剥离肋骨下缘骨膜时，则应由前向后推进，否则会造成操作困难。肋间最内肌位于肋间内肌深面，肌纤维方向与肋间内肌相同。肋间内肌与肋间最内肌之间有肋间血管、神经通过（图21-4）。肋间最内肌只存在于肋间隙中部，在肋间隙的前后部，肋间血管和神经直接与其内面的胸内筋膜相邻，当胸膜炎症时，刺激肋间神经可引起肋间神经痛。

（三）肋间血管

1．肋间动脉　第1、2肋间隙的动脉来自肋颈干发出的最上肋间动脉，第3～11肋间隙的动脉来自肋间后动脉和胸廓内动脉的穿支。肋间后动脉发自胸主动脉，行于胸内筋脉与肋间内肌之间，在肋角附近，肋间后动脉分为上、下两支，上支为本干的延续，沿肋沟前行；下支较小，沿下位肋骨上缘前行。肋间后动脉沿途分支分布于胸前壁和胸前外侧壁，其中第2～4支较粗大，为供应乳房的主要分支，行乳腺癌根治术时应注意结扎这些血管。肋间血管、神经在肋沟的位置排列顺序自上而下为静脉、动脉和神经。临床上行胸膜穿刺时，为避免伤及血管和神经，穿刺部

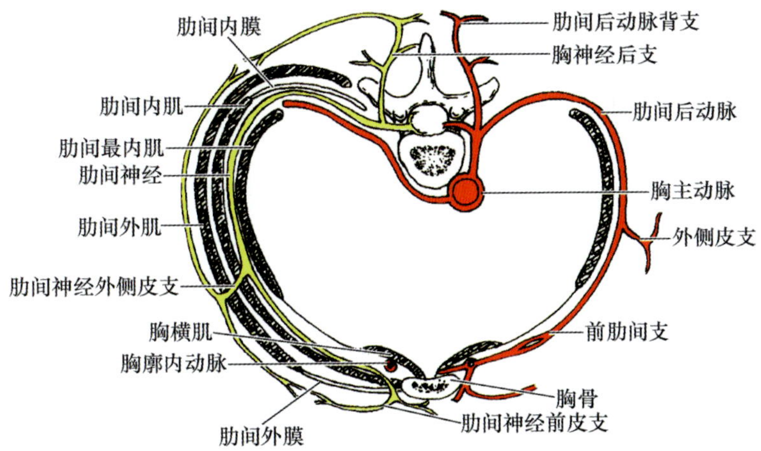

图 21-4 肋间后动脉和肋间神经

位应在肋角内侧（肩胛线或腋后线第 8、9 肋间隙），在下位肋的上缘进针；如在肋角前外侧穿刺，应在肋间隙中部进针。

2．肋间静脉 在同名动脉的上方，并与之伴行，向前与胸廓内静脉交通。向后右侧注入奇静脉、向左侧注入半奇静脉或副半奇静脉。

3．肋间神经 共 11 对（肋下神经 1 对，居第 12 肋下方），与肋间后动、静脉伴行，在肋角附近发出一较小的分支，沿下位肋骨上缘前行，在近腋前线处发出外侧皮支，本干至胸骨外侧约 1cm 处浅出，改名为前皮支；由于肋间神经在肋间隙内呈重叠分布，因此行肋间神经阻滞麻醉或封闭时，应同时封闭上、下位肋间隙的神经，首选肋角至腋后线之间，此处肋骨位置表浅，且肋间神经在肋沟处。

三、女性乳房

（一）位置和形态结构

成年女性未授乳的乳房呈半球形，位于第 2～6 肋之间，胸大肌筋膜的表面，内侧达胸骨旁线，外侧至腋中线附近。乳房由 15～20 个乳腺叶、脂肪组织和皮肤构成（图 21-5），乳腺叶被纤维隔分开，纤维隔连于乳房皮肤与胸壁深筋膜之间，称为乳房悬韧带或 Cooper 韧带。每一乳腺叶有一条输乳管，以乳头为中心呈放射状排列，末端开口于乳头。乳房基底面稍凹陷，与胸肌筋膜间有一结缔组织间隙，称乳房后隙，因此乳房可轻度移动。

（二）乳房的血管

1．动脉 主要由胸外侧动脉、胸肩峰动脉，胸廓内动脉的第 3～6 肋间前支和肋间后动脉的第 3～7 外侧穿支营养。

2．静脉 乳房的静脉有浅、深两组，浅静脉在乳头周围皮下组织中形成乳头静脉丛；深静脉与同名动脉伴行。浅、深静脉都汇入胸廓内静脉、肋间后静脉和腋静脉，并经肺循环入肺。乳腺癌晚期多经血行转移至肺。

（三）淋巴引流

女性乳房淋巴管丰富，分为浅、深两组。浅组位于皮下组织和皮内，深组位于乳腺小叶周围和输乳管

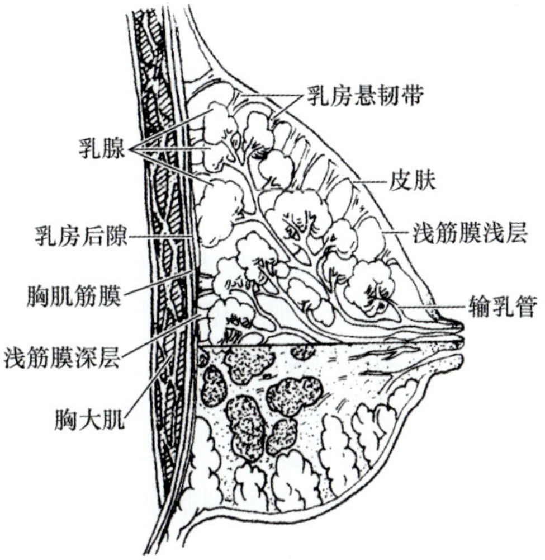

图 21-5 女性乳房

壁内。两组之间广泛吻合。乳房的淋巴主要回流至腋淋巴结，部分回流至胸骨旁淋巴结、胸肌间淋巴结和膈淋巴结等（图 21-6）。

乳房各部的淋巴主要流向如下：

1．乳房外侧部和中央部的淋巴管　主要注入腋淋巴结的胸肌淋巴结（前群）。

2．乳房上部的淋巴管　注入腋尖淋巴结（尖群）和锁骨上淋巴结。

3．乳房内侧部的淋巴管　一部分注入胸骨旁淋巴结，另一部分与对侧乳房的淋巴管相吻合。

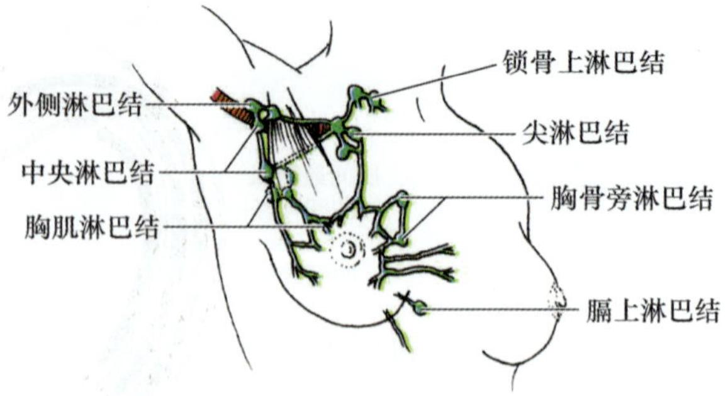

图 21-6　乳房的淋巴引流

4．乳房内下部的淋巴管　注入膈上淋巴结前组，并与腹前壁上部及膈下的淋巴管相吻合，从而间接与肝的淋巴管吻合。

5．乳房深部的淋巴管　经乳房后间隙穿胸大肌注入胸肌间淋巴结或尖淋巴结。

知识链接

胸部皮瓣与肌皮瓣的临床应用

1．**胸前外侧壁外侧部皮瓣**　该区的皮肤较薄、皮纹细，色泽好，皮肤的移动性较大。供区切口缘易对合，血管蒂长，是较理想的皮瓣供区。皮瓣的主要动脉是胸外侧动脉，主要皮下静脉为胸腹壁静脉。

2．**胸大肌肌皮瓣**　因有其他肌的代偿，切取部分或全部胸大肌不会严重影响肩关节的功能。该肌皮瓣的主要血管为胸肩峰动、静脉，主要神经为胸内、外侧神经。

第三节　胸　　腔

一、胸膜及胸膜腔

（一）胸膜的配布和胸膜腔

胸膜是一层薄而光滑的浆膜，具有分泌和吸收等功能。可分为脏、壁两层，脏层被覆于肺的表面和肺叶间裂中；壁层衬于胸壁内面，因其所在部位不同而分为肋胸膜、膈胸膜、纵隔胸膜和胸膜顶四部分。

壁胸膜和脏胸膜在肺根处相互移行形成密闭的空隙，称胸膜腔。胸膜腔左、右各一，互不相通，腔内为负压，脏、壁两层胸膜紧密相贴，其间有少量浆液，可减少呼吸时两层胸膜间的摩擦。

（二）胸膜的神经分布

1. 壁胸膜　支配壁胸膜的神经为肋间神经和膈神经，属躯体感觉神经。当胸膜炎症时，则可刺激神经引起疼痛，并沿肋间神经向胸、腹壁放射，也可沿膈神经向颈部和肩部放射。

2．脏胸膜　支配脏胸膜的神经来自肺丛，属内脏感觉神经，对刺激敏感程度较躯体感觉差，定位不准确。

（三）胸膜隐窝

胸膜隐窝又称胸膜窦，是相邻壁胸膜各部分相互转折处形成的潜在性间隙。即使在深吸气时，肺缘也不能伸入其内。其中最大、最重要的一对是位于左、右侧肋胸膜与膈胸膜转折处的半环形间隙，称肋膈隐窝（肋膈窦）。肋膈隐窝是胸膜腔的最低部位，胸膜腔积液首先积聚于此，也是易发生粘连的部位。

二、肺

肺位于胸腔内、纵隔的两侧，借肺根和肺韧带连于纵隔，其余部分完全游离。右肺较左肺宽短，总的容量和质量大于左肺。

（一）肺门和肺根

1．肺门　肺门是肺纵隔面中部的凹陷，又称第一肺门，有支气管，肺动、静脉，支气管动、静脉，淋巴管和神经等出入。各肺叶的叶支气管和肺血管的分支或属支等结构出入肺叶处，称第二肺门。

2．肺根　出入肺门的结构被结缔组织和胸膜包绕组成肺根。肺根内主要结构的位置关系（图 21-7）由前向后为上肺静脉、肺动脉、主支气管和下肺静脉；自上而下，左肺根为肺动脉、主支气管、上肺静脉和下肺静脉；右肺根为上叶支气管、肺动脉，中、下叶支气管，上肺静脉和下肺静脉。此外，两肺门处尚有数个支气管肺门淋巴结。

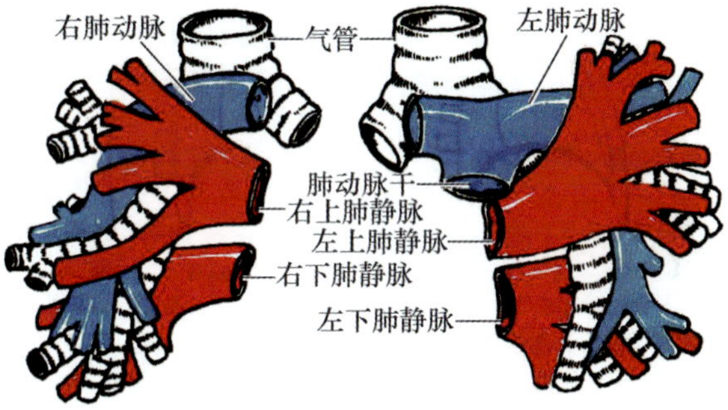

图 21-7　肺根结构的排列关系（前面）

肺根的毗邻：左肺根上方有主动脉弓跨过，下为肺韧带，前方有左膈神经、心包膈血管经过，后方与胸主动脉、左迷走神经毗邻；右肺根上为奇静脉弓，下为肺韧带，前方有上腔静脉、右隔神经和心包膈血管，后邻奇静脉、右迷走神经。

（二）血管、淋巴和神经

1．血管　肺的血管分两个系统，一是属于肺循环的肺动脉和肺静脉，其主要功能为参与气体交换；二是属于体循环的支气管动脉和支气管静脉，其主要功能为营养支气管和肺。

（1）肺动脉　肺动脉干在主动脉弓下方分为左、右肺动脉。右肺动脉较长，自肺动脉干分出后向右下斜行，经升主动脉和上腔静脉后方进入右肺门。左肺动脉较短，在胸主动脉前方弯向左上方，进入左肺门。左、右肺动脉入肺后，伴行于支气管及其分支，最后形成毛细血管，分布于肺泡周围。

（2）肺静脉　由肺泡周围毛细血管逐级汇合而成，每侧肺有两条肺静脉，即左肺上、下静脉和右肺上、下静脉。4 条肺静脉在肺根前下方穿心包壁层汇入左心房。

（3）支气管动、静脉　支气管动、静脉较细小，大多起自胸主动脉，每一侧肺有 1～3 支，伴支气管后壁及其分支走行，营养肺内支气管和肺。支气管静脉沿支气管背侧走行，注入奇静脉或半奇静脉。此外，支气管静脉与肺静脉之间有吻合支。

2．淋巴　肺的淋巴管丰富，分为浅、深两组。浅淋巴管位于脏胸膜深面，深淋巴管位于各级支气管周围。肺泡壁无淋巴管。浅、深两组淋巴管在肺内较少吻合，主要在肺门处相互吻合。肺的淋巴结包括位于肺内支气管周围的肺淋巴结和位于肺门的支气管肺门淋巴结。

3．神经　支配肺的神经为迷走神经和胸交感神经的分支，两者在肺根前、后方形成肺丛，由肺丛发出分支沿各级支气管进入肺组织和脏胸膜。迷走神经兴奋，支气管平滑肌收缩、血管的平滑肌舒张、腺体分泌。交感神经兴奋则反之。内脏感觉纤维分布于肺泡、各级支气管黏膜和脏胸膜。胸部手术刺激胸膜和肺组织时，易引起胸膜肺休克，如在肺门神经丛处施行局部阻滞麻醉，可预防胸膜肺休克。

三、纵隔

（一）位置与境界

纵隔（mediastinum）为两侧纵隔胸膜之间的所有器官、结构和结缔组织的总称。成人纵隔稍偏左侧，分隔左、右胸膜腔。纵隔前为胸骨；后为脊柱胸段；两侧为纵隔胸膜；上界为胸廓上口，与颈部器官和筋膜相连续；下界为膈。在正常情况下，两侧胸膜腔内压力相等，纵隔的位置相对固定。当一侧发生气胸时，伤侧负压减小或消失，纵隔器官即被推向健侧。为便于临床和放射诊断定位，常将纵隔分成上、下纵隔和前、中、后纵隔（图 21-8）。

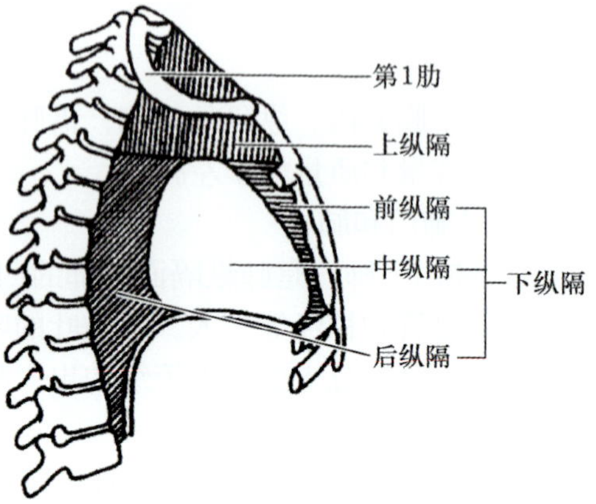

图 21-8　纵隔的分区

（二）纵隔的分区

解剖学常以胸骨角至第 4 胸椎下缘平面为界，将纵隔分为上、下纵隔。下纵隔又以心包的前、后面为界，分为 3 部分：心包前面与胸骨之间为前纵隔；心包和大血管所占据的区域为中纵隔；心包后面与脊柱胸段之间为后纵隔（图 21-8）。

（三）上纵隔

上纵隔位于胸廓上口和胸骨角平面之间，前界为胸骨柄，后界为第 1～4 胸椎，两侧为纵隔胸膜。上纵隔由前向后依次为胸腺或胸腺遗迹，左、右头臂静脉和上腔静脉，主动脉弓及其三大分支，膈神经及迷走神经，气管、左喉返神经和食管。

（四）下纵隔

1．前纵隔　为心包与胸骨体之间的潜在间隙，其中有前纵隔淋巴结、胸廓内血管及其分支和疏松结缔组织。

2．中纵隔　是心包和心脏所在的部位。有出入心的大血管、奇静脉弓、膈神经、心包膈血管、心神经丛及淋巴结等。

3．后纵隔　是心包后面与下部胸椎之间，上至胸骨角平面，下达膈。其内的结构由前向后有气管及气管杈、食管、胸导管。胸主动脉、半奇静脉位居食管的左后方，奇静脉居食管的右后方，迷走神经在后纵隔下份与食管伴行。在脊柱的两侧有左、右交感干。

（五）纵隔的侧面观

1. 左侧面观（图 21-9）　以左肺根为中心可见若干大动脉，称纵隔动脉面。在肺根上方有主动脉弓及其分支，即左颈总动脉和左锁骨下动脉等；前下方为心包形成的隆凸；前方有左膈神经和心包膈血管，两者从主动脉弓左前方向下，沿心包侧壁下行至膈；后方有胸主动脉、左迷走神经、食管、胸导管、半奇静脉和副半奇静脉；后外侧有左交感干、内脏大神经。胸导管和食管上份位于左锁骨下动脉、主动脉弓与脊柱围成的食管上三角内，食管下份在心包下半部与胸主动脉之间，即位于胸主动脉、心包和膈围成的食管下三角内。左迷走神经行于主动脉弓左前方，经左肺根后方和食管前面下行，在主动脉弓的下缘处发出左喉返神经，在动脉韧带后外侧绕主动脉弓返向上行。左膈神经、左迷走神经和左肺动脉围成的三角为动脉导管三角，内有动脉韧带、左喉返神经和心浅丛。

2. 右侧面观（图 21-10）　以右肺根为中心可见若干大静脉，称纵隔静脉面。右肺根上方有奇静脉弓和气管；前上方为上腔静脉、右头臂静脉和头臂干；后方有食管、右迷走神经、胸导管和

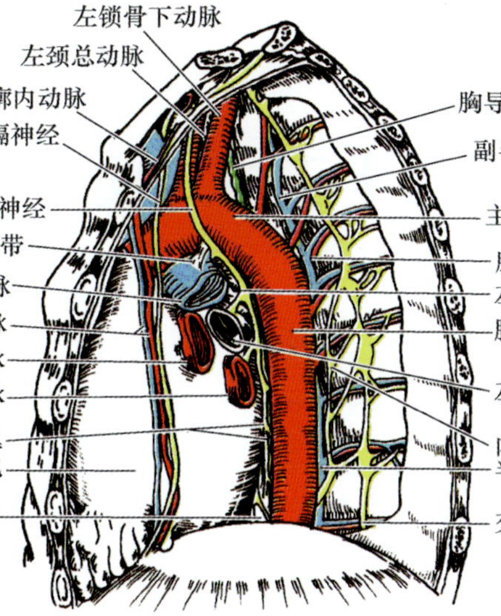

图 21-9 纵隔左侧面观

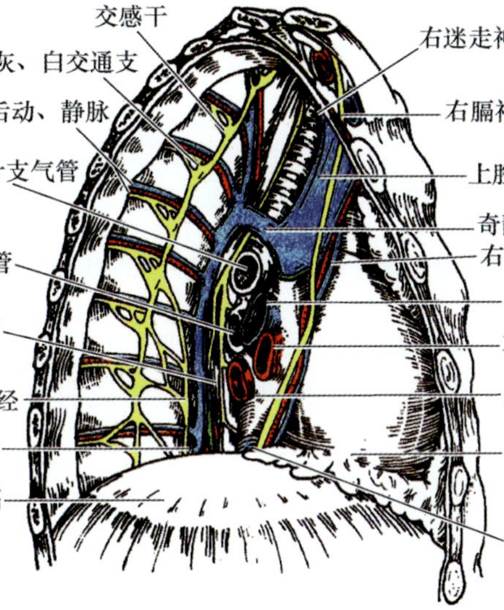

图 21-10 纵隔右侧面

奇静脉；下方有下腔静脉和食管右缘。上腔静脉贴胸前壁垂直下降穿心包注入右心房；在上腔静脉右侧有右膈神经，跨肺根前方，贴心包右侧至膈。上腔静脉的后方有迷走神经，经奇静脉弓的深面至肺根的后方，分支加入食管丛。

（甘功友）

第二十二章　腹　　部

学习目标

1. 掌握：腹前外侧壁的解剖层次；腹股沟的境界、解剖层次结构特点，腹股沟管的结构特点及临床意义；腹前外侧壁的血管、神经的行程与临床意义；肝的位置、体表投影，肝门和肝蒂的结构；胆囊的位置、胆囊底的体表投影，胆囊三角境界，肝外胆道的组成、位置及毗邻关系。胃的位置、毗邻、韧带和血管神经；十二直肠的分部、毗邻和十二指肠悬肌的位置及临床意义；脾的位置、毗邻、韧带和血管；阑尾的位置、根部体表投影；肝门静脉的位置、组成和行程，主要属支的名称；肾的位置、毗邻、被膜，肾门、肾蒂的结构位置关系。

2. 熟悉：腹膜后间隙的位置及主要器官；输尿管的形态、行程及分部；腹主动脉的行程、毗邻，脏、壁支的名称、分布范围。

腹部（abdomen） 位于胸部和盆部之间，包括腹壁、腹腔、腹腔内脏器和神经、血管等。由于腹腔内的脏器种类和数量很多，加之大部分腹壁缺乏骨性保护，因此，腹部疾患发生率很高，在临床各科尤其是外科中占有重要的地位。

第一节　概　　述

一、境界与分区

（一）境界

腹壁　腹壁的上界：剑突、肋弓、第 11 肋前端、第 12 肋下缘至第 12 胸椎棘突的连线；下界：耻骨联合上缘、耻骨嵴、耻骨结节、腹股沟、髂嵴至第 5 腰椎棘突的连线。

腹壁又以两侧腋后线的延长线为界，将腹壁分为腹前外侧壁和腹后壁两部分。

腹腔　腹腔的境界与腹壁的境界并不一致。上界：膈，但在锁骨中线处，膈穹向上可达第 5 肋或第 5 肋间隙水平，因此脾、肝、肾的上部和胃的大部分可受到胸廓的保护。下界：与盆腔无明显分界，习惯上将骨盆上口作为腹、盆腔的分界，但小肠等腹腔脏器也可突入盆腔之中。故腹腔的范围远比腹壁的境界大，当腹上壁或胸下部受伤时应充分考虑到有胸、腹腔脏器同时损伤的可能。

（二）分区

为了较准确地描述腹腔内脏器的位置，临床上常用两条水平线、两条垂直线将腹部分成 9 个区（九分法）。

上水平线是通过两侧肋弓最低点的连线；下水平线是通过两侧髂结节的连线。

两条垂直线即两侧锁骨中点和腹股沟中点的连线。

9 个区：腹上区及左、右季肋区；腹中区（脐区）及左、右外侧区（左、右腰区）；腹下区及左、右髂区（图 22-1）。

此外，尚有“四分法”，即用通过脐的水平线和前正中线将腹部分为左、右上腹部和左、右下腹部 4 个区域，成人腹腔主要脏器在腹前壁的投影见图 22-1，表 22-1，2，3。

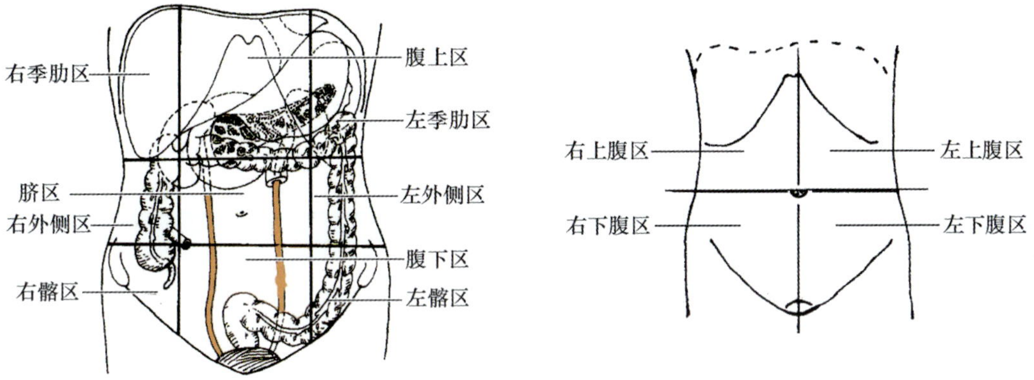

图 22-1　腹部分区及腹腔脏器在腹前壁的投影

二、表面解剖

（一）体表标志

1．髂嵴　为髂翼的上缘，全长于皮下扪及。两侧髂嵴最高点的连线平对第 4 腰椎棘突，是腰椎穿刺的定位标志之一。

2．耻骨嵴和耻骨结节　耻骨嵴是耻骨联合上缘向外侧延伸的横向骨嵴，长 2～3cm，终止于耻骨结节。在耻骨结节的外上方 1～2cm，为腹股沟管浅环的位置。

3．耻骨联合　耻骨联合上缘是小骨盆的界标之一。

4．脐　是胎儿脐带脱落后的遗迹，居腹前壁正中线上，脐平面与第 3、4 腰椎之间平齐，距耻骨联合上缘约 15cm。

5．半月线　是腹直肌外侧缘的弧形线。右侧半月线与右肋弓的相交处，是胆囊底的体表处，又称 Murphy 点。

6．腹股沟　是髂前上棘与耻骨结节之间的皮沟，是腹前外侧壁与股部的分界标志，其深面为腹股沟韧带。

（二）体表投影

1．腹股沟管浅环　位于耻骨结节外上方，正常可通过一示指尖。

2．腹股沟管深环　位于腹股沟韧带中点上方一横指（约 1.5 cm）处。

3．腹股沟管　相当于腹股沟韧带内侧半上方一横指的范围内，从外侧的腹股沟管深环斜向内下至浅环处，与腹股沟韧带平行，全长 4～5cm。

4．腹部主要脏器　在腹前外侧壁的投影随年龄、体位、体型、脏器功能状况的差异而变化，一般情况见图 22-1 所示。

表 22-1　腹部的分区及腹腔内主要器官在腹前壁的投影

右季肋区	腹上区	左季肋区
1. 肝右叶大部分	1. 肝右叶小部分，肝左叶大部分	1. 肝左叶小部分
2. 胆囊一部分	2. 胆囊	2. 胃贲门、胃底及部分胃体
3. 结肠右曲	3. 胃幽门部、部分胃体	3. 脾
4. 右肾上部	4. 胆总管、肝固有动脉、肝门静脉、小网膜	4. 胰尾 5. 结肠左曲
	5. 十二指肠大部分	6. 左肾上部
	6. 胰头、胰体	
	7. 双肾一部分、肾上腺	
	8. 腹主动脉、下腔静脉及腹腔神经节	

表 22-2　腹部的分区及腹腔内主要器官在腹前壁的投影

右外侧区	脐区	左外侧区
1. 升结肠	1. 胃大弯	1. 降结肠
2. 部分回肠	2. 横结肠	2. 部分空肠
3. 右肾下部	3. 大网膜	3. 左肾下部
4. 右输尿管	4. 十二指肠小部分	4. 左输尿管
	5. 空、回肠一部分	
	6. 腹主动脉、下腔静脉	

表 22-3　腹部的分区及腹腔内主要器官在腹前壁的投影

右髂区	腹下区	左髂区
1. 盲肠	1. 回肠袢	1. 乙状结肠
2. 阑尾	2. 膀胱（充盈）	2. 回肠袢
3. 回肠末端	3. 乙状结肠一部分	

第二节　腹前外侧壁

腹前外侧壁缺乏骨性结构保护，属肌、腱膜性的结构，腹部手术的入路绝大部分都设计在腹前外侧壁。

腹前外侧壁由浅入深依次为皮肤、浅筋膜、肌层、腹横筋膜、腹膜外脂肪及壁层腹膜 6 层，但在不同部位，层次结构有差异。

一、层次结构

（一）皮肤

薄而富有弹性，除腹股沟附近的皮肤外，其他部位的皮肤移动性较大，经产妇下腹部可见妊娠纹。

（二）浅筋膜

浅筋膜由疏松结缔组织构成，浅筋膜内含有脂肪、腹壁浅血管、浅淋巴管和皮神经。脐平面以下浅筋膜分为浅、深两层：即浅层的脂肪层称 Camper 筋膜和深层的膜性层称 Scarpa 筋膜。

Camper 筋膜向下在腹股沟韧带浅面与股部的浅筋膜相续。Scarpa 筋膜富含弹性纤维，呈膜状，在中线处附着于腹白线，向下在腹股沟韧带下方一横指处，续于大腿阔筋膜。在耻骨结节与耻骨联合间向下与会阴浅筋膜（又称 Colles 筋膜）、阴茎浅筋膜和阴囊肉膜相连续，致使腹壁浅筋膜深面与会阴浅隙相通，故当尿道球部破损引起尿外渗时，尿液经会阴浅隙向前渗至阴茎和阴囊，向上经耻骨联合前面渗至同侧腹前外侧壁浅筋膜的深面，但不能向下至股部或越过中线至对侧（图 22-2）。

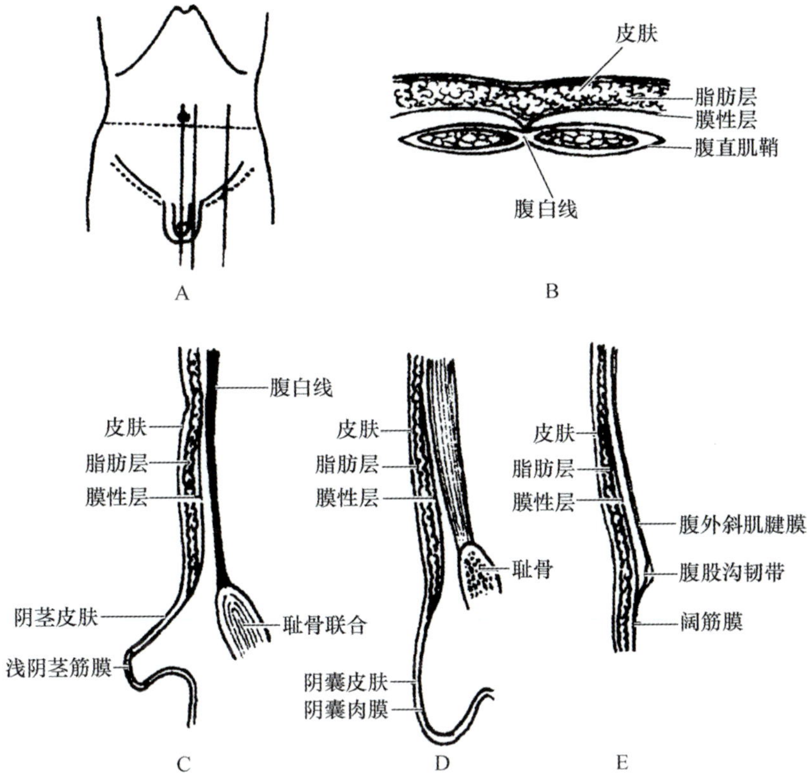

图 22-2　腹前外侧壁的浅筋膜

浅层血管、淋巴及神经

1．血管　在浅筋膜内行走的重要的血管有腹壁浅动脉（superficial epigastric artery），为股动脉分支，跨过腹股沟韧带内侧端浅面行向脐部，与之伴行的静脉称腹壁浅静脉，为大隐静脉的属支。旋髂浅动脉（superficial circumflex iliac artery），亦起于股动脉，行向髂嵴，亦有同名静脉伴行。下腹壁的该两套浅血管均行走于皮下，管径相对较粗，临床上常在此取带蒂皮瓣，进行皮肤移植。腹前壁上部的浅血管细小，主要为肋间后血管的分支和属支。

2．淋巴　脐平面以上的浅淋巴管注入腋淋巴结，脐平面以下的注入腹股沟浅淋巴结，通过肝圆韧带内的淋巴管，还可与肝门处淋巴管相交通。

3．神经　浅筋膜中行走的有下位 5 对肋间神经、肋下神经、第 1 腰神经的前皮支和外侧皮支，保留了明显的节段性，临床上常以检查腹壁皮肤感觉来协助判断脊髓病变部位和确定麻醉平面。剑突平面为第 6 肋间神经分布，脐平面为第 10 肋间神经分布，耻骨联合上缘及腹股沟平面为第 1 腰神经的前支分布。神经的走向大致由后上行向前下。

（三）肌层

腹前外侧壁共有 3 对扁肌和 2 对纵行肌。

1．腹外斜肌（obliquus externus abdominis）　位于 3 层扁肌的最浅层，肌纤维从外上方斜向内下方，在腹直肌外侧缘移行为腱膜。参与构成腹直肌鞘前层，在腹白线处与对侧愈着；内侧下端附着于耻骨嵴；其下缘增厚并向后翻卷，在髂前上棘和耻骨结节之间形成腹股沟韧带。在耻骨结节外上方，腹外斜肌腱膜形成一个三角形裂隙，称之为浅环（皮下环），正常可容纳一示指尖，有精索（男）或子宫圆韧带（女）从此环出腹股沟管走向皮下。

2. 腹内斜肌（obliquus internus abdominis） 位于3层扁肌的中层，肌纤维行向前内上方，腱膜参与形成腹直肌鞘前、后层。下缘处少数纤维包精索形成提睾肌。

3．腹横肌（transversus abdominis） 位于3层扁肌最内层，肌纤维从外侧向内侧横行，腱膜参与形成腹直肌鞘后层。

4．腹直肌（rectus abdominis） 为长条形带状扁肌，上端扁薄而宽阔，下端厚实而狭窄。由3～4条横行的腱划分隔成数个肌腹。腱划内常有血管经过。肌的大部分被腹直肌鞘所包裹，腱划与鞘的前层愈着紧密。

5．锥状肌（pyramidalis） 为一小块三角形肌，约20%的人缺如。位于腹直肌的前下部，附着于耻骨和耻骨前韧带的前面，末端止于腹白线。与腹直肌一同被腹直肌鞘所包被。

6．腹直肌鞘（sheath of rectus abdominis） 包裹腹直肌和锥状肌，由前、后2层构成，在腹直肌的外侧缘2层融合成一半月形凸向外的弧形线，称半月线（linea semilunaris）。鞘的前层由腹外斜肌腱膜和腹内斜肌腱膜前层构成，后层由腹内斜肌腱膜后层及腹横肌腱膜构成。在脐下4～5cm处3块扁肌的腱膜均参与鞘前层的构成，鞘的后层缺如，形成游离的弓状线（arcuate line），此线以下的腹直肌后面直接与腹横筋膜相邻。

7．腹白线 位于腹前壁正中线上，由两侧腹直肌鞘前、后层的纤维交织而成，脐以上宽约1 cm，脐下变窄，在脐的深面有脐环。

（四）腹横筋膜

腹横筋膜（transverse fascia）为深筋膜的一部分，位于腹横肌和腹直肌鞘的深部。向上连于膈下筋膜，向下移行为髂筋膜和盆筋膜，脐以下该筋膜较厚，与腹横肌结合疏松而易于分离，但与腹直肌鞘后层紧密愈着。腹横筋膜在腹股沟区形成一些重要的结构：①参与构成腹股沟管后壁。②在腹股沟韧带中点一横指处突出形成腹股沟深环。③包精索形成精索内筋膜。

（五）腹膜外筋膜

腹膜外筋膜（extraperitoneal fascia） 是充填于腹横筋膜与壁腹膜之间的疏松结缔组织，个体差异较大，下腹部较厚，它将腹横筋膜与壁腹膜分开并形成间隙称腹膜外间隙。该间隙向后通腹膜后间隙，向下通盆筋膜间隙。临床上做膀胱手术时，可在腹膜外进行而无需经过腹膜腔。

（六）壁腹膜

壁腹膜（parietal peritoneum） 为腹前外侧壁的最深层，向上续膈下腹膜，向下移行于盆腔腹膜，向后延续为腹后壁的腹膜。

（七）深层血管、淋巴及神经

1．血管 主要有穿行于腹内斜肌和腹横肌之间的下5对肋间后动脉、肋下动脉及4对腰动脉。此外，还有腹壁上动脉（superior epigastric artery）、腹壁下动脉（inferior epigastric artery）及旋髂深动脉（deep circumflex iliac artery）。

腹壁上动脉为胸廓内动脉的终支，从腹直肌鞘后层的浅面进入该鞘供应腹直肌上部，并与腹壁下动脉形成吻合。

腹壁下动脉在腹股沟韧带中点上方，始于髂外动脉，在壁腹膜与腹横筋膜之间向脐的方向前行，并于弓状线下方进入腹直肌鞘后层前方，供应腹直肌下部（图14-3）。

腹壁下动脉、腹直肌外侧缘和腹股沟韧带内侧段所围成的三角形区域称腹股沟三角（inguinal triangle）（Hesselbach三角），腹股沟管腹环位于腹壁下动脉起始端外侧，而腹内斜肌和腹横肌的弓状下缘位于该三角之内，弓状下缘和腹股沟韧带内侧段之间缺乏肌性结构，腹内脏器或组织容易从此三角内突出到皮下，形成腹股沟直疝。但是，腹内脏器或组织更容易从腹股沟管深环突出进入腹股沟管，称之为腹股沟斜疝。腹壁下动脉则为手术时鉴别腹股沟斜疝与腹股沟直疝的标志。

旋髂深动脉约在腹壁下动脉同一水平发自髂外动脉，行向髂前上棘，穿腹横肌分布于腹部3块扁肌及腰大肌、髂肌及髂骨。

2．淋巴 脐以上深部淋巴管伴随深静脉引流至胸骨旁淋巴结，脐以下深淋巴管引流至髂外淋巴结、髂总淋巴结。

3．神经 呈明显节段性分布，主干行于腹内斜肌和腹横肌之间。除第7～12胸神经前支外，尚有髂腹下神经（iliohypogastric nerve），该神经由第12胸神经和第1腰神经前支发出，行于腹内斜肌和腹横肌之间，于髂前上棘内上方两横指处穿出腹内斜肌进入腹外斜肌腱膜深面，大致与腹股沟韧带平行向下内侧行走，并于皮下环上方穿出腹外斜肌腱膜，其前皮支分布到耻骨上方的皮肤。髂腹股沟神经（ilioinguinal nerve），由第1腰神经前支组成，在髂腹下神经下方一横指水平与其平行走行，进入腹股沟管行于精索外侧，出浅环后分布于阴囊（或大阴唇）前部的皮肤。

以上两神经沿途均发出分支支配腹内斜肌、腹横肌。

二、腹部常用手术切口与腹壁的层次关系

（一）正中切口

正中切口是沿腹前正中线所做的纵行切口（图22-3）。切口的解剖层次由浅入深依次为皮肤、浅筋膜、腹白线、腹横筋膜、腹膜外脂肪和壁腹膜。此切口经过的层次少，操作简单，神经和血管损伤少、出血少。是腹部常用的手术切口之一。但因血供较差，切口愈合较慢。

（二）旁正中切口

旁正中切口是指在腹前正中线旁开约2cm的纵行切口。切口的解剖层次依次为皮肤、浅筋膜、腹直肌鞘前层、腹直肌（向外侧牵拉腹直肌）、腹直肌鞘后层、腹横筋膜、腹膜外脂肪和壁腹膜，进入腹膜腔。该切口对腹壁的血管、神经损伤较少；无需切开腹直肌，切口可根据手术需要而延长。旁正中切口为腹部外科最常用（图22-3）。

（三）肋缘下斜切口

肋缘下斜切口自剑突下2cm处起，沿肋弓下缘2～3cm斜向外下方所做的切口。切口的解剖层次由浅入深依次为皮肤、浅筋膜、腹直肌鞘前层、腹直肌、腹直肌鞘后层、腹横筋膜、腹膜外筋膜和壁腹膜，若切口需向外下方延长还需切开3层阔肌。该切口对于肝、胆囊和脾等手术显露良好，但需切断第7～9对肋间神经和肋间血管，损伤较大（图22-3）。

（四）右下腹斜切口

右下腹斜切口又称阑尾切口，为切除阑尾常用的手术切口。通常在右髂前上棘与脐连线的中、外1/3交界处，做一与此线垂直的切口。切口的解剖层次由浅入深为皮肤、浅筋膜、腹外斜肌及其腱膜、腹内斜肌、腹横肌、腹横筋膜、腹膜外筋膜和壁腹膜。此切口因各肌层肌纤维方向交叉重叠，术中需按肌纤维走行方向分开，切口愈合好、牢固。但暴露范围较大，不利于切口的扩展与延伸（图22-3）。

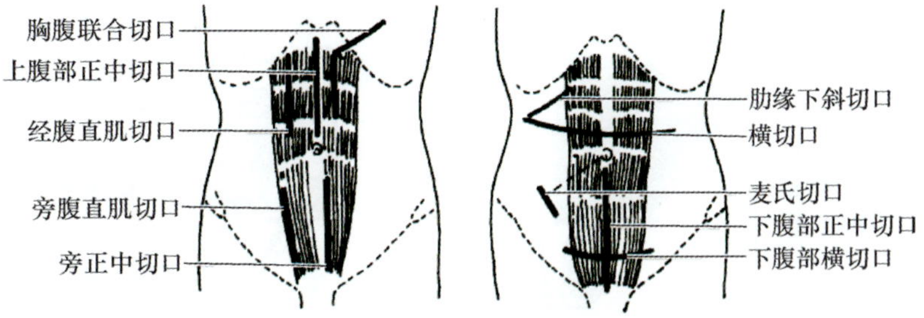

图22-3 腹前外侧壁手术切口示意图

三、腹股沟区

腹股沟区是下腹部两侧的三角形区域，其内侧界为腹直肌外侧缘，上界为髂前上棘至腹直肌外侧缘的水平线，下界为腹股沟韧带。

（一）腹股沟区层次结构

皮肤、浅筋膜的结构见本章第二节。

1．腹外斜肌腱膜　腹外斜肌于髂前上棘与脐连线水平以下移行为腹外斜肌腱膜，此腱膜的纤维方向与其肌纤维走向相同。在耻骨嵴外上方，腹外斜肌腱膜裂开形成一个三角形裂孔，即腹股沟管浅环，正常成人的浅环能容纳一个示指尖，精索（男）或子宫圆韧带（女）通过此环。腹外斜肌腱膜在浅环处延续向下，被覆于精索的外面，称精索外筋膜（external spermatic fascia）。

腹外斜肌腱膜下缘在髂前上棘至耻骨结节间向后上方反折增厚形成腹股沟韧带，腹股沟韧带内侧端有小部分纤维在耻骨结节处继续向下后方，并向外侧转折而形成腔隙韧带（陷窝韧带）。腔隙韧带向外侧延续附着于耻骨梳的部分，称为耻骨梳韧带（又称 Cooper 韧带）。

2．腹内斜肌和腹横肌　腹内斜肌下部纤维起自腹股沟韧带的外侧 1/2，肌纤维向内下走行，其下缘的纤维呈弓状越过精索的前上方，转至精索的后内侧止于耻骨梳韧带。腹横肌在此区起于腹股沟韧带的外侧 1/3，其下缘亦呈弓状越过精索上方，在精索后内侧与腹内斜肌呈腱性融合形成腹股沟镰（inguinal falx）或称联合腱（conjoined tendon），在精索后内侧止于耻骨梳韧带。当两肌收缩时，弓状下缘即接近腹股沟韧带，增强腹股沟管处的抗压能力。两肌下缘有部分纤维被覆精索表面，称为提睾肌（cremaster muscle）。

3．腹横筋膜　衬于腹横肌深面，在接近腹股沟韧带和腹直肌外侧缘处较致密。约在腹股沟韧带中点上方一横指处，从内面可见腹横筋膜上有一卵圆形孔，为腹股沟管深环，系胚胎时睾丸下降顶突腹横筋膜而形成。该筋膜在深环处包绕精索呈漏斗状向外突出，衬于提睾肌深面，构成精索内筋膜（internal spermatic fascia），在深环内侧，腹横筋膜增厚形成凹间韧带。

4．腹膜外筋膜（腹膜外脂肪）　此筋膜在该区脂肪组织较多，与腹膜后隙的脂肪组织相连续，其内有髂外血管分出的腹壁下血管和旋髂深血管。

5．壁腹膜　该区壁腹膜在脐以下形成 5 条皱襞（见后述）。

6．腹股沟管　腹股沟管（inguinal canal）位于腹股沟韧带内侧半的上方约一横指处，是位于腹前壁各肌和筋膜之间的裂隙（图 22-4）。其长轴与腹股沟韧带平行，长 4～5cm。管内在男

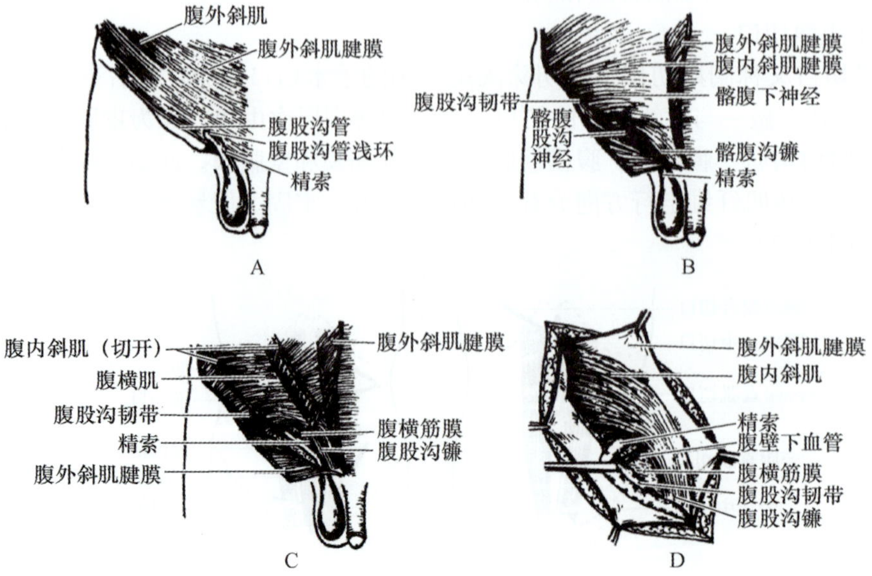

图 22-4　腹股沟管

性有精索，女性则有子宫圆韧带通过。

腹股沟管有浅、深两环：浅环为腹外斜肌腱膜形成的腹股沟管皮下环，深环为腹横筋膜形成的腹股沟管腹环。男性浅、深环较女性的大。

腹股沟管有 4 壁：精索或子宫圆韧带穿经腹股沟管时，其前、后、上、下所邻接的结构，前壁主要为腹外斜肌腱膜和腹内斜肌起始部；后壁为腹横筋膜和联合腱；上壁为腹内斜肌与腹横肌的弓状下缘；下壁为腹股沟韧带。

第三节　腹膜与腹膜腔

一、概述

腹膜（peritoneum） 是由间皮和少量结缔组织构成的一层光滑的浆膜。依其覆盖的部位可分为壁腹膜（parietal peritoneum）与脏腹膜（visceral peritoneum）。壁腹膜衬于腹、盆壁的内面和膈的下面，脏腹膜覆盖于腹、盆腔脏器的表面（图 22-5，6）。脏、壁腹膜在一定部位相互延续、移行，由此构成一个潜在性不规则的浆膜腔隙，称腹膜腔（peritoneal cavity）。腔内有少量浆液，以减少摩擦和防止粘连。男性腹膜腔是密闭的，女性腹膜腔则借输卵管腹腔口，经输卵管、子宫腔和阴道与体外形成潜在的通道，致使女性腹膜腔的感染机会较男性多。壁腹膜较厚，与腹、盆壁之间还存在一层疏松结缔组织，称为腹膜外筋膜。在腹后壁及腹前壁下部的腹膜外筋膜中含有较多脂肪。脏腹膜紧贴于脏器表面，从组织结构和功能方面都可视为器官的一部分，如胃、肠壁最外层的浆膜即为脏腹膜。

腹膜腔可分为大、小两腔。小腹膜腔即网膜囊，是位于小网膜和胃后方的腔隙；大腹膜腔则为网膜囊以外的腔隙，两者借网膜孔相互交通。

二、腹膜皱襞、隐窝与陷凹

腹膜皱襞是脏器之间或脏器与腹壁之间由腹膜形成的隆起，其深面常有血管等结构走行。腹膜皱襞之间或皱襞与腹、盆壁之间的凹陷称隐窝，较大的隐窝称陷凹。

（一）腹前壁内面的皱襞与隐窝（图 22-7）

腹前外侧壁内面有 5 条腹膜皱襞与 3 对浅隐窝。脐正中襞（median umbilical fold）位于中

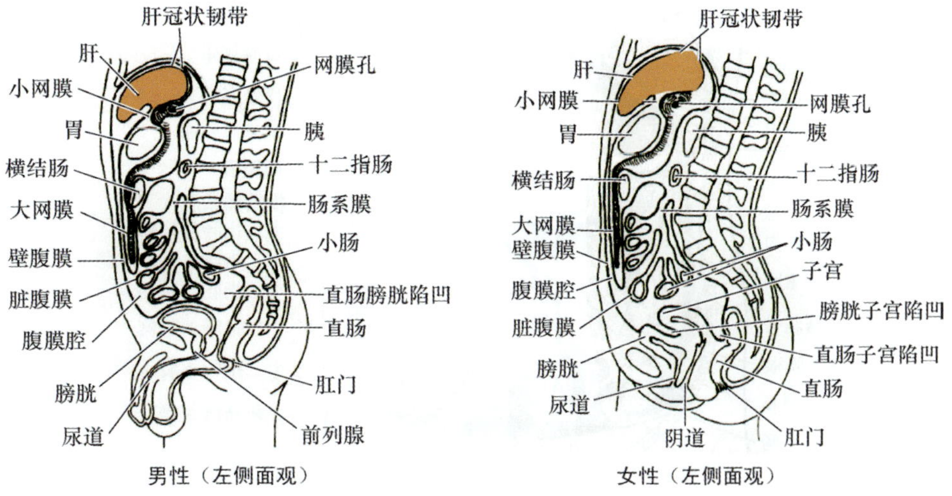

图 22-5　腹盆部正中矢状切面示意图

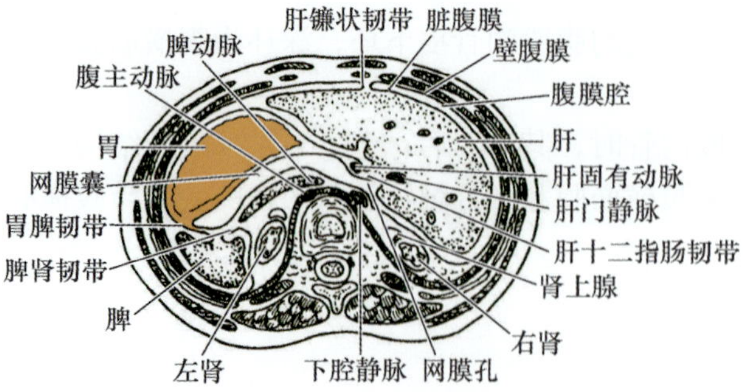

图 22-6 上腹部（平网膜孔）横切面示意图

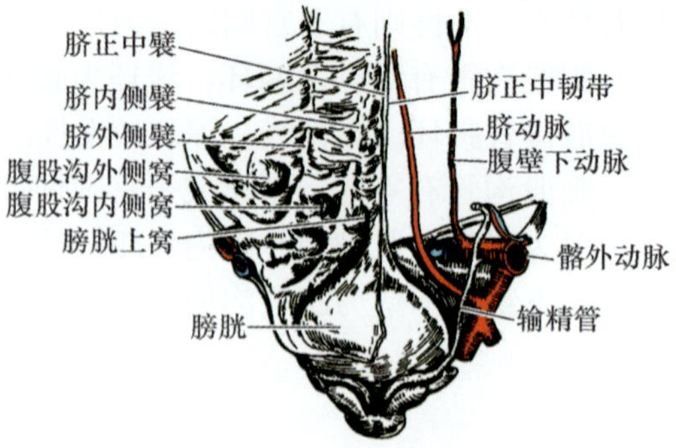

图 22-7 腹前外侧壁内面的腹膜皱襞和凹陷

线，由脐至膀胱尖，含脐尿管索，是胚胎期脐尿管闭锁后的遗迹。脐正中襞外侧的为脐内侧襞（medial umbilical fold），内有脐动脉索，是脐动脉闭锁的遗迹。最外侧的为脐外侧襞（lateral umbilical fold），内有腹壁下血管。在腹股沟韧带上方，脐外侧襞的外侧陷凹称腹股沟外侧窝（lateral inguinal fossa），浅面与腹股沟管深环位置对应，其内侧的陷凹称腹股沟内侧窝（medial inguinal fossa），浅面与腹股沟三角和腹股沟管浅环对应，脐正中襞与脐内侧襞之间的陷凹，位于膀胱的上方称为膀胱上窝（supravesical fossa）。

（二）腹后壁的皱襞与隐窝

在胃后方、十二指肠、盲肠和乙状结肠系膜附近有较多的皱襞和隐窝。腹膜皱襞与隐窝较发达处是内疝的好发部位。

1．十二指肠空肠曲附近的皱襞与隐窝　十二指肠上襞，是位于十二指肠空肠曲左侧、横结肠系膜下方的腹膜皱襞（图 22-8），下缘游离，手术中常据此确认空肠起始部。其后方为开口向下的十二指肠上隐窝。隐窝的下方有三角形的十二指肠下襞，上缘游离，此皱襞后方为开口向上的十二指肠下隐窝。

2．肝肾隐窝（hepatorenal recess）　在肝右叶下方与右肾之间（图 22-8），仰卧位时是腹膜腔的最低处，为渗出物及脓液易于积聚的部位。

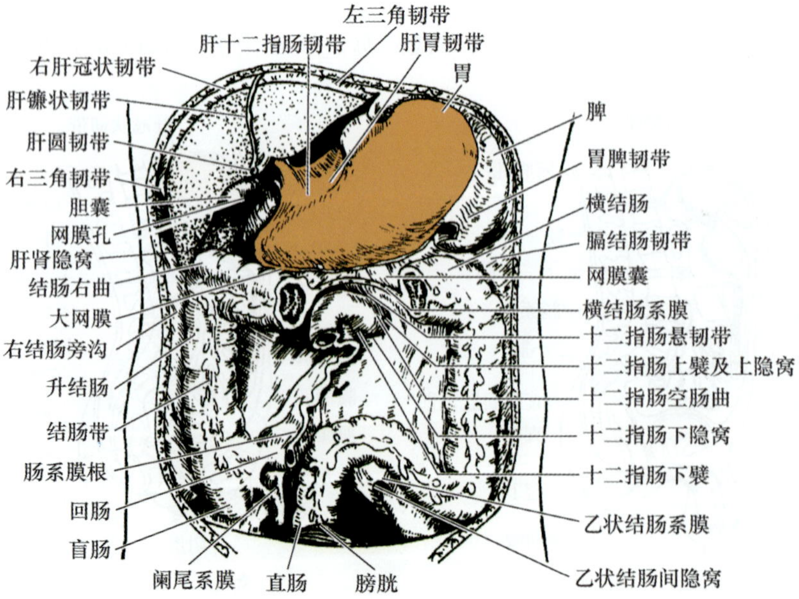

图 22-8 腹后壁的皱襞与隐窝

三、腹膜腔的分区与间隙

腹膜腔以横结肠及其系膜为界，分为结肠上区与结肠下区。

（一）结肠上区

位于膈与横结肠及其系膜之间，又称膈下间隙（图 22-9），此间隙被肝分为肝上、下间隙。

1．肝上间隙　被镰状韧带分为右肝上间隙和左肝上间隙。镰状韧带与右冠状韧带之间的间隙为右肝上间隙，镰状韧带与左冠状韧带之间的间隙为左肝上间隙。冠状韧带右侧部分前、后两层之间形成肝裸区，又称为膈下腹膜外间隙，肝脓肿常经此间隙穿通膈流入胸腔。左肝上间隙，又被左三角韧带分为左肝上前间隙和左肝上后间隙。由于右冠状韧带的上、下两层均位于肝右叶的后方，且韧带的下层距肝后缘很近，故不存在右肝上后间隙，而只有右肝上间隙。

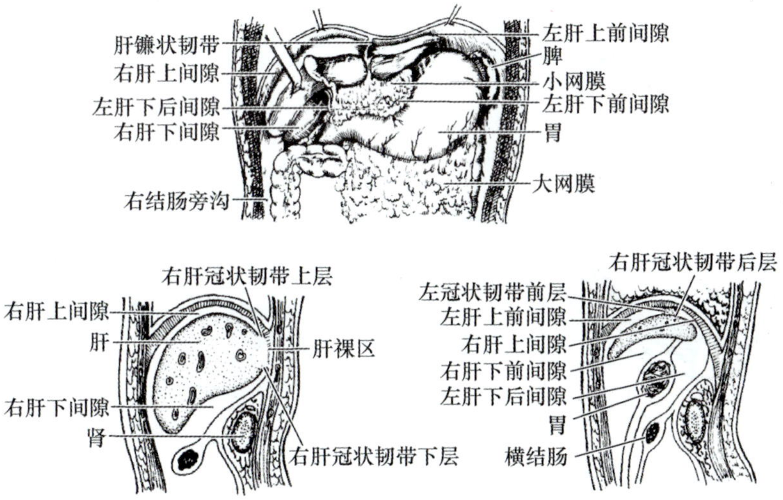

图 22-9　膈下间隙

2．肝下间隙　在肝与横结肠及其系膜之间。此间隙借肝圆韧带及镰状韧带分为左、右肝下间隙。左肝下间隙又被小网膜与胃分为左肝下前、后间隙，左肝下后间隙即网膜囊。

上述 7 个间隙中，任何一个发生脓肿时，均称为膈下脓肿，其中以右肝上、下间隙脓肿较为多见。膈下腹膜外间隙常为肝穿刺行肝内胆管造影术进针的部位。

（二）结肠下区

是横结肠及其系膜以下的部分。此区在空肠、回肠、结肠、盆腔脏器、肠系膜根等器官与结构之间形成如下主要间隙（图 22-10）：

1．右结肠旁沟　在升结肠右侧，上通肝肾隐窝，下连右髂窝与盆腔。阑尾炎穿孔时，脓液可沿此沟流至肝肾隐窝，甚至形成膈下脓肿。

2．左结肠旁沟　在降结肠左侧，此沟上端终于膈结肠韧带，下通左髂窝与盆腔。

3．右肠系膜窦　呈三角形，由肠系膜根、升结肠、横结肠及其系膜的右半部围成。因有回肠末段及其系膜相隔，故此间隙有炎症时，渗出液常积聚于局部。

4．左肠系膜窦　由肠系膜根、横结肠及其系膜的左半部、降结肠、乙状结肠及其系膜围成。此窦向下通连盆腔。

四、腹膜腔器官

（一）结肠上区

结肠上区介于横结肠及其系膜与膈之间。此区内除有膈下间隙外，有肝、肝外胆道、胃、十二指肠、胰和脾等脏器。

1. 胃

(1) 胃的位置与毗邻　胃的大部分位于左季肋区，小部分位于腹上区，贲门位于第 11 胸椎左侧，幽门位于第 1 腰椎右侧。胃的位置可因胃内容物的多少、体位的变化而改变，直立时胃大弯可降到脐水平或以下，幽门有时可降至第 3 腰椎水平。

胃前壁右侧与肝相邻，左侧有膈，胃前壁中部与腹前壁相接触，通常称此部为胃前壁的游离区（胃裸区）。

胃后壁隔网膜囊与膈、脾、胰、左肾、左肾上腺、横结肠及其系膜等相毗邻，上述器官有“胃床”之称（图 22-11）。

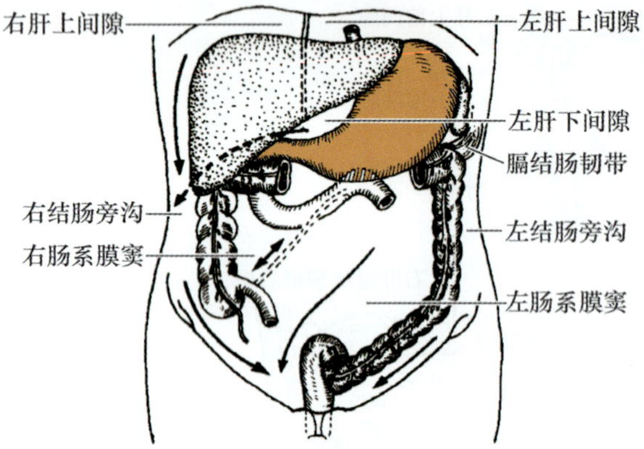

图 22-10　腹膜腔的沟通

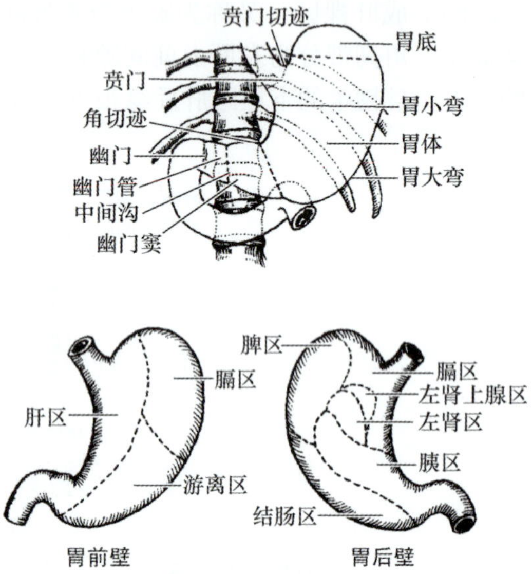

图 22-11　胃的位置与毗邻

(2) 胃的韧带　胃的周围有 6 条韧带。胃小弯侧即小网膜，分为肝胃韧带和肝十二指肠韧带，它们分别由肝门连于胃小弯和由肝门连于十二指肠起始部；胃大弯侧有胃结肠韧带、胃脾韧带和胃膈韧带，它们分别连于胃大弯与横结肠、脾及膈之间；胃窦部的后壁有与胰颈、体相连的腹膜皱襞，称之胃胰韧带。

(3) 胃的血管、淋巴和神经

1) 胃的动脉　胃的动脉来自腹腔干的分支，并于胃大、小弯侧分别形成 2 个动脉弓。小弯侧的动脉弓由胃左、右动脉组成，大弯侧的动脉弓由胃网膜左、右动脉组成（图 22-12）。

①胃左动脉（left gastric artery）　由腹腔干分出后向左上方走行，至贲门处发出食管支，然后转向右行，在肝胃韧带两层之间沿胃小弯，与胃右动脉吻合，沿途发出许多小支至胃前、后壁。从左向右计数，胃左动脉第 1 支与第 2 支之间常作为胃大部分切除时在小弯侧切断胃壁的标志。

②胃右动脉（right gastric artery）　由肝固有动脉或肝总动脉发出后，走向幽门上缘在肝胃韧带两层之间向左行，并与胃左动脉吻合，沿途分支至胃前、后壁。

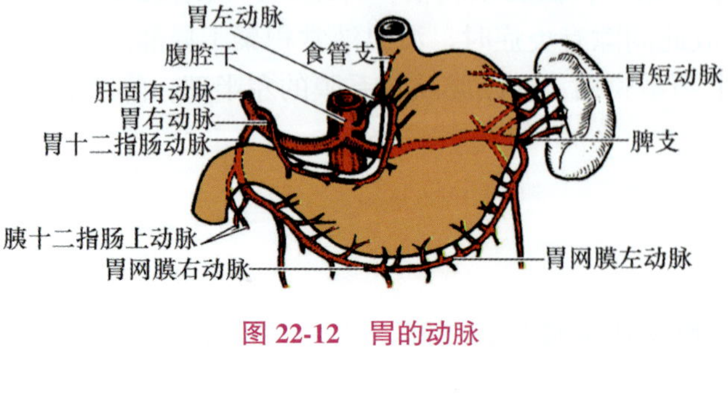

图 22-12　胃的动脉

③胃网膜左动脉（left gastroepiploic artery） 由脾动脉发出后，经胃脾韧带至胃大弯，在大网膜前两层之间向右行，与胃网膜右动脉相吻合，沿途分支至胃前、后壁和大网膜。它发出第 1 个胃支的部位，常作为胃大部切除时在大弯侧切断胃的标志。

④胃网膜右动脉（right gastroepiploic artery） 由胃十二指肠动脉发出，在大网膜前两层之间向左行，与胃网膜左动脉吻合，沿途分支至胃前、后壁和大网膜。

⑤胃短动脉（short gastric artery） 由脾动脉和脾支发出，一般有 3 ~ 5 支，经胃脾韧带分布于胃底。

⑥胃后动脉（posterior gastric artery） 据近年研究资料显示，有 60% ~ 80% 的人出现胃后动脉，它发源于脾动脉，走行于网膜囊后壁的腹膜后面，向上经胃膈韧带而入胃后壁，供应胃体后壁的上部。这些分支对胃大部切除后的残胃起营养作用，手术时应避免损伤此动脉。此外，左膈下动脉也有小支分布到胃底。

2）胃的静脉 与同名动脉伴行，最后均汇入肝门静脉系统。胃网膜右静脉汇入肠系膜上静脉，胃网膜左静脉和胃短静脉汇入脾静脉。胃左静脉（胃冠状静脉）和胃右静脉汇入肝门静脉。在肝门静脉高压时，血液可经胃左静脉、食管静脉、半奇静脉和奇静脉回流入上腔静脉。

3）胃的淋巴 胃的淋巴分为 4 组（图 22-13）。

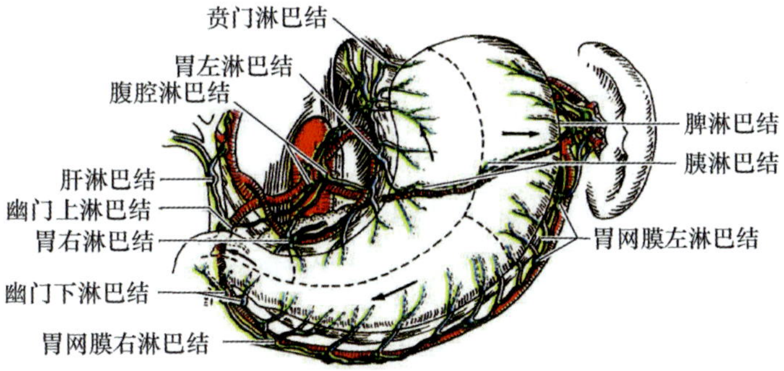

图 22-13 胃的淋巴

①胃左淋巴结 位于胃左动、静脉周围，收集胃小弯近侧 2/3 部胃前、后壁的淋巴。

②幽门上淋巴结和胃右淋巴结 位于幽门上方和幽门部上缘，收集胃幽门及小弯远侧 1/3 胃前、后壁的淋巴。

③胃网膜右淋巴结和幽门下淋巴结 沿胃网膜右动、静脉排列，收集胃大弯远侧 2/3 胃前、后壁的淋巴。

④脾淋巴结和胃网膜左淋巴结 为脾门附近的淋巴结，收集胃底的大部分和胃大弯近侧 1/3 胃前、后壁的淋巴。

以上各组淋巴结的输出管，最后都注入腹腔淋巴结。

4）胃的神经 有副交感神经和交感神经，前者促进胃的运动，增加胃液的分泌；后者抑制胃的运动，减少胃液分泌。交感神经来自腹腔神经丛的分支，伴随腹腔干的分支分布。其中有较多的神经纤维伴随胃左、右动脉分布至胃小弯。 副交感神经来自左、右迷走神经。迷走神经以前、后干经食管裂孔进入腹部。

①迷走神经前干 在贲门附近分为肝支和胃前支。肝支，多为 1 ~ 2 支，是迷走神经前干的重要分支，通常从前干的右侧发出，走行于小网膜两层之间，经静脉韧带裂入肝。胃前支，沿小弯侧走行于小网膜两层之间，沿途发出 4 ~ 6 支胃体前支与胃左动脉的胃壁分支伴行，分布于胃体前壁，最后于胃角切迹附近分为 1 ~ 3 支终末支，称为胃窦前神经或鸦爪 crows foot 支，分布于幽门窦及幽门管前壁。

②迷走神经后干　比前干稍粗，在贲门右后方下行，分出腹腔支与胃后支。腹腔支，为迷走神经后干的粗大而恒定的分支，沿胃左动脉向右行，参加腹腔丛。胃后支，沿小弯深部走行，沿途发出 4～6 支胃体后支，伴胃左动脉的胃壁分支到胃后壁。最后分为 2～4 支终末支，称为胃窦后神经或“鸦爪”支，分布于幽门窦及幽门管后壁（图 22-14）。

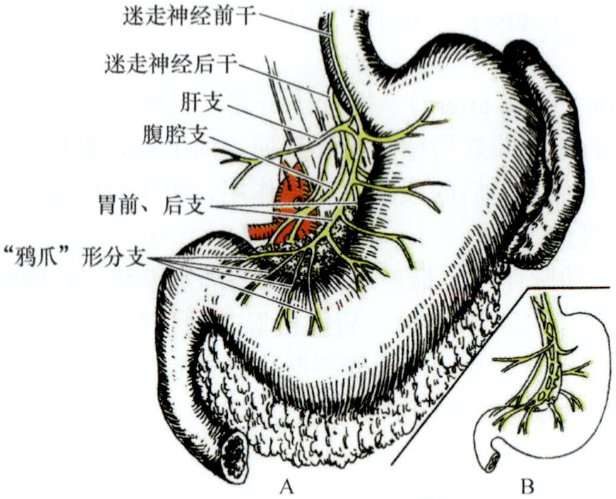

图 22-14　胃的迷走神经

2. 十二指肠

（1）十二指肠的形态与分部　十二指肠为上消化道的末端，即小肠上端的一部分，长 20～25 cm，介于胃与空肠之间，位于腹后壁上部，与第 1～3 腰椎相邻。十二指肠除幽门端和空肠端全被腹膜包被外，大部分仅前壁被腹膜覆盖，为腹膜外位器官，位置固定，全长呈“C”形，从右侧环抱胰头，故胰头癌可压迫十二指肠引起变形或梗阻。十二指肠按走向分为上部、降部、水平部与升部 4 部。

（2）十二指肠各部的位置与毗邻

1）上部　长约 5 cm，位于第 12 胸椎和第 1 腰椎交界处的右侧。起自胃的幽门，几乎呈水平位走向右后方（有的稍向上方）至胆囊颈的后下方急转向下移行于降部。此部的近侧为腹膜内位，具有一定的活动度；其余大部为腹膜外位，活动性很小。移行部的弯曲叫十二指肠上曲。十二指肠上部的上方为肝方叶及肝十二指肠韧带；下方为胰头；前方为胆囊；后方有胃十二指肠动脉、胆总管、下腔静脉和肝门静脉。上部管壁较薄，黏膜平滑无皱襞，是十二指肠溃疡的好发部位。

2）降部　长 7～7.5 cm，自十二指肠上曲起始，沿第 2 腰椎右侧垂直下行，至第 3 腰椎下缘处急转向左，移行为水平部，移行部的弯曲称十二指肠下曲。此部的右前方有腹膜覆盖，故在手术时可将其右侧的腹膜切开，即可游离此部。

降部左侧紧贴胰头，右侧与升结肠相邻，前方有横结肠及其系膜跨过，后方邻右肾蒂及右输尿管的起始部。胆总管与胰管穿入降部汇合成肝胰壶腹，并开口于后内侧壁的十二指肠大乳头，其中 66%开口在降部的下 1/3 段，27%开口于降部中 1/3 段，距中切牙约 75cm。

3）水平部　此部长 10～12 cm，自十二指肠下曲始，从右向左横行至第 3 腰椎左侧续于升部。水平部上方为胰头、胰颈、胰体右段，后方有右输尿管、下腔静脉及腹主动脉。从胰下缘穿出的肠系膜上动、静脉紧贴此部前面下行；有时肠系膜上动脉可压迫该部引起十二指肠不完全梗阻，称肠系膜上动脉综合征。

4）升部　此部最短，长 2～3 cm，由水平部开始沿脊柱左侧向上升至第 2 腰椎左侧急转向前下，形成十二指肠空肠曲。

十二指肠空肠曲被十二指肠悬韧带固定在右膈脚上。十二指肠悬韧带又称 Treitz 韧带，是手术中确定空肠起始端的标志（图 22-15）。

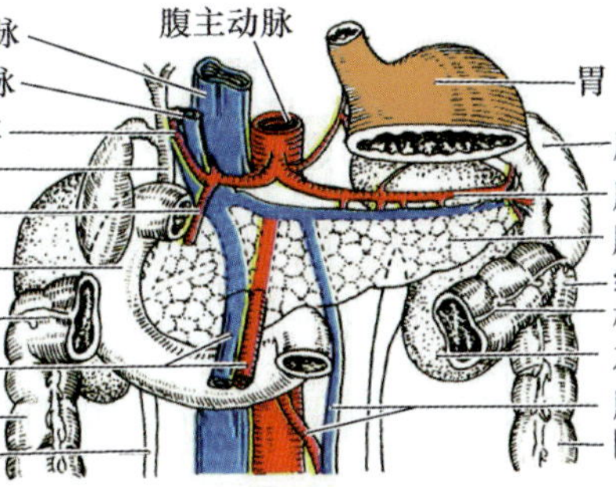

图 22-15　十二指肠毗邻

（3）血管、淋巴及神经

1）动脉　主要来自胰十二指肠上、下动脉。胰十二指肠上动脉发自胃十二指肠动脉，分为前、后两支沿胰头右缘的前、后下行。胰十二指肠下动脉发自肠系膜上动脉，分为前、后两支，向上与胰十二指肠上动脉的前、后支吻合成前、后两弓。从弓上发出分支，供应十二指肠和胰头（图 22-16）。

2）静脉　静脉多与动脉伴行，主要经胰十二指肠上、下静脉汇入肠系膜上静脉，胰十二指肠上静脉的后支在十二指肠上部的后方汇入肝门静脉。

3）淋巴　主要汇入胰十二指肠前、后淋巴结。

4）神经　主要来自肠系膜上丛、肝丛和腹腔丛。

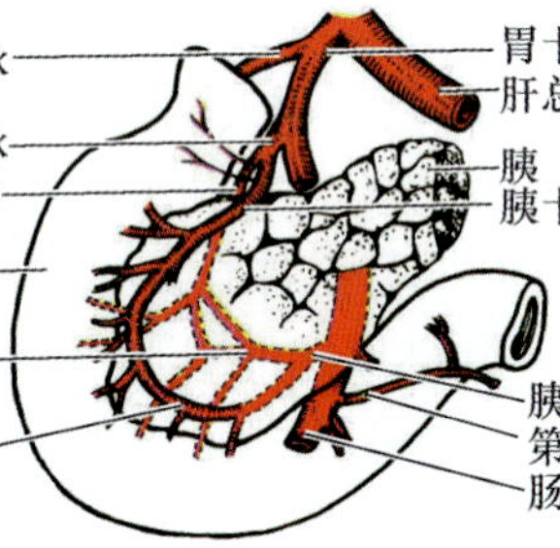

图 22-16　十二指肠的血管

3. 肝

（1）位置与毗邻　肝（liver）是人体最大的实质性器官。肝大部分位于右季肋区和腹上区，小部分位于左季肋区。肝的上界基本与膈穹窿一致，肝右半部的膈面与右肋膈隐窝和右肺底相邻，故肝脓肿有时可与膈粘连，甚至穿破膈而入胸膜腔。脏面与右肾上腺、右肾、十二指肠上部及结肠右曲相邻。肝左半部的膈面借膈与心的下面相邻，后缘近左纵沟处与食管腹段相接触，脏面与胃小弯相邻。

（2）肝门与肝蒂　肝的脏面有“H”形的沟，其中横沟称肝门或第一肝门，是肝固有动脉的左、右支，肝门静脉左、右支，左、右肝管，淋巴管及神经出入肝的部位。在膈面腔静脉沟的上部，肝左、中、右静脉出肝处称第二肝门。在腔静脉沟的下部，有右半肝脏面的副肝右静脉和尾状叶的一些小静脉出肝处称第三肝门（图 22-17，18）。

出入肝门的肝管、肝固有动脉、肝门静脉、淋巴管和神经等共同包被于结缔组织内称肝蒂。

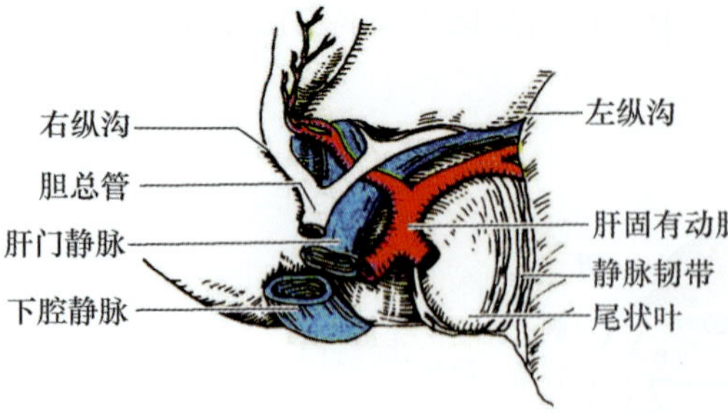

图 22-17 第一肝门

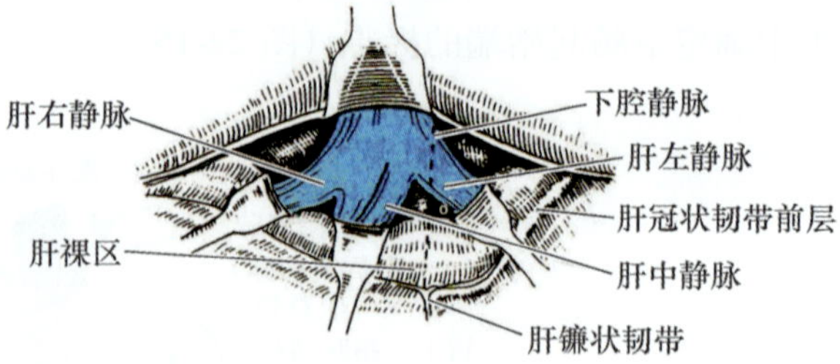

图 22-18 第二肝门

在网膜孔水平，肝蒂内主要结构的毗邻关系是：胆总管位居肝门静脉的右前方，肝固有动脉位居肝门静脉左前方，肝门静脉在两者的后方。在近肝门处，肝蒂内主要结构的前后位置关系是：肝左、右管在前，肝固有动脉左、右支居中，肝门静脉左、右支居后。在肝蒂中，肝左、右管汇合点最高，肝门静脉分叉点次之，肝固有动脉分叉点最低（图 22-17）。

（3）肝的血管、淋巴和神经

1）血管 肝的血液由肝固有动脉（proper hepatic artery）和肝门静脉（hepatic portal vein）供给，而肝门静脉供给的血量占 70% ~ 80%，肝固有动脉供给肝需氧量的 40% ~ 60% 和肝本身需要的营养物质；肝门静脉主要输送来自肠管吸收的水分和含营养物质的静脉血进入肝，进行加工，是肝的功能性管道。肝固有动脉、肝门静脉和肝管的各级分支在肝内被结缔组织鞘包裹在一起，组成 Glisson 系统。它们在肝内，按半肝、肝叶和肝段而分支，故以它作为肝内分叶、分段的基础。

肝静脉收集肝内的静脉血，在腔静脉沟处由肝左、中、右静脉出肝直接注入下腔静脉。

2）淋巴 肝的淋巴管分浅、深两组。

①浅组 位于肝实质表面的浆膜下，形成淋巴管网，可分为膈面和脏面两部分。膈面的淋巴管分为左、右、后 3 组。后组的淋巴管经膈的腔静脉孔进入胸腔，注入膈上淋巴结及纵隔后淋巴结；左组的淋巴管注入胃左淋巴结，右组的淋巴管注入主动脉前淋巴结。脏面的淋巴管多走向肝门，注入肝淋巴结，仅有右半肝的后部及尾状叶的淋巴管与下腔静脉并行，穿膈注入纵隔后淋巴结。

②深组 形成升、降两干，升干与肝静脉伴行，沿下腔静脉穿膈注入纵隔后淋巴结。降干由肝门穿出，汇合浅淋巴管，最后注入肝淋巴结和肝门静脉后淋巴结。 由于深、浅两组的淋巴管均可引流至纵隔后淋巴结，故肝或膈下感染可引起纵隔炎症或脓胸等。

3）肝的神经 肝受腹腔神经丛、迷走神经前干的肝支和膈神经的分支支配，右膈神经参与胆道的神经支配，故临床上胆囊病变时可发生右肩部牵涉性疼痛。

4. 肝外胆道

肝外胆道由左、右肝管，肝总管，胆囊，胆囊管和胆总管组成（图 22-19）。

（1）胆囊（gallbladder） 为梨形的囊状器官，长 10 ~ 15 cm，容量为 40 ~ 60 ml，可储存和浓缩胆汁。胆囊位于肝脏面的胆囊窝内，借疏松结缔组织及其壁上的腹膜返折与肝相连。有时腹膜在胆囊返折部形成系膜，此时的胆囊为腹膜内位器官，移动性较大，当胆囊发生慢性积液时容易被误诊为游走肾。

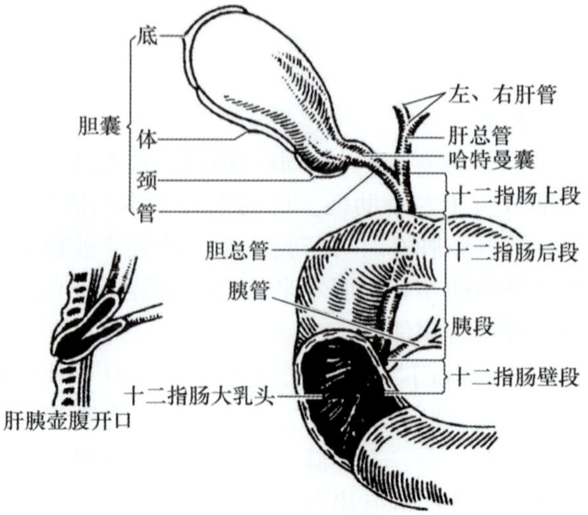

图 22-19 肝外胆道

胆囊分底、体、颈3部。胆囊底圆钝，充盈时底部一般伸过肝下缘呈游离状，此处的平滑肌层薄，是穿孔的好发部位。胆囊底的体表投影相当于右锁骨中线或右腹直肌外侧缘与右肋弓的交点处。胆囊体与底无明显界限，体部膨大借结缔组织紧贴于肝的胆囊窝。胆囊体向后逐渐变细并弯曲延续为胆囊颈。弯曲且细的胆囊颈上部有囊状膨出称为Hartmann囊，常因炎症而与十二指肠上部发生粘连，手术中给显露胆囊管带来困难。

胆囊的毗邻：上方为肝，下后为十二指肠上部及横结肠，左为幽门，右为结肠右曲，前为腹前壁。

（2）胆囊管（cystic duct） 长3～4cm，管腔内有螺旋状黏膜皱襞，可控制胆汁的出入。胆囊多在肝总管的右侧与之汇合成胆总管。

（3）胆囊三角与胆囊动脉 胆囊管、肝总管和位于上方的肝脏面共同围成的三角区，称胆囊三角（Calot三角），在胆囊三角内，常可找到胆囊动脉，该动脉大多数起自肝右动脉。胆囊动脉一般位于胆囊三角内（占65.67%），并多数从胆囊颈的左缘至胆囊（占65.83%）。胆囊动脉常有变异，如起自肝固有动脉、肝固有动脉左支、胃十二指肠动脉或具有双胆囊动脉等。变异的动脉常经肝总管或胆总管的前方至胆囊，胆囊或胆总管手术时应予以注意。

（4）肝管（hepatic duct）和肝总管（common hepatic duct） 肝内小胆管汇合成左、右肝管，左、右肝管在肝门处汇合成肝总管。有时除肝左、右管外尚有副肝管（6%～10%），手术时对副肝管应适当处理。肝总管长约3 cm，位于肝十二指肠韧带中，其下端与胆囊管汇合成胆总管。肝总管前方有时有肝固有动脉发出的肝右动脉或胆囊动脉越过，在胆道手术中应予以注意。

（5）胆总管（common bile duct） 包在肝十二指肠韧带内，位于肝固有动脉的右侧，肝门静脉的前方，长7～8 cm，直径为0.6～0.8 cm，若直径超过1.2 cm，应视为病理状态。

根据胆总管行程和毗邻关系，可将其分为以下4段（图22-19）。

1）十二指肠上段 从胆总管起始处至十二指肠上缘止，此段沿肝十二指肠韧带的右缘下行。胆总管手术多在此段进行。

2）十二指肠后段 位于十二指肠上部之后，在下腔静脉的右前方。如将示指插入网膜孔内，拇指置十二指肠之前捏摸，可检查此段有无结石存在。

3）胰段 在胰头或胰与十二指肠降部之间的后方下行，有的行于胰头后面的沟内，故胰头癌时，可压迫该段引起阻塞性黄疸。

4）十二指肠壁内段 长1.5～2cm，斜行于十二指肠降部后内侧壁中，在此处常与胰管汇合扩大成为肝胰壶腹。壶腹周围及其附近有括约肌，并凸向肠腔，使十二指肠黏膜隆起形成皱襞，其下段形成十二指肠大乳头，开口于十二指肠腔。此开口多在十二指肠降部下1/3或中1/3处，距中切牙75cm。肝胰壶腹周围的括约肌称Oddi括约肌，具有控制和调节胆汁和胰液的排放作用。

5. 胰

（1）位置与毗邻 胰（pancreas） 横位于腹上区和左季肋区，平对第1～2腰椎，紧贴腹后壁，属腹膜外位器官。其右侧端被十二指肠环抱，左侧端靠近脾门，胰的前面隔网膜囊与胃相邻，后方有下腔静脉、胆总管、肝门静脉和腹主动脉、腹腔神经丛及胸导管的起始部等。

（2）胰的分部 胰腺分头、颈、体、尾4部，各部之间无明显界限。头、颈部在腹前正中线右侧，体、尾部居腹前正中线左侧。

1）胰头 为胰右端膨大部分，其上、下、右3面被十二指肠包绕。

胰头肿瘤较大时，可压迫十二指肠引起部分梗阻。胰头后下面的钩突将肝门静脉起始部和肠系膜上动、静脉夹在胰实质中。胰头肿大时，可压迫肝门静脉，导致淤血及腹水，由于钩突的位置深，此处的小肿瘤常被忽略。

2）胰颈 为位于胰头与胰体之间的狭窄扁薄部分，长2～2.5 cm，幽门位于其前上方，上方有胆总管。肠系膜上静脉和脾静脉在其后方汇合成肝门静脉，肠系膜上动脉位于伴行静脉的左侧。

3）胰体　位于胰颈和胰尾之间，占胰的大部分。胰体横位于第 1 腰椎体前方。胰体的前方隔网膜囊与胃相邻，故胃癌或胃后壁溃疡穿孔常与胰粘连。胰体后方有腹主动脉、脾静脉、左肾、左肾蒂及肠系膜下静脉等。胰体上缘与腹腔干和腹腔丛相邻，并有脾动脉沿此缘向左走行。当胰腺癌侵犯腹腔丛时，可引起难以缓解的腹痛和背痛。胰体下缘与十二指肠空肠曲和空肠相邻。

4）胰尾　行向左上方至左季肋区邻接脾门，各面均包有腹膜，此点可作为与胰体分界的标志，胰尾下方与结肠左曲相邻，后面邻左肾及左肾上腺。脾动、静脉自胰体上缘和后面转至其前面，并与胰尾并行至脾门，所以脾切除结扎脾血管时，要防止损伤胰尾（图 22-16）。

（3）胰管及副胰管　位于胰腺实质内，起自胰尾，横贯胰腺全长，到达胰头右缘时，通常与胆总管汇合成肝胰壶腹，经十二指肠大乳头开口于十二指肠腔，引流大部分胰液，有时可见一副胰管，引流部分胰液，开口于十二指肠小乳头。

（4）血管、淋巴和神经

1）血管　脾动脉在经过胰上缘时，发出许多胰支分布于胰颈、体和尾。胰十二指肠上、下动脉发出胰支分布于胰头。胰的静脉主要回流至肝门静脉系。胰头、颈部的静脉汇入胰十二指肠上、下静脉及肠系膜上静脉。胰体、尾的静脉以许多细支汇入脾静脉。

2）淋巴　胰的淋巴管极为丰富，主要汇入胰淋巴结和胰十二指肠前、后淋巴结，再输入腹腔淋巴结。

3）神经　由腹腔丛、肝丛、脾丛、肠系膜上丛和左肾丛支配。

6. 脾

（1）位置和毗邻　位于左季肋区深部，胃底与膈之间，在腋中线第 9 ~ 11 肋的高度，正常时全被肋弓遮盖，不能扪及。但脾大时，可在左肋弓下扪及，巨脾可达脐下。脾的膈面向左后上方邻膈。脏面的脾门处邻接胰尾，前上方邻接胃，后下方与左肾和左肾上腺相邻，下方邻结肠左曲。

（2）脾的韧带　脾是腹膜内位器官，由 4 条韧带与邻近器官相连，即脾门与胃底之间的胃脾韧带，脾门与左肾前面之间的脾肾韧带，脾后端与膈之间的膈脾韧带和脾前端与结肠左曲之间的脾结肠韧带。如果上述韧带和脾蒂过长，则可形成游走脾。脾切除时须先切断上述韧带，才能游离脾，并注意勿损伤胰尾。

（3）脾的血管、淋巴和神经

1）血管　脾动脉（splenic artery）是腹腔干最大的分支，沿胰上缘自右向左走行，沿途向胰发出分支，最后经脾肾韧带达脾门，在脾门附近分出胃短动脉和胃网膜左动脉后，本干分为 2 ~ 3 支经脾门入脾。脾静脉（splenic vein）管径较脾动脉粗一倍，在脾门处由 2 ~ 6 个属支汇合而成，位于脾动脉的后下方，行于胰体后上方的沟中，在胰颈的后方与肠系膜上静脉汇合成肝门静脉。肝门静脉的血液 20% ~ 40% 来自脾，故对肝门静脉高压患者，可行脾切除以减轻肝门静脉系的压力（图 22-20）。

2）淋巴　脾的淋巴管注入脾门淋巴结和胰尾处的淋巴结，其输出管沿脾动脉向右注入腹腔淋巴结。

3）神经　主要来自腹腔丛，左肾上腺丛，沿脾动脉走行和分布。

（4）副脾　副脾的色泽和硬度与脾一样，有 10% ~ 40% 的人存在副脾，一般只有 1 个，偶尔可有 2 ~ 3 个，甚至更多。副脾常位于脾门附近和胃脾韧带处，但有时也位于大网膜、胰等处，其功能和脾相同，脾功能亢进需进行脾切除时，必须同时切除副脾。

（二）结肠下区

1. 空肠和回肠

（1）位置　小肠（small intestine）上端于第 2 腰椎体左侧，起自十二指肠空肠曲，下端至右

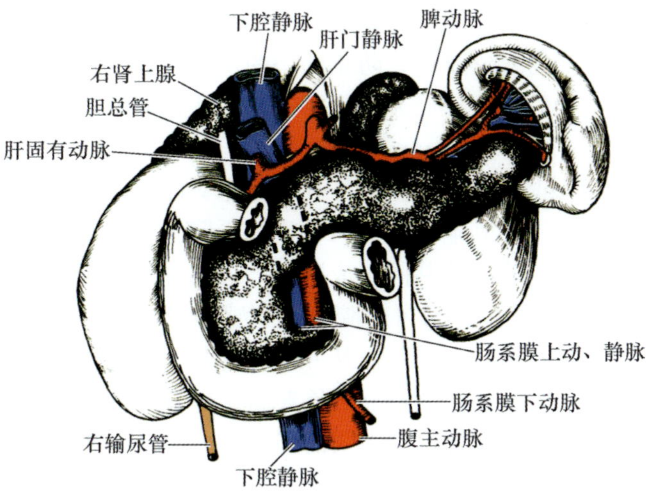

图 22-20 脾的血管

髂窝止于盲肠，长 5～6 m。除系膜缘外，完全被腹膜包裹并借肠系膜根连于腹后壁故称系膜小肠，活动性大。空、回肠盘曲形成肠袢，其近侧的 2/5 为空肠，远侧的 3/5 为回肠，两者之间并无明显界限。空、回肠位于中、下腹部，通常空肠大部位于左上部，回肠大部位于右下部，小部位于盆腔内。

（2）小肠系膜 由两层腹膜组成，其中含血管、神经和淋巴等。小肠系膜根附着于腹后壁，自第 2 腰椎左侧斜向右下方，止于右骶髂关节的前方，长约 15cm。小肠系膜呈扇形展开，附于小肠的系膜缘。系膜附着处的肠壁无腹膜包盖，肠壁呈三角形裸露区（称系膜三角）。临床上行小肠切除吻合术时，应妥善缝合此三角，以防止肠瘘和感染（图 22-21）。

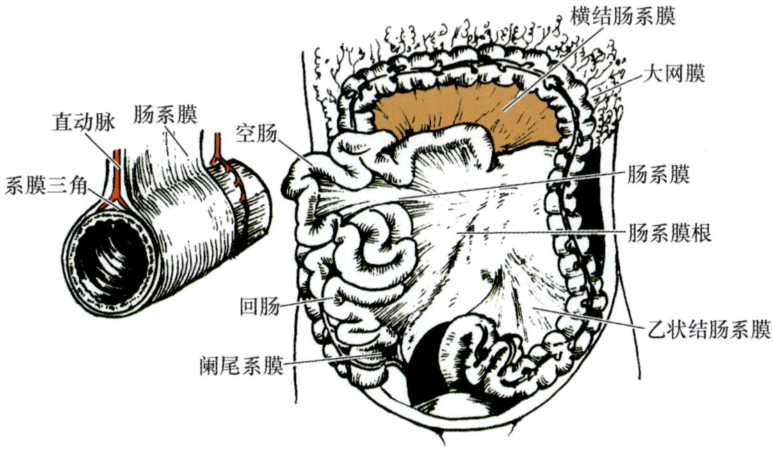

图 22-21 小肠系膜及系膜三角

（3）血管、淋巴及神经

1）血管 空、回肠血液供应来自肠系膜上动脉的分支，即空、回肠动脉。行于肠系膜两层之间，共有 12～18 条空、回肠动脉，每条都先分为 2 支，然后再与邻支吻合成一级动脉弓，弓的分支再吻合成次级弓。空肠的动脉弓常为 1～2 级，回肠的动脉弓为 3～5 级。

自最后一级动脉弓发出直动脉，分布空、回肠壁。由于直动脉相互之间的吻合不多，使系膜缘侧的肠壁血供较差，故施行小肠切除吻合术时，应扇形切除系膜，并多切除对应系膜缘的肠壁以保证吻合口的对系膜缘肠壁的充分血供，防止肠瘘的发生。

上述动脉的伴行静脉，最后汇合成肠系膜上静脉，位于同名动脉的右侧，至胰颈后方与脾静脉汇合成肝门静脉。

2）淋巴　小肠的淋巴管起自小肠黏膜绒毛中轴的乳糜管，在黏膜下层形成淋巴管丛，然后流入沿血管排列的肠系膜淋巴结，其输出管注入位于肠系膜上动脉根部的肠系膜上淋巴结。肠系膜上、下淋巴结与腹腔淋巴结的输出管共同组成肠干，最后注入乳糜池。

3）神经　小肠受自主神经支配。来自腹腔丛的交感神经纤维与来自迷走神经的副交感神经纤维走行于肠系膜上动脉周围，组成肠系膜上丛并伴血管分支分布至肠壁，以调节小肠功能。

（4）回肠憩室　又称 Meckel 憩室，为距回肠末端 0.3～1.0 m 的范围内的回肠壁上的蚓状突起，一般长 2～5 cm，它是胚胎卵黄管近端未闭的残留物，出现率约 2%，其内可能含胃、空肠、结肠黏膜甚至胰组织。因其位置靠近阑尾，发炎时症状与阑尾炎相似，常易误诊。

2. 盲肠与阑尾

（1）盲肠（cecum）　为大肠的起始部，左侧与回肠末端相连，并以回盲口平面为界上续升结肠。盲肠外形似囊袋，长为 6～8 cm，通常位于右髂窝内，但因个体发育差别及年龄不同而变异颇多，高位者可达肝下，低位者可入盆腔，甚至位于左髂区。小儿盲肠位置一般均较成人为高。盲肠通常为腹膜内位器官，仅稍具活动性，若与升结肠同时具有系膜，则活动度显著增大而成移动性盲肠，易发生扭转或成为疝内容物。亦有少数人（5% 左右）盲肠后壁无腹膜，与阑尾共同贴附于腹膜后结缔组织内，失去其活动性，为阑尾手术寻找阑尾造成困难。

回肠末端突入盲肠腔内形成上、下两片皱襞称回盲瓣，可防止结肠内容物的反流。临床上常将回肠末端、盲肠、阑尾和升结肠的起始部统称为回盲部。回盲部是肠管结核、肿瘤和肠套叠的好发部位。

（2）阑尾

1）位置和形态　阑尾（vermiform appendix）居右髂窝内，为附于盲肠后内侧壁近下端的蚯蚓样状突起（又称蚓突），其长度 2 ～20cm 不等，一般为 5～7 cm，直径约 0.5 cm。三角形的阑尾系膜内含有血管、神经和淋巴。由于阑尾根部的位置比较固定，其体表投影在右髂前上棘与脐连线的中、外 1/3 交界处，即 McBurney 点，阑尾炎时该处有明显压痛。还有少见特殊位置的阑尾，如高位阑尾、腹膜外阑尾等。阑尾尖端的活动性较大，位置不恒定，常见的位置有以下几种类型：

①盆位　占 26.95%，阑尾进入盆腔，因贴近闭孔内肌，故急性炎症时，牵拉该肌（大腿屈曲旋内时）可出现疼痛，临床称闭孔内肌征阳性。同时，亦可因靠近盆腔内的直肠、膀胱、子宫附件等脏器而引起相应器官的炎症，并出现相应的刺激症状。

②盲肠后位　占 24%，阑尾在盲肠的后面，尖端指向上方。因邻接腰大肌，故炎症时，牵拉该肌（大腿过度后伸时）可出现疼痛，临床称此为腰大肌征阳性。由于此种类型的阑尾位置较深，故右下腹的疼痛、压痛、反跳痛和肌紧张都不如其他位置的阑尾炎症状典型、明显，必须保持警惕，以免贻误诊断。

③回肠前位　占 28%，阑尾在回肠前方，尖端指向上方。此型阑尾一旦发炎，腹痛症状将很快自上腹部或脐周转移至右下腹区。因其位置表浅，故右下腹压痛更为明显，且压痛点多在麦氏点的内下方，称 Lanz 点（即两侧髂前上棘连线的中、右 1/3 交界处）。

④盲肠下位　占 14%，阑尾位于盲肠后内侧，阑尾尖端向外下方，阑尾全长位于右髂窝内（故又称髂窝位阑尾）。此型阑尾炎易导致髂窝脓肿。

⑤腹膜外位　阑尾位于盲肠与髂肌之间。除与回、盲后位阑尾炎同样具有因部位深而致症状

隐匿的特征外，还因位于腹膜之外，给手术中寻找阑尾带来一定困难，应首先确认盲肠，并循结肠带追踪。

⑥高位阑尾 为先天发育异常，因盲肠下降不全而致阑尾居于肝的下方（故又称肝下位阑尾）。此型阑尾急性发炎时，其症状和体征局限于右上腹区，极易误诊为急性胆囊炎。尤其当感染累及肝，导致非特异性肝炎和黄疸时，更增添了鉴别诊断的困难。

⑦左下腹位阑尾 由于胚胎发育时，肠管旋转障碍所致内脏反位（全内脏反位或不全内脏反位），阑尾随盲肠移位至左髂窝内，此种反位虽极罕见，但因其可以导致炎症时的症状、体征全部左移，易误诊。

2）阑尾的血管

①阑尾动脉 阑尾血供源于回结肠动脉。按阑尾动脉的起始点可以分为：起自回结肠动脉的回肠支，占 46%；起自回结肠动脉的盲肠后动脉，占 24%；起自回结肠动脉，占 18%；起自回结肠动脉的盲肠前动脉，占 12%。阑尾动脉大多为 1 支（占 92%），少数为 2 支（占 8%）。

②阑尾静脉 阑尾静脉与动脉伴行，经回结肠静脉、肠系膜上静脉而汇入肝门静脉。

鉴于此静脉回流途径，细菌栓子可能随静脉血回流，进入肝门静脉和肝内，因而有导致化脓性肝门静脉炎和肝脓肿的可能。

3. 结肠

（1）结肠的分部 结肠位于盲肠和直肠之间，呈方框状围绕小肠，可分为升结肠、横结肠、降结肠和乙状结肠。

1）升结肠（ascending colon） 在腹腔右外侧区内，下续盲肠，上至肝右叶下方，向左折转成结肠右曲（又称肝曲）移行为横结肠。

2）横结肠（transverse colon） 起自结肠右曲，弯向下方呈弓状，至左季肋区脾脏面的前端处，再呈锐角弯成结肠左曲（又称脾曲）移行为降结肠。横结肠有系膜，活动度大，直立时，其最下点达髂嵴平面。

3）降结肠（descending colon） 始于结肠左曲，沿腹腔左外侧区下行至髂嵴处，移行为乙状结肠。约有 14% 的人有短的系膜。

4）乙状结肠（sigmoid colon） 于髂嵴处接降结肠，沿左髂窝呈“乙”字形弯曲，跨过左髂外血管、睾丸（卵巢）血管及输尿管前方，续下降入盆腔，至第 3 骶椎高度续直肠。有系膜，活动度大。

（2）结肠血管、淋巴及神经

1）结肠的动脉 来自回结肠动脉，左、右结肠动脉，中结肠动脉和乙状结肠动脉。①回结肠动脉（ileocolic artery），分支供应回肠（末端）、盲肠、阑尾及升结肠下 1/3 部的血液。②右结肠动脉（right colic artery），分布于升结肠上 2/3 及结肠右曲。③中结肠动脉（middle colic artery），供应横结肠的血液，并与左、右结肠动脉的分支吻合。亦有出现副中结肠动脉者。④左结肠动脉（left colic artery），供应结肠左曲及降结肠的血液。⑤乙状结肠动脉（sigmoid arteries），通常为 2～3 支，于腹后壁腹膜深面斜向左下，进入乙状结肠系膜后呈扇形分布至乙状结肠。

自回盲部至乙状结肠末端，靠近结肠系膜缘处，可见到一完整的动脉弓，由肠系膜上、下动脉分出的各结肠支相互吻合形成，称为结肠缘动脉（colic marginal artery）。由此动脉发出的长、短支与肠管呈垂直方向进入肠壁。

2）结肠的静脉 大部分与同名动脉伴行，升结肠和横结肠的静脉大部分汇入肠系膜上静脉，最后注入肝门静脉。降结肠和乙状结肠的静脉汇入肠系膜下静脉。再经脾静脉汇入肝门静脉。

3）结肠的淋巴 结肠的淋巴结，依所在部位可分为结肠上淋巴结、结肠旁淋巴结、中结肠淋巴结。其输出管汇入肠系膜上淋巴结和肠系膜下淋巴结。

4）神经 由交感神经和副交感神经纤维组成的肠系膜上、下丛伴随血管分布至肠壁。

知识链接

肝门静脉高压症减压的解剖学基础

肝门静脉与下腔静脉在网膜孔处前后紧邻，这种关系为肝门静脉高压施行门、腔静脉分流减压术提供了十分有利的条件。在多数情况下，门、腔静脉走向交叉成角，宜做门、腔静脉端侧吻合；当二者平行走向，则可做门、腔静脉侧侧吻合。

脾静脉与左肾静脉可平行走向，或重叠或交叉成角，这有利于施行脾、肾静脉分流术。

在肝门静脉系中，由回结肠静脉汇入肠系膜上静脉处到右结肠静脉与胃网膜右静脉汇合支汇入肠系膜上静脉处，这二者之间的一段肠系膜上静脉，鉴于其长度有3～4cm，管径1～1.2cm，位置紧贴近下腔静脉，适合施行肠系膜上静脉与下腔静脉间的分流术，因而有“外科干”之称。

第四节　腹膜后间隙

一、概述

腹膜后间隙（retroperitoneal space）是腹后壁壁腹膜与腹内筋膜之间的间隙，上至膈，下达骶岬、即骨盆上口处。此隙上经腰肋三角与后纵隔通连，下与盆腔腹膜后间隙延续，故腹膜后间隙内的感染易向上、下扩散。

腹膜后间隙内有肾、肾上腺、输尿管腹段、胰、十二指肠降部和水平部、腹部大血管、神经及淋巴结等脏器与结构，并有大量疏松结缔组织。肾、肾上腺、输尿管等器官的手术，多采用腰腹部斜切口经腹膜外入路（图22-22）。

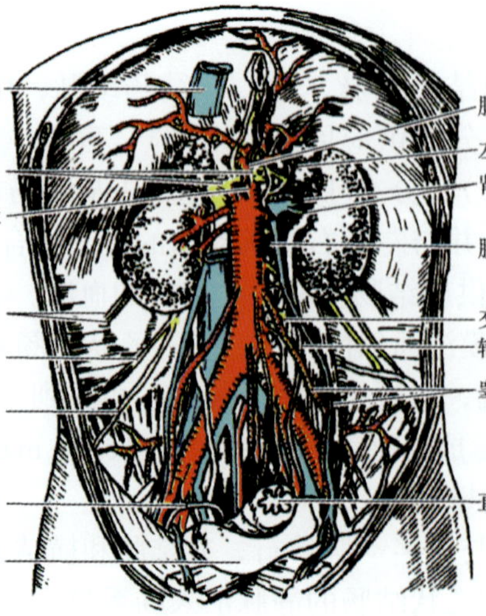

图22-22　腹膜后间隙的腹腔脏器

二、肾

（一）位置

1. 肾（kidney）　位于脊柱的两侧，贴于腹后壁。因受肝右叶的影响，右肾低于左肾1～2 cm（约半个椎体）。右肾上端平第12胸椎上缘，下端平第3腰椎上缘；左肾上端平第11胸椎下缘，下端平第2腰椎下缘。第12肋斜越左肾后面的中部、右肾后面的上部。因肾的后方为第12肋所斜跨，而第12肋的中部与胸膜下反折线水平相交，故有关肾的各类手术，均应注意避免损伤胸膜，以免造成气血胸。

2. 肾的体表投影　在后正中线外侧2.5 cm和7.5 cm处各做一垂线，通过第11胸椎和第3腰椎棘突各做一水平线，肾即位于此纵、横标志线所组成的四边形范围之内（图22-23）。

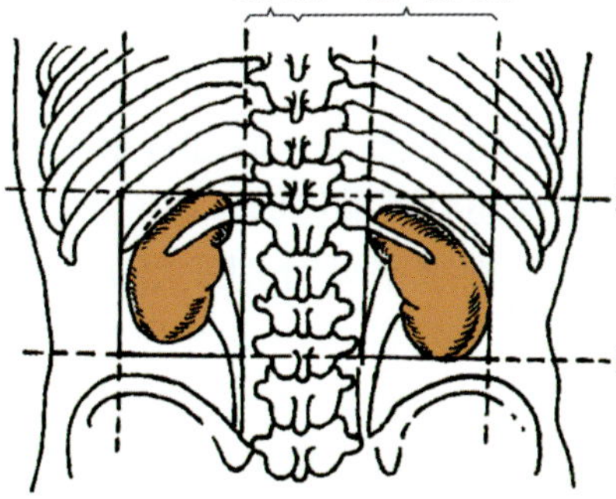

图22-23　肾的体表投影

（二）毗邻

肾的上方借疏松结缔组织与肾上腺相邻，内下方以肾盂续输尿管。左肾内侧有腹主动脉，右肾内侧有下腔静脉，两肾内后方为腰交感干。

左肾前面上部与胃及脾相邻，中部有胰横过，下部邻空肠袢与结肠左曲；右肾前面的上部邻贴肝右叶，下部为结肠右曲，内侧为十二指肠降部。

肾后面第12肋以上的部分与膈、肋膈隐窝相邻，肾上极的手术或肾手术需切除第12肋时，要注意保护胸膜，以免损伤造成气胸；后面第12肋以下的部分，由内侧向外侧有腰大肌、腰方肌、腹横肌，以及肋下血管、神经与生殖股神经、髂腹下神经、髂腹股沟神经等。

三、输尿管

输尿管（ureters）　腹部在脊柱两侧，上起于肾盂，在腰大肌前方下行，至跨越髂血管入盆腔，终于膀胱。

右输尿管的前方自上而下依次为十二指肠降部、右结肠血管、回结肠血管、精索内血管、回肠末段，下份的外侧与回盲部及阑尾相邻，盲肠后位阑尾炎可引起右输尿管的炎症。左侧的前方有十二指肠空肠曲、左结肠血管、精索内血管、乙状结肠系膜等跨过。

输尿管腹部的血液供给为多源性的（图22-24），主要有肾动脉、睾丸（卵巢）动脉、腹主动脉和髂总动脉、髂内动脉等分支供应，其静脉与动脉伴行回流。

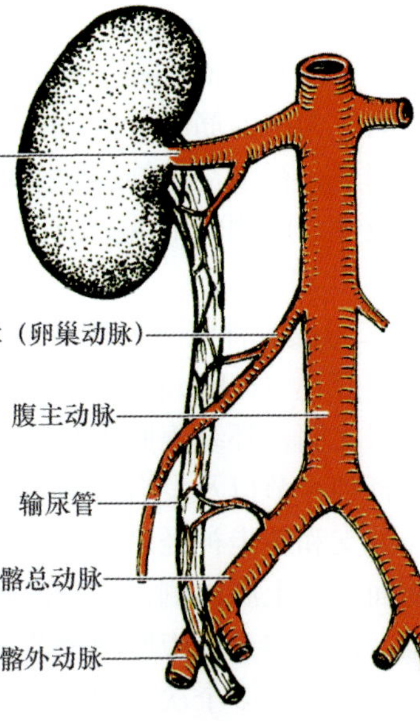

图22-24　输尿管的动脉

输尿管的神经来自腹主动脉丛、肾丛、腹下丛，含有交感和副交感神经及感觉神经。

四、肾上腺

肾上腺（suprarenal gland） 紧贴肾的上端，与肾同包于肾筋膜和脂肪囊内。左肾上腺呈半月形，前邻胃、胰及脾动脉，内侧为腹主动脉，后面邻膈。右肾上腺呈三角形，其前邻肝，后面邻膈，内侧紧邻下腔静脉。

肾上腺的动脉有肾上腺上、中、下动脉，分别起于膈下动脉、腹主动脉和肾动脉。左、右肾上腺静脉通常各为1支，左侧汇入左肾静脉，右侧汇入下腔静脉。

五、腹部大血管

（一）腹主动脉

腹主动脉（abdominal aorta） 在膈的主动脉裂孔续于胸主动脉，沿脊柱左前方下行，至第4腰椎下缘水平分为左、右髂总动脉。

腹主动脉前方有胰、十二指肠水平部及小肠系膜根等；后方有第1～4腰椎及椎间盘；右侧为下腔静脉；左侧为左腰交感干。腹主动脉周围还有腰淋巴结、腹腔淋巴结和神经丛等。

腹主动脉在第12胸椎、第1腰椎、第3腰椎水平处分别发出腹腔干、肠系膜上、下动脉3条不成对的脏支；在第1腰椎、第2腰椎、第2腰椎的稍下方分别发出肾上腺中动脉、肾动脉、睾丸（卵巢）动脉3对成对的脏支。腹主动脉的壁支包括：起始处发出的膈下动脉，紧贴第1～4腰椎体向两侧发出的4对腰动脉；腹主动脉分叉处后壁发出的骶正中动脉。

（二）下腔静脉

下腔静脉（vena cava inferior）在第4～5腰椎体右前方由左、右髂总静脉汇合而成，于脊柱前方沿腹主动脉右侧上行，经肝的腔静脉沟、穿膈的腔静脉孔进入胸腔，注入右心房。

下腔静脉前方有肝、胰头、十二指肠水平部、右睾丸（或卵巢）动脉、肠系膜根等跨过；后方有腰椎体、右膈脚、右腰交感干和腹主动脉的壁支；左侧为腹主动脉；右侧与右腰大肌、右输尿管、右肾和右肾上腺相邻。下腔静脉属支主要有肝静脉、肾静脉、右睾丸（或卵巢）静脉、右肾上腺静脉和腰静脉等。

六、腰交感干与腹腔丛

（一）腰交感干

腰交感干（lumbar sympathetic trunk）由3、4个椎旁神经节和节间支构成，位于脊柱与腰大肌之间，为椎前筋膜所覆盖。上方连于胸交感干，下方延续为骶交感干。左、右交感干之间有交通支相连，行腰交感神经切除术时，须同时切除之。左交感干与腹主动脉相邻，右侧者为下腔静脉所掩盖，两侧的下端分别位于左、右髂总静脉的后方。左、右交感干腰部的外侧有生殖股神经并行（图22-25）。

（二）腹腔神经节、腹腔丛

腹腔丛（celiac plexus）是最大的内脏神经丛，位于左、右膈脚和腹主动脉上段的前方，两肾上腺之间，环绕腹腔干和肠系膜上动脉根部的周围。主要由腹腔神经节，肠系膜上神经节，主动脉肾神经节以及发自胸交感干的内脏大、小神经，腰交感干的上位椎旁神经节发出的纤维，膈神经分支和迷走神经后干的腹腔支等共同构成。腹腔神经节是最大的植物神经节，位于膈内侧脚的前面、肾上腺内侧，接受内脏大神经中的交感节前纤维，大部分纤维在此换神经元后发出节后纤维。由腹腔丛和腹腔神经节发出节后的纤维，与来自迷走神经腹腔支的副交感纤维进一步相互交织，再形成多个次级内脏神经丛，随腹主动脉的分支分布于各腹腔脏器。成对的丛有膈丛、肾

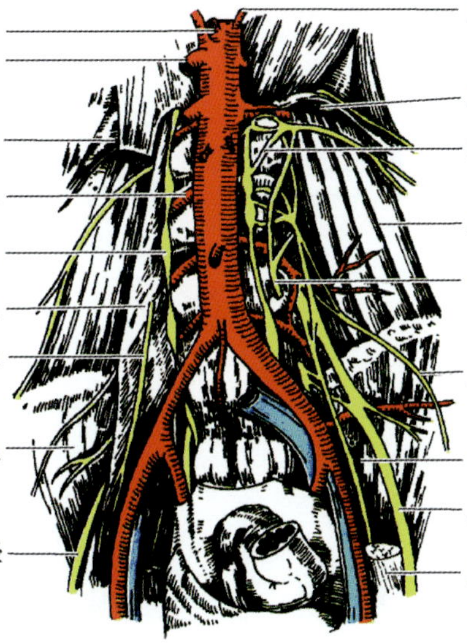

图 22-25 腹膜后间隙的神经和血管

丛、肾上腺丛等；不成对的丛主要有肠系膜上丛、腹主动脉丛、肠系膜下丛以及肝丛、脾丛、胰丛等。各丛发出的分支则分别沿同名动脉分支到达各器官。

（刘求梅）

第二十三章　脊　柱　区

学习目标

1．掌握：脊柱区的解剖层次及结构特点，胸腰筋膜的分层；枕下三角、听三角、腰上三角和腰下三角的境界及其临床意义；椎间盘的形态结构特点及临床意义；椎管的形态结构特点；脊髓的被膜、硬脊膜外隙与蛛网膜下隙的特点和临床意义。

2．熟悉：脊柱区的境界、分部、体表标志。

第一节　概　　述

一、境界与分区

脊柱区（vertebral region）是指脊柱及其后方和两侧的软组织所配布的区域。其上界为枕外隆凸和上项线，下界为尾骨尖与髂后上棘的连线，两侧界自上而下分别为斜方肌前缘、三角肌后缘上部、腋后襞与胸壁交界处、腋后线、髂嵴后份。

脊柱区可分为项区、胸背区、腰区和骶尾区。项区上界即脊柱区的上界，下界为第7颈椎至两侧肩峰的连线。胸背区上界即项区下界，下界为第12胸椎棘突、第12肋下缘至第11肋前份的连线。腰区上界即胸背区下界，下界为两髂嵴后份及两髂后上棘的连线。骶尾区为两髂后上棘与尾骨尖三点间围成的三角形区域。

二、体表标志

脊柱区主要有以下体表标志（图23-1）。

1．棘突（spinous process）　在后正中线上可摸到大部分椎骨的棘突。第7颈椎棘突较长，常作为确认椎骨序数的标志。

2．骶管裂孔和骶角　沿骶正中嵴向下，由第4、5骶椎背面的切迹与尾骨围成的孔称骶管裂孔（sacral hiatus），是骶管的下口。裂孔两侧向下的突起称骶角（sacral cornu），是骶管麻醉的进针定位标志。

3．尾骨（coccyx）　在骶骨下方，肛门后方。

4．竖脊肌（erector spinae）　为棘突两侧可触及的纵行肌性隆起。该肌外侧缘与第12肋的交角，称脊肋角。肾位于此角深部，是肾囊封闭常用的进针部位。

5．肩胛冈（spine of scapula）　为肩胛骨背面高耸的骨嵴。

6．肩胛骨下角（inferior angle of scapula）　上肢下垂时易于触及。两侧肩胛骨下角的连线，平对第7胸椎棘突。

7．第 12 肋（the twelfth rib） 在竖脊肌外侧可触及。有人第 12 肋较短，注意勿将第 11 肋误当成第 12 肋。以致在肾手术时，腰部切口过高，损伤胸膜而导致气胸。

8．髂嵴和髂后上棘　髂嵴（iliac crest）为髂骨翼的上缘，也可作为计数椎骨的标志。两侧髂嵴最高点的连线平对第 4 腰椎棘突。髂后上棘（posterior superior iliac spine）是髂嵴后端的突起，两侧髂后上棘的连线平对第 2 骶椎棘突。

左、右髂后上棘与第 5 腰椎棘突和尾骨尖的连线，构成一菱形区。当腰椎或骶、尾椎骨折或骨盆畸形时，菱形区则有变形。

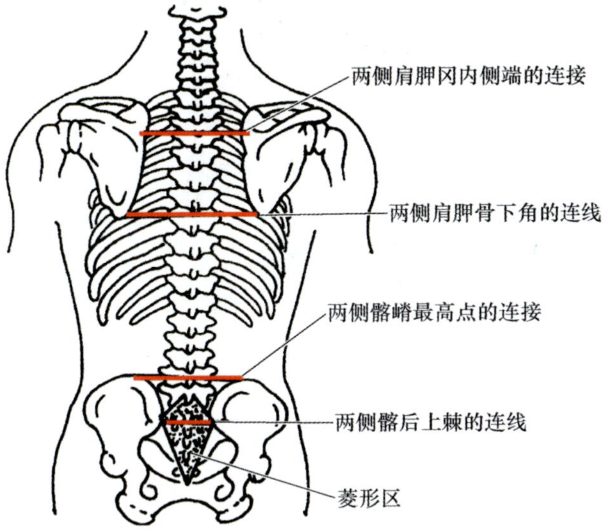

图 23-1　脊柱区的体表标志及菱形区

第二节　脊柱区软组织解剖层次

一、浅层结构

（一）皮肤

背区皮肤较厚，移动性小，有较丰富的毛囊和皮脂腺，是皮脂腺囊肿和疖肿的好发部位。

（二）浅筋膜

背区浅筋膜致密而厚实，脂肪较多，有许多结缔组织纤维束与深筋膜相连。项区上部的浅筋膜特别坚韧，腰区的浅筋膜内脂肪较多。

（三）皮神经

皮神经来自脊神经后支（图 23-2）。项区有来自颈神经后支的枕大神经和第 3 枕神经。胸背区和腰区有来自胸神经和腰神经的后支，一般在棘突两侧浅出，其中第 1～3 腰神经后支的外侧支组成臀上皮神经，该神经在竖脊肌外侧缘穿胸腰筋膜浅出，当急性腰扭伤时，易损伤该神经，是腰腿痛的常见原因之一。骶尾区有来自骶、尾神经后支的分支，经臀大肌起始部浅出深筋膜，其中第 1～3 骶神经后支的分支组成臀中皮神经。

（四）浅血管

1．浅动脉　项区有来自枕动脉、颈浅动脉、颈横动脉和肩胛背动脉的浅支；胸背区有来自肋间后动脉、肩胛背动脉和胸背动脉的分支；腰区有来自腰动脉的分支。

2．浅静脉　与同名的动脉伴行。

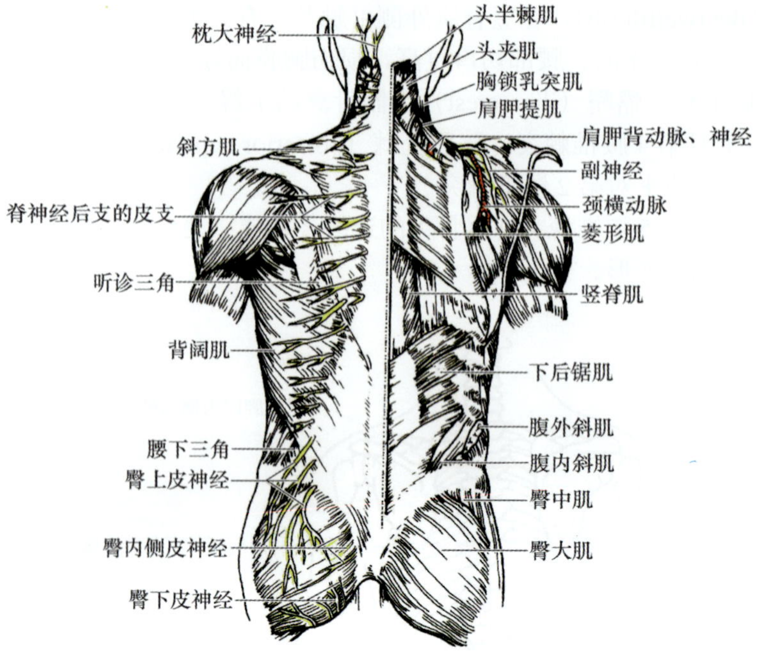

图 23-2　背肌及皮神经

二、深筋膜

项区的深筋膜分为浅、深两层，包裹斜方肌，属封套筋膜的一部分。浅层覆盖在斜方肌的表面，深层在该肌的深面，称项筋膜（nuchal fascia）。胸背区和腰区的深筋膜亦分为浅、深两层。浅层较薄，位于斜方肌和背阔肌的表面；深层较厚，称胸腰筋膜（thoracolumbar fascia）。骶尾区的深筋膜薄弱。

（一）项筋膜

项筋膜内侧附于项韧带，上方附于上项线，向下移行为胸腰筋膜的后层。

（二）胸腰筋膜

胸腰筋膜（图 23-3）在胸背区较薄弱，覆盖在竖脊肌的表面，向上续项筋膜，内侧附于胸椎棘突和棘上韧带，外侧附于肋角，向下至腰区增厚，并分为前、中、后三层。前层位于腰方肌前面，又称腰方肌筋膜，其内侧附于腰椎横突尖，向上附于第 12 肋，向下附于髂嵴和髂腰韧带。中层位于竖脊肌与腰方肌之间，其内侧附于腰椎横突和横突间韧带，外侧在腰方肌外侧缘与前层愈合，向上张于第 12 肋，向下附于髂嵴。此层上部张于第 12 肋与第 1 腰椎横突之间的部分较厚，称腰肋韧带。肾手术时，切断此韧带可加大第 12 肋的活动度，便于暴露肾。后层覆盖在竖脊肌的浅面，且成为背阔肌和下后锯肌的起始部，向上续于项筋膜，向下附于髂嵴，内侧附于腰

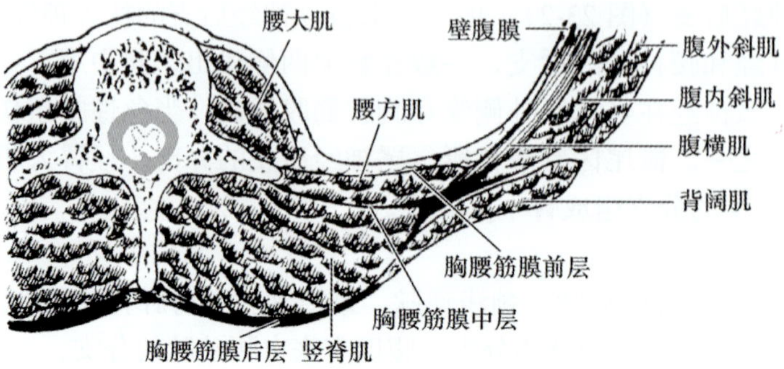

图 23-3　胸腰筋膜

椎棘突和棘上韧带，外侧在竖脊肌外侧缘与中层愈合。

由于项、腰部活动度大，在剧烈活动中，项筋膜和胸腰筋膜都可被扭伤，尤以腰部的胸腰筋膜损伤更为多见，是腰背疼痛的原因之一。

三、肌

脊柱区的肌由背肌和部分腹肌组成。由浅入深可分为 4 层：第 1 层为斜方肌、背阔肌和腹外斜肌后部；第 2 层为夹肌、肩胛提肌、菱形肌，上、下后锯肌和腹内斜肌后部；第 3 层为竖脊肌和腹横肌后部；第 4 层为枕下肌、横突棘肌和横突间肌等。

四、深部的血管和神经

项区主要由枕动脉、颈横动脉、肩胛背动脉和椎动脉等供血；胸背区由肋间后动脉、胸背动脉和肩胛背动脉等供血；腰区由腰动脉和肋下动脉等供血；骶尾区由臀上、下动脉等供血。脊柱区的深静脉与动脉伴行。项区的静脉汇入椎静脉、颈内静脉或锁骨下静脉；胸背区的静脉经肋间后静脉汇入奇静脉，部分汇入锁骨下静脉或腋静脉；腰区的静脉经腰静脉汇入下腔静脉；骶尾区的静脉经臀部的静脉汇入髂内静脉。脊柱区深静脉在脊柱周围形成椎外静脉丛（图 23-4），并与椎管内、颅内等处的静脉丛相交通。

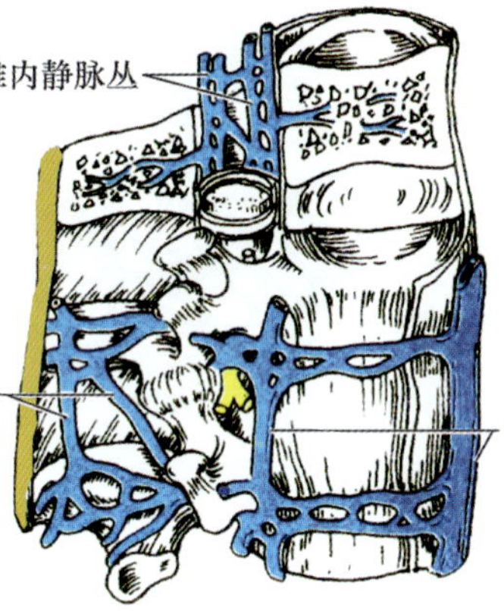

图 23-4　椎静脉丛

脊柱区的神经主要来自 31 对脊神经后支、副神经、胸背神经和肩胛背神经等。

第三节　肌间三角

一、枕下三角

枕下三角（suboccipital triangle）（图 23-5）是由枕下肌围成的三角，位于枕下、项区上部深层。其内上界为头后大直肌，外上界为头上斜肌，外下界为头下斜肌。三角的底为寰枕后膜和寰椎后弓，浅面借致密结缔组织与夹肌和半棘肌相贴。三角内有枕下神经和椎动脉经过。椎动脉穿寰椎横突孔后转向内行于寰椎后弓上面的椎动脉沟内，继穿寰枕后膜入椎管，再经枕骨大孔入颅。头部过分旋转或枕下肌痉挛可压迫椎动脉，可使颅内供血不足。枕下神经为第 1 颈神经后支，在椎动脉与寰椎后弓间穿出，行经枕下三角，支配枕下肌。

二、听诊三角

听诊三角（triangle of auscultation）又称肩胛旁三角（图 23-2）为位于斜方肌的外下方，肩胛骨下角内侧的一肌间隙。其内上界为斜方肌的外下缘，外侧界为肩胛骨的内侧缘，下界为背阔肌上缘。三角的表面覆以皮肤和浅筋膜，底为薄层脂肪组织、深筋膜和第 6 肋间隙。此区胸壁较薄，是背部听诊呼吸音最清晰的部位。

三、腰上三角

腰上三角（superior lumbar triangle）（图 23-6）位于背阔肌的深面，第 12 肋的下方。三角的内侧界为竖脊肌外侧缘，外下界为腹内斜肌的后缘，上界为下后锯肌的下缘。在有的人，第12肋也参与构成一条边，因而呈四边形。腰上三角的底为腹横肌起始部的腱膜，在腱膜的深面有3条与第12肋平行排列的神经，分别为肋下神经、髂腹下神经和髂腹股沟神经。腱膜的前方有肾和腰方肌。经腹膜外肾手术时必经此角。当切开腱膜时，应保护好上述3条神经。腰上三角是腹后壁的薄弱区之一，可形成腰疝。

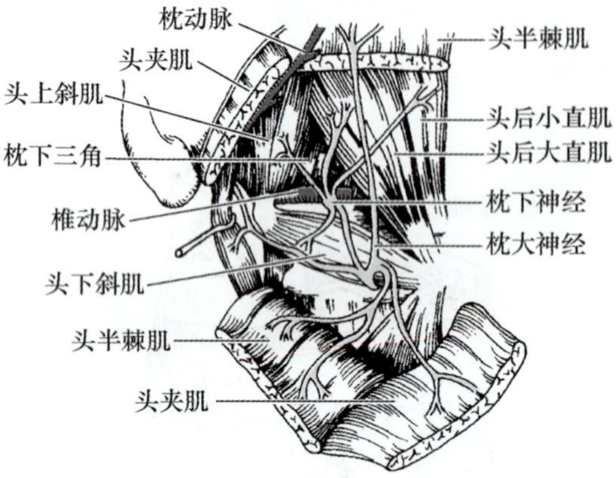

图 23-5 枕下三角

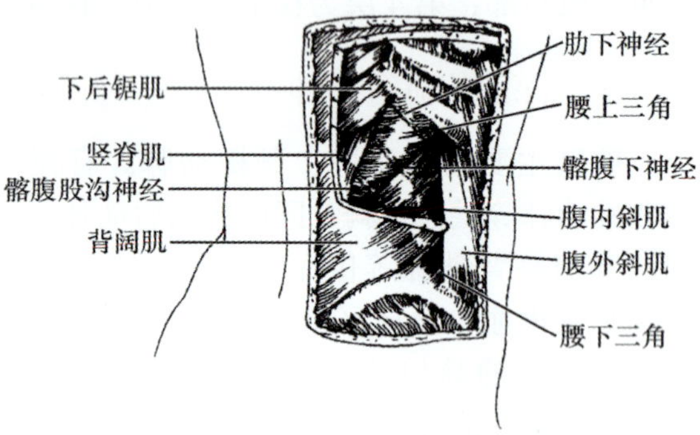

图 23-6 腰上、下三角

四、腰下三角

腰下三角（inferior lumbar triangle）（图23-6）位于腰区下部，腰上三角的外下方。分别由髂嵴、腹外斜肌后缘和背阔肌的前下缘围成。三角的表面仅覆盖以皮肤和浅筋膜，底为腹内斜肌。此三角为腹后壁的又一薄弱区，亦可形成腰疝。腰区深部脓肿可经此三角达皮下。盲肠后位阑尾炎时，在此三角内有明显的压痛。

第四节 脊 柱

脊柱由7块颈椎、12块胸椎、5块腰椎、1块骶骨、1块尾骨借椎间盘、关节和韧带连接而成。脊柱构成人体的中轴，具有支持体重及运动功能，并参与胸、腹腔和盆腔的构成，具有保护体腔内在器官、脊髓及脊神经等。椎骨的形态结构及椎骨的连接见运动系统，在此主要介绍椎管及其内容物。

一、椎管的形态

椎管（vertebral canal）是由各部椎骨的椎孔、骶管借椎骨间的骨连结共同连成的一骨纤维性管道，上经枕骨大孔与颅腔相通，下达骶管裂孔。椎管的前壁由椎体后面、椎间盘后缘和后纵韧带构成；后壁由椎弓板、关节突关节和黄韧带构成；两侧壁有椎弓根和椎间孔。构成椎管壁的任何结构发生病变，如椎体骨质增生、椎间盘突出、黄韧带肥厚等，均可使椎管变形或狭窄，压迫椎管内容物。

在横断面上，各段椎管的形态和大小不尽相同：颈段上部近似圆形，往下逐渐变为三角形，矢状径短，横径长；胸段大致呈椭圆形；腰段上、中部由椭圆形逐渐变为三角形；腰段下部椎管的外侧逐渐出现侧隐窝，使椎管呈三叶形。骶管呈扁三角形。

二、椎管内容物

椎管内主要有脊髓、脊髓被膜、脊膜腔、脊神经根和血管等（图 23-7）。

1．脊髓　上端于枕骨大孔处与脑相连，下端成人达第 1 腰椎下缘，小儿至第 3 腰椎下缘，下端借终丝连于尾骨背面。在脊髓的前、后外侧沟内分别有 31 对脊神经的前、后根相连，每个脊髓节段一侧的脊神经前、后根在椎间孔处汇合为一条脊神经，经相应序数的椎间孔穿出。脊髓的表面覆有三层被膜，由外向内依次为：硬脊膜、蛛网膜和软脊膜。各层膜间及硬脊膜与椎管骨膜间均存在腔隙，统称脊膜腔，由外向内依次为：硬脊膜外隙、硬脊膜下隙和蛛网膜下隙。

2．脊髓被膜　硬脊膜厚而坚韧，形成一长筒状硬脊膜囊。上方附于枕骨大孔边缘，与硬脑膜相连续，向下形成盲端，借终丝附于尾骨。硬脊膜囊内有脊髓、马尾和 31 对脊神经根，每对脊神经根穿硬脊膜囊时被其紧密包被，硬脊膜则延续为神经外膜，并与椎间孔周围的结缔组织紧密相连。

脊髓蛛网膜薄而半透明，向上与脑蛛网膜相连续，向下成一盲端。此膜借许多结缔组织小梁与软脊膜相连。

软脊膜柔软而富有血管，与脊髓表面紧密相贴。

3．脊膜腔　硬脊膜外隙位于椎管骨膜与硬脊膜之间，其内为负压，充填有脂肪、椎内静脉丛、窦椎神经和淋巴管，并有脊神经根及其伴行血管经过。此隙上端起自枕骨大孔，下端终于骶管裂孔。由于硬脊膜紧密附着于枕骨大孔边缘，所以此腔隙与颅内腔隙不交通。

硬脊膜下隙是位于硬脊膜与脊髓蛛网膜之间的潜在腔隙，与脊神经周围的淋巴隙相通，内有少量液体。

蛛网膜下隙位于脊髓蛛网膜与软脊膜之间。其内充满脑脊液，对脊髓和马尾神经有保护作用。向上与颅内蛛网膜下隙相通。在脊髓下端，马尾周围，该隙扩大为终池。腰椎穿刺时，穿刺针刺入终池，可避免脊髓损伤。

4．脊神经根　离开脊髓时被覆以软脊膜，当穿脊髓蛛网膜和硬脊膜时，带出此二层膜，形成蛛网膜鞘和硬脊膜鞘。

5．椎管内脊髓的动脉　有两个来源：起自椎动脉的脊髓前、后动脉和起自节段性动脉（如肋间后动脉等）的根动脉（图 23-8）。

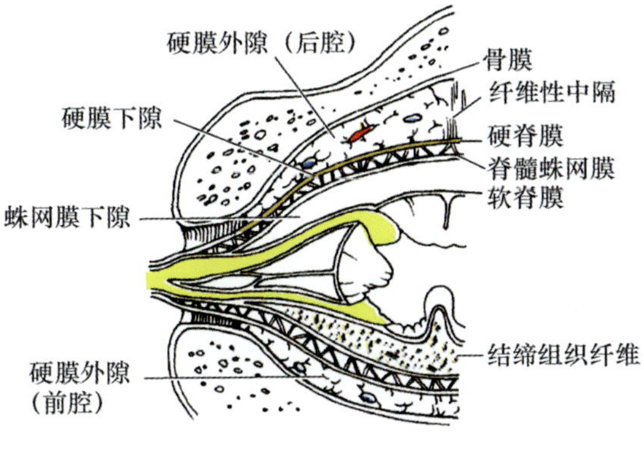

图 23-7　脊髓被膜及脊膜腔

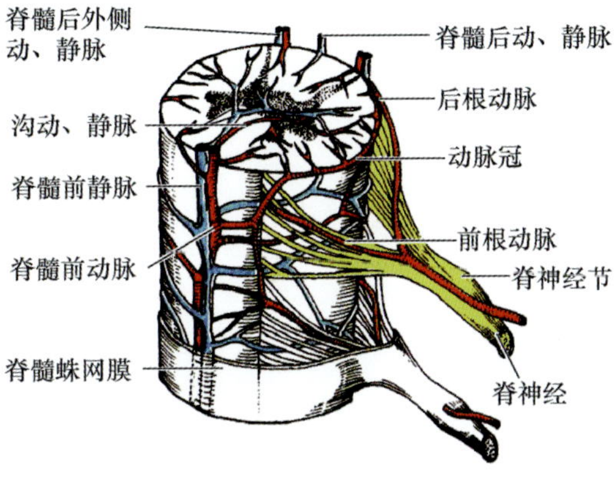

图 23-8　脊髓的血管

知识链接

硬膜外麻醉、骶管麻醉及腰椎穿刺的解剖学基础

硬膜外麻醉将药物注入硬膜外隙，以阻滞硬膜外隙内的脊神经根。硬膜外麻醉穿刺时，由浅入深经皮肤、浅筋膜、棘上韧带、棘间韧带、黄韧带达硬膜外隙。硬膜外隙呈负压，穿刺针通过黄韧带进入此隙时，有落空感。

骶管穿刺麻醉术是经骶管裂孔注入麻醉药以阻滞骶、尾神经传导，适用于会阴部手术或镜检的麻醉。骶管贯穿骶骨内面并随骶骨弯曲而弯曲，其上接椎管，下口即骶管裂孔。骶管内以第2骶椎平面为界，该平面是硬脊膜、蛛网膜的汇集点，平面之上是膨大的终池，平面以下仅有硬脊膜和蛛网膜包裹的终丝和马尾。硬膜外隙自枕骨大孔处一直延伸至骶管裂孔。穿刺时，应注意以下几点：①体位，侧卧位，腰背向后弓曲，两膝向腹部靠拢。②进针部位，自尾骨尖沿中线向上可触及凹陷的骶管裂孔和其两侧的骶角。两骶角连线的中点即为穿刺点。③进针方向及穿经层次，穿刺针与皮肤呈45°角进针，依次经过皮肤、筋膜、骶尾韧带进入骶管，然后随骶骨弧度减少针干与皮肤的夹角至15°～30°，推进骶管。④针尖切勿超过左、右髂后上棘的连线，以免误入终池。

腰椎穿刺是将穿刺针穿入终池，其目的是抽出脑脊液或注入某些药物等。蛛网膜下隙充满脑脊液，其下部自第1腰椎至第2骶椎水平扩大，形成终池。终池内无脊髓，只有腰、骶神经根构成的马尾和软脊膜向下延伸形成的终丝。因此，临床上在第3～4或第4～5腰椎棘突间进行腰椎穿刺。

（鞠晓军）

第二十四章　盆部及会阴部

学习目标

1. 掌握：盆部的组成及境界；盆筋膜间隙的位置、结构；膀胱的位置和毗邻；直肠的位置与毗邻；前列腺的位置和毗邻；子宫的位置与毗邻；子宫动脉与输尿管的关系；子宫附件的位置；会阴的定义、境界与分区；会阴浅、深隙的位置和结构；坐骨直肠窝的位置、形态和结构。

2. 熟悉：前列腺的结构和分叶；子宫的静脉和淋巴；会阴浅、深筋膜的结构；会阴筋膜间隙与男性尿道的关系及临床意义；肛门内、外括约肌的位置及作用。

第一节　盆　　部

一、概述

（一）构成

盆部（pelvis）由盆壁、盆腔及盆腔脏器等组成，盆腔由骨盆、盆壁肌、盆底肌及其筋膜组成。

（二）境界

盆部的前面以耻骨联合上缘、耻骨结节、腹股沟韧带和髂嵴前份的连线与腹部分界；后面以髂嵴后份和髂后上棘至尾骨尖的连线与脊柱区的腰部、骶尾部分界。

二、盆筋膜

盆筋膜（pelvic fascia）为腹内筋膜的直接延续，按其部位不同可分为盆壁筋膜、盆膈筋膜、盆脏筋膜（图 24-1）。

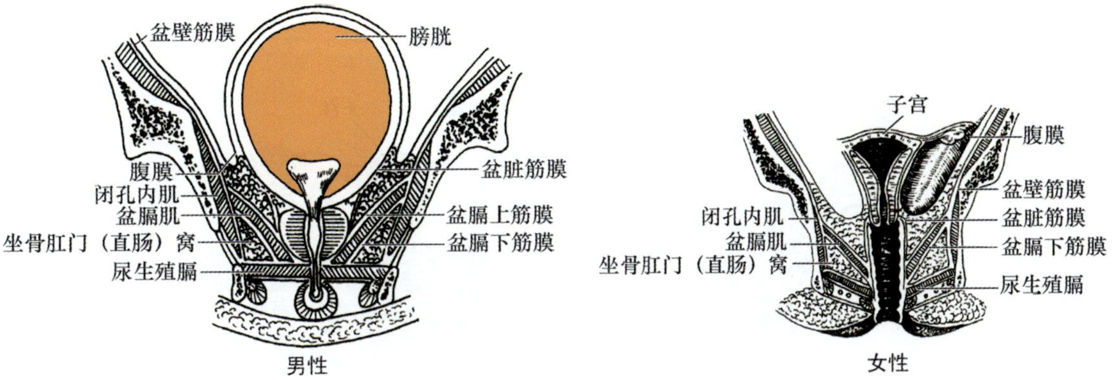

图 24-1　盆筋膜（男、女性盆腔冠状切面）

（一）盆壁筋膜

盆壁筋膜（parietal pelvic fascia）覆盖于盆壁内面，向下至盆底与盆膈上筋膜延续。位于骶骨前方的部分，称骶前筋膜；覆盖于梨状肌与闭孔内肌内表面的部分，分别称梨状肌筋膜和闭孔内肌筋膜。盆壁筋膜在闭孔内肌筋膜的上部明显增厚，形成盆筋膜腱弓（或肛提肌腱弓），张于耻骨联合后面到坐骨棘的连线上，为盆膈上筋膜及肛提肌起端的附着处。

（二）盆膈筋膜

盆膈上筋膜（superior fascia of pelvic diaphragm）为盆壁筋膜向下的延续，覆盖于肛提肌与尾骨肌的上面。此筋膜向盆内脏器周围移行为盆脏筋膜。

盆膈下筋膜（inferior fascia of pelvic diaphragm）又称盆膈外筋膜，覆盖于肛提肌与尾骨肌的下面，为臀筋膜向会阴的直接延续。

（三）盆脏筋膜

盆脏筋膜（visceral pelvic fascia）包绕在盆内脏器的表面。在脏器周围分别形成筋膜鞘、筋膜隔及韧带等，具有支持和固定脏器的作用。包裹前列腺形成前列腺鞘；在盆腔器官之间形成直肠膀胱隔、直肠阴道隔、膀胱阴道隔及尿道阴道隔等；包裹直肠下血管及其周围组织形成直肠侧韧带，以及参与固定子宫位置的子宫主韧带和骶子宫韧带等。

知识链接

骶前筋膜与骶骨之间含有丰富的静脉丛，直肠切除时，切勿剥离此筋膜，以免伤及静脉丛，引起难以控制的出血。

三、盆筋膜间隙

在盆壁筋膜与盆脏筋膜之间，或相邻的盆脏筋膜之间构成多个潜在的盆筋膜间隙（图24-2）。具有重要临床意义的盆筋膜间隙有：

（一）耻骨后隙

耻骨后隙（retropubic space）也称膀胱前隙，位于耻骨联合与膀胱筋膜之间，隙内为疏松结缔组织和静脉丛等。耻骨骨折引起的血肿和膀胱前壁损伤引起的尿外渗常潴留此间隙内。耻骨上腹膜外引流，膀胱以及子宫下部手术，均可通过此间隙进行。

（二）骨盆直肠隙

骨盆直肠隙（pelvirectal space）又称直肠旁隙，位于盆底腹膜与盆膈之间，前界在男性为膀

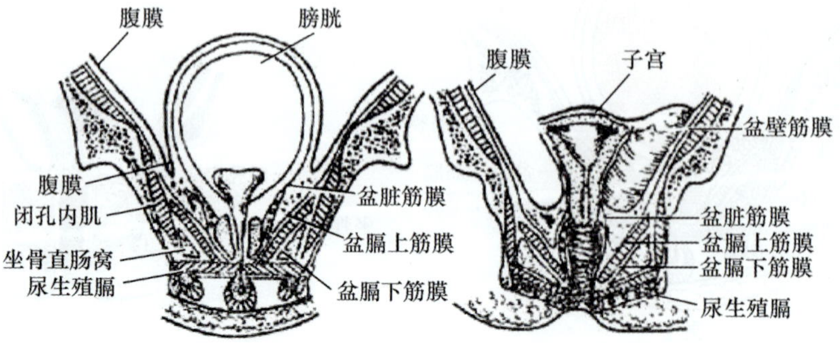

图 24-2　盆筋膜间隙和筋膜隔

胱和前列腺，在女性为子宫下部和阴道上部，后界为直肠与直肠侧韧带。此间隙若有积脓，可用直肠指检，在直肠壶腹下部两侧触及。

（三）直肠后隙

直肠后隙（retrorectal space）又称骶前间隙，位于直肠筋膜与骶前筋膜之间。此隙向上与腹膜后隙相通，向下至盆膈。若间隙内发生感染，向上可蔓延至腹膜后隙。临床上做腹膜后隙注气造影，也通过此间隙进行。

上述筋膜间隙之间相互连通，因此盆筋膜间隙内的脓肿、血肿或尿外渗等可互相蔓延。

四、盆腔器官

盆腔器官主要包括泌尿器、生殖器及消化管的盆内部分。这里重点叙述膀胱、直肠、前列腺、子宫和子宫附件等。

（一）膀胱

膀胱位于盆腔前部、耻骨联合的后方。在膀胱与直肠之间，男性有输精管壶腹和精囊；女性有子宫颈和阴道上部。男性膀胱上面与小肠袢相邻，女性与子宫相邻。男性膀胱颈与前列腺相邻，女性与尿生殖膈相邻。

膀胱的形态、位置随年龄和盈虚状态发生变化（图 24-3）。膀胱空虚时呈锥体形，位于小骨盆腔内、耻骨联合及耻骨支的后方；充盈时呈卵圆形，膀胱尖上升至耻骨联合以上，此时腹前壁折向膀胱的腹膜也随之上移，使膀胱前壁直接与腹前壁相贴。临床上常在膀胱充盈时，在耻骨联合上缘上方进行膀胱穿刺或做手术切口，避免伤及腹膜，减少腹膜腔感染。儿童膀胱的位置较高，空虚时也达耻骨联合以上，随着年龄的增长位置逐渐下降。

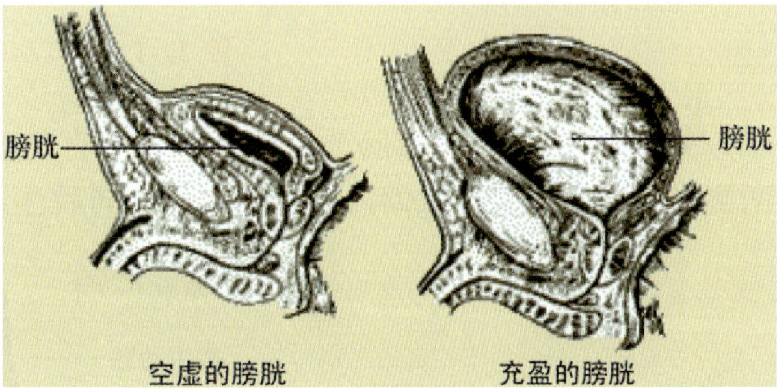

图 24-3　膀胱的位置变化

知识链接

膀胱穿刺术适用于急性尿潴留导尿失败或禁忌导尿而又无条件施行耻骨上膀胱造瘘术者，也可用于经穿刺抽取膀胱尿液做检验或细菌培养。

（二）直肠

1．直肠的位置与毗邻　直肠位于盆腔后部、骶骨前方。在第 3 骶椎高度，接乙状结肠，向下穿盆膈续为肛管。直肠在矢状面上有两个弯曲，即骶曲和会阴曲；在冠状面上，直肠有三个侧曲，从上到下依次凸向右、左、右。

直肠后借疏松结缔组织与骶骨、尾骨和梨状肌相邻，直肠两侧借直肠侧韧带连于盆腔侧壁。男性直肠前面与膀胱底、精囊、前列腺、输精管壶腹及输尿管盆部相邻。女性直肠前面与子宫和阴道相邻。

2．直肠的血管　直肠的动脉主要有直肠上、下动脉，彼此间吻合在一起。直肠上动脉为肠系膜下动脉的终支，至直肠上端分为左、右支，分布于直肠上部。直肠下动脉来自髂内动脉，分布于直肠下部。

直肠的静脉与同名动脉均伴行，在直肠壁内吻合成丰富的直肠静脉丛。静脉丛的血液，一部分经直肠上静脉回流入肠系膜下静脉，再至肝门静脉；另一部分通过肛静脉和直肠下静脉，经阴部内静脉和髂内静脉汇入下腔静脉（图 24-4）。

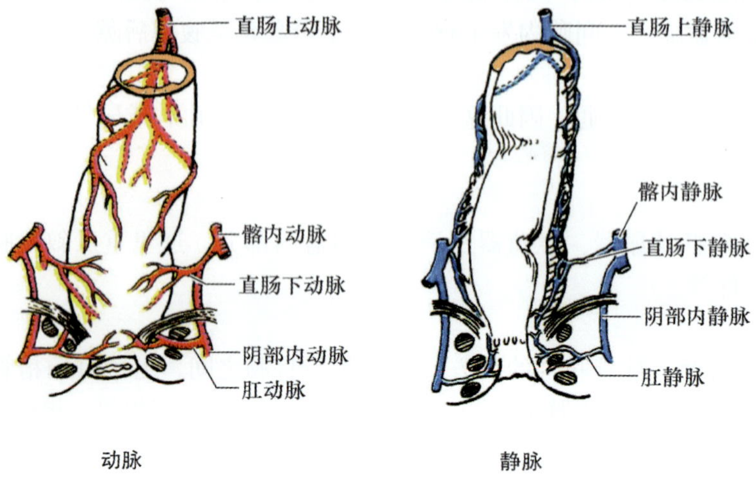

图 24-4　直肠和肛管的血管分布

3．直肠的淋巴　直肠上部的淋巴管沿直肠上血管至肠系膜下淋巴结；直肠下部的淋巴管向两侧沿直肠下血管注入髂内淋巴结；部分向后注入骶淋巴结（图 24-5）。

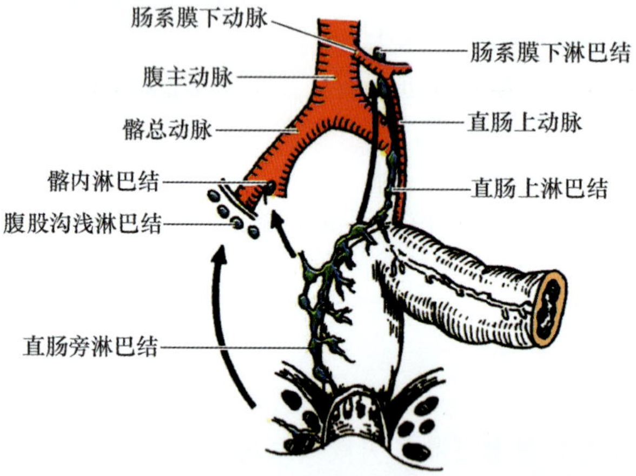

图 24-5　直肠和肛管的淋巴引流

知识链接

直肠癌主要通过淋巴管扩散，手术时彻底清除收纳直肠淋巴液的淋巴结是根治直肠癌的措施之一。直肠癌侵入肠壁越深，环绕肠管周围越广，淋巴转移发生率越高。

4．直肠的神经　直肠和肛管齿状线以上由交感神经和副交感神经支配。交感神经来自上腹下丛和盆丛，副交感神经来自盆内脏神经，分布于直肠和肛管。

（三）前列腺

1．前列腺的位置和毗邻　前列腺位于耻骨联合的后方、膀胱颈和尿生殖膈之间。前列腺前面与耻骨联合之间有前列腺静脉丛和疏松结缔组织；两侧为肛提肌；后面正中有为前列腺沟，与直肠壶腹相邻。直肠指检时，向前可扪及前列腺硬度、形态、大小及前列腺沟，以协助诊断前列腺疾病，也可进行前列腺按摩。

2．前列腺的结构和分叶　前列腺主要由平滑肌和腺组织构成，表面覆盖有内、外两层被膜。内层为紧贴于前列腺表面坚韧的纤维膜，称为前列腺囊；外层由盆脏筋膜形成，包于前列腺囊表面，称为前列腺鞘。前列腺鞘和前列腺囊之间有丰富的静脉丛，前列腺切除术时，应在囊内操作，而不应在两层被膜之间操作，以免损伤静脉丛造成大出血。

前列腺分为前、中、后叶及两侧叶，中叶位于尿道和射精管之间，其他各叶分别位于尿道的前、后、侧方。当前列腺肥大，特别是中叶、侧叶肥大时，可压迫尿道引起排尿困难和尿潴留。

（四）子宫

1．子宫的位置与毗邻　子宫位于盆腔中央、膀胱与直肠之间。子宫的正常位置呈前倾前屈位。人体直立时，子宫底伏于膀胱上，子宫体几乎与地面平行，子宫颈在坐骨棘平面以上。

子宫前面隔膀胱子宫陷凹与膀胱上面相邻；子宫颈阴道上部的前面借膀胱阴道隔与膀胱底相邻；子宫颈阴道部借尿道阴道隔与尿道相邻；子宫后面借直肠子宫陷凹与直肠相邻；子宫体两侧借子宫阔韧带连于盆腔侧壁。

2．子宫的血管

子宫动脉起自髂内动脉，沿盆侧壁行向前内下方，进入子宫阔韧带基底部，在距子宫颈外侧约 2cm 处，横越输尿管盆段前上方，至子宫颈侧缘迂曲上行，分支分布于卵巢、输卵管、子宫和阴道上部（图 24-6）。

子宫静脉由子宫静脉丛和阴道静脉丛汇合而成，最后汇入髂内静脉。

3．子宫的淋巴　子宫底和子宫体上部的大部分淋巴管伴随卵巢血管上行，注入腰淋巴结；部分淋巴管沿子宫圆韧带注入腹股沟浅淋巴结。子宫体下部及子宫颈的淋巴管伴随子宫血管上行，注入髂内淋巴结或髂外淋巴结；部分淋巴管向后注入骶淋巴结或髂总淋巴结（图 24-7）。

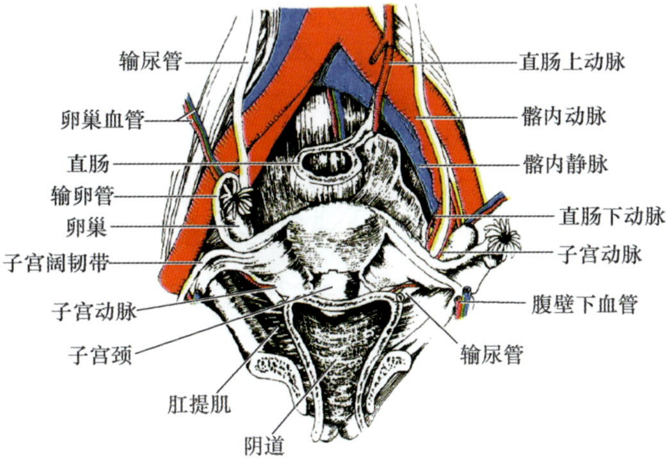

图 24-6　子宫动脉与输尿管的关系

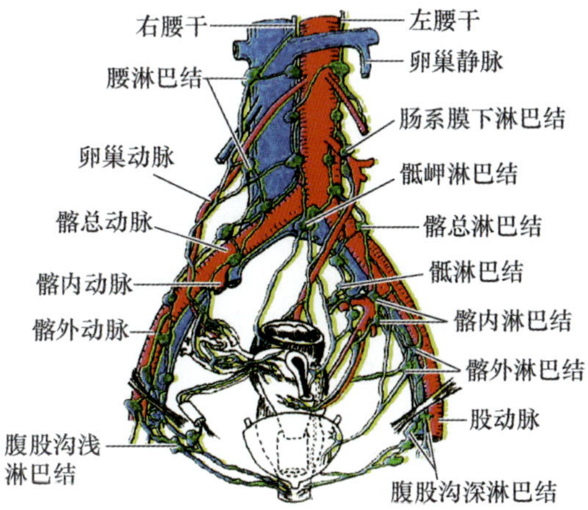

图 24-7　女性生殖器的淋巴引流

知识链接

当怀疑子宫体前壁肿瘤时，应检查腹股沟浅淋巴结上组。盆内脏器的淋巴管之间均有直接或间接的吻合，因此，子宫颈癌患者常有盆腔内广泛的转移。子宫癌手术时应广泛清除有关淋巴结。

（五）子宫附件

临床上常把卵巢和输卵管统称为子宫附件。

1．卵巢　位于盆腔侧壁的卵巢窝内，其上端借卵巢悬韧带连于盆腔侧壁，下端借卵巢固有韧带与子宫相连。卵巢的前缘借卵巢系膜连于子宫阔韧带的后层，后缘游离。

2．输卵管　位于子宫阔韧带的上缘内，长 10～12cm。由内向外分为输卵管子宫部、输卵管峡、输卵管壶腹和输卵管漏斗 4 部。输卵管峡为输卵管结扎术的常选用部位，发生炎症时可导致此部管腔堵塞；输卵管壶腹为受精的部位；输卵管外侧端有输卵管腹腔口，通向腹膜腔。

输卵管子宫部和输卵管峡由子宫动脉的分支供应；输卵管漏斗和输卵管壶腹由卵巢动脉的分支供应。输卵管的静脉向外汇入卵巢静脉，向内汇入子宫静脉。

知识链接

临床上为了确定输卵管是否通畅，常将 CO_2 导入子宫腔，进行输卵管通气，看气体是否进入腹膜腔，或将造影剂注入子宫腔和输卵管内行 X 线照相，以协助诊断。输卵管通气也可用来扩张输卵管的狭窄部，使其通畅，以治疗女性不育。

第二节　会　阴　部

一、境界与分区

会阴（perineum）有广义和狭义之分。狭义的会阴即产科会阴，是指肛门与外生殖器之间狭小区域的软组织。广义的会阴是指封闭骨盆下口的所有软组织，呈菱形，其境界与骨盆下口一致：前为耻骨联合的下缘，后为尾骨尖，两侧为耻骨下支、坐骨支、坐骨结节和骶结节韧带。以两侧坐骨结节的连线为界，可将会阴分为前方的尿生殖区和后方的肛区（图 24-8）。

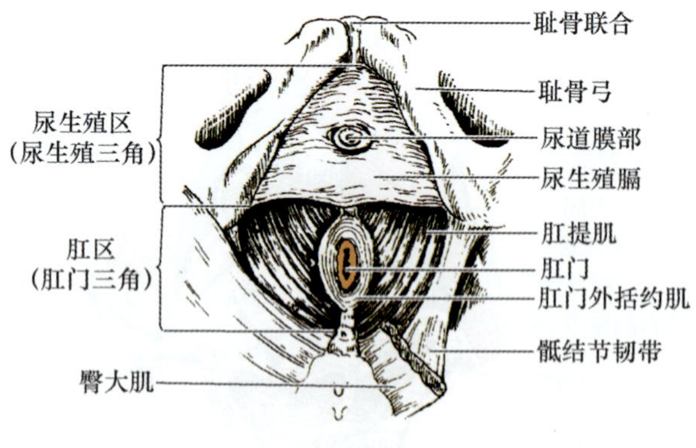

图 24-8　会阴的境界和分区

二、尿生殖区

尿生殖区（urogenital region）又称尿生殖三角，男性有尿道通过，女性有尿道及阴道通过。

（一）皮肤和浅筋膜

皮肤较薄，有丰富的汗腺和皮脂腺，成人长有阴毛。

浅筋膜分为浅、深两层。浅层为脂肪层，深层为膜性层，又称会阴浅筋膜（superficial fascia of perineum）或 Colles 筋膜。会阴浅筋膜前接阴囊肉膜、阴茎浅筋膜及腹前壁的浅筋膜深层（Scarpa 筋膜），两侧附于耻骨弓和坐骨结节下缘，向后在会阴浅横肌后缘与尿生殖膈上、下筋膜相愈着。

（二）深筋膜

尿生殖区的深筋膜分为浅、深两层。浅层覆盖在会阴深横肌和尿道括约肌的下面，称为尿生殖膈下筋膜（inferior fascia of urogenital diaphragm），深层覆盖在会阴深横肌和尿道括约肌的上面，称为尿生殖膈上筋膜（superior fascia of urogenital diaphragm）（又称会阴膜）。尿生殖膈上、下筋膜与其间的会阴深横肌和尿道括约肌共同组成尿生殖膈（urogenital diaphragm），有女性尿道、阴道和男性尿道穿过（图 24-1）。浅、深筋膜两侧附于耻骨弓，后缘终于两侧坐骨结节连线上，并与会阴浅筋膜相愈着；前缘在耻骨联合下相愈着。

（三）尿生殖区的肌

尿生殖区肌群分为浅、深两层（图 24-9）。浅层有会阴浅横肌、球海绵体肌和坐骨海绵体肌；深层有会阴深横肌和尿道括约肌，在女性，尿道括约肌还围绕阴道，称尿道阴道括约肌。

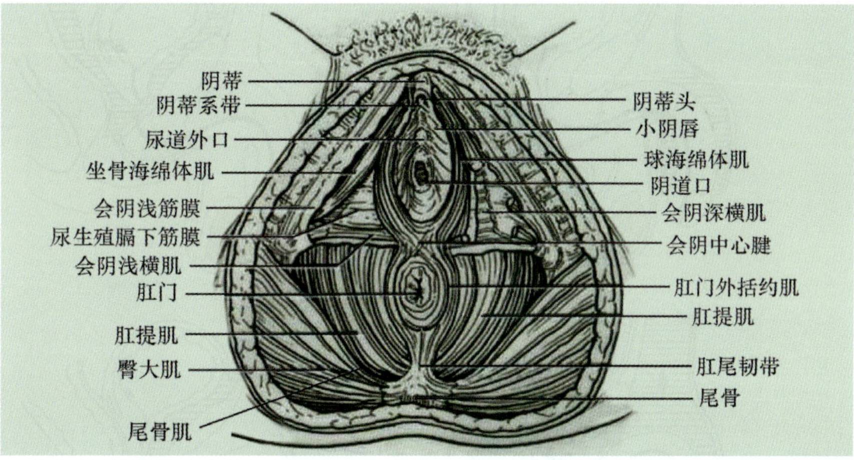

图 24-9　女会阴肌（浅层）

（四）筋膜间隙

会阴浅筋膜、尿生殖膈下筋膜和尿生殖膈上筋膜之间，形成两个间隙。

1．会阴浅隙（superficial perineal space）　又称会阴浅袋，位于会阴浅筋膜与尿生殖膈下筋膜之间（图 24-10）。此间隙向前上方开放，内有会阴浅横肌、球海绵体肌、坐骨海绵体肌、阴部内血管的分支、阴部神经，男性还有阴茎脚、尿道球和尿道；女性有尿道、阴道下部、阴蒂脚、前庭球和前庭大腺。

2．会阴深隙（deep perineal space）　又称会阴深袋，位于尿生殖膈下筋膜及尿生殖膈上筋膜之间（图 24-11）。此间隙为一完全封闭的筋膜间隙。其内有会阴深横肌、尿道膜部括约肌、阴部内血管的分支及阴部神经，男性还有尿道球腺和尿道膜部；女性有尿道和阴道下部。

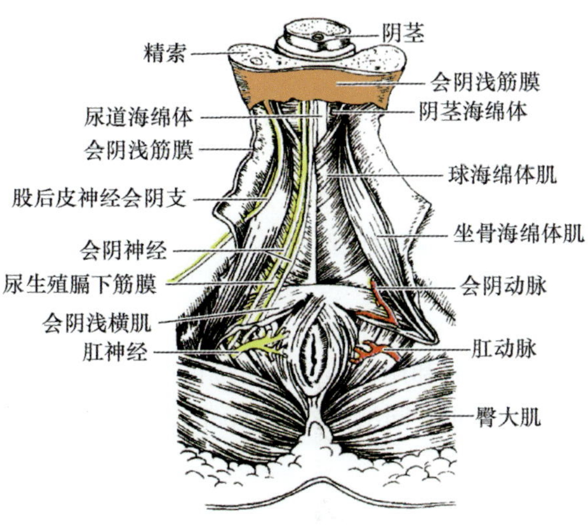

图 24-10　男性会阴浅隙

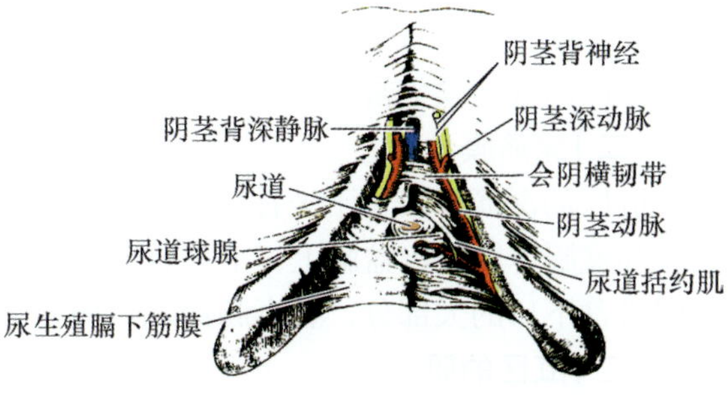

图 24-11　男性会阴深隙

（五）会阴筋膜间隙与男性尿道的关系及其临床意义

男性尿道损伤因破裂的部位不同，尿外渗的范围也不同。如仅有尿道海绵体部破裂，而阴茎深筋膜完好，则尿液渗出仅局限于阴茎范围内。如阴茎深筋膜也破裂，尿液则可随阴茎浅筋膜蔓延至腹前壁和阴囊。若尿生殖膈下筋膜与尿道球连接的薄弱处破裂，尿液可渗入会阴浅隙，再进入阴茎、阴囊，并扩散到腹前壁。如在尿生殖膈以上破裂，尿液将渗于盆腔的腹膜外间隙内（图 24-12）。

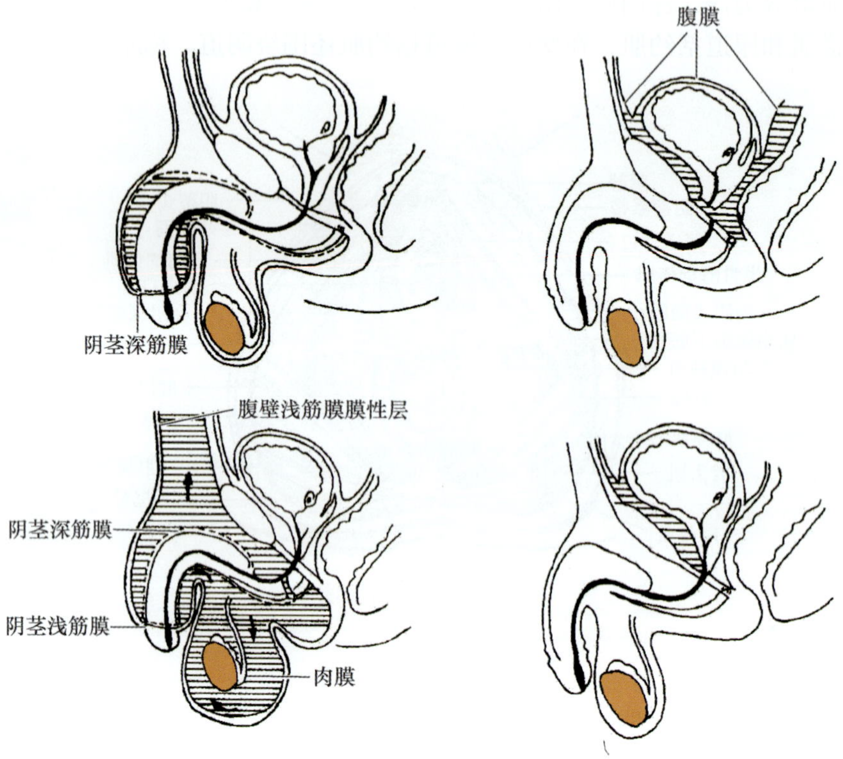

图 24-12 尿道断裂与尿外渗

（六）会阴中心腱

会阴中心腱（perineal central tendon）又称会阴体（perineal body），男性位于肛门与阴茎根之间，女性位于肛门与阴道前庭后端之间（图 24-9）。会阴中心腱上有多条会阴肌附着，有加固盆底承托盆内脏器的作用，分娩时此处受到很大的张力而易于破裂，所以要注意保护会阴。

三、肛区

肛区（anal region）又称肛门三角，有肛管和坐骨直肠窝。

（一）皮肤和浅筋膜

肛门周围的皮肤呈暗褐色，形成辐射状的皱襞，含有皮脂腺和汗腺。

肛区的浅筋膜为富含脂肪的结缔组织，充填在坐骨肛门窝内。

（二）深筋膜

肛区的深筋膜覆盖于坐骨肛门窝的各壁。其中衬于肛提肌和尾骨肌上、下面的分别为盆膈上筋膜和盆膈下筋膜，盆膈上、下筋膜与其间的肛提肌和尾骨肌共同组成盆膈（pelvic diaphragm），封闭骨盆下口的大部分，有直肠穿过（图 24-1）。

（三）肛区的肌

肛区肌群包括肛提肌、尾骨肌和肛门外括约肌（图 24-9）。

肛提肌和尾骨肌参与盆膈的构成。肛提肌和尾骨肌下面的两侧与闭孔内肌、臀大肌下缘之间有一深的凹陷，称坐骨直肠窝（ischiorectal fossa）或坐骨肛门窝（ischioanal fossa），呈楔形，尖向上、底向下。其前界是会阴浅横肌和尿生殖膈的后缘，后界为骶结节韧带和臀大肌下缘，内侧壁为肛提肌及盆膈下筋膜，外侧壁为闭孔内肌及其筋膜。窝内有大量脂肪组织和会阴部的血管、神经等，此窝是脓肿的好发部位。窝的外侧壁有一筋膜鞘称阴部管（pudendal canal），管内有阴部内动、静脉和阴部神经通过（图 24-13）。

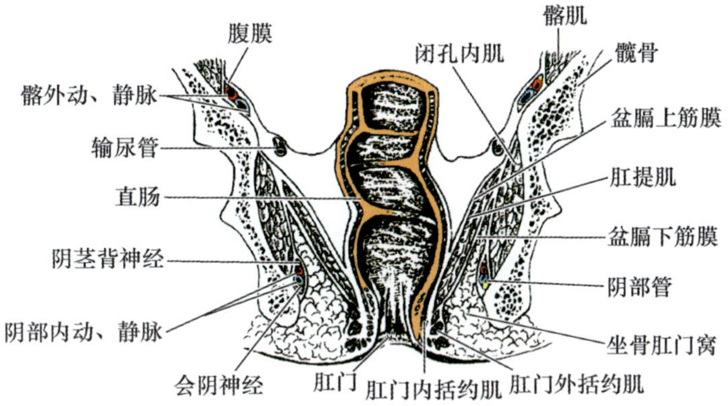

图 24-13　通过直肠和肛管的冠状切面

知识链接

坐骨直肠窝在肛管后方两侧相通。窝内大量积脓时，脓液可扩散到对侧，形成马蹄形脓肿；若穿过盆膈，则形成盆腔脓肿。若肛窦的炎症穿过肠壁，经坐骨直肠窝并穿通皮肤，可形成肛瘘。

肛门括约肌位于肛管周围，包括肛门内括约肌和肛门外括约肌（图 24-13，14）。

1．肛门内括约肌　为肛管壁内环行平滑肌层增厚形成，围绕肛管上部，为不随意肌，有协助排便的作用，无括约肛门的功能。

2．肛门外括约肌　为围绕肛门内括约肌周围的骨骼肌，可随意括约肛门。按其纤维的位置又可分为：

（1）皮下部：位于肛管下端的皮下，肌束呈环行。

（2）浅部：在皮下部深面，肌束围绕肛门内括的肌下部。

（3）深部：肌束呈厚的环行带，围绕肛门内括约肌上部。

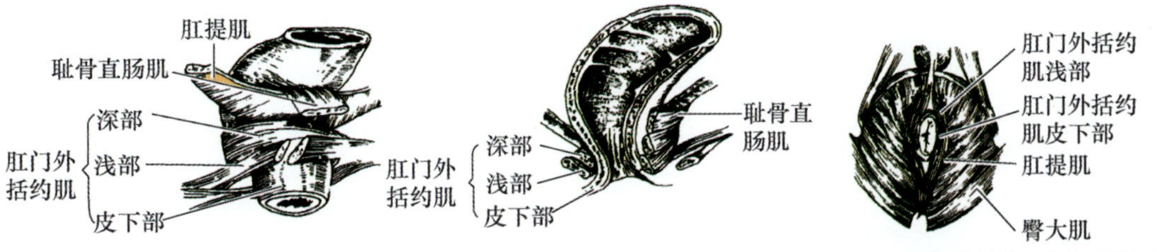

右前面：肛门外括约肌和肛直肠环　正中矢状面：肛门外括约肌和肛直肠环　下面：肛门外括约肌和肛直肠环

图 24-14　肛门外括约肌和直肠环

肛门外括约肌浅、深部，肛门内括约肌，直肠下段纵行肌和耻骨直肠肌等，环绕在肛管与直肠移行处共同形成一肌性环，称为肛直肠环。此环具有括约肛门、控制排便的作用。若外科手术中不慎切断此环，可引起排便失禁。

（李建银）

第二十五章 上　　肢

学习目标

1．掌握：上肢浅静脉（头静脉、贵要静脉、肘正中静脉）的行程、属支、流注关系及临床意义；腋动脉的主要分支、行程及分布；掌腱膜的形成、功能和临床意义，屈肌支持带和腕管的概念及腕管内通过的内容结构。

2．熟悉：腋窝各壁的组成及腋窝底的构成层次；臂从神经的位置和腋动脉的关系以及主要分支与分布；手掌的皮肤和浅筋膜的结构特点及临床意义；掌中间隙和鱼际间隙的境界及临床意义；手掌侧腱滑液鞘的名称、交通关系和临床意义。

第一节 概　　述

一、境界与分区

（一）境界

上肢与颈部、胸部相连。上肢与颈部的分界为锁骨上缘外侧 1/3 段及肩峰至第 7 颈椎棘突的连线。上肢与胸部的分界为：下为通过腋前、后皱襞在胸壁上的连线；前为三角肌胸大肌间沟；后为三角肌后缘上份。

（二）分区

通常将上肢分为肩、臂、肘、前臂、腕及手部，各部又可分为若干区。

二、表面解剖

（一）体表标志

1．肩峰（acromion）　为肩部最隆起部位，向前内为锁骨，向后内可摸到肩胛冈。

2．三角肌（deltoid）　在肩部外侧可见肱骨近侧端与三角肌共同形成的圆形隆起。

3．喙突（coracoid process）　位于锁骨下窝内，其下方有血管和神经通过。

4．肱二头肌及肱二头肌内、外侧沟　在肱二头肌两侧各有一条纵沟，分别为肱二头肌内、外侧沟，在肱二头肌外侧沟皮下有头静脉通过。在内侧沟内可触及肱动脉的搏动，此处亦是肱动脉的压迫止血点（图 25-1）。

5．肱骨内、外上髁（medial and lateral epicondyle of humerus）　为肘部内、外侧皮下可摸到的最突出的骨性标志。在内上髁后方有尺神经沟，其内有尺神经通过。

6．鹰嘴（olecranon）　是肘后最明显的骨性突起。当前臂伸直时，鹰嘴与肱骨内、外上髁三个突起位于一条横线；当屈肘成 90° 时，此三个突起构成一等腰三角形。在肘关节向后脱位时，

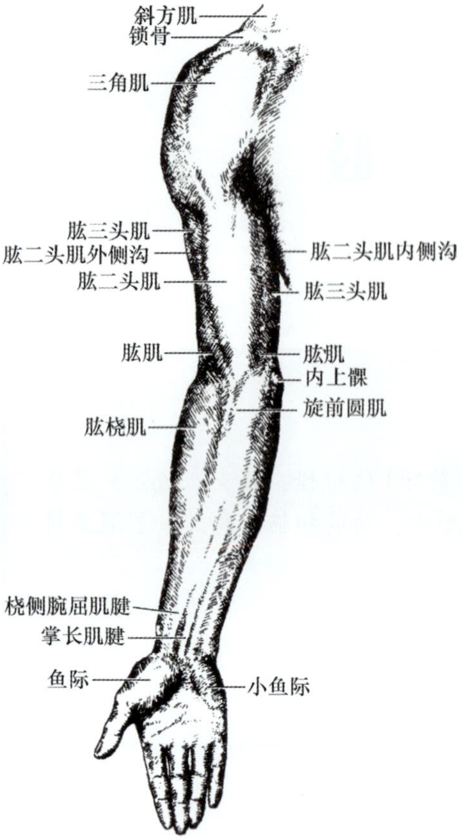

图 25-1 上肢前面的体表标志

此三点的位置关系发生改变。

7．桡骨头（radial head） 在肘后肱骨外上髁下方，当回旋前臂时可摸到桡骨头的转动。

8．肘窝（cubital fossa） 为肘关节前方的一三角形凹陷。

9．提携角（carrying angle） 当上肢下垂提重物时肘略外偏，通过肱骨头、肱骨小头和尺骨中心的连线称上肢轴线，肱骨纵轴的线称臂轴，与长轴一致的线称前臂轴，两轴延长线在肘部构成向外开放的夹角，约165°~170°，其互补角称提携角，为10°~20°。若此角大于20°称肘外翻，0°~10°称直肘，−10°~0°称肘内翻(图 25-2)。

10. 桡骨茎突（radial styloid process） 为桡骨下端外侧可摸到的骨突。

11. 尺骨茎突（ulnar styloid process） 尺骨头后内侧向下的突起。

12. 鼻烟窝（anatomical snuffbox） 当外展拇指时，在手背桡侧有一尖向拇指的三角形凹陷，其桡侧界为拇短伸肌腱，尺侧界为拇长伸肌腱，近侧界为桡骨茎突，窝底为舟骨及大多角骨，窝内可触及桡动脉搏动。当舟骨骨折时，因肿胀可致鼻烟壶消失，窝底有压痛。

13. 桡骨背侧结节（Lister 结节）位于腕后、为桡骨下端突起，当桡骨骨折行髓内针固定时，常以此为标志。

14．鱼际（thenar eminence） 为手掌桡侧的肌性隆起。

15．小鱼际（hypothenar eminence） 为手掌尺侧的肌性隆起。

16．掌心（palm） 位于大、小鱼际间的凹陷部分，此处相当于掌腱膜的位置。

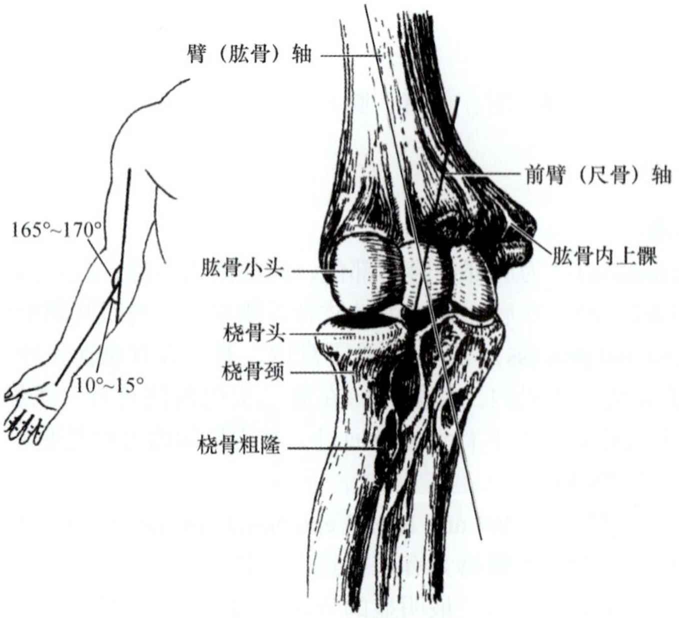

图 25-2 上肢轴线及提携角

（二）体表投影

1．腋、肱动脉　当上肢外展 90°、掌心向上，锁骨中点到肘窝中点远端一横指处的连线上 1/3 为腋动脉的投影，下 2/3 为肱动脉的投影。

2．尺动脉　在肘窝中点远端一横指处到豌豆骨桡侧连线上。

3．桡动脉　为肘窝中点远端一横指处到桡骨茎突前方的连线。

4．正中神经　沿肱二头肌内侧沟，经肱骨内、外上髁连线中点稍内侧至腕前面正中处的连线，为正中神经的体表投影。

5．桡神经　自腋后襞的下方，经肱骨外侧中、下 1/3 交界处，向下至肱骨外上髁的连线，即为桡神经主干的体表投影。

6．尺神经　自喙肱肌内侧缘起，沿肱二头肌内侧沟，经肱骨内上髁后方尺神经沟处，继续向下至豌豆骨桡侧缘的连线为尺神经的行径（图 25-3）。

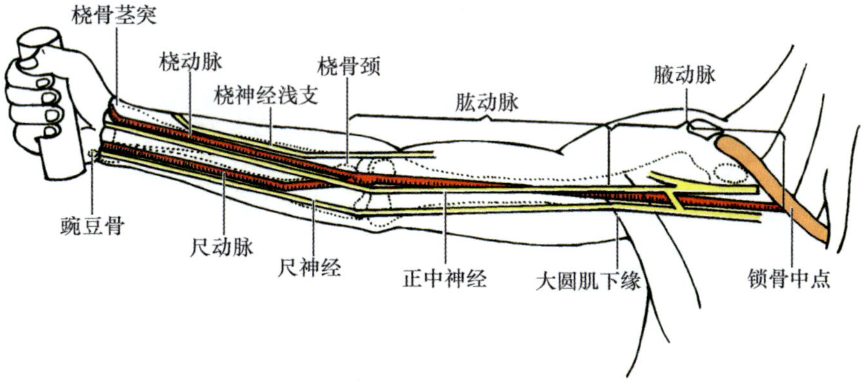

图 25-3　上肢动脉与神经干的体表投影

第二节　腋　　窝

当上肢外展时胸壁与臂上部内侧面之间所形成的皮肤凹陷称腋窝（axillary fossa）。腋窝的皮肤较薄，成年人长有腋毛，皮内含有大量皮脂腺及汗腺，少数人汗腺变异，分泌臭味汗液，称狐臭。从颈部、胸部走向上肢的血管和神经由上口进入腋窝，沿腋窝的外侧壁向下至臂部。腋窝内还有脂肪、血管和神经的分支、淋巴结和淋巴管等。

一、构成

腋窝有顶、底及四个壁（图 25-4）。

1．顶　为腋窝上口，朝向上。由第 1 肋骨、锁骨和肩胛骨上缘围成，与颈部相交通。

2．底　朝向下外，由皮肤、浅筋膜及腋筋膜构成。

3．四壁　即前壁、内侧壁、后壁及外侧壁。

（1）前壁　由胸大肌、胸小肌组成。

（2）后壁　由肩胛下肌、大圆肌、背阔肌构成。肱三头肌长头的内侧与大、小圆肌之间共同围成一个三角形间隙，称三边孔（trilateral formen），其内有旋肩胛血管通过。在肱三头肌长头的外侧与大、小圆肌及肱骨外科颈之间形成一个四角形间隙，称四边孔（quadrilateral foramen），其内有腋血管通过（图 25-5）。

（3）内侧壁　由上 4 或 5 个肋及肋间肌和前锯肌组成。

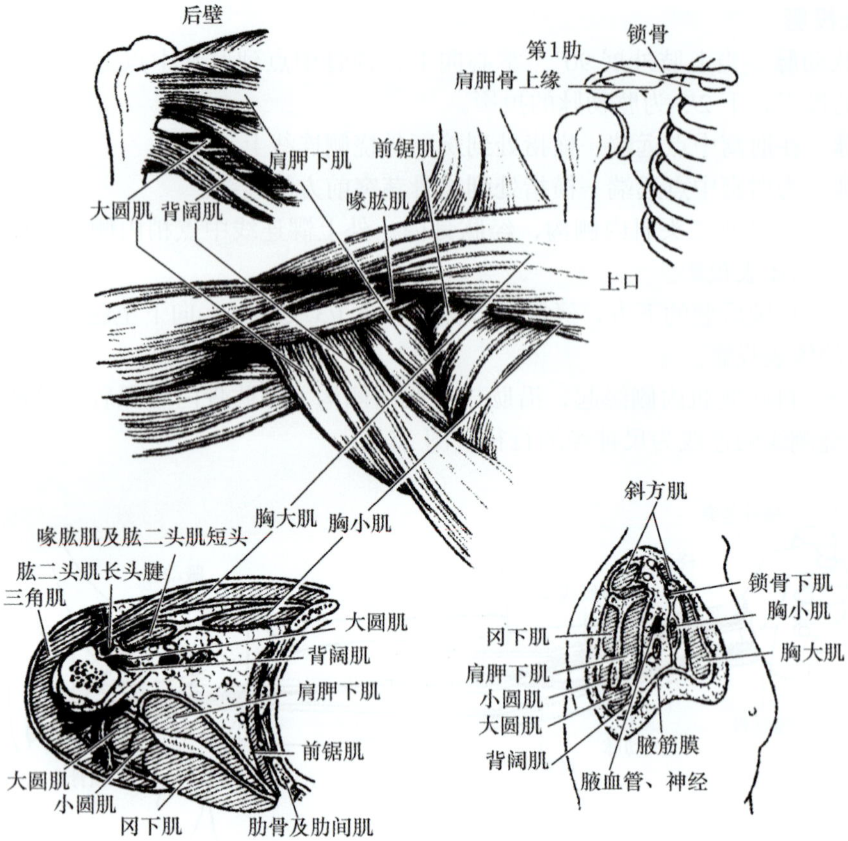

图 25-4 腋窝的构成

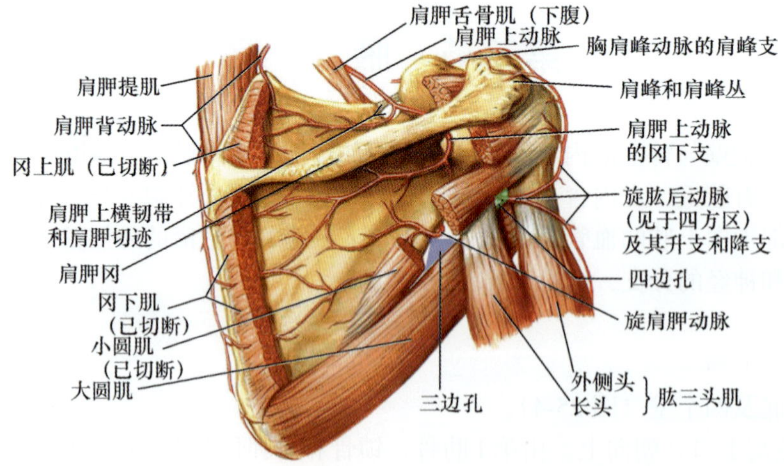

图 25-5 腋窝后壁及三边孔、四边孔（后面观）

（4）外侧壁　主要由肱骨近段的内侧面、肱二头肌短头和喙肱肌组成。

二、内容

腋窝内除有大量疏松结缔组织外，主要有腋动脉及其分支、腋静脉及其属支、臂丛及其分支和腋淋巴结群。（图 25-6）。

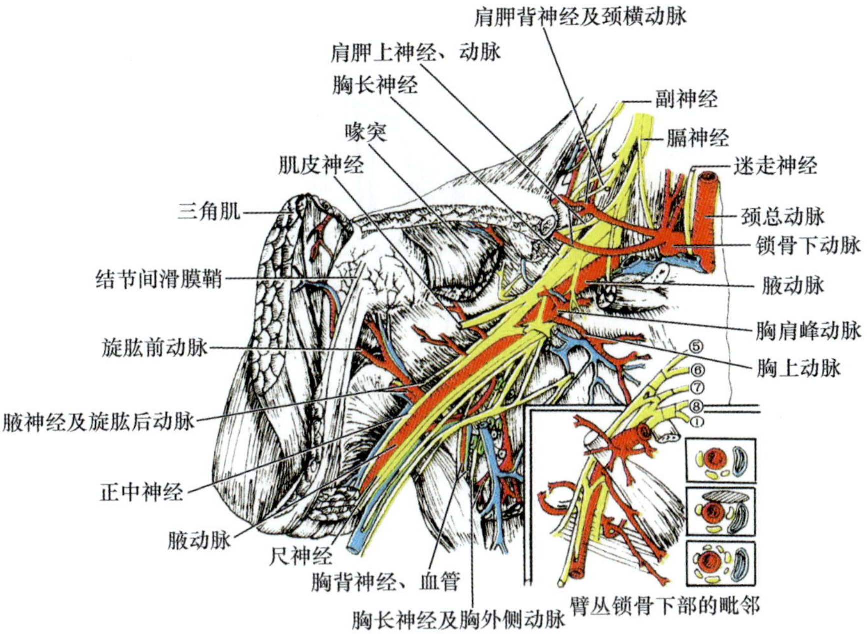

图 25-6 腋腔内容及臂丛组成

1．腋动脉（axillary artery） 以胸小肌为标志分为三段：①第一段，是胸小肌上缘以上至第1肋外缘部分，居胸小肌内侧，位置最深。其前方有胸大肌和锁胸筋膜覆盖；其内侧有腋静脉伴行；其外侧与臂丛邻近。此段主要分支有胸上动脉，分布于腋窝前壁上部。②第二段，最短，位于胸小肌深面。臂丛后束、外侧束和内侧束包绕在腋动脉的周围。其分支有胸肩峰动脉和胸外侧动脉。胸肩峰动脉穿出锁胸筋膜，分布于胸大、小肌和三角肌；胸外侧动脉沿胸小肌下缘行走分布胸前外侧壁（乳房），女性胸外侧动脉较男性粗大，以营养乳房。③第三段，位于胸小肌下缘以下，此段最长、位置最浅。分支有肩胛下动脉，该动脉分出胸背动脉及旋肩胛动脉，分布到腋腔的后壁；旋肱前、后动脉，分布至肩关节和三角肌。

2．腋静脉（axillary vein） 与腋动脉伴行，位于动脉的前内侧。由于腋区血管共同包裹在腋鞘内，此处血管外伤时易发生腋动脉静脉瘘。

3．臂丛 是颈根部臂丛的延续，与腋血管共同包裹在腋鞘内。临床上，臂丛阻滞麻醉就是将药物注入此鞘内，以达到麻醉臂丛神经的目的。臂丛在此集合成3束，在腋动脉前两段分别包绕在腋动脉的外侧、内侧、后侧面，即外侧束、内侧束和后束；到了腋动脉第三段时，外侧束分出肌皮神经和正中神经外侧根；后束分出腋神经和桡神经；内侧束分出尺神经和正中神经内侧根。腋神经与旋肱后动脉伴行，穿四边孔后分支分布于三角肌及肩部皮肤等。肱骨外科颈骨折合并损伤腋神经时，可引起三角肌瘫痪萎缩而呈现“方肩”。此外，臂丛还发出胸长神经与胸背神经等。胸长神经分布于前锯肌，胸背神经分布于背阔肌等。在行乳腺癌根治术清扫腋窝淋巴结时，勿损伤此两神经。

4．腋淋巴结群 腋区淋巴结居于腋血管及其分支或属支周围的结缔组织内，收纳上肢、部分胸壁和乳房的淋巴。可分为5群，即胸肌淋巴结、外侧淋巴结、中央淋巴结、肩胛下淋巴结和尖淋巴结。乳腺癌经淋巴转移时一般先转移到胸肌淋巴结，上肢感染时先累及外侧淋巴结（图 25-7）。

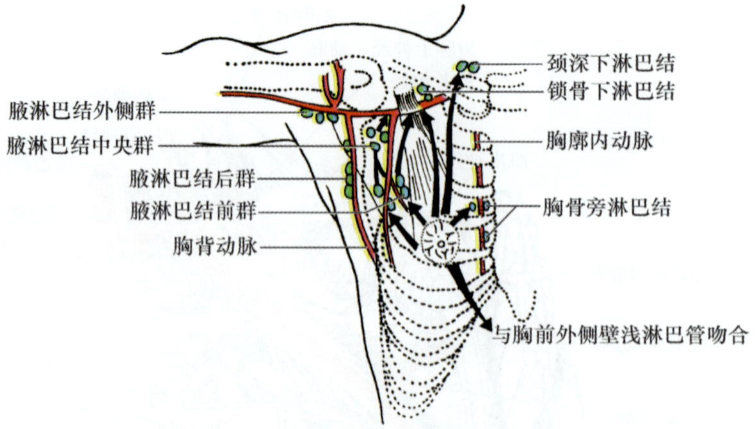

图 25-7 腋淋巴结、乳房淋巴引流

第三节 肘 前 区

肘前区（anterior cubital region） 位于肘关节前方，其上、下界为通过肱骨内、外上髁的连线上、下两横指的水平线；内、外侧界分别为通过肱骨内、外上髁的垂线。

一、浅层结构

肘前区皮肤薄而柔软，浅筋膜疏松，浅静脉和皮神经位于其内。头静脉（cephalic vein）位于肘前外侧沟与前臂外侧皮神经相伴。贵要静脉（basilic vein）则位于肘前内侧沟，与前臂内侧皮神经相伴。两条静脉间有多种吻合形式：如“N”形、“M”形、“H”形或两者无明显大吻合支等。连接上述两条静脉主干的静脉称肘正中静脉（median cubital vein）。临床上常用作静脉穿刺和输液的常用部位（图 25-8）。

二、深层结构

（一）深筋膜

上续臂筋膜，下连前臂筋膜，由于肱二头肌腱膜的参与而增厚。肱二头肌腱膜上缘与肱二头肌腱移行处是触及肱动脉搏动和测量血压的听诊部位。该腱膜下缘和肱二头肌腱相交处的深面为肱动脉的末端，若有肱骨髁上骨折伤及动脉而出血时可形成腱膜下血肿而压迫肱动脉和正中神经，导致缺血性挛缩。

（二）肘窝

肘窝（cubital fossa）是位于肘前区深筋膜和肱二头肌腱膜深方的一尖端朝向远侧的三角形凹陷。

1．境界 上界为肱骨内、外上髁间连线，下外侧界为肱桡肌，下内侧界为旋前圆肌，窝顶由浅入深为皮肤、浅筋膜、深筋膜和肱二头肌腱膜，窝底为肱肌和旋后肌（图 25-9）。

2．内容 以肱二头肌腱为标志，血管和神经位于其两侧。

（1）肱二头肌腱外侧的结构 有前臂外侧皮神经和桡神经。桡神经在平肱骨外上髁处分为浅、深两支。

（2）肱二头肌腱内侧的结构 有肱动脉及两条伴行的静脉，肱动脉在肱二头肌腱膜的下缘处分为桡、尺动脉。正中神经越过尺动脉前方，穿旋前圆肌深、浅两头间进入前臂。

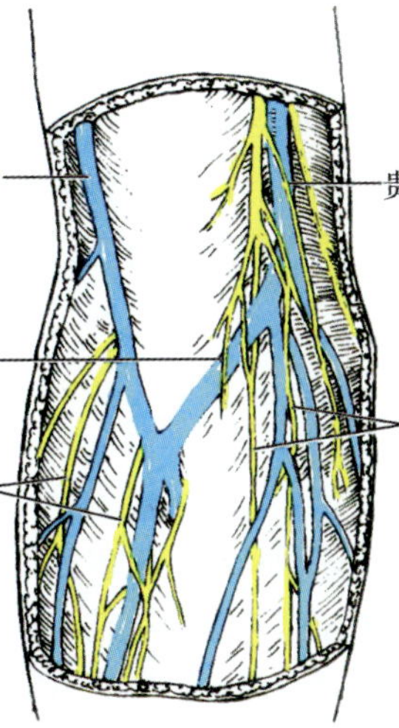

图 25-8 肘前区浅静脉与皮神经

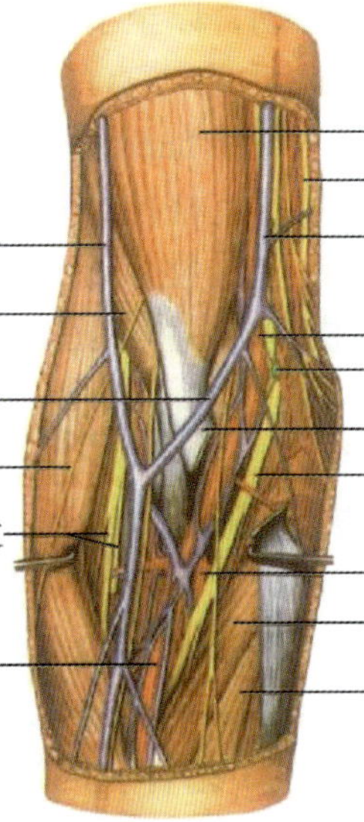

图 25-9 肘窝内容

肱骨髁上骨折时，骨折断端移位，可压迫或损伤肱动脉、肱静脉和正中神经，造成前臂缺血性挛缩或感觉障碍。

第四节 手 部

一、手休息时的正常姿势

手可分为手掌、手背和手指 3 部分。手在休息时的正常姿势，即手的“休息位”。此时，手指和桡腕关节的屈、伸以及拇指的外展、内收等肌力均处于平衡和稳定状态。表现为桡腕关节背伸 30°，第 2～5 指呈半握拳状，拇指稍外展，指尖接近示指的远侧指间关节（图 25-10）。

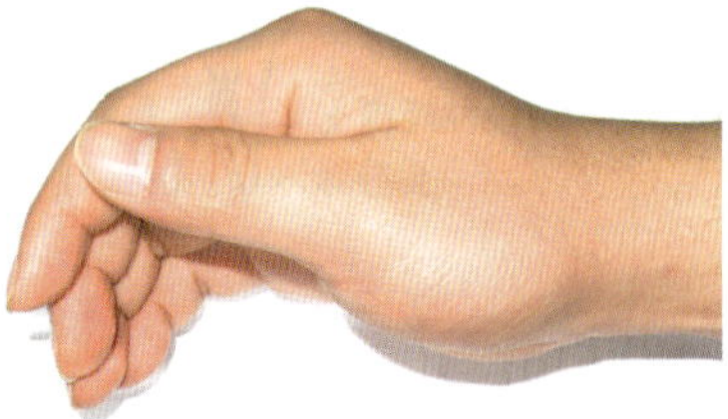

图 25-10 手休息时的正常姿势

二、皮肤和浅筋膜

（一）手掌

1．皮肤 手掌的皮肤厚而致密，角化层较厚，富有汗腺，但无毛发和皮脂腺。故手掌面皮肤不长疖肿和皮脂腺囊肿。鱼际和小鱼际表面皮肤较薄。表面有 3 条掌纹，最长为鱼际纹，其深面有正中神经通过。近侧横纹为自然握拳中指尖所指处，远侧横纹与掌指关节相对掌面。

2．浅筋膜 较致密，有许多与掌面垂直的纤维束，浅层连于皮肤，深层连于掌腱膜，皮肤的移动性不大，有利抓握物体和工具。但当筋膜内有炎症时，脓液多会局限于一处，疼痛不明显，脓肿不易破溃，有时会向深处扩散。切开排脓时，需将纤维束切断才能引流通畅。切口一般应与掌纹平行，可以减少术后的瘢痕挛缩，最大限度地保证手的功能。

（二）手背

1．皮肤 手背皮肤较薄且柔软，富有弹性，易移动，生有毛和皮脂腺。握拳时皮肤紧张，伸指时也不显得过于松弛。

2．浅筋膜 手背浅筋膜较少，皮肤与伸肌腱和关节囊之间被疏松结缔组织分开，有利于手背皮肤的自由移动，以至于外伤易使皮肤撕脱。

手背浅筋膜内有丰富的浅静脉和皮神经（图 25-11）。手背浅静脉互相吻合成手背静脉网（dorsal venous rete of hand），是临床上输液的常用部位。

手背的皮神经有桡神经浅支及尺神经手背支，它们位于手背静脉网深面。桡神经浅支分布于拇、示两指及中指的桡侧缘到近节背面皮肤。尺神经手背支分布于第 4、5 两指及中指的尺侧缘（中指及环指桡侧半的中、远节指背皮肤除外）。尺神经与桡神经在手背可有交通支。

三、深筋膜

（一）手掌深筋膜

手掌深筋膜可分为浅、深两层。

（1）浅层　两侧部覆盖于鱼际和小鱼际表面，较薄弱；中间部坚韧厚实，有掌长肌腱纤维增强，称掌腱膜（aponeurosis palmaris），呈三角形，近端与掌长肌腱相连，远端分成 4 束，分别附着于第 2 ~ 5 指近节指骨底两侧。在掌骨头处，掌腱膜深层的横行纤维与其远端发出的 4 束纵行纤维之间，围成了 3 个纤维间隙，称指蹼间隙。其内有手指血管、神经和蚓状肌腱，是手掌、手背和手指的掌、背侧之间的通道。掌腱膜有协助屈指、屈腕的功能（图 25-12）。

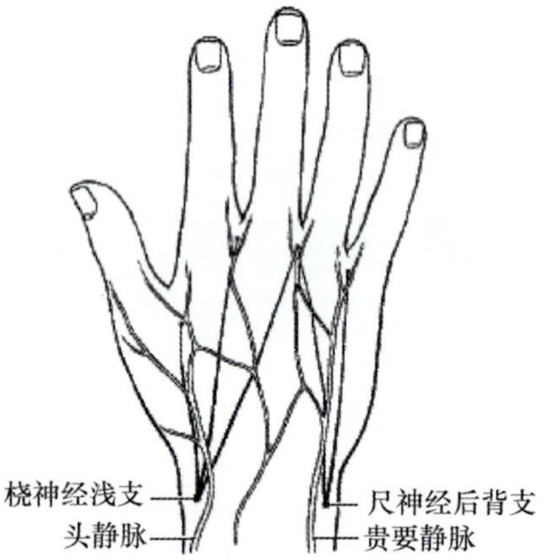

图 25-11　手背浅静脉与皮神经

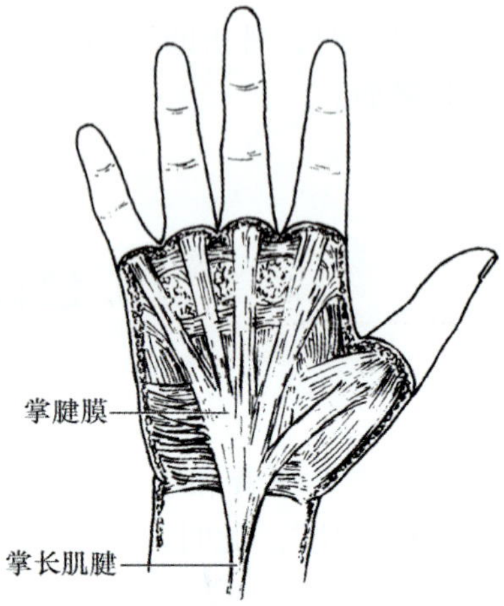

图 25-12　掌腱膜

（2）深层　位于诸指屈肌腱与骨间肌、掌骨之间，又名骨间掌侧筋膜。

（二）手背深筋膜

手背深筋膜亦可分浅、深两层。浅层较厚，是伸肌支持带（腕背侧韧带）的延续，并与伸指肌腱结合，共同形成手背腱膜（aponeurosis dorsalis manus）。伸指肌腱之间在手背部由斜行腱束相连，叫腱间结合。伸指时，互相牵扯，尤以中指、环指、小指的腱间结合更为明显，当某一伸指肌腱在腱间结合的近侧断裂时，并无明显伸指功能障碍。浅、深两层之间结合疏松，感染时，常互相扩散，使整个手背肿胀。

四、屈指肌腱与蚓状肌

（一）屈指肌腱

屈指肌腱共有 9 条，即 4 条指浅屈肌腱、4 条指深屈肌腱和 1 条拇长屈肌腱。指浅屈肌腱分别在第 2 ~ 5 指近节指骨中部分为两脚，止于中节指骨底两侧。指深屈肌腱居指浅屈肌腱的深面，穿指浅屈肌腱两脚之间，止于远节指骨底。拇长屈肌腱止于拇指末节。

（二）蚓状肌

蚓状肌有 4 条，分别起自 4 条指深屈肌腱的桡侧，绕过手指桡侧，止于近节指骨背面的指背腱膜。

屈指肌腱与蚓状肌具有屈掌指关节和伸指间关节的作用。

五、屈肌支持带与腕管

（一）屈肌支持带

屈肌支持带（flexor retinaculum）又称腕横韧带，是由掌筋膜在腕前部增厚而形成。内侧端附着于豌豆骨和钩骨，外侧端附着于大多角骨和手舟骨。

（二）腕管

腕管（carpal canal）是由屈肌支持带和腕骨沟共同构成。腕管内有 9 条屈指肌腱及腱滑液鞘和正中神经通过。正中神经在腕管内呈扁平状，并紧贴屈肌支持带外侧端的深面。当腕骨骨折和掌中间隙感染等，均可压迫正中神经引起腕管综合征（图 25-13）。腕管综合征主要表现为鱼际肌肌力减弱，拇指、示指、中指麻木和疼痛等症状。

六、手掌筋膜间隙

手掌筋膜间隙位于手掌筋膜屈指肌腱、蚓状肌与骨间肌和其筋膜之间，由疏松结缔组织所充填的潜在性间隙。由掌中隔分为尺侧的掌中间隙和桡侧的鱼际间隙。掌中隔（palmar intermediate septum）由掌腱膜的桡侧缘向深部发出，斜向尺侧附着于第 3 掌骨前缘。

（一）鱼际间隙

鱼际间隙（又称拇收肌间隙）（thenar space）位于掌心的外侧半：前界为示指的屈肌腱及第 1 蚓状肌；后界为拇收肌筋膜；内侧界为掌中隔；外侧界为外侧肌间隔。鱼际间隙近侧封闭，远侧经第 1 蚓状肌管（鞘）与示指背侧交通（图 25-14）。

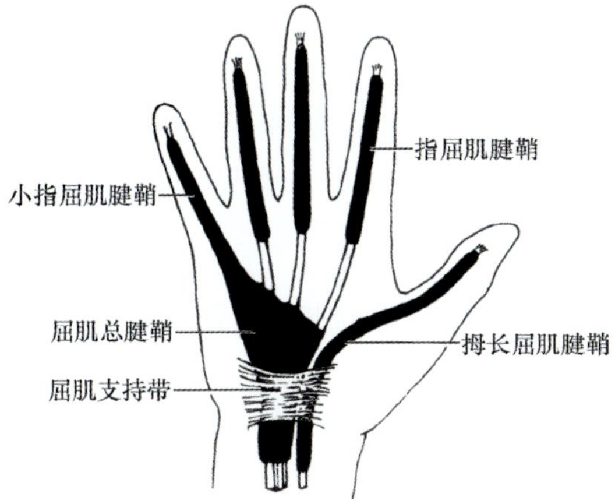

图 25-13 腕前区深层结构

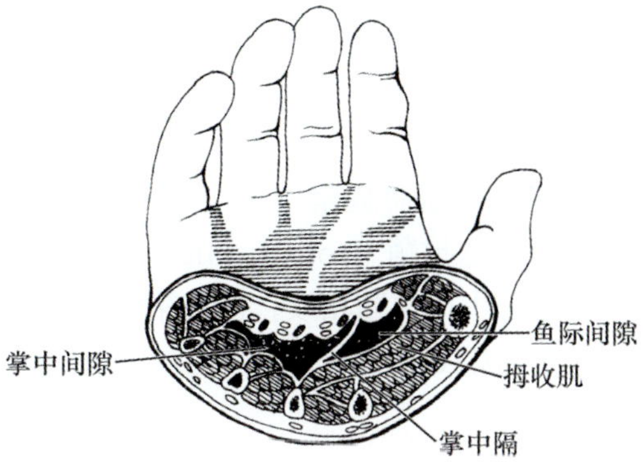

图 25-14 手掌筋膜间隙

（二）掌中间隙

掌中间隙（midpalmar space） 位于手心的内侧半，其前界为尺侧 3 指屈肌腱以及第 2～4 蚓状肌；后界为骨间掌侧筋膜；内侧界为内侧肌间隔；外侧界为掌中隔。该间隙近侧经腕管与前臂屈肌后间隙相通，远侧沿第 2～4 蚓状肌管（鞘）可达第 2～4 指蹼处与皮下组织相通（图 25-14）。该间隙感染时，炎症可向近侧经腕扩散至前臂屈肌后间隙，向远侧经第 2～4 蚓状肌鞘蔓延至指背。

上述两间隙在炎症蔓延时，可相互引起感染。由于掌腱膜厚而坚韧，脓液不易溃破外流，手掌肿胀不明显，不易及时发现。间隙内积脓压力过高时，可压迫屈指肌腱，造成坏死或纤维化，严重影响手的功能。故在筋膜间隙化脓感染时，应及早切开引流。掌中间隙引流切口应在第 3、4 掌骨小头间；鱼际间隙引流切口应沿鱼际纹进行。

七、手掌侧腱滑液鞘

经腕管进入手掌的屈指肌腱，分别被拇长屈肌腱鞘和屈肌总腱鞘包绕。

(一)拇长屈肌腱鞘

拇长屈肌腱鞘（tendinous sheath of extensor pollicis longus） 又称桡侧囊，位于桡侧，包绕拇长屈肌腱，该腱鞘远侧与拇指腱鞘相续（图 25-15）。

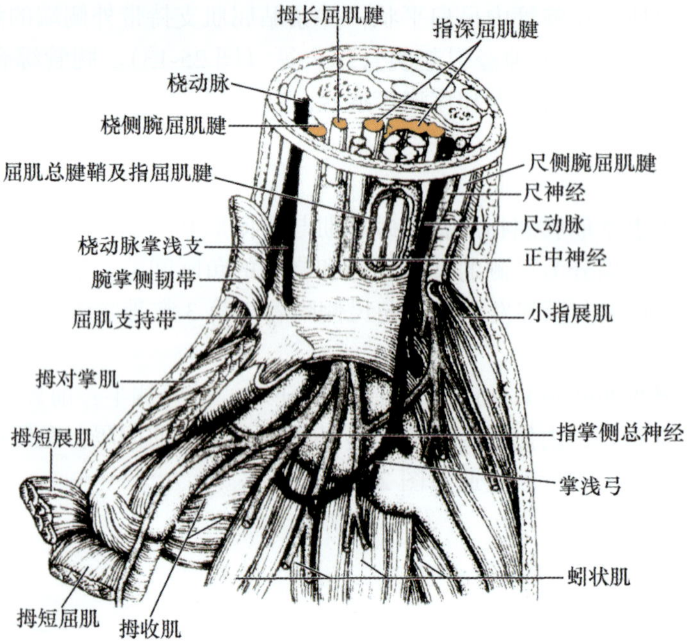

图 25-15 手掌侧腱滑液鞘

(二)屈肌总腱鞘

屈肌总腱鞘（common flexor sheath） 又称尺侧囊，位于尺侧，包绕指浅、深屈肌腱。该腱鞘远侧与小指腱鞘相续，但与第 2～4 指腱鞘不相续（图 25-15）。

在临床上，小指或拇指感染可分别波及屈肌总腱鞘或拇长屈肌腱鞘。

八、指端结构

(一)指甲

指甲（nail）位于远节指骨背侧，是指背皮肤的衍生结构，由真皮增厚而成（图 25-16）。甲下的真皮为甲床，甲根部的皮肤生发层，是指甲的生长点，手术时需加以保护。围绕甲根及两侧的皮肤皱褶为甲廓。甲廓与甲之间的沟为甲沟。此处因外伤、感染形成甲沟炎，如蔓延至甲下，形成甲下脓肿，需及时手术治疗。

(二)指腹

远侧指节的掌侧称为指腹（图 25-16）。指腹皮下组织有许多纤维束连于皮肤与指骨骨膜之

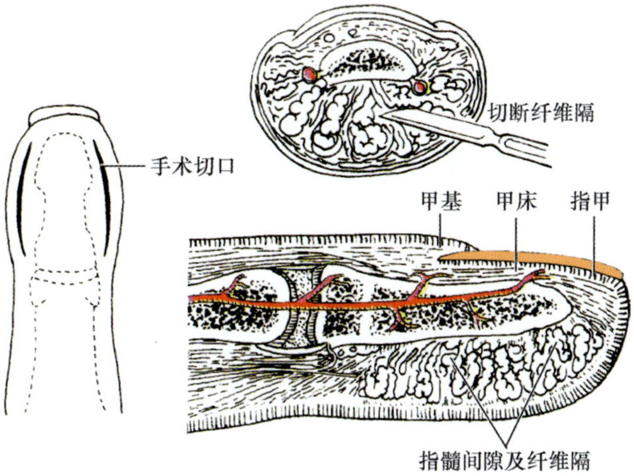

图 25-16　指端结构与手术切口

间，将浅筋膜分为许多小腔。炎症时，小腔内压力升高，压迫血管、神经末梢而引起剧烈疼痛，甚至可造成末节指骨坏死，故应及时进行指端侧方引流减压。

（胡祥上）

第二十六章　下　　肢

学习目标

1. 掌握：下肢动脉主干的行程及主要分支、分布和吻合情况；肌腔隙的位置、境界、通过的内容结构；血管腔隙的位置、境界、通过的内容结构；股鞘的构成与分部；股管的位置、形态、内容和临床意义。

2. 熟悉：下肢浅淋巴结的流注关系和收集范围；下肢神经的行程、分布；股三角的位置、边界、内容物的排列关系；腘窝的内容及其相互关系；踝管的组成及其通过的结构。

第一节　概　　述

一、境界与分区

下肢与躯干相连，以腹股沟、髂嵴、髂后上棘至尾骨尖的连线为标志，与腹部、脊柱区分界。下肢可分为臀部、股部、膝部、小腿部、踝部及足部等，各部分又分为若干区。

二、体表标志

1. 髂嵴（iliac crest）　为髂骨的上缘，皮下可触及全长。两侧髂嵴最高点的连线，平对第 4 腰椎棘突，为临床上确定椎骨序数的计数标志。

2. 髂前上棘（anterior superior iliac spine）　为髂嵴前端的突起。

3. 髂后上棘（posterior superior iliac spine）　是髂嵴的后端，人站立时，在臀部内上方的凹陷内可触及髂后上棘。

4. 髂结节（tubercle of iliac crest）　在髂前上棘上后方 5 ~ 7cm 处，髂嵴外唇向外侧突出、增厚的骨性结构。

5. 耻骨结节（pubic tuberosity）　位于腹股沟的内侧端皮下，自此向内侧延伸有一隆起，为耻骨嵴，长约 2.5cm。

6. 坐骨结节（ischial tuberosity）　在臀部下界的皮沟内侧端的上方。为在坐位时支持体重的骨点，较易触摸。

7. 大转子（greater trochanter）　为髋部向外侧最突出之点，其尖端位于髂前上棘与坐骨结节连线的中点处。若大转子偏离此线，多见于髋关节脱位或股骨颈骨折。

8. 股骨内、外侧髁（femoral medial and lateral condyle）　为股部下端两侧的隆起，其最突出的部分为股骨内、外上髁。

9. 髌骨（patella）　位于膝关节前方，居于皮下，在直立时可见其突出于膝关节的前上方，在屈膝时陷入股骨两髁之间。

10．胫骨粗隆（tibial tuberosity）　为胫骨体上端向前突出的隆起。

11．腓骨头（fibular head）　为腓骨上端稍膨大的部分，其高度约与胫骨粗隆平齐，位于胫骨外侧髁的后外下方。

12．胫骨前缘（anterior border of tibia）　位于胫骨体前面，居皮下，从胫骨粗隆向下直至内踝的明显骨嵴，沿小腿前内侧面向下，可触及其全长。

13．外踝（lateral malleolus）　为腓骨下端的膨大，是略呈三角形的骨突，其位置比内踝低。

14．内踝（medial malleolus）　为胫骨下端内侧份伸向下方的扁突，明显隆起于踝部的内侧。

第二节　臀　　部

臀部为髋骨后外侧面的区域，其上界为髂嵴，下界为臀沟，内侧界为髂后上棘至尾骨尖的连线，外侧界为髂前上棘至股骨大转子之间的连线。

层次结构

（一）皮肤与浅筋膜

臀部皮肤较厚，含有大量的皮脂腺和汗腺。浅筋膜充满较厚的皮下脂肪，有许多纤维束连接皮肤与深筋膜，后下部厚而致密，形成脂肪垫，承受坐位时的压力。

臀部的皮神经有臀上、中、下皮神经3组，分别分布于臀上部、臀部内侧及骶骨后面和臀下部的皮肤。

（二）深筋膜

臀部的深筋膜又称臀筋膜（gluteal fascia），其上方附着于髂嵴，下续股后区的深筋膜。臀筋膜在臀大肌上缘分为浅、深两层包裹臀大肌。其浅层较坚韧，发出纤维隔伸入肌束，不易与臀大肌剥离。

（三）肌层

臀部的肌分为浅、中、深3层。浅层自前向后有阔筋膜张肌和臀大肌，在臀大肌深面与大转子和坐骨结节之间常有大的滑膜囊。中层由上向下依次为臀中肌、梨状肌和股方肌等。深层有臀小肌和闭孔外肌。由于梨状肌从坐骨大孔穿出，故坐骨大孔被该肌分为梨状肌上、下孔（图26-1）。

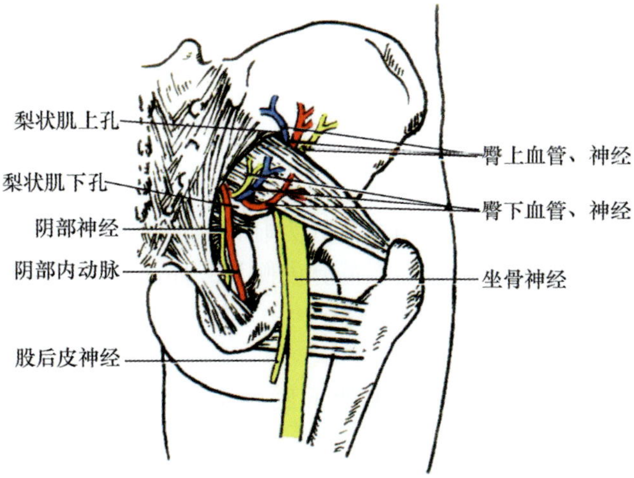

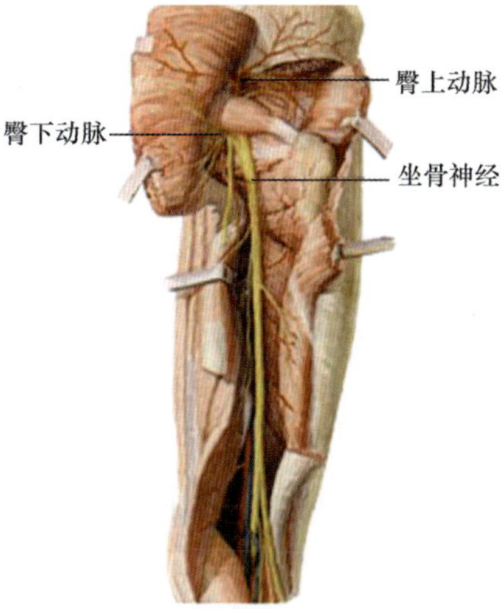

图26-1　臀部的血管和神经

（四）梨状肌上、下孔及其穿行结构

1. 梨状肌上孔　由外侧至内侧依次为：臀上神经、臀上动脉及臀上静脉（图 26-1）。

2. 梨状肌下孔　由外侧至内侧依次为：坐骨神经、股后皮神经，臀下神经、臀下动、静脉、阴部内动、静脉及阴部神经（图 26-1）。

3. 坐骨神经与梨状肌的关系　坐骨神经与梨状肌的关系有多种类型：①以一总干穿梨状肌下孔出骨盆腔，占 60.5%；②高分支型，即坐骨神经在骨盆腔内即分为两支，腓总神经穿经梨状肌肌腹，胫神经出梨状肌下孔，占 29.5%；③其他：如以总干穿梨状肌肌腹或以两支夹持梨状肌等，占 10%。

由于梨状肌与坐骨神经关系密切，使得梨状肌如有出血、损伤、肿胀时，常压迫坐骨神经而引起腰腿痛，临床上称为梨状肌损伤综合征（图 26-2）。

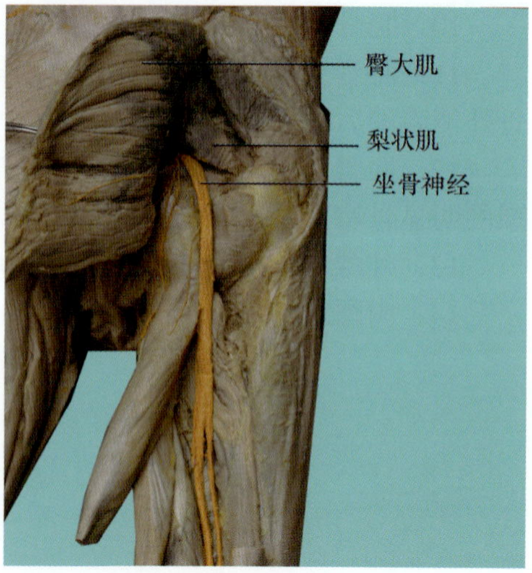

图 26-2　坐骨神经与梨状肌的关系

第三节　股　前　区

一、境界

股前区的上界为腹股沟韧带，下界为经过髌骨上方两横指的横线，内、外侧界分别为经过股骨内、外上髁的纵行线。

二、肌腔隙和血管腔隙

腹股沟韧带与髋骨之间是腹、盆腔通股前区的重要通道。髂筋膜增厚形成髂耻弓（iliopectineal arch）自腹股沟韧带中份向后内连至髂耻隆起，将该间隙分成内侧的血管腔隙及外侧的肌腔隙（图 26-3）。

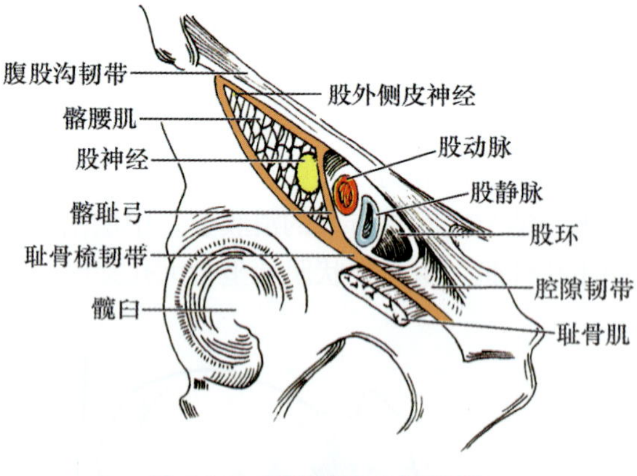

图 26-3　肌腔隙和血管腔隙

（一）肌腔隙

肌腔隙（lacuna musculorum）　其前界为腹股沟韧带外侧份，后外界为髂骨，内侧界为髂耻弓，其内有髂腰肌、股神经和股外侧皮神经通过。

（二）血管腔隙

血管腔隙（lacuna vasorum）　其前界为腹股沟韧带内侧份，后界为耻骨梳韧带，外侧界为髂耻弓，内侧界为腔隙韧带，其内有股血管、腹股沟深淋巴结。股静脉内侧为股环。

三、股三角

股三角（femoral triangle）是位于股前区的上部、一个尖朝下底朝上的三角形区域（图 26-4）。

（一）境界

股三角的上界为腹股沟韧带，内侧界为长收肌的内侧缘，外侧界为缝匠肌的内侧缘；其前壁

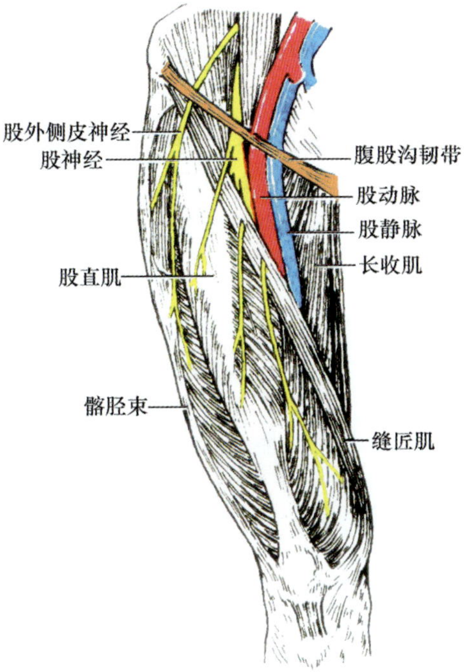

图 26-4　股三角

为阔筋膜；后壁自内侧向外侧为长收肌、耻骨肌和髂腰肌及其筋膜。股三角的尖位于缝匠肌与长收肌相交处，即收肌管上口。

（二）内容

股三角内容，自外侧向内侧依次有股神经及其分支、股动脉及其分支、股静脉及其属支，此外还有股鞘、腹股沟深淋巴结及脂肪组织等。

1．股鞘（femoral sheath）为腹横筋膜、髂筋膜包裹股动脉、股静脉周围所形成的筋膜鞘，位于腹股沟韧带内侧半的深处，呈漏斗状，长 3～4cm，至隐静脉裂孔下缘处与血管外膜融合延续为股血管鞘。股鞘内腔被两个筋膜隔分隔成三部分：外侧份容纳股动脉，中间份容纳股静脉，内侧份（股管）容纳脂肪和腹股沟深淋巴结（图 26-5）。

2．股管（femoral canal）为股鞘内侧份的一个潜在性腔隙，平均长为 1.5cm，底朝上。管的前壁与阔筋膜融合，后壁与耻骨肌筋膜愈合，外侧壁是分隔股管与

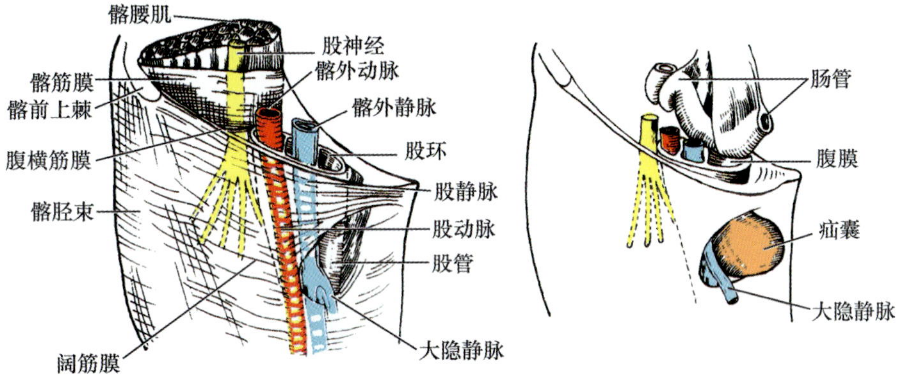

图 26-5　股鞘、股管与股疝

股静脉的筋膜隔。股管的上口为股环（femoral ring）(前界为腹股沟韧带，后界为耻骨梳韧带，内侧界为腔隙韧带，外侧界为纤维隔，与股静脉分开。如腹腔内容物经股环、股管突出至隐静脉裂孔，则形成股疝)，环上面覆有薄层结缔组织称股环隔（femoral septum）。被覆于此隔上面的腹膜形成一小凹，称股凹。

股疝修补时，需注意是否存在异常闭孔动脉（图 26-6）。该动脉在股环内侧腔隙韧带的游离缘处，由腹壁下动脉与闭孔动脉的吻合支增粗形成，出现率为 18%。手术中如误伤此动脉可造成大出血。

3．股神经（femoral nerve）在腹后壁发自腰丛，在腹股沟韧带稍下方分成数支：肌支支配耻骨肌、股四头肌和缝匠肌；关节支至髋、膝关节；皮支分至股前、内侧区的皮肤；

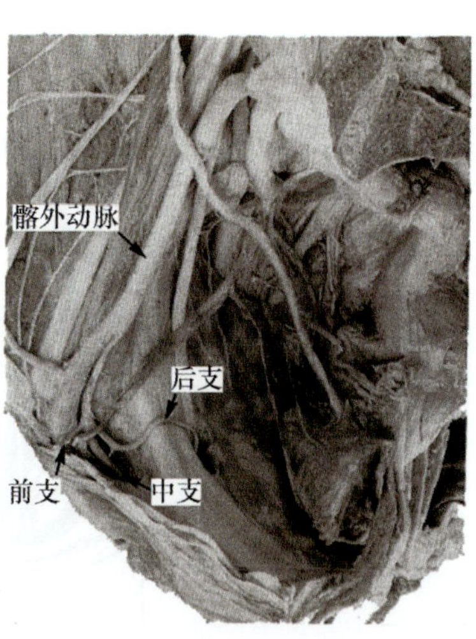

图 26-6　异常闭孔动脉（内侧面）

终末支最长，为隐神经，入收肌管，末端分布于足内侧缘皮肤。

4．股动脉（femoral artery）是下肢动脉的主干，在腹股沟韧带中点的深面续接髂外动脉，经股三角下行入收肌管；最后穿收肌腱裂孔至腘窝，续为腘动脉。

5．股静脉（femoral vein）和腹股沟深淋巴结（deep inguinal lymph nodes）为股静脉延续腘静脉，起自收肌腱裂孔，上行于股动脉内侧，至股三角尖处行于股动脉的后方，后转至动脉的内侧，至腹股沟韧带深面移行为髂外静脉。股静脉除接受与股动脉分支伴行的同名静脉外，在隐静脉裂孔处还收纳大隐静脉。

腹股沟深淋巴结有3～4个，位于股静脉根部周围，收纳腹股沟浅淋巴结的输出管以及来自股部、小腿部和足部的深部淋巴。子宫体上部和外阴部的淋巴，可直接或间接地注入腹股沟深淋巴结，其输出管注入髂外淋巴结。

四、收肌管

收肌管（adductor canal）为股前区中1/3段前内侧、缝匠肌深面的一个间隙，为股三角向后通向腘窝的重要通道，长为15～17cm。管的前壁为大收肌腱板，外侧壁为股内侧肌，后内侧壁为大收肌及长收肌。收肌管向上通股三角，向下经收肌腱裂孔通腘窝。管内由浅入深为隐神经、股动脉和股静脉（图26-7）。

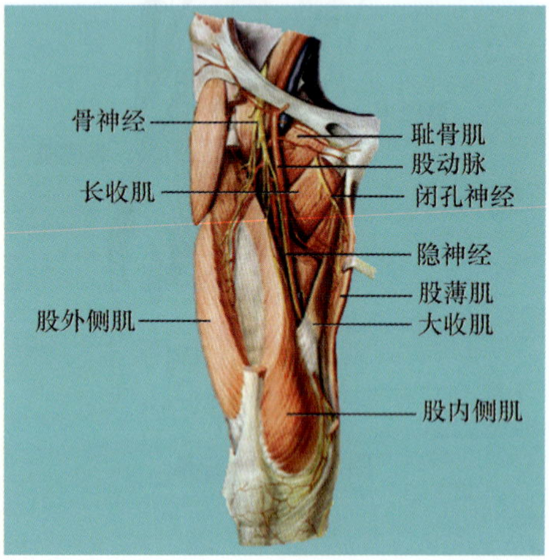

图 26-7　收肌管

第四节　腘　　窝

一、境界

腘窝（popliteal fossa）是膝后区的主要结构，为一菱形凹陷。有一顶、一底和四个壁。其上内侧壁为半腱肌和半膜肌、上外侧壁为股二头肌，下外侧壁和下内侧壁分别为腓肠肌的外侧头及内侧头；腘窝的顶由膝后区的皮肤及浅、深筋膜构成；腘窝的底主要是膝关节囊的后壁和腘肌（图26-8）。

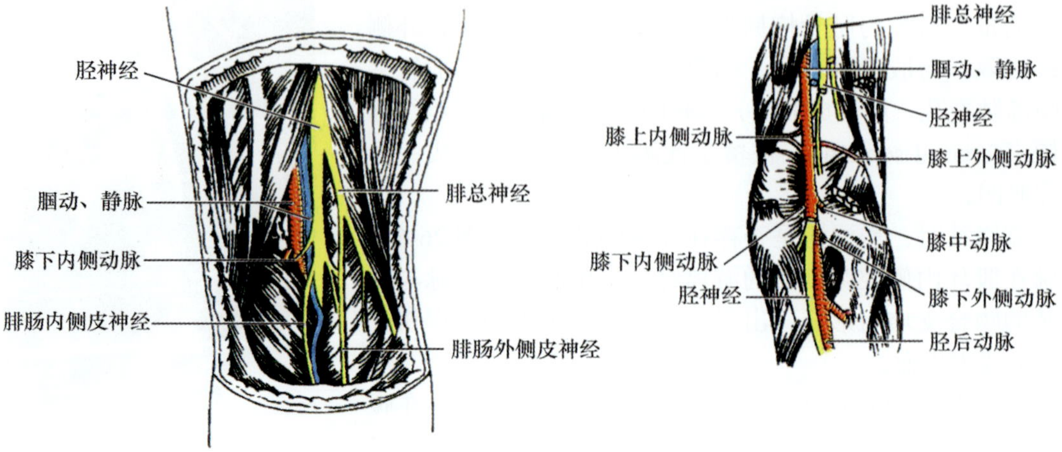

图 26-8　腘窝及其内容

二、内容

腘窝内由浅入深依次为胫神经、腘静脉和腘动脉，还有沿腘窝外上界走行的腓总神经以及腘血管周围的腘深淋巴结及大量脂肪组织充填。

（一）胫神经

胫神经（tibial nerve） 为坐骨神经主干直接延续，经腓肠肌内外侧之间下行，入小腿后区深部。在腘窝内胫神经行程大部分位于腘血管浅面，在腘窝的上份位于腘血管外侧，并发出关节支，与同名动脉伴行，向前分布于膝关节。在腘窝下份逐渐转到腘血管的稍内侧，并发出肌支和皮支分布到附近肌和皮肤。

（二）腓总神经

腓总神经（common peroneal nerve） 由坐骨神经分出后，沿股二头肌内侧缘行向下外，经腓骨头后方至腓骨颈外侧分为腓深神经和腓浅神经两个终支。腓总神经在绕腓骨颈处，居皮下位置浅表，易受损伤。

（三）腘静脉

腘静脉（popliteal vein） 与腘动脉伴行，并与之共同包于腘血管鞘内。腘静脉在收肌腱裂孔处居腘动脉的后外侧，在腘窝内位于动脉浅面，在腘窝下角附近转至动脉内侧。

（四）腘动脉

腘动脉（popliteal artery） 续于股动脉，开始居半膜肌深面，沿腘窝底向外下斜行，至股骨两髁中间时即垂直下行至腘肌下缘处，分为胫前、后动脉两个终支。由于腘动脉上段与股骨后面紧邻，当股骨髁上骨折时，远端向后移位，易损伤腘动脉。

（五）腘淋巴结

腘淋巴结（popliteal lymph nodes） 位于腘血管鞘附近的腘窝脂肪内，常有 4～5 个，收纳足外侧缘及小腿后外侧的浅淋巴管以及足和小腿深部淋巴管。其输出管注入腹股沟深淋巴结。

第五节 踝 管

踝管位于内踝后下方，是小腿后区通向足底的重要通道。由起于内踝、止于跟骨结节之间的屈肌支持带与内踝、跟骨内侧面之间共同构成（图 26-9）。

屈肌支持带（flexor retinaculum） 又称分裂韧带，由局部深筋膜增厚而成，连于跟骨结节与内踝之间。向深部发出 3 个纤维隔，将踝管分成 4 个纤维性管。其内容纳的结构由前向后依次有：胫骨后肌腱，趾长屈肌腱，踇长屈肌腱，胫后动、静脉及胫神经。上述各肌腱均被有腱鞘。

临床上小腿或足底感染时，可经踝管相互蔓延。踝后区的外伤、出血或肿胀均可压迫踝管的内容物，引起踝管综合征。

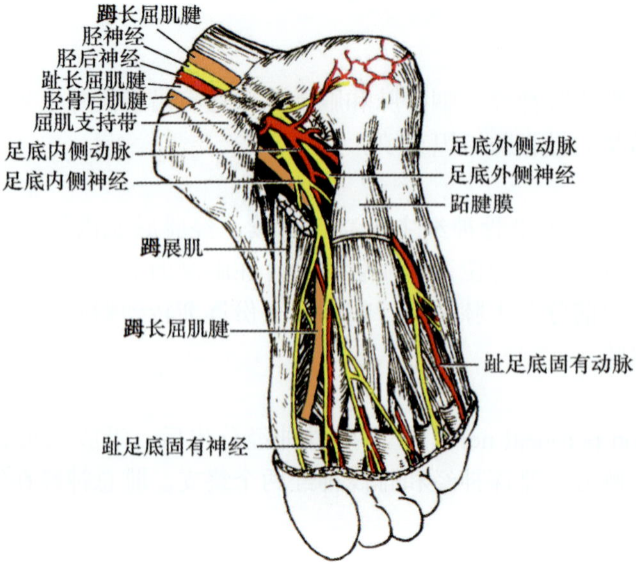

图 26-9　踝管与足底

（马尚林）

中英文专业词汇索引

D

E

F

G

H

J

K

L

M

N

S

T

W

X

Z

参考文献

1. 韩永坚 . 刘牧之 . 临床解剖学丛书 • 腹盆部分册 . 北京：人民卫生出版社，1994.
2. 刘正津，陈尔瑜 . 临床解剖学丛书 . 北京：人民卫生出版社，1994.
3. 何娟娟 . 人体解剖学 . 合肥：中国科技大学出版社，1994.
4. 张为龙，钟世镇 . 临床解剖学丛书 • 头颈部分册 . 北京：人民卫生出版社，1996.
5. 刑贵庆 . 解剖学及组织胚胎学 .3 版 . 北京：人民卫生出版社，1998.
6. 张朝佑 . 人体解剖学 .2 版 . 北京：人民卫生出版社，1998.
7. 刘方 . 人体解剖学 .3 版 . 北京：人民卫生出版社，1999.
8. 吴先国 . 人体解剖学 .4 版 . 北京：人民卫生出版社，2000.
9. 陈子琏 . 人体结构学 . 北京：科学出版社，2001.
10. 彭裕文 . 局部解剖学 .5 版 . 北京：人民卫生出版社，2001.
11. 韩承柱 . 简明系统解剖学图解 . 长沙：湖南科学出版社，2002.
12. 王怀经 . 局部解剖学 . 北京：人民卫生出版社，2002.
13. 吴爱群，曲耀华 . 人体解剖学 .2 版 . 郑州：郑州大学出版社，2003.
14. 窦肇华 . 人体解剖学和组织胚胎学 .5 版 . 北京：人民卫生出版社，2004.
15. 刘文庆 . 人体解剖学 . 北京：人民卫生出版社，2004.
16. 王怀经 . 局部解剖学 . 北京：高等教育出版社，2004.
17. 舒先涛 . 英汉对照人体解剖学简明图谱 . 武汉：湖北科学技术出版社，2004.
18. 柏树令 . 系统解剖学 .6 版 . 北京：人民卫生出版社，2005.
19. 王宾 . 正常人体结构 . 北京：高等教育出版社，2005.
20. 付升旗，申彪，郭进学 . 系统解剖学 . 上海：第二军医大学出版社，2005.
21. 牟兆新，申社林 . 人体解剖学和组织胚胎学 . 北京：高等教育出版社，2006.
22. 邹锦慧，刘树元 . 人体解剖学 .2 版 . 北京：科学出版社，2006.
23. 高秀来，于恩华 . 人体解剖学 . 北京：北京大学医学出版社，2006.
24. 于恩华，李静平 . 人体解剖学 .3 版 . 北京：北京大学医学出版社，2008.